王付《伤寒杂病论》讲稿

（第2版）

王　付　编著

河南科学技术出版社

·郑州·

内容提要

本书由全国著名经方大师王付教授撰写。《伤寒杂病论》开创临床医学著作之典范，其言语表达深奥，思辨纵横交错，法理层次复杂，辨治用词简略，用药思维灵活，组方细则多端，同时也给学用《伤寒杂病论》带来诸多不便和困惑。本书有鉴于此，设导读旨在画龙点睛，点拨思路；设译文旨在通俗易懂，一目了然；设注释旨在剖析原义，释疑解惑，力辟导读、译文、注释三位一体，相互衬托，达到学习《伤寒杂病论》能够触类旁通的目的。全书重在强化学习《伤寒杂病论》原文，贵在能够融会贯通，达到运用《伤寒杂病论》理论精旨能够指导临床实践的目的。本书共设16章，按照六经、脏腑以及病证进行分类归纳。全书内容翔实，客观朴实，主次分明，切合临床，便于应用，具有拓展思路、启发灵感的作用，是医学院校学生及临床医生全面深入学习应用《伤寒杂病论》理论指导临床的重要参考用书。

图书在版编目（CIP）数据

王付《伤寒杂病论》讲稿 / 王付编著. —2版. —郑州：河南科学技术出版社，2022.4（2025.5重印）

ISBN 978-7-5725-0657-4

Ⅰ.①王…　Ⅱ.①王…　Ⅲ.①《伤寒杂病论》-研究　Ⅳ.①R222.19

中国版本图书馆CIP数据核字（2021）第276301号

出版发行：河南科学技术出版社

地址：郑州市郑东新区祥盛街27号　　邮编：450016

电话：（0371）65788613　　65788629

网址：www.hnstp.cn

策划编辑：邓　为

责任编辑：赵振华

责任校对：王俪燕

封面设计：张　伟

责任印制：朱　飞

印　　刷：河南瑞之光印刷股份有限公司

经　　销：全国新华书店

开　　本：720mm × 1020mm　1/16　　印张：47.5　　字数：800千字

版　　次：2022年4月第2版　　2025年5月第2次印刷

定　　价：148.00元

第 2 版前言

非读《伤寒杂病论》，理论水平不能“欲穷千里目”；非用《伤寒杂病论》，临床水平不能“会当凌绝顶”；只有品读《伤寒杂病论》，理论水平才能“更上一层楼”；只有娴熟《伤寒杂病论》，临床水平才能“一览众山小”。

研究《伤寒杂病论》，从病证角度研究方药功效得出的结论是病证与方药之间具有针对性和专一性，从方药角度研究辨治病证得出的结论是方药与病证之间具有复杂性和多变性。既从病证角度研究方药又从方药角度研究病证即可得出方药与病证之间具有灵活性、变化性、专属性和切机性。

众所周知，《伤寒杂病论》文辞简略，寓意深奥，字里行间，哲理渊博，理法方药，错综立论，乃非浅闻寡见所能及。从导读、译文、注释三位一体深入学习研究《伤寒杂病论》，即可实现化难为易，化繁为简，胸有成竹，一目了然，并且能够运用《伤寒杂病论》指导临床辨治各科常见病、多发病、疑难病及疫病等。

导读旨在点拨思路，开拓视野，完善知识结构，提升辨治能力，如研究“太阳之为病，脉浮，头项强痛而恶寒”（1）。第 1 版导读内容比较简略，如“太阳病与基本脉证”。第 2 版导读内容比较深入详尽，如：“1. 太阳病与基本概念。①辨识太阳病属于外感病；②辨识太阳病属于内伤病；③辨识太阳病属于内外夹杂性病。2. 太阳病与基本脉证。辨治太阳病必须从基本脉证为切入，对此还要深入研究太阳病的症状表现并结合舌质、舌苔，才能进一步得出太阳病的基本病变证型。辨太阳病本证分为 4 大类型 12 个基本证型。①太阳病属于外感病有 6 个基本证型，这 6 个基本证型既可见于内伤病又可见于外感病；②太阳病属于内伤病有 6 个基本证型，这 6 个基本证型属于内外夹杂性外感病；

③张仲景辨太阳病还详细论述太阳病兼证及太阳病类似证等诸多内容，以此深入研究太阳病，才能选择最佳治疗方药；④辨识太阳病没有单一的外感病，也没有单一的内伤病，常常是内外夹杂性病变，有的是以外感病为主，有的是以内伤病为主。”

译文旨在通俗易懂，一目了然，再如研究“太阳之为病，脉浮，头项强痛而恶寒”（1）。第1版译文为“太阳病的表现，脉浮，头痛，项僵，恶寒”。第2版译文为“太阳病的基本常见症状表现有脉浮，头痛，项僵，恶寒”。

注释旨在拓展思路，释疑解惑，如“太阳之为病，脉浮，头项强痛而恶寒”（1）。第1版注释内容，“①太阳之为病：太阳者，肌表营卫；为者，患病；病者，病证表现。②脉浮：太阳病多见脉浮，但脉浮未必都主太阳病。③头项强痛：强者，僵硬；强痛者，僵硬疼痛，亦即头痛项僵。④恶寒：恶寒虽是太阳病的主要症状，但未必都是太阳病”。第2版注释内容，“①太阳之为病：太阳，肌表营卫筋脉骨节，头为太阳之所会；为，患病；病，病证表现。②脉浮：太阳病多见脉浮，但脉浮未必尽主太阳病，既可见于外感太阳病又可见于内伤太阳病。③头项强痛：强，僵硬；强痛，僵硬疼痛，亦即头痛项僵，既可见于外感太阳病又可见于内伤太阳病。④恶寒：即怕冷，恶寒虽是太阳病的主要症状，但未必尽是太阳病，既可见于外感太阳病又可见于内伤太阳病”。

笔者历经数十年，潜心研读《伤寒杂病论》原文要旨，系统剖析原文精神，全面权衡原文旨意，细心钻研原文难点，始有所得。此次修订重点对导读内容进一步充实和完善，虽尽最大努力，但仍可能会有不足之处，恳请读者提出宝贵意见，以便今后修订与提高。

王付

2020年7月9日

第 1 版前言

《伤寒杂病论》是开创临床医学著作之典范，是开启中医理论指导临床实践之圭臬，更是当今临床治病用方遴药务必遵循的基本法则与准绳。但因《伤寒杂病论》辨证思维纵横交错，概述病证言简深邃，阐述病证灵活多变，辨治法则幽潜奥妙，组方用药变化多端，这无疑给学习《伤寒杂病论》理论指导临床实践带来诸多不便和麻烦。为此笔者撰写此书，设导读旨在画龙点睛，点拨思路；设译文旨在通俗易懂，一目了然；设注释旨在剖析原义，释疑解惑，力辟导读、译文、注释三位一体，相互衬托，达到学习《伤寒杂病论》能够触类旁通的目的。

导读，即引导学习《伤寒杂病论》原文能拓展思路，开导学习《伤寒杂病论》原文能激活灵感，启迪学习《伤寒杂病论》原文能探隐索微。如研习“太阳病未解，脉阴阳俱停，必先振慄汗出而解；但阳脉微者，先汗出而解；但阴脉微者，下之而解。若欲下之，宜调胃承气汤”，根据张仲景原文辨治精神设导读：①表里兼证与脉阴阳俱停；②诊脉与思维方法；③表里兼证与治疗原则；④辨识调胃承气汤方证。通过导读引导学习原文能够举纲明目，开导学习原文能够条分缕析，启迪学习原文能够融会贯通。

译文，即把《伤寒杂病论》中汉代语言文字依照原义译为现代语言文字，采用文理结合医理的译文方法，使学习能够用现代语言洞察《伤寒杂病论》原文的辨治精神，使阅读能够用现代语言透析《伤寒杂病论》原文的辨治要点。如研习“太阳病，下之后，其气上冲者，可与桂枝汤，方用前法；若不上冲者，不得与之”，根据张仲景原文辨治精神译为“病是表里兼证，以里证为主，辨里是可下证，其治当先用下法，用下之后，若里证得解，病人正气仍能积极抗邪于外，辨表是太阳中风证，其治可选用桂枝汤，但治疗用药必须遵守服药方法；若下后正气受损且不能积力抗邪，其治就不能再用原有方药，对此必须因变化的病证重新辨证，做到因证而选方遴药”。用现代语言译原文辨治精神，使之医理贯通文理，文理蕴涵医理，达到深入理解原文辨治精神的目的。

注释，即注解诠释《伤寒杂病论》原文中字词句的文理医理，使学习能够切入疑难问题，使理解能够分析疑难问题，使思维能够聚焦疑难问题。如研习“师曰：息摇肩者，心中坚；息引胸中上气者，咳；息张口，短气者，肺痿唾沫”，根据张仲景原文辨治精神设注释：①息摇肩者：息，呼吸，引申为呼吸困难；摇肩，摇肩抬背；②心中坚：心，心胸；中，部位；坚，坚硬痞塞；③息引胸中上气者：引者，源于，缘由；胸中上气，胸中气机逆乱于上；④息张口：息，呼吸；张口，呼吸伴有张口，即呼吸困难；⑤肺痿唾沫：肺痿，病以咳、喘、唾涎沫为主；唾沫，唾液涎沫，病变证机是肺气虚弱，不能固摄阴津而外溢。用注的方法注入原文辨治精神，用释的方法解释原文辨治精神，并将注释融为一体，解决《伤寒杂病论》中诸多字词句辨治精神，达到群疑冰释的目的。

笔者历经数十年，潜心研读原文要旨，系统剖析原文精神，条分缕析原文旨意，仔细钻研原文难点，始有所得。编写此书，以导读为线索，以译文为重点，以注释为切入，虽尽最大努力，仍可能会有不足之处，恳请读者提出宝贵意见，以便今后修订与提高。

王付
2012年7月25日

编写说明

一、经方用量

经方用药剂量根据明代李时珍《本草纲目》说："今古异制，古之一两，今用一钱可也。"复如清代程知《伤寒经注》说："大约古用一两，今用一钱足也。"李氏、程氏所说的"古"当指东汉时期，所说的"今"是指其所处的时代。又，李氏、程氏所言"今"与当今之"今"的用量单位没有变化，结合当今用经方治病实际情况，《伤寒杂病论》中方药1两应折算为3g。附古今计量换算：

1斤=16两=50g

1两=4分=24铢=3g

1斗（重量）=10升=100合=180～300g

1斗（容量）=10升=100合=600～800mL

1方寸匕=6～9g

1钱匕=1.5～1.8g（仲景于方中言"钱"者，当指钱匕）

1尺=30g

鸡子大（鸡蛋黄大小）=48～50g

1盏=50～80mL

注：仲景言几枚、几个等，均以实物折算为准。

二、张仲景原文编码

编写本书引用《伤寒杂病论》原文，参考全国高等中医院校《伤寒论》《金匮要略》教材，其中《伤寒论》原文以宋代治平本、明代赵开美复刻本《伤寒论》为蓝本；《金匮要略》原文以宋代治平本、明代赵开美复刻本《金匮要略方论》为蓝本。《伤寒论》《金匮要略》原文编码及断句参照《伤寒论》《金匮要略》教材及本书作者编著《〈伤寒杂病论〉大辞典》编次次序为根据。

（1）《伤寒论》原文编码用阿拉伯数字加括号注于引文之末。

例如，发汗后，身疼痛，脉沉迟者，桂枝加芍药生姜各一两人参三两新加汤主之。（62）

（2）《金匮要略》原文编码以每篇编次次序（用汉语大写数字）及篇中编码（用阿拉伯数字）加括号注于引文之末。

例如，太阳病，无汗而小便反少，气上冲胸，口噤不得语，欲作刚痉，葛根汤主之。（第二 12）

（3）原文既见于《伤寒论》，又见于《金匮要略》两书者，既用《伤寒论》原文编码，又用《金匮要略》每篇编次次序及篇中编码。

例如，少阴病，下利，便脓血者，桃花汤主之。（306）（第十七 42）

张仲景原序

论曰：余每览越人入虢之诊，望齐侯之色，未尝不慨然叹其才秀也。怪当今居世之士，曾不留神医药，精究方术，上以疗君亲之疾，下以救贫贱之厄，中以保身长全，以养其生。但竞逐荣势，企踵权豪，孜孜汲汲，惟名利是务；崇饰其末，忽弃其本，华其外而悴其内。皮之不存，毛将安附焉？卒然遭邪风之气，婴非常之疾，患及祸至，而方震栗，降志屈节，钦望巫祝，告穷归天，束手受败。赍百年之寿命，持至贵之重器，委付凡医，恣其所措。咄嗟呜呼！厥身已毙，神明消灭，变为异物，幽潜重泉，徒为啼泣。痛夫！举世昏迷，莫能觉悟，不惜其命，若是轻生，彼何荣势之云哉？而进不能爱人知人，退不能爱身知己，遇灾值祸，身居厄地；蒙蒙昧昧，惷若游魂。哀乎！趋世之士，驰竞浮华，不固根本，忘躯徇物，危若冰谷，至于是也。

余宗族素多，向余二百，建安纪年以来，犹未十稔，其死亡者，三分有二，伤寒十居其七。感往昔之沦丧，伤横夭之莫救。乃勤求古训，博采众方，撰用《素问》《九卷》《八十一难》《阴阳大论》《胎胪药錄》，并平脉辨证，为《伤寒杂病论》合十六卷。虽未能尽愈诸病，庶可以见病知源。若能寻余所集，思过半矣。

夫天布五行，以运万类；人禀五常，以有五脏，经络府俞，阴阳会通，玄冥幽微，变化难极，自非才高识妙，岂能探其理致哉！上古有神农、黄帝、岐伯、伯高、雷公、少俞、少师、仲文，中世有长桑、扁鹊，汉有公乘阳庆及仓公。下此以往，未之闻也。观今之医，不念思求经旨，以演其所知，各承家技，始终循旧。省疾问病，务在口给，相对斯须，便处汤药。按寸不及尺，握手不及足；人迎、趺阳，三部不参；动数发息，不满五十。短期未知决诊，九候曾无仿佛；明堂阙庭，尽不见察，所谓窥管而已。夫欲视死别生，实为难矣。

孔子云：生而知之者上，学而亚之，多闻博识，知之次也。余宿尚方术，请事斯语。

目录
CONTENTS

第1章

辨脏腑经络先后受病脉证

概　说

脏腑经络先后受病脉证，是张仲景在《内经》等基本理论指导下对脏腑经络的生理、病理、病因、病证以及诊断、治疗、预防与养生等方面的重要论述，其对指导六经辨证论治、脏腑辨证论治、三焦辨证论治以及气血津液辨证、病因辨证等具有重要作用，对指导运用辨证论治具有基础性、纲领性、指导性与实践性的作用。

一、脏腑辨证论治的整体观

【仲景原文】问曰：上工治未病，何也？师曰：夫治未病者，见肝之病，知肝传脾，当先实脾，四季脾旺不受邪，即勿补之；中工不晓相传，见肝之病，不解实脾，惟治肝也。

夫肝之病，补用酸，助用焦苦，益用甘味之药调之。酸入肝，焦苦入心，甘入脾。脾能伤肾，肾气微弱，则水不行；水不行，则心火气盛；心火气盛，则伤肺，肺被伤，则金气不行；金气不行，则肝气盛。故实脾，则肝自愈；此治肝补脾之要妙也。肝虚则用此法，实则不在用之。

经曰："虚虚实实，补不足，损有余。"是其义也。余脏准此。（第一1）

【导读】

A. 防治疾病的基本原则与方法。①阐述未病先防，可用蔬菜类预防，如生姜、葱、绿豆、梨、大枣，因为没有病，所以不需要用药预防，寒凉药易伤阳气，温热药易伤阴津，用食品蔬菜类可调理气血，平调寒热。②阐述已病防变，其基本含义，一是积极采取有效治疗方药，防止病情加重或进一步恶化；二是防止脏腑之间病变相互演变，治病既要针对病变证机用药又要针对脏腑之间相互关系用药。

B. 辨治肝病的基本思路与技巧。①针对肝的生理特性用药；②针对肝的病变属性用药；③针对肝与脏腑之间的内在相互关系用药；④针对病变主次矛盾方面确立治病用药。

C. 辨识脏腑之间的生理关系与病理演变。研究肝与心肺肾脾胃之间的生理病理关系，研究心与肺肝肾脾胃之间的生理病理关系，研究肺与心肝肾脾胃之间的生理病理关系，研究肾与心肝肺脾胃之间的生理病理关系，研究脾胃与心肝肺肾之间的生理病理关系。

D. 阐述辨治疾病的总体思路与基本法则。在临床中尽管疾病种类诸多，但辨治任何疾病的基本演变规律都是一样的，又因人的个体差异，有的偏于热性体质，有的偏于寒性体质，有的人偏于强壮，有的人偏于瘦弱等，认识疾病必须辨清寒热虚实，或选用清热药，或选用散寒药，或选用补虚药，或选用泻实药，或选用清热散寒药，或选用补虚泻实药，或将清热散寒补虚泻实融为一体，然后再根据病人的具体病情随证合方用药。

【译文】

学生问：高明的医生能够防病于未然，这是为什么？**老师说：**在通常情况下，预防疾病于未然，如辨治肝的疾病，必须懂得肝病常常会引起脾的症状表现，所以在选择治肝病时务必考虑兼顾于脾，亦即一年四季使脾气旺盛，维持气血生化有源，这可确保脾气不受邪，对此不要总是考虑选择补药来治疗；一般的医生不知道疾病之间常常会发生相互传变，辨治肝病不知道肝病最易引起脾的症状，所以确立治疗原则仅仅局限于肝。

总而言之，肝的病证，治用酸味药以补肝，用焦苦药以制约酸味药收敛太过，更用甘味药以调理肝病。酸味药能入肝，焦苦药能入心，甘味药能入脾。脾病气血生化不足可殃及于肾，导致肾气虚弱，又肾虚不能主水，水不得所化而为水气，或水津不得所化而为阴虚；肾阴亏虚，不能上奉滋荣于心，可有心火亢盛；而心火亢盛，更因心肺同居上焦，心火阳热可波及于肺，肺气被损伤，肺伤则宣降失常；肺气肃降不及，可有肝气失制而亢盛。所以调补脾气，有利于促进肝病恢复向愈；这是治肝调脾的重要巧妙之处。肝虚可用补脾的方法，而肝实则不能采用补脾的方法。

经典理论说：“虚证用补虚的方药，实证用泻实的方药，补法以治虚证，泻法以治实证。”这是治病用药的基本准则，其他脏腑疾病的辨治均可参照肝病及脾的辨证原则与治疗方法。

【注释】

上工：上，高明；工，医生。即高明的医生，亦即医生辨治疾病能够全面掌握疾病之间的相互影响与相互转化。

治未病：治，防也；未，没有。医生在辨治已病的同时还要高度重视预测疾病可能发生的变化，如有家族性病史的人，应在未病之前给予预防，降低疾病的发生率。

上工治未病：高明的医生不是主要治疗没有病的病人，而是治疗已病的病人既有的病变与可能将要出现的病变，重在防患于病变进一步发展变化。

当先实脾：先，优先考虑；实，治疗。治肝不能忽视治脾的重要性，并非先治脾后治肝，确立最佳治法是肝脾同治。

四季脾旺不受邪：脾为后天之本，保持脾气旺盛，气血生化有源，则可预防邪气乘虚侵入。

中工：中，一般。即一般的医生。

补用酸：补，用药因肝脏生理特性而选择补；再则，因脏腑生理特性不同，五味用药补法各有不同，即肝为酸，酸能补肝。

水不行：水，病变证机是水气，生理特性是阴津；行，化生，即水不得阳气所化而为水气，或水津不得阳气所化而为阴虚。

金气不行：金，肺也；行，降泄。肺气受伤而不能肃降。

则肝气盛：盛，太过，亢盛。肝气失肺气肃降而亢盛则为病。

故实脾：实，治疗，调理。即补益脾气，或调理脾气。

则肝自愈：治脾有利于促进肝病向愈。

肝虚则用此法：此，补也；此法，补法。

实则不在用之：实，病变证机属于实；不在，不能；之，补法。

补不足：不足，虚弱；补法针对虚证。

损有余：损，泻也；余，邪气。

余脏准此：余，肝脏之外的所有脏腑；准，参照，遵照；此，即虚则补，实则泻。

二、脏腑发病与致病因素

【仲景原文】 夫人禀五常，因风气而生长，风气虽能生万物，亦能害万物，如水能浮舟，亦能覆舟。若五脏元真通畅，人即安和。客气邪风，中人多死。千般疢难，不越三条：一者，经络受邪，入脏腑，为内所因也；二者，四肢九窍，血脉相传，壅塞不通，为外皮肤所中也；三者，房室、金刃、虫兽所伤。以此详之，病由都尽。

若人能养慎，不令邪风干忤经络。适中经络，未流传脏腑，即医治之。四肢才觉重滞，即导引，吐纳，针灸，膏摩，勿令九窍闭塞；更能无犯王法、禽兽灾伤，房室勿令竭乏，服食节其冷、热、苦、酸、辛、甘，不遗形体有衰，病则无由入其腠理。腠者，是三焦通会元真之处，为血气所注；理者，是皮肤脏腑之文理也。（第一2）

【导读】

A. 脏腑生理特性与自然之气。人生活在自然之中，人是由五脏六腑等构成有机的整体，五脏六腑之气与自然之气息息相关，心肝脾肺肾与春夏秋冬（长夏）都有一定的内在相互关系，无论是治病还是疾病恢复都要尽可能考虑到自然之气对人的影响，既要充分利用自然之气给人带来的益处又要全面考虑自然之气给人带来的弊端，取长避短，促进人在自然之中健康成长。

B. 致病原因的特殊性与复杂性。权衡致病原因有内因，有外因，也有病理产物在病变过程中演变为致病原因，尽管致病原因诸多，但从最基本的病因研究主要是寒热，即便是风为邪也要辨风寒和风热，即便是湿为邪也要辨寒热，即便是燥为邪也要辨寒热（即温燥凉燥），暑者热之类，火者热之类。辨致病原因，单一的病因比较少，再则单一的致病原因致病都比较轻，此类病变往往可以自行痊愈。在临床中绝大多数致病原因都是相互夹杂的，相互夹杂的致病原因引起的症状表现常常有诸多病变证机，病情比较重，也比较难治，所以在临床中对于复杂多变的致病原因要引起高度重视。另外，对于特殊的意外的致病原因虽然在特定情况下有时不可避免，但要尽最大努力把病情减少到最低最小。

C. 养生与治病。养生是人生的崇高境界，人人都需要养生，但人人都很难做到养生。养生是一门科学，是一门技术，是一门技巧，人人都会养生也是不现实的，但人人具有基本养生知识还是可行的，简单地说就是人人都可以做到饮食有节，起居有常，劳逸有度，喜怒有制，这些要求不能十分苛求，但尽可能做到还是可行的。一旦养生有过于失度，或致病原因侵袭而发病，对此必须既要针对致病原因用药，又要针对个体病差异用药，分清主次，依法选方用药即可取得预期治疗目的。

D. 饮食起居与防病治病。饮食尽量做到合理调配，即不偏食，不贪食，不饥饿，不暴食，保持脾胃生化气血有源有序。起居尽量做到合理安排，保持良好有序的工作和休息时间，偶尔起居失常要及时调整，避免久而久之引起疾病。在饮食方面合理调配可以防病治病，在起居方面合理调节可以防病治病，充分认识饮食起居对防病治病方面的重要指导作用。

E. 营卫气血与经脉通畅。气血在肌肤腠理者称之为营卫，在脏腑经脉筋骨者称之为气血，营卫气血只可周流不息，不可停滞郁结。营卫周流不息在肌肤腠理者职司固护于外，防御外邪侵袭；气血在脏腑经脉筋骨者职司滋润营养，增强抗病能力。可见，营卫气血通畅是保持脏腑经脉筋骨健全无病的重要保证。

【译文】

总之，人生存的基本条件是禀赋自然五行万物，凭借自然和风之气生长，充分利用自然和风之气以化生万物，违之则会损害化生万物，如水既能载舟航行，也能淹没舟船。如果人体五脏六腑之真气能够保持通畅和调，人即健康无病。疫毒邪风，侵犯人体则可引起危害性疾病，甚至导致死亡。权衡诸多疾病，其致病原因不过三大方面：一是邪从经络侵袭，传入脏腑，这是脏腑失调引起疾病发生的内在原因；二是邪从四肢九窍侵入，因血脉流行而传变，壅塞阻滞经脉，这是邪气侵入皮肤所引起的疾病；三是房事不节，刀刃外伤，虫兽禽类等伤害。据此全面深入地研究致病原因，以此对所有疾病的病变证机就能辨别清楚。

如果人人都能重视养生防病治病，并能避免邪气侵犯皮肤经络，假若邪气刚刚侵犯皮肤经络，尚未侵犯于脏腑，就能积极采取有效治疗措施，即可防止疾病的发生传变；假若四肢刚有活动不便，即采用按摩、推拿、气功、针灸、膏药等方法治疗，就可避免四肢九窍和血脉壅滞闭塞。养生若能不违背自然规律、更能顺应自然规律，不使禽兽及自然灾害损伤，并能做到房事有节而不致精气匮乏，饮食有节，避免冷食、煿热、过苦、过酸、过辛、过甘，不给邪气侵袭遗留可乘之机，病邪则无侵入皮肤腠理之机。腠者，是三焦脏腑之气融会元气的重要通道，是气血运行所灌注滋荣之处；理者，是指皮肤脏腑之纹理。

【注释】

五常：五行之万物。

风气：自然界和畅之气，顺之则为人所用，逆之则致病。

五脏元真通畅：元真，元气；五脏六腑之气皆可为元气，并非局限于肾中元气。

客气邪风：客，外来；邪风，自然界异常变化引起的疫毒邪气。

为内所因：内因是招致外因引起疾病发生的根本原因。

血脉相传：病邪随血脉运行而相互传变。

为外皮肤所中：疾病因外邪侵犯皮肤而引起。

房室：两性生活。

金刃：刀刃机械所伤。

虫兽：虫禽兽类动物。

病由都尽：病，所有的疾病；由，病机；都尽，全部，即疾病的病变证机都能全部辨别清楚。

若人能养慎：养，养生；慎，防病治病。

不令邪风干忤经络：不令，不使，引申为避免；干忤，侵犯；经络，皮肤经络。

适中经络：适，刚刚；中，侵犯。

流传：疾病传变。

重滞：经气壅滞。

勿令九窍闭塞：勿，不要；九窍，泛指九窍营卫气血经脉。

更能无犯王法：更，又也；无犯，不要违背；王法，自然界之气。

禽兽灾伤：禽，鸟类；兽，四肢动物；灾，自然灾害；伤，外部所伤。

房室勿令竭乏：勿令，不要，不使；竭乏，损伤，损耗。

不遗形体有衰：遗，遗留，造成；衰，虚弱，损伤，引申为可乘之机。

腠者：营卫气血运行之通道。

是三焦通会元真之处：通会，融会，会聚；元真，元气，脏腑之气。

为气血所注：注，注入，滋荣灌注。

理者：皮肤脏腑之结构形态。

三、望面色及形态主病

【仲景原文】问曰：病人有气色见于面部，愿闻其说。师曰：鼻头色青，腹中痛，苦冷者，死；一云腹中冷，苦痛者死。鼻头色微黑者，有水气；色黄者，胸上有寒；色白者，亡血也；设微赤非时者死；其目正圆者，痉，不治。又色青为痛，色黑为劳，色赤为风，色黄者，便难，色鲜明者，有留饮。（第一3）

【导读】

A．望诊与疾病。望诊在治病过程中具有举足轻重的作用，通过望诊可以进一步辨清病变属性是热证还是寒证，是虚证还是实证，对进一步选方用药都有重要指导意义。

B．望诊与预测判断。通过望诊可以进一步掌握病人的气血强弱、病情轻重，以及发展变化，对判断预后具有重要的现实意义。

【译文】

学生问：病人脏腑之病色常常能反映于面部，学生非常乐意听听老师你的高见。**老师说：**鼻尖部色泽偏于青者，多为腹中疼痛的外在表现，病变证机是阳虚阴寒，病情多危候；还有一种说法，腹中寒冷，剧烈疼痛者，多属于病情危重。鼻尖部色泽偏于微黑者，病变证机是水气留结；面部色泽偏于黄者，病变证机是胸中阳虚生寒；面部色泽偏于白者，病变证机是血虚不荣或有大失血；假若面部色泽不应红赤而红赤者，病变证机是虚阳外越，病情多危重；若病人两目直视且不能转动者，这是痉病的基本脉证，病情危重且难治；另外，病人面部色泽偏于青者，多是疼痛的外在表现；面部色泽偏于黑者，多是虚劳或疲劳的外在表现；面部色泽偏于红赤者，多是风热所致；面部色泽偏于黄者，多是大便困难的外在表现；面部色泽偏于鲜明者，多是饮邪留滞并充斥于肌肤。

【注释】

病人有气色见于面部：气，神气，精气；色，病色；见于，反映。

苦冷者：苦，痛苦，引申为非常，即非常寒冷，病变证机是阳虚阴寒。

亡血：血虚，或失血。

设微赤非时者死：设，假如；非时，不应有而有；死，病情危重且难治。

其目正圆者：目，眼睛；正，不动；圆，转动。两目直视且不能转动。

色黑为劳：劳，虚劳，疲劳。

痉：手足抽搐，或角弓反张。

风：风热之邪。

便难：大便困难，病变证机是阴血亏虚既不能滋润于肠，又不能滋荣于面。

留饮：水饮留结且肆虐浸淫于肌肤。

四、闻声诊病

【仲景原文】 师曰：病人语声寂然喜惊呼者，骨节间病；语声喑喑然不彻者，心膈间病；语声啾啾然细而长者，头中病。（第一4）

【导读】

A. 闻诊与疾病。通过闻诊可以进一步了解症状表现特点，为辨清病变属性提供有益帮助。

B. 闻诊与辨病。通过闻诊可以进一步辨清病变属性是虚证还是实证，还可进一步了解病变部位，对进一步选方用药提供思路和方法。

【译文】

老师说：病人由清静少言寡语突然出现出人意料的呼叫声，这是骨节间剧烈疼痛引起的；病人说话声音前后语意不相接续，这是心膈间疾病引起的；病人说话声音低微且细而长，这是头部疾病引起的。

【注释】

语声寂然喜惊呼：语声，说话声；寂然，肃静无声；惊呼，突然惊叫呼唤。

骨节间病：骨节间剧烈疼痛。

语声喑喑然不彻：喑，声低，小声；彻，接续；不彻，不相接续。

心膈间病：心肺胸膈及膜间疾病。

语声啾啾然细而长：啾啾，语声低微沉弱；细而长，此处指说话声音细小且不敢大声说话。

头中病：头部诸病。

五、望形诊病

【仲景原文】师曰：息摇肩者，心中坚；息引胸中上气者，咳；息张口，短气者，肺痿唾沫。（第一5）

【导读】

A. 望诊与病证。望诊是中医诊治疾病的重要环节，通过望诊可以了解诸多疾病的相关信息，对于辨清疾病的病变本质具有重要意义。

B. 望诊与病变部位。通过望诊不仅可辨清病变属性，还可辨清病变部位，通过望呼吸、望姿势、望神色、望表情，可以进一步了解病变部位及属性。

【译文】

老师说：呼吸抬肩者，病变部位在心，病证表现是心胸坚硬痞塞；病人呼吸困难源于胸中气机逆乱于上，病以咳喘为主；呼吸以张口为快，气短不足一息，肺痿以唾沫为主。

【注释】

息摇肩者：息，呼吸，引申为呼吸困难；摇肩，摇肩抬背。

心中坚：心，心胸；中，部位；坚者，坚硬痞塞。

息引胸中上气者：引者，源于，缘由；胸中上气，胸中气机逆乱于上。

息张口：息，呼吸；张口，呼吸伴有张口，即呼吸困难。

肺痿唾沫：肺痿，病以咳、喘、唾涎沫为主；唾沫，唾液涎沫，病变证机是肺气虚弱，不能固摄阴津而外溢。

六、三焦辨证

【仲景原文】师曰：吸而微数，其病在中焦，实也，当下之，即愈；虚者不治。在上焦者，其吸促，在下焦者，其吸远，此皆难治。呼吸动摇振振者，不治。（第一6）

【导读】

A. 呼吸异常与症状表现。①辨识吸气异常病变部位在中焦；②辨识吸气异常症状表现相同，病变证机不同，预后不同；③辨识上焦吸气异常的症状表现特点；④辨识下焦吸气异常的症状表现特点及预后；⑤辨清呼吸异常病变特点可进一步判断预后。

B. 吸促吸远与病变部位。①通过了解病人吸气变化和呼气变化，可以进一步辨清病变属性是虚证还是实证，通过了解病人的整个呼吸过程可以了解病变虚实的主次矛盾方面。②通过观察病人是呼气多还是吸气多，不仅可以辨清病变部位，还可以进一步辨清病变属性；心肺肾肝脾胃病变皆可引起呼吸异常，通过了解呼吸异常变化可以进一步得知脏腑主要病变部位。

【译文】

老师说：吸气略微急促，病变部位在中焦，病变证机是实邪壅滞，其治可用下法，下之则病可向愈；若吸气微而急促，病变证机是正气虚弱，病情较深重，治疗较难；病变部位在上焦，则吸气急促，在下焦，则以深深吸气为快，这些病证表现都比较难治。呼吸困难，仰头扩胸，抬肩振摇者，病情危重且难治。

【注释】

吸而微数：吸，吸气；微数，吸气略微急促。

实也：中焦实邪壅滞。

虚者不治：虚，正气虚损；不治，难治。

在上焦者：包括心肺胸膜。

吸促：吸气急促，病变证机是肺气不利。

在下焦者：包括肝肾。

吸远：吸气持续时间延长，病变证机是肾虚不能摄纳。

呼吸动摇振振者：呼吸，呼吸困难；动摇，仰头抬肩呼吸；振振，身体抬肩振摇。

七、脉诊与面诊之间的辨证关系

【仲景原文】师曰：寸口脉动者，因其旺时而动。假令肝旺色青，四时各随其色。肝色青而反色白，非其时色脉，皆当病。（第一7）

【导读】

A. 诊脉与季节变化。人体既有自身的生理特性，又有随自然规律变化的生理特性，人体因一年四季变化而变化，尤其是脉与四季变化最为密切。可见，诊脉除了解病人本身病变外，还必须知道季节变化对诊脉也有一定的影响，所以，诊脉既要重视病人身体状况又要了解季节变化，以此才能更好地辨清脉象对诊治疾病的重要意义。

B．四时变化与脏腑主色。人在自然之中，人之活动必定受到自然之气的影响，脏腑气血的运行也因四季变化而调整，春主生，夏主长，秋主收，冬主藏，体内气血随之而变化，所以气血反映于外也随四季变化而变化，从四季变化中了解与掌握脏腑主色反映于外的表现对临床诊治具有非常重要意义。

C．肝病主色与临床诊断。肝病既有主色又有变色，即肝病在通常情况下既受脏腑生理特性主导又受病理变化影响，二者相互影响可引起肝病主色随病情、随季节发生不同的变化，所以在临床中诊治肝病，既要重视肝本身主色，又要掌握病变对肝主色的影响和变化。

【译文】

老师说：寸口三部脉搏动变化，因脏腑之气主时不同则有其相应变化。如肝气主时则面色偏于青，四季变化各有其主时之色如青、红、白、黑、黄。肝气主时之色本应偏于青而反见色白，这不是肝气主时之色泽脉象，这是肝病之客色。

【注释】

寸口脉动者：寸口，寸关尺三部脉；动，脉象搏动变化。

因其旺时而动：其，脏腑；旺时，主时，如春为肝主时，夏为心主时，长夏为脾主时，秋为肺主时，冬为肾主时等；动，脉象形态因脏腑主时而有各自不同的搏动形态。

肝旺色青：肝旺，肝主时；色青，黄、黑、赤、白、青五色相杂且以青为主，并非单一的青色。

四时各随其色：四时，四季；各随，各有；其色，主时之色。

肝色青而反色白：青，五色之中偏于青；色白，色泽偏白而无泽，主肝病，或主肝肺同病。

非其时色脉：非，不是；其时，主时；色脉，色泽脉象。

皆当病：皆，这些；当，是也。

八、季节变化对人体的影响

【仲景原文】问曰：有未至而至，有至而不至，有至而不去，有至而太过，何谓也？**师曰：**冬至之后，甲子夜半少阳起，少阳之时，阳始生，天得温和。以未得甲子，天因温和，此为未至而至也；以得甲子，而天未温和，为至而不至也；以得甲子，而天大寒不解，此为至而不去也；以得甲子，而天温如盛夏五六月时，此为至而太过也。（第一8）

【导读】

A. 季节变化与太过不及。人生活在自然之中，人有情绪异常变化，季节有严寒暴雨雷霆冰雹，季节异常变化对人体影响非常大，自然界气候异常变化是人体不可阻挡的，对此只可及时调整身体适应自然气候而不可违背自然规律。

B. 季节异常变化与疾病。气候异常变化是引起疾病发生的重要原因之一，人体对气候的异常变化只能积极地调整身体对气候异常变化的适应能力，务必做到重在调节、预防与适应，力争将季节异常变化引起的疾病降至最低最少。

【译文】

学生问：有的季节未到而节气变化先到，有的季节当到而未到，有的季节持续时间偏长且迟迟不去，有的季节到且伴随节气太过，这是什么原因引起的？**老师说：**冬至节气之后，甲子夜半之时初生阳气升发，阳气渐渐生长，则天地渐渐趋于温暖和调。假如节气变化未到甲子，天地就温暖和调，这是季节未到而节气先到；假如甲子已到，而天地仍未温暖和调，这是节气到而温暖和调之气还未到；假如甲子已到，而自然界气温仍然是大寒不去，这是季节到而寒冷天气仍未去；假如甲子已到，而天地温暖像炎热夏季五六月一样，这是季节已到且太过。

【注释】

有未至而至：第一个“至”字是季节；第二个“至”字是节气。

冬至之后：冬至时间是在每年阳历12月21日至23日之间，这一天是北半球全年中白天最短、夜晚最长的一天。冬至过后，太阳又慢慢地向北回归线转移，季节由冬季转向春季，北半球的白昼又慢慢增长，而夜晚又渐渐缩短，故有“冬至一阳生”，即从冬至开始，阳气就慢慢地开始回升。人与自然息息相应，人之阳气亦随之而变化。

甲子夜半少阳起：甲子是用以计年月日60组中的第一组，从1年来看，冬至后60日第一个甲子夜半，此时正是雨水节，雨水节之时正是自然阳气生发与升发之时，此为初生初升之阳气，故又称为少阳主时，而人体之阳气亦随之从之。自然之气生发于冬至之后，冬至之后的雨水节，正是自然少阳当令之时，自然之阳气由闭藏而生发、生长，气温由凉变温；而人之阳气于一日之中生发于少阴主时之后，此正是少阳胆气所主之时即3～9时，人与自然之气生发与长养息息相关，同步一致。人于自然之中只能适应自然规律，不可逆自然规律。

少阳之时：少阳主时之时常常借助自然之阳气升发之时。

阳始生：阳气开始生发，天气趋于温暖。

以未得甲子：因季节变化未到甲子主时。

以得甲子：因季节变化已到甲子主时。

而天大寒不解：天，自然界；大寒，严寒；不解，不去。

而天温如盛夏五六月时：温，热也；盛夏，炎热夏季；五六月，阴历五六月。

九、脉浮主证的辨证意义

【仲景原文】师曰：病人脉浮者在前，其病在表；浮者在后，其病在里，腰痛，背强，不能行，必短气而极也。（第一9）

【导读】

A．脉浮与表证里证。①脉浮部位不同代表不同病变脏腑；②就一般而言，浮脉主表证，但仅仅拥有一般知识是永远无法诊治错综复杂的病变，必须明白浮脉在不同的情况下既有主表证又有主里证，更有主表里夹杂病变。

B．寸关尺脉浮与主病。因人个体差异，同是浮脉，表现同在寸部或关部或尺部，可主不同的病证表现，如尺脉浮既有主表证又有主里证，既有主虚证又有主实证，辨脉必须结合具体病人特有表现才能辨清病变主要矛盾方面。

【译文】

老师说：病人寸部脉浮比较明显者，其病变部位在表；尺部脉浮比较明显者，其病变部位在里，常见症状表现有腰痛，背部僵硬，四肢活动不便，气短不足一息且非常明显。

【注释】

浮者在前：寸关尺三部脉，以寸部脉浮比较明显。

浮者在后：寸关尺三部脉，以尺部脉浮比较明显。

背强：背，背部肌肉筋脉骨节；强，僵硬不柔和。

不能行：行，便也，自如。

短气而极：极，非常明显。

十、阳厥证机

【仲景原文】问曰：经云：厥阳独行，何谓也？师曰：此为有阳无阴，故称厥阳。（第一10）

【导读】

A．厥阳证与基本特征。①辨识阳厥的病变证机；②辨识阳厥的基本症状表现。

B．厥阳证与病变证机。①辨识阳热从外来而演变为阳热证；②辨识阴不制阳，阳不入阴而演变为阳热证。

【译文】

学生问：经典理论说，阳气内盛以阳热独盛为主，其病变证机有哪些？老师说：这是阳气内盛而不与阴合，阴不涵阳，这样的病证叫作厥阳。

【注释】

厥阳独行：厥，盛也；厥阳，阳气内盛；独行，阳不与阴合而独盛。

有阳无阴：有阳，病变以阳气内盛为主；无阴，病变以阴不涵阳为主。

故称厥阳：称，称谓，称为，叫作。

十一、卒厥在脏在腑的预后

【仲景原文】问曰：寸脉沉大而滑，沉则为实，滑则为气，实气相搏，血气入脏即死，入腑即愈。此为卒厥，何谓也？师曰：唇口青，身冷，为入脏即死；如身和，汗自出，为入腑即愈。（第一11）

【导读】

A．诊脉与病变部位。①辨识突然昏厥证的基本脉象特征；②辨识突然昏厥证的病变证机；③辨识突然昏厥证的病变部位在脏在腑；④仅从辨脉是无法辨清病变部位的，在临床中只有相互结合，才可得出最佳诊断结论。

B. 诊脉与病变轻重及预后。①辨识脉象有力无力，久病新病，结合望诊得到的相关资料对判断疾病轻重及预后具有重要指导意义；②诊脉判断预后必须脉证合参，不能仅凭借诊脉就得出诊断结论。

【译文】

学生问：寸口脉沉大而滑，沉脉主实邪阻滞，滑脉主正气抗邪，正气与邪气相互搏结，若邪气侵入于脏，病情多危重，难以救治；邪气侵入于腑，病情较轻浅，若能积极治疗，病可向愈。若病人突然昏倒，其病证表现与病变证机有哪些？**老师说：**病人唇口青，身体冰凉，为邪气侵入于脏，病情多危候；假如身体温和，汗自出，为邪气侵入于腑，其病情较轻，病可向愈。

【注释】

寸脉沉大而滑：寸脉，寸口脉，即寸关尺三部脉。

沉则为实：脉沉主邪气盛实。

滑则为气：脉滑主正气抗邪。

实气相搏：实，邪气实；气，正气抗邪，即正气与邪气相互斗争。

血气入脏即死：血气，邪气；入脏，侵犯于脏；死，病情危重，预后不良。

卒厥：突然昏倒，不省人事。

唇口青：口唇青紫，病变证机是气血被邪气所壅塞不通。

身和：身体温和而无明显不适。

为入腑即愈：为，是也；入腑，侵袭于腑；即愈，积极治疗，病即可向愈。

十二、脉脱在脏在腑以别预后及火毒热证的转归

【仲景原文】问曰：脉脱入脏即死，入腑即愈，何谓也？师曰：非为一病，百病皆然。譬如，浸淫疮，从口起流向四肢者，可治；从四肢流来入口者，不可治；病在外者，可治，入里者即死。（第一12）

【导读】

A. 脉脱与预后。①辨识脉象突然伏而不见，必须结合病人的面部气色及临床表现特征并进行综合分析判断才能得出比较准确的诊断结论；②辨识脉脱必须结合脏腑症状表现才能得出准确的预后结论。

B. 浸淫疮与预后。①辨识浸淫疮必须辨清正气强弱；②辨识浸淫疮必须辨清邪气轻重；③辨识浸淫疮必须辨清病变部位在表在里，以及在脏在腑。

【译文】

学生问：脉伏而不见，为邪气侵入于脏，病情多危重，难以救治；邪气侵入于腑，病情多轻浅，治疗较易，这是为什么？**老师说：**判断疾病预后并非局限于某一疾病，对所有疾病的预后都是这样的。例如，疮疡类疾病，毒邪从内脏向肌表透发者，这些疾病就比较容易治疗；毒邪从肌表向里浸淫肆虐者，这些疾病的治疗就比较难。即病在肌表是外邪侵袭者，易治；病在脏腑者，难治。

【注释】

脉脱入脏即死：脉脱，脉伏而见；入脏，邪气侵犯于脏；死，病情危重，较难救治。

入腑：邪气侵犯于腑。

浸淫疮：疮疡类疾病。

从口起流向四肢者：口，病变在里；流向，透散，透发；四肢，肌表。

从四肢流来入口者：流来，浸淫肆虐。亦即从肌表侵犯脏腑。

病在外者：病，诸多疾病；外者，肌表因外邪侵袭。

入里者即死：入，侵袭；里，脏腑；死，难治。

十三、经络辨证、脏腑辨证、病因辨证的基本法则

【仲景原文】**问曰：**阳病十八，何谓也？**师曰：**头痛，项、腰、脊、臂、脚掣痛。**问曰：**阴病十八，何谓也？**师曰：**咳、上气、喘、哕、咽、肠鸣、胀满、心痛、拘急。五脏病各有十八，合为九十病，人又有六微，微有十八病，合为一百八病，五劳、七伤、六极；妇人三十六病，不在其中。

清邪居上，浊邪居下，大邪中表，小邪中里，馨饪之邪，从口入者，宿食也。五邪中人，各有法度，风中于前，寒中于暮，湿伤于下，雾伤于上，风令脉浮，寒令脉急，雾伤皮腠，湿流关节，食伤脾胃，极寒伤经，极热伤络。（第一13）

【导读】

A. 阳病十八、阴病十八与基本内涵和外延。①辨识阳病的基本概念及病

变部位；②辨识阳病必须进一步辨清病变寒热虚实；③辨识阴病的基本概念及病变部位；④辨识阴病必须进一步辨清病变寒热虚实。

B. 阳病、阴病与症状表现。①辨识阳病的基本病变部位在筋脉骨节；②辨识阳病的基本症状表现是以疼痛为主；③辨识阴病的基本病变部位在脏腑；④辨识阴病的基本症状表现是以脏腑生理特性决定脏腑的病理变化为主。

C. 五邪致病与病证表现。①辨识五邪致病既有各自特点的特殊性又有各自特点之间的相互内在关联性；②辨识五邪致病虽有各自症状表现的典型性，但也有各自症状表现的相互关联性；③辨识症状与症状之间既有独立性又有关联性；④辨识五邪致病不能仅局限于某一个方面，必须全面考虑，统筹兼顾，勿有丝毫差错。

【译文】

学生问：肌表筋脉病证有十八种，其具体表现有哪些？**老师说：**头痛，项部、腰部、脊部、臂部、脚掣痛等，其病变可涉及五劳、六极、七伤，故合称十八种病。**学生问：**脏腑病证有十八种，其具体表现有哪些？**老师说：**咳嗽、气上冲、气喘、哕逆、咽痛、肠鸣、胀满、心痛、拘急等，其病变可涉及五劳、六极、七伤，故合称十八种病。五脏病各有十八种，共计有九十种病，人又有六腑，六腑病各有十八种，共计有一百零八种病。这是根据病有五劳、六极、七伤而得出的疾病种类；至于妇人三十六病，还未列于其中。

风邪多侵袭人体上部，湿浊之邪多侵袭人体下部；又，六淫之邪多侵袭于肌表，七情之邪多发生于脏腑，饮食为邪，从口而侵入者，食多者是饮食积滞。五邪侵袭于人，各有其致病特点，风邪侵袭多在上午，寒邪侵袭多在傍晚，湿邪多伤于下，雾邪多伤于上，风邪致病多见脉浮，寒邪致病多见脉紧急，雾邪易伤皮腠，湿邪浸注关节，饮食伤脾胃，寒甚者多伤经脉，热甚者多伤血络。

【注释】

阳病十八：阳病，肌表筋脉疾病；十八，即五劳、七伤、六极之合称。

阴病十八：阴病，脏腑疾病；十八，即五劳、七伤、六极之合称。

五脏病各有十八：五脏病各有五劳、七伤、六极。

人又有六微：微，腑也。即人又有六腑。

五劳：《素问·宣明五气论》："久视伤血，久卧伤气，久坐伤肉，久立伤骨，久行伤筋，是为五劳所伤。"

七伤：大饱伤脾，大怒气逆伤肝，强力举重、久坐湿地伤肾，形寒饮冷伤肺，忧愁思虑伤心，风雨寒湿伤形，大恐惧不节伤志。

六极：《〈伤寒杂病论〉大辞典》："六极即气极、血极、筋极、骨极、肌极、精极。极者，极度劳损也。"

妇人三十六病：就气而言，有五劳、六极、七伤；就血而言，亦有五劳、六极、七伤，合而言之，故有三十六病之称。

清邪居上：清，雾露之邪，或风邪，或风夹他邪。

浊邪居下：浊邪，湿邪，或寒邪，或寒湿夹他邪。

大邪中表：大邪，六淫之邪，或疫毒之邪，或禽兽及自然灾害之邪。

小邪中里：小邪，七情之邪，或邪从内生，或起居不慎为邪。

馨饪之邪：馨饪，饮食。饮食太过，饮食不及，饮食不洁，均称为馨饪之邪。

五邪中人：五邪，指清邪、浊邪、大邪、小邪、馨饪；中，侵犯，亦即邪气侵犯于人体肌表脏腑。

风中于前：前，早晨，风邪侵犯多在早晨，早晨为阳气尚未充盛，风邪可乘机侵袭。

寒中于暮：暮，傍晚，寒邪侵袭多在傍晚，傍晚时阳气渐弱，寒邪可乘机侵入。

湿伤于下：湿邪多侵犯人体下部，或下部病证可从湿邪论治。

雾伤于上：雾露之邪多侵犯人体上部。

风令脉浮：风邪致病以脉浮为主。

寒令脉急：寒邪致病以脉紧急为主，或寒邪侵袭筋脉，病以筋脉挛急为主。

雾伤皮腠：雾邪多侵犯皮肤肌腠。

湿流关节：湿邪侵袭，多以关节病证为主，或关节病证可从湿邪论治。

极寒伤经：寒甚多侵犯机体经筋，以经筋病证为主。

极热伤络：热甚多侵犯机体血络，以脉络病证为主。

十四、内外夹杂性病变先治里大法

【仲景原文】问曰：病有急当救里救表者，何谓也？师曰：病，医下之，

续得下利清谷不止，身体疼痛者，急当救里；后身体疼痛，清便自调者，急当救表也。（第一14）

导读、译文和注释详见91条（第98页）。

十五、新病旧病先后治疗大法

【仲景原文】夫病痼疾加以卒病，当先治其卒病，后乃治其痼疾也。（第一15）

【导读】

A. 新病与痼疾。①辨识新病即患病时间比较短；②辨识痼疾即患病时间比较长，病情比较复杂多变；③辨识新病不一定病情就是比较轻，也有比较重的；④辨识痼疾不一定病情就比较重，也有比较轻的；⑤辨识新病与痼疾之间既有相同又有不同。

B. 新病痼疾与辨治思路及方法。①新病引发痼疾复发，或痼疾招致新病，以此演变为新病与痼疾相互夹杂；②辨治疾病，在通常情况下先治新病，然后再治痼疾，但结合临床治病实际情况，最好是既治新病又治痼疾，选方用药必须有主次之分，以此治疗效果会更好。

【译文】

总而言之，在一般情况下，病人原有顽固难治性疾病又有新感疾病，应当先治新感疾病，然后再治原有顽固难治性疾病。

【注释】

病痼疾： 病，病人；痼疾，痼者，经久不愈，顽固难治性疾病。

卒病： 卒，突然，引申为新感；卒病，即新感疾病。

当先治其卒病： 根据治病需要，最佳的辨治方法以治新感为主，兼顾痼疾。

后乃治其痼疾也： 后，治新感之后，病以痼疾为主，若新感未愈，治以痼疾为主，兼顾新感。

十六、脏腑病证的基本治疗法则

【仲景原文】师曰：五脏病各有所得者愈，五脏病各有所恶，各随其所不喜者为病；病者素不应食，而反暴思之，必发热也。（第一16）

【导读】

A．治病用药与脏腑生理特性。①辨识疾病必须针对病变证机用药；②辨识疾病必须针对脏腑生理特性用方；③辨识疾病必须针对方药弊端用药。

B．治病用药与脏腑禁忌。①治病用药既有适应范围又有禁忌范围；②辨识脏腑寒证可以用寒性药，但必须重用温热药，忌仅仅用寒药；③辨识脏腑热证可以用热性药，但必须重用寒凉药，忌仅仅用热药；④在通常情况下，饮食必须重视忌辛辣生冷。

C．饮食与发热。①饮食之后出现身体温热和缓是正常现象；②饮食后出现身燥热多为疾病加重征兆；③饮食之后身体突然出现暴热，或大热不止，其病情多危重，当积极治疗，预后多不良。

【译文】

老师说：五脏病各有其不同的相应治疗方法，应用得当则病可向愈；五脏病各有其不同的用药禁忌，各种治疗方法逆脏腑生理而用药则为病；病人本来不思饮食，且违背正常而突然思念饮食，暴饮暴食，可能发热。

【注释】

五脏病各有所得者愈：五脏，包括六腑；得，治疗方法。

五脏病各有所恶：恶，用药禁忌。

各随其所不喜者为病：各，各个，各种；随，治疗方法；不，逆行；喜，喜欢，引申为脏腑生理特性。

而反暴思之：而，且也；反，违背正常，病变证机多是阳气欲绝，回光返照。

必发热也：必，可能，可有。发热突然而来，骤然而去，多为亡阳，预后不良；若发热渐渐而来，缓缓而退，为阳气恢复。

十七、脏腑病证的治疗大法

【仲景原文】夫诸病在脏，欲攻之，当随其所得而攻之；如渴者，与猪苓汤，余皆仿此。（第一17）

【导读】

A．病变属性与治疗法则。根据病变属性是寒证必用热药，热证必用寒药，虚证必用补药，实证必用泻药，这就是治病的基本准则。

B. 病变证机与治疗方药。①治病必须审明病变证机，病变证机是水气治用利水方药，病变证机是瘀血治用活血药，病变证机是水气夹瘀血治用利水化瘀药；②治病既要因人辨治又要因病变证机辨治，更要重视因症状表现辨治。

【译文】

总而言之，诸多病变在脏腑，欲选择最佳治疗方法，必须因病变属性而确立相应的治疗法则。如口渴者，因病变证机是阴热水气证，其治当选用猪苓汤，其他疾病的基本治疗法则均可参照这些治法。

【注释】

诸病在脏：诸病，诸多疾病；在脏，包括六腑。即诸多疾病在脏腑。

欲攻之：欲，考虑；攻，治疗。

当随其所得而攻之：当，必须；随，根据；所得，所在脏腑的病变属性；攻，治疗；之，法则。

余皆仿此：余，其他疾病；仿，效仿，遵照；此，治法。

第2章

辨太阳病脉证并治

概　说

从张仲景所论太阳病病证表现而揆度太阳生理主要是论太阳统摄人体一身营卫之气，因五脏六腑之气在脏腑称为脏腑之气，行于肌表则称之为营卫之气。可见，营卫之气来源于五脏六腑之气并受太阳所统摄，因此，研究太阳生理病理不能局限在太阳，而应考虑到太阳与五脏六腑之间的生理关系及其病理变化。太阳经络包括足太阳膀胱经和手太阳小肠经，脏腑包括膀胱和小肠。从张仲景所论太阳病辨证内容而全面分析、研究、探讨太阳生理，则知张仲景所论太阳生理功能主要是论太阳统摄营卫与经气筋脉，所论膀胱病证及小肠病证，一般不称太阳病，而称为脏腑病证。

太阳病病理主要是论太阳营卫受邪而抗邪的病理演变过程，因此，辨太阳病就是辨太阳营卫与邪气相斗争的病证表现，其病位在肌表营卫或经气筋脉。又因五脏六腑之气与营卫之气皆有一定内在关系，所以五脏六腑病证则可引起太阳病证，而太阳病证也可加重或诱发五脏六腑病证，对此必须有全面的认识与客观的理解，才能避免辨治失误。

1. 太阳病本证辨证论治体系

在解读太阳病辨证论治体系前，必须了解几个重要问题。①什么是太阳？②什么是营卫？③营卫是怎样构成的？④营卫与太阳之间有哪些相互内在关系？⑤什么是太阳病？研究这一系列问题都直接关系到怎样才能学会学好《伤寒杂病论》，怎样才能用活《伤寒杂病论》理论以更好地指导临床治病。

什么叫太阳？太阳属于中医学中的特有用语，中医学为何要用太阳这个特殊名词，张仲景用太阳有何特殊意义？太阳的基本含义有三，一是太阳具有温热的特点，可维持和保持大自然处于恒温的状态，二是太阳属于自然界中最大的星球，三是《易》“四象”之一，即乾、兑为太阳，“乾为天，刚健中正”；“兑为泽，刚内柔外”。从这三个方面理解中医所说的太阳基本寓意有三，一是将人体结构中具有保持和维护正常恒温的肌表比作自然界之太阳，二是将构成人体最大形体的肌表比作自然界之太阳，三是将肌表刚健与柔和双重特性比作太阳。可见，人体五脏六腑之所以能够保持相对的恒温是因为有肌表的固护作用，五脏六腑之所以能成为一个有机的整体，是因为有肌表筋脉骨节作为基本构架，所以张仲景将肌表统称为太阳具有重要的理论指导意义和临床实践意义。张仲景在《伤寒杂病论》中用太阳一词并不局限于肌表，还包括筋脉和骨节等，从而又充实和完善了太阳的基本概念和辨证内容。这就是张仲景用太阳在临床中的特殊含义和辨证用意。

什么叫营卫？营卫是一个抽象的概念，怎样才能更好地认识与理解营卫的基本含义？对此，可以将营卫作用比作一个国家的边防部队。边防部队的主要职责，一是要拥有强大的武装力量而不受外部势力侵犯，二是要行使保卫国家的神圣职责。边防部队主要由两大部分构成，一是作战部队，一是后勤部队，卫气相当于作战部队，营气相当于后勤部队。营卫的基本功能如同边防部队，一是要保护人体肌表不受外邪侵袭，二是要保护内在脏腑不受外邪侵扰，同时还要明确营卫之气在抗邪方面是以卫气为主导作用的，营气可协助卫气更好地发挥保卫自己和内脏功能的作用。

营卫是怎样构成的？营卫的构成如同边防部队组成一样，即边防部队所有官兵都是来源于国内千千万万户家庭，亦即由千千万万户家庭儿女组建成为边防部队，这样就知道营卫之气是由五脏六腑之气所组成的。众所周知，官兵在部队叫官兵，官兵在家不叫官兵而叫儿女，从而得出，脏腑之气在脏腑叫作脏腑之气，脏腑之气走于肌表不叫脏腑之气，而叫营卫之气，可见同样是脏腑之气，在肌表叫营卫之气，在脏腑叫脏腑之气。总之，营卫之气是由脏腑之气所构成的。

营卫之气与太阳之间有哪些相互内在关系？根据营卫组成的基本原则，即心气走于肌表叫营卫之气，肺气走于肌表叫营卫之气，肝气走于肌表叫营卫之气，肾气走于肌表叫营卫之气，脾胃之气走于肌表叫营卫之气，胆气走于肌表叫营卫之气，等等。五脏六腑之气走于肌表怎样才能形成一个统一的有机整体营卫之气？对此，可以思考一个问题，边防部队官兵来源于千千万万户家庭是怎样形成完整的边防部队呢？边防部队的形成是由司令部统一规划、统一指挥、统一行动，司令部具有重要的领导和指挥作用。中医将太阳比作边防部队的司令部，协调统一五脏六腑之气形成一个整体的营卫体系，这个完整的营卫体系由太阳统一领导、统一指挥、统一行动和统一协调。可见，营卫行使保卫肌表和维持内在脏腑功能是由太阳统一领导和支配的。可见，五脏六腑之气走于肌表为营卫之气，各自脏腑的营卫之气再由太阳统一领导和指挥以行使完成其职责。

什么是太阳病？太阳病即肌表筋脉骨节病，张仲景为何不说肌表筋脉骨节病而说是太阳病，因为言太阳病具有三层含义：①追究疾病发生的根本原因，太阳病的原因是太阳没有有效行使协调统一营卫之气，邪气乘机侵入而演变为太阳病；②探求疾病发生的病变证机，太阳未能有效协调统一营卫之气，导致营卫之气失调，或营卫之气虚弱，由此外邪乘机或乘虚而侵袭，病变的证机是营卫与邪气相互斗争；③辨清疾病发生的演变规律，太阳受邪既要及时调动营卫之气抗邪，又要调动脏腑之气走于肌表以化为营卫，再由太阳统一协调以抗邪。太阳统摄营卫在抗邪的过程中演变规律有四种：①太阳受邪积极调动营卫之气，营卫之气奋起抗邪，邪气不胜营卫之气而退散，病可不药而自愈；②太阳受邪积极调动营卫之气奋起抗邪，因邪气盛实，营卫之气未能及时将邪气退散，正邪相互斗争，胶结不解，病变以实为主；③太阳受邪积极调动营卫之气，营卫之气因有失调而未能积极抗邪于外，邪气留结太阳日久不愈，病变演变以实为主，以虚为次；④太阳受邪虽积极调动营卫之气抗邪，但营卫之气虚弱而未能有效地抗邪于外，邪气留结太阳日久不愈，病变演变以虚实夹杂为主。可见，不言肌表筋脉骨节病而言太阳病，既包含病变部位在肌表筋脉骨节，又包括病变证机是正气抗邪需要太阳协调统一，更包含太阳病的演变过程中始终是以营卫与邪气相斗争为主的过程。

根据以上讨论的内容，太阳病病变的部位在肌表筋脉骨节，病变证机是太阳统摄营卫之气与邪气相斗争的演变过程。

太阳病本证就是辨太阳本身出现的症状表现，结合张仲景论述将太阳病本证分为12个证型，12个证型中又分为两大部分：①外感太阳病本证；②内伤太阳病本证。两大部分中分为四大类型，其一，感冒类太阳病有三：①太阳伤寒证即相当于当今人们所说的风寒感冒以实证为主；②太阳中风证即相当于当今人们所说的风寒感冒以虚为主；③太阳温病证即相当于当今人们所说的风热感冒，风热感冒就是寒热夹杂感冒。其二，颈椎颈项类太阳病有三：①太阳刚痉证即相当于当今人们所说的颈部项部疾病以寒实为主；②太阳柔痉证即相当于当今人们所说的颈部项部疾病以虚寒为主；③太阳湿热痉证即相当于当今人们所说的颈部项部疾病以热夹寒为主。其三，眼睑水肿类太阳病有三：①太阳风水表虚证即相当于当今人们所说的肾病或内分泌失调以虚寒为主；②太阳风水表实证即相当于当今人们所说的肾病或内分泌失调以实寒为主；③太阳风水夹热证即相当于当今人们所说的肾病或内分泌失调以热夹寒为主。其四，肌肉筋脉骨节类太阳病有三：①太阳风湿表虚证即相当于当今人们所说的肌肉筋脉骨节疾病以虚寒为主；②太阳寒湿表实证即相当于当今人们所说的肌肉筋脉骨节疾病以实寒为主；③太阳湿热痹证即相当于当今人们所说的肌肉筋脉骨节疾病以热夹寒为主。

2. 太阳病兼证辨证论治体系

《伤寒杂病论》在论述太阳病篇中辨证论治体系，仅仅用少量的篇幅论述太阳病本证，用了大量的篇幅论述了太阳病与五脏六腑疾病相兼的辨证论治。张仲景为何要在太阳病篇中重点论述五脏六腑疾病与太阳病相兼，论述的特点及要点是什么？研究太阳病的重点必须重视从太阳病兼证中深入研究太阳病，才能发现张仲景在太阳病篇中辨证论治的核心不是辨太阳病本证，而是重点论述太阳病兼证的辨证论治体系，这又是为什么？因为太阳病本证比较容易辨证，而太阳病兼证则是比较难辨难治性疾病。

辨太阳病本证实质上就是筋脉骨节病，辨太阳病兼证主要有二，一是太阳病本证之间相兼即太阳病本证与太阳病本证之间相兼，二是太阳病本证与内伤杂病相兼即太阳病本证与五脏六腑疾病相兼。

（1）太阳病本证与太阳病本证相兼。根据之前学习的内容，知道太阳病的本证有12个证型，12个证型中任何一个太阳病本证都有可能与另一个太阳病本证相兼，如太阳伤寒证与太阳中风证相兼，太阳伤寒证与太阳温病证相兼，太阳伤寒证与太阳刚痉证相兼，太阳伤寒证与太阳柔痉证相兼，太阳伤寒证与太阳湿热痉证相兼，太阳伤寒证与太阳风水表虚证相兼，太阳伤寒证与太阳风水表实证相兼，太阳伤寒证与太阳风水夹热证相兼，太阳伤寒证与太阳风湿表虚证相兼，太阳伤寒证与太阳寒湿表实证相兼，太阳伤寒证与太阳湿热痹证相兼等。又如太阳中风证与太阳温病证相兼，太阳中风证与太阳刚痉证相兼，太阳中风证与太阳柔痉证相兼，太阳中风证与太阳湿热痉证相兼，太阳中风证与太阳风水表虚证相兼，太阳中风证与太阳风水表实证相兼，太阳中风证与太阳风水夹热证相兼，太阳中风证与太阳风湿表虚证相兼，太阳中风证与太阳寒湿表实证相兼，太阳中风证与太阳湿热痹证相兼等。以此类推，就可明白太阳病本证相兼的病变证型是比较多的，理解与应用太阳病本证的基本证型重点是举一反三、触类旁通，以此就能从本质上抓住张仲景论太阳病本证的重点及核心，就能从本质上执简驭繁，深入浅出，融会贯通，达到运用太阳病本证理论更好地指导临床辨治太阳病本证相兼。

（2）太阳病与内伤杂病相兼。根据之前所学习的内容，凡是张仲景所说的太阳病，都包含太阳病的12个基本证型；凡是说内伤杂病，都包含五脏六腑病证，辨五脏六腑疾病又有寒热虚实、气血痰等。研究太阳病与内伤杂病相兼，如太阳病本证中太阳伤寒证与心病证相兼，太阳伤寒证与肺病证相兼，太阳伤寒证与肾膀胱病证相兼，太阳伤寒证与脾胃病证相兼，太阳伤寒证与肝胆病证相兼，太阳伤寒证与大肠病证相兼等。进一步可以说太阳伤寒证与心气虚证相兼，太阳伤寒证与心血虚证相兼，太阳伤寒证与心阳虚证相兼，太阳伤寒证与心阴虚证相兼，太阳伤寒证与心气郁证相兼，太阳伤寒证与心瘀血证相兼等。又如太阳病本证中太阳中风证与心病证相兼，太阳中风证与肺病证相兼，太阳中风证与肾膀胱病证相兼，太阳中风证与脾胃病证相兼，太阳中风证与肝胆病证相兼，太阳中风证与大肠病证相兼等，进一步可以说太阳中风证与心气虚证相兼，太阳中风证与心血虚证相兼，太阳中风证与心阳虚证相兼，太阳中风证与心阴虚证相兼，太阳中风证与心气郁证相兼，太阳中风证与心瘀血证相兼等。以此类推，就明白太阳病本证中12个证型都有可能与五脏六腑中的任何一个证型相兼，从这个角度研究太阳病就知道张仲景在《伤寒杂病论》中论述太阳病内容的重点就是论述太阳病兼证的辨证论治体系，从而强调运用太阳病兼证的思路与方法是辨治疑难杂病的最佳切入点，对指导临床辨治各科疑难杂病具有重要的理论指导性和临床实践性。

3. 太阳病类似证辨证论治体系

张仲景辨太阳病类似证的重点有二，一是论述辨太阳病类似证不同于辨太阳病本证，辨太阳病本证是认识疾病的最基本的切入点，为辨太阳病类似证提供最基本最确切的鉴别要点、鉴别思路与鉴别方法，达到同中求异，辨清疾病是此而非彼；二是论述辨太阳病类似证不同于辨太阳病兼证，辨太阳病兼证是认识疾病由单一到多的渐变过程，再由简单到复杂的演变过程，强调辨治太阳病的基本思路与方法不能仅仅局限于辨太阳病，而要知道辨太阳病具有复杂性和多变性，强调在临床中辨治太阳病必须开阔思路，扩大认识，掌握要点，以此才能避免辨证失误和治疗差错，才能在复杂多变中掌握疾病的演变规律和特征，以此才能做到治病用方定量心中有数，一目了然。可见，辨太阳病类似证的重点是在辨太阳病本证基础之上能够辨清疾病的症状表现虽然有相同，但在本质上认清疾病的表现特点是有区别的，同时强调辨证不能仅仅局限于相同症状表现，更要重视辨相同症状中之不同，在不同症状之中辨清病变的主要矛盾方面，这就是张仲景在《伤寒杂病论》中辨太阳病类似证的核心与目的。如某些悬饮证即相当于当今所说的结核性胸膜炎有类似太阳病的表现，某些黄疸证即相当于当今所说的肝损伤合并感染有类似太阳病的表现，某些痰郁证即相当于当今所说的内分泌失调有类似太阳病的表现，某些虚证即相当于当今所说的免疫功能低下疾病有类似太阳病的表现，某些暑热证即相当于当今所说的中暑类疾病（张仲景称之为太阳中暍或太阳中热）有类似太阳病的表现等。辨太阳病类似证的核心就是提高辨清真假是非的辨治能力，在辨证论治过程中具有举足轻重的重要指导作用。

张仲景在《伤寒杂病论》中既论述太阳病本证辨证论治体系又论述太阳病兼证辨证论治体系，还论述太阳病类似证辨证论治体系。张仲景论述太阳病本证辨证论治体系的核心是阐明辨治任何疾病都必须从最基本的症状表现中去辨证，尽管疾病都有复杂多变的演变规律，但必须认清任何一种疾病都有其最基本的共有特有的症状表现，在临床中只有从最基本的症状表现中去认识，去了解，去掌握，才能抓住疾病的病变部位及演变特点，才能为进一步选方用药定量提供基本的切入点和落脚点，这就是张仲景辨太阳病本证的重点及重心所在。张仲景论述太阳病兼证的核心是阐明在临床中辨治疾病常常是复杂多变的，同时指出太阳病本证虽是临床中常见病，但与太阳病兼证相比，太阳病兼证则是最多的，同时也是临床中比较难治的疾病，所以张仲景在《伤寒杂病论》中太阳病篇用了大量的篇幅论述太阳病兼证，既强调辨太阳病兼证的重要性又突出辨太阳病的复杂性、多变性，以及难辨难治性，在临床实际中只有对太阳病兼证高度重视，了如指掌，才能化难为易，更好、更有效地辨治疑难杂病，对此也就明白张仲景论太阳病兼证的内容实际上就是论述辨治疑难杂病。张仲景论太阳病类似证辨证论治体系的核心是突出辨治疾病不能仅仅局限于疾病共有症状表现，必须高度重视疾病相同症状表现中之不同，特别是能够辨清不典型的症状表现，把握病变证机的不同，达到辨治疾病能够知此知彼，能够不为现象所迷惑，能够辨清病变证机而选择最佳治疗方药。可见，张仲景论述太阳病三大辨证论治体系即本证辨证、兼证辨证、类似证辨证，重在强调辨治太阳病的最佳切入点和最佳制高点，从而达到实现学习太阳病的目的在于指导临床辨治太阳病本证、太阳病兼证、太阳病类似证的最终目的。

4. 太阳病治疗原则

治表必须考虑用发汗方法，应用方药必须审明病变证机有寒热虚实；太阳病兼有里证，若治里必须辨清病变部位在脏在腑，以及病变属性寒热虚实、阴阳气血；治内外夹杂性病变，既有先表先里，又有表里同治，决定表里同治亦有主次，对此必须做到“观其脉证，知犯何逆，随证治之”。

第1节　太阳病纲要

一、太阳病基本脉证

【仲景原文】太阳之为病，脉浮，头项强痛而恶寒。（1）

【导读】

A. 太阳病与基本概念。①辨识太阳病属于外感病；②辨识太阳病属于内伤病；③辨识太阳病属于内外夹杂性病。

B. 太阳病与基本脉证。辨治太阳病必须从基本脉证为切入，对此还要深入研究太阳病的症状表现并结合舌质、舌苔，才能进一步得出太阳病的基本病变证型。辨太阳病本证分为4大类型12个基本证型。①太阳病属于外感病有6

个基本证型，这6个基本证型既可见于内伤病又可见于外感病；②太阳病属于内伤病有6个基本证型，这6个基本证型属于内外夹杂性外感病；③张仲景辨太阳病还详细论述太阳病兼证及太阳病类似证等诸多内容，以此深入研究太阳病，才能选择最佳治疗方药；④辨识太阳病没有单一的外感病，也没有单一的内伤病，常常是内外夹杂性病变，有的是以外感病为主，有的是以内伤病为主。

【译文】

太阳病的基本常见症状表现有脉浮，头痛，项僵，恶寒。

【注释】

太阳之为病：太阳，肌表营卫筋脉骨节，头为太阳之所会；为，患病；病，病证表现。

脉浮：太阳病多见脉浮，但脉浮未必尽主太阳病，既可见于外感太阳病又可见于内伤太阳病。

头项强痛：强，僵硬；强痛，僵硬疼痛，亦即头痛项僵，既可见于外感太阳病又可见于内伤太阳病。

恶寒：即怕冷，恶寒虽是太阳病的主要症状，但未必尽是太阳病，既可见于外感太阳病又可见于内伤太阳病。

二、辨阴证阳证之大法

【仲景原文】病有发热恶寒者，发于阳也；无热恶寒者，发于阴也。发于阳，七日愈；发于阴，六日愈。以阳数七，阴数六故也。（7）

【导读】

A. 发于阳发于阴与病证表现。①辨识病发于阳的基本概念具有不确定性，如病在表可称之阳，病在里是郁热亦可称之为阳；②辨识病发于阴的基本概念具有不确定性，如病在里可称之为阴，病在表是风寒亦可称之阴；③病在里是郁热亦可称之为阴，病在表是风寒亦可称之为阳，总之，辨识阴阳属性具有可变性。

B. 发于阳发于阴与病愈日期。①在通常情况下，无论是病发于阳还是病发于阴，病变在太阳者相对而言比较容易治疗，病变在脏腑者相对而言比较难治疗，但在临床中并非皆是如此，如皮肤病在表就比较难治，脏腑在里也有比较容易治疗，对此只有全面了解和系统掌握才能辨清，从而对疾病病愈日期做出比较合理的预测和判断；②无论是病发于阳还是病发于阴，其病变演变规律基本上是以六七日为一个周期，疾病可能自行向愈，也有可能自行趋于缓解，更有可能病情趋于加重，总之，判断疾病转归必须结合病变证机及症状表现因人因病因时而异。

【译文】

病有发热恶寒者，症状表现多属于阳；无热恶寒者，症状表现多属于阴。疾病演变属于阳者，在七日左右为向愈日期；疾病演变属于阴者，在六日左右为向愈日期。病变属于阳者，病变证机是正邪斗争，向愈日期多在七日左右；病变属于阴者，病变证机是正气虚弱，向愈日期多在六日左右。

【注释】

发于阳：病变证机不一定都是阳热证，发于阳具有相对性与不确定性。

发于阴：病变证机不一定都是阴寒证，发于阴具有相对性与不确定性。

七日愈：病变属于阳者，正邪相互斗争，正气抗邪，邪气胶结，故病愈日期相对较长，但在临床治病中判断疾病转归必须结合因人而异。

六日愈：病变属于阴者，病变证机以虚为主，正气一旦恢复，病即向愈，故病愈日期相对较短，但在临床治病中判断疾病转归必须结合因人而异。

以阳数七，阴数六故也：古有一、二、三、四、五为五行的生数；以六、七、八、九、十为五行的成数。天一生水，地六成之，地二生火，天七成之，故以六为水之足数，水者，阴也，故阴数六；七为火之足数，火者，阳也，故阳数七。《注解伤寒论·辨太阳病脉证并治》："阳法火，阴法水，火成数七，水成数六，阳病七日愈者，火数足也；阴病六日愈者，水数足也。"《伤寒内科论·辨太阳病脉证并治》："上文言'七日愈'，'阳数七'，下文言'六日愈'，'阴数六'。揆度上下文皆有六七之义，即病发于阳，六七日愈，阳数六七；病发于阴，六七日愈，阴数六七。这种修辞手法还可见于 286 条……仲景在大量的临床实践中认识到无论外感疾病，还是内伤杂病，其病程大都以六七日为愈……这是仲景辨治预测疾病的独到之处，也是当今中医任何学科所阙如的，更是得到现代科学（机体于六七日免疫机制反映的结果）所证实。……预断疾病用六，复用七，皆是讲究文采和波澜，以增加文辞的表达效果，也是医文并茂的具体体现。"另外，在临床研究中发现，太阳中风证（发于阳）平均病愈日期较太阳伤寒证（发于阴）稍多一二日，太阳中风证即表虚证，太阳伤寒证即表实证，其虚证实证在抗邪驱邪方面与正气强弱有一定的内在关系，关系到病愈日期。张仲景辨“阳数七”“阴数六”理论具有相对性和变化性，对此切不可机械地理解与运用。

三、辨表证里证之大法及辨疑似证

【仲景原文】伤寒，不大便六七日，头痛有热者，与承气汤；其小便清者，知不在里，仍在表也，当须发汗；若头痛者，必衄，宜桂枝汤。（56）

【导读】

A. 表证里证与疑似证。①在一般情况下，表证就是表证，里证就是里证；②但在特定情况下，表证可有夹杂里证的症状表现，里证可有夹杂表证的症状表现；③辨识表证症状表现可能类似里证，辨识里证症状表现可能类似表证，对此必须辨清任何疾病都有其病变本质，抓住病变本质即可辨清病变的主次矛盾，一定不能被类似症状迷惑。

B. 辨识运用桂枝汤方证。未必都是辨治太阳中风证，其适应范围比较广，如病变不是太阳中风证，病人仅仅有头痛，或仅仅有流鼻血，或仅仅有汗出，只要审明病变证机是气血虚夹寒，即可用之，用之即有良好治疗效果。

【译文】

感受外邪而为太阳病或阳明病，不大便六七天，头痛，身热，若病变证机是阳明热结，其治可选用承气汤；假如病人小便正常，则知病变不是阳明热结证，乃为太阳病，其治当采用发汗方法；若病人头痛，伴有鼻出血，根据病证表现是太阳中风证或桂枝汤证，其治可选用桂枝汤。

【注释】

伤寒：广义“伤寒”，太阳病，或阳明病。

不大便六七日：病变证机在太阳是营卫不和，在阳明是热结不通。

头痛：病变证机在太阳是营卫经气不通，在阳明是浊热上攻上扰。

有热：病变证机在太阳是营卫与邪相争之发热，在阳明是内热熏蒸于外。

与承气汤：因病变证机可选择承气汤类，或大承气汤，或小承气汤，或调胃承气汤，或桃核承气汤等。

小便清者：清，正常，即小便正常。

知不在里：知，知道，明白；里，阳明热结证，所以知道病变不是阳明热结证。

必衄：必，可能；衄，流鼻血。

桂枝汤：既可辨治以头痛为主，又可辨治以鼻出血为主，更可辨治不大便，但必须审明病变证机是卫强营弱。

四、辨寒热真假之大法

【仲景原文】 病人身大热，反欲得衣者，热在皮肤，寒在骨髓也；身大寒，反不欲近衣者，寒在皮肤，热在骨髓也。（11）

【导读】

A. 寒热与真假。①大寒天气可能出现温度偏高，大热天气可能出现温度偏低；②辨识疾病病变是寒可能出现热的症状表现，病变是热可能出现寒的症状表现；③辨证必须审明病变证机，辨清病变证机真假，为进一步选方用药确立最佳方案。

B. 喜恶与本质。①辨寒热真假的方法虽有很多，但从病人喜恶上辨别比较准确可靠；②病变虽有真假，但在确立治疗方案时必须辨清真热或真寒，要酌情选用清热药或散寒药，为了取得最佳治疗效果，最好能够兼顾假寒或假热，以此可明显提高治疗效果。

【译文】

病人身体自觉大热，且想加衣盖被，这是热在肌表，寒在脏腑；身体虽然寒冷，但总想减衣去被，这是寒在肌表，热在脏腑。

【注释】

身大热：大，比较明显，病人自觉身体发热比较明显，但体温不高，仅为自觉发热。

反欲得衣者：反，而且；欲，思念，想也；得衣，加衣盖被。

热在皮肤：热，症状表现是发热；皮肤，病变部位在肌肤营卫。

寒在骨髓：寒，病变证机是寒；骨髓，脏腑。即寒冷病变部位在脏腑。

身大寒：恶寒症状比较明显。

寒在皮肤：寒，症状表现是怕冷。即怕冷在肌表皮肤。

热在骨髓也：热，病变证机是热。

五、辨虚证实证之大法

【仲景原文】 发汗后，恶寒者，虚故也；不恶寒，但热者，实也，当和胃气，与调胃承气汤。（70）

【导读】

A．症状恶寒与病变虚实。①辨识恶寒症状，既可能是实证又可能是虚证；②辨证恶寒症状必须因人而辨，不能仅仅根据恶寒症状而辨治。

B．病变证机与治疗方药。①辨识不恶寒的病变证机具有相对性；②辨识发热的核心是突出病变证机以实热为主。

C．辨识调胃承气汤方证。调胃承气汤既可辨治阳明热证，又可辨治阳明热夹虚证，还可辨治病变部位不在阳明且病变证机属于热结夹虚者。

【译文】

病是内外夹杂性病变，以表证为主，先使用发汗方药，恶寒症状比较明显者，这是阳气虚弱的缘故；若未有恶寒，仅表现为身体发热，这是实热内结的缘故，其治当调和肠胃之气，可选用调胃承气汤。

【注释】

发汗后：太阳病的证型有12个，因病变证型而选用不同治疗方药。

但热者：但，仅仅；热，病证表现是发热，病变证机是郁热。

实也：病变证机是以郁热内结阳明为主。

当和胃气：当，应当；和，调和；胃气，肠胃之气。

调胃承气汤：既可辨治阳明大肠热证，又可辨治阳明胃热证，更可辨治肠胃郁热证。

六、病传之大法

（一）病初传否之大法

【仲景原文】 伤寒一日，太阳受之，脉若静者，为不传；颇欲吐，若躁烦，脉数急者，为传也。（4）

【导读】

A．受邪与发病。①辨识正气强盛也会受邪，但受邪不一定都发病；②辨识正气虚弱容易受邪，受邪则可能引起疾病。

B. 疾病与传变。①辨识疾病一旦发生，是否发生相互传变，与正气强弱息息相关；②辨识脏腑虚弱或失调是发病的重要条件；③辨识脏腑没有虚弱或失调，在多数情况下不会发生传变；④脏腑若有虚弱或失调，在多数情况下脏腑病变常常会发生传变。

【译文】

初感外邪，侵犯太阳，若脉象平静如常，太阳虽受邪但不发病；病人出现频频欲呕吐，假如又有身躁心烦，脉急数，则为受邪发病。

【注释】

伤寒一日：伤寒，感受外邪；一日，约略之辞，初感外邪。

太阳受之：外邪侵犯太阳。

脉若静者：静，平静如常。

为不传：传，发病。

颇欲吐：颇，频频；欲吐，病变证机是胃气上逆。

若躁烦：若，假如又有；躁烦，身躁心烦，病变证机是邪气侵扰于心。

脉数急：数急，脉急数不稳。

为传也：传，受邪发病，或疾病发生变化。

（二）病不传之大法

【仲景原文】 伤寒二三日，阳明少阳证不见者，为不传也。（5）

【导读】

发病与传变。①辨识邪气强盛因正气失调而侵入，若正气不虚，正气仍能积极抗邪，故发病而不传变；②辨识邪气侵入某一病变部位而发病，而其他脏腑之气不虚或无失调，邪气虽侵入但不发生传变。

【译文】

感受外邪二三日，既没有阳明病的症状表现，又没有少阳病的症状表现，症状表现仅仅在太阳，这是疾病未发生其他变化。

【注释】

伤寒二三日：伤寒，感受外邪；二三日，约略之辞。

阳明少阳证不见者：见，出现。没有出现阳明少阳的症状表现。

为不传也：不传，疾病未发生其他变化。

七、病愈日期之大法

（一）太阳病病愈日期兼论防病传变之要则

【仲景原文】太阳病，头痛至七日以上自愈者，以行其经尽故也；若欲作再经者，针足阳明，使经不传则愈。（8）

【导读】

A. 太阳病与自愈。①辨识属于感冒类太阳病，在绝大多数情况下是不需要服药即可自愈的，只有少数病人可能出现经久不愈，对此必须积极治疗，防止太阳病传变引起其他脏腑病变；②太阳病病变证型属于感冒类不需要服药，可感冒服药既可减轻感冒引起的痛苦，又可缩短病程而利于感冒尽早恢复。

B. 针足阳明与未病先防。①增强正气抵抗力有利于太阳病早日康复；②增强正气抵抗力可以防止疾病发生传变。

【译文】

太阳病的表现，头痛等症状可于七日以上不治而自愈，这是太阳病在演变过程中正气渐渐恢复，邪气渐渐消退的缘故；假如太阳病未解而欲进入太阳病的第二周期或传入阳明，可选择针刺足阳明经穴，以增强阳明正气化生，使太阳病邪无可传之机，然则病可向愈。

【注释】

太阳病：太阳病的基本证型有12个。

头痛至七日以上自愈者：头痛，代表太阳病的常见基本症状表现，症状表现并不能局限于头痛，仅仅是举例而言；七日，太阳病在其演变过程中以七日为一个周期；自愈，太阳病可未经治疗而自愈。

以行其经尽故也：行，演变过程；经，太阳病；尽，邪气消退。

若欲作再经者：欲，将要；再经，太阳病演变的第二周期，或太阳病传入阳明。

针足阳明：阳明为多气多血之府，针足阳明，可提高机体抗病能力。

使经不传则愈：经，邪气，病邪；传，转变，变化。

（二）太阳主时为欲解

【仲景原文】太阳病欲解时，从巳至未上。（9）

【导读】

A. 太阳主时与自然之气。人体太阳之气与自然之气之间有一定的内在关系，临床治病过程既要考虑太阳正气恢复又要考虑自然之气对人体的影响，治病用方必须知此知彼，全面考虑，统筹兼顾。

B. 主时与正气恢复。①人体之气分为太阳、阳明、少阳、太阴、少阴、厥阴，其与自然界之气变化都有密切关系，六经各有各的主气时间，太阳病在演变及恢复过程中借用自然之气对人体太阳之气有积极促进恢复作用；②辨治太阳病难治性病变最好在其主气之时服用方药，以增强治病效果。

【译文】

太阳病趋于缓解或痊愈的时间，大多在巳时（上午9点）到未时（下午3点）之内。

【注释】

太阳病欲解时：太阳病，太阳病的基本证型有12个；欲，将要，趋势；解，病证缓解或痊愈；时，太阳正气主时。

从巳至未上：上，之内。从巳时（上午9点）到未时（下午3点）之内，为太阳所主之时。

（三）病解体力未复，可不药而愈

【仲景原文】风家，表解而不了了者，十二日愈。(10)

【导读】

太阳病痊愈与康复日期。①辨识太阳病病情比较轻者，多数情况下可在1周左右痊愈；②辨识太阳病病情比较重或身体比较弱者，多数情况下可在2周左右痊愈。

【译文】

太阳病病情比较重或身体比较弱者，病变证机即使得解，可症状表现未必即完全消除，仍有身体不舒服，在多数情况下病情于十二天左右可能完全趋于康复。

【注释】

风家：风，太阳病；家，病情比较重，或身体比较弱。

表解而不了了者：表解，表证病变证机解除；了了，身体舒服；不了了，身体仍有不舒服。

十二日愈：十二日，约略之辞，并非仅局限于十二日。

八、治则之大法

（一）当汗则汗当下则下

【仲景原文】本发汗，而复下之，此为逆也；若先发汗，治不为逆；本先下之，而反汗之，为逆；若先下之，治不为逆。（90）

【导读】

A. 内外夹杂性病变与辨治方法。①辨识内外夹杂性病变，表证为主先治其表，里证为主先治其里；②结合临床治病需要，辨治最佳方法是表里兼顾，分清主次。

B. 汗下先后与病证变化。①辨治内外夹杂性病变，病以表证为主，先治其里，肯定不对；②辨识内外夹杂性病变，病以里证为主，先治其表，肯定不对，只有分清主次，兼顾表里，才是最佳选择。

【译文】

病是内外夹杂性病变，以表证为主，治当先用发汗方药，若辨证未能分清表里主次，反而多次用下法治疗，这是治疗错误；若先用发汗方法，才是正确的治疗方法；病以里证为主，若辨证未能分清表里主次，而用汗法治疗，这也是治疗错误；若先用下法，才是正确的治疗方法。

【注释】

本发汗：本，根据；发汗，病以太阳病为主。

而复下之：而，反而；复，多次，重复；下之，用泻下治疗方法。

此为逆也：逆，治疗错误。

本先下之：本，根据；先，以里证为主；下之，使用下法治疗。

而反汗之：反，逆病情而治；汗之，使用汗法治疗。

治不为逆：治疗方法没有差错，亦即正确的治疗方法。

（二）表里证俱先表后里

【仲景原文】太阳病，外证未解，不可下也，下之为逆；欲解外者，宜桂枝汤。（44）

【导读】

A. 内外夹杂性病变与辨治方法。内外夹杂性病变，病以表证为主，里证为次，一定不能先治里，最佳治疗方法是治表为主并兼治其里。

B. 辨识桂枝汤方证。桂枝汤既可辨治太阳中风证，又可辨治内外夹杂性病变证机属于气血虚夹寒者；既可辨治大便干结病变证机属于脾胃气虚夹寒者，又可辨治大便溏泻病变证机属于脾胃气虚夹寒者。

【译文】

病是内外夹杂性病变，以太阳病为主，其治不能用下法，若先用下法，则会引起内外夹杂性病变发生其他变化；针对内外夹杂性病变，应先治太阳，根据太阳病的表现是太阳中风证，其治可选用桂枝汤。

【注释】

外证未解：外证，太阳病；未解，病以太阳病为主，里证为次。

不可下也：在里有可下证，或类似可下证。

下之为逆：下之，用下法治疗；逆，治疗错误。

（三）表里证俱治当先里

【仲景原文】太阳病，下之后，其气上冲者，可与桂枝汤，方用前法；若不上冲者，不得与之。（15）

【导读】

内外夹杂性病变与辨治方法。①辨识内外夹杂性病变，病以里证为主；②辨识在里病变必须进一步辨清病变证机属性；③辨识可下证必须辨清病变证机有寒热虚实；④针对病变证机及症状表现选用最佳治疗方药；⑤辨识太阳病必须进一步辨清太阳病的基本证型；⑥选用治疗方药必须遵守服药方法；⑦辨识内外夹杂性病变必须辨清不断变化的症状表现；⑧辨识内外夹杂性病变的最佳方法虽以里证为主，但治疗必须兼顾太阳。

【译文】

病是内外夹杂性病变，以里证为主，辨里证是可下证，其治当先用下法，用下之后，若里证得解，病人正气仍能积极抗邪于外，辨表是太阳中风证，其治可选用桂枝汤，但治疗用药必须遵守服药方法；若下后正气受损且不能积力抗邪，其治就不能再用原有方药，对此必须因变化的病证表现重新辨证，做到因证而选方遴药。

【注释】

下之后：下之，使用下法治疗；辨可下证有承气汤类、大黄附子汤、大柴胡汤、大陷胸汤类、五苓散、牡蛎泽泻散、十枣汤等；后，治疗之后。

其气上冲者：气，正气；上，积力；冲，抗邪。又，自觉有胸中气逆上冲的症状表现。

方用前法：方，桂枝汤；前法，之前使用桂枝汤的服用方法。

不得与之：得，能也；与，用也；之，桂枝汤。

（四）表证似里误下表证仍在

【仲景原文】太阳病，先发汗不解，而复下之，脉浮者，不愈；浮为在外，而反下之，故令不愈；今脉浮，故在外，当须解外则愈，宜桂枝汤。（45）

【导读】

A．太阳病与辨治方法。①辨识太阳病必须遵循因病变证机选用治疗方药；②辨识太阳病必须遵循因人而异，有的人服药后症状随即消除，有人服药后症状仍在，仍以前方继续巩固治疗，不可盲目变化用方用药。

B．太阳病与类似证。①辨识太阳病可能夹杂可下证；②辨识太阳病可能类似可下证；③辨识内外夹杂性病变必须确立相应的治疗方药。

C．桂枝汤方证。桂枝汤是治表治里的重要基础方。

【译文】

根据太阳病的表现，先用发汗方法，可因发汗未能有效解除病证，又认为病变有可下证而用下法，并且多次使用下法但没有达到预期治疗目的；再根据病证表现仍然以太阳病脉浮为主，所以知道用下法是不能解除太阳病的；脉浮是太阳病的外在表现，虽有类似可下证或夹杂可下证，但仅用下法则不能达到最佳治疗目的；当前病人脉仍浮，所以得知病变证机仍在太阳，其治当使用汗法辨治太阳病，审太阳病证型是太阳中风证，其治可选用桂枝汤。

【注释】

太阳病：太阳病有类似可下证，如56条："不大便六七日。"

先发汗不解：先用汗法而未能达到治疗效果，应当再次使用汗法，直至达到治疗目的。

而复下之：而，并且；复，重复，多次；下之，病变可能夹杂可下证，病变可能有类似可下证。

脉浮者：以脉浮代太阳病仍在，其治仍当从太阳。

浮为在外：浮，脉浮；外，太阳病；在外，脉浮的病变证机是在太阳。

当须解外则愈：当，应当；须，使用；愈，病在太阳而非在里，故治从太阳则病愈。

九、如何应用辨证论治

（一）辨证论治之大法

【仲景原文】太阳病三日，已发汗，若吐，若下，若温针，仍不解者，此为坏病，桂枝不中与之也。观其脉证，知犯何逆，随证治之。（16）

【导读】

A. 内外夹杂性病变与辨治方法。①辨识内外夹杂性病变，病变以太阳病为主；②辨识内外夹杂性病变，病变以可下证为主；③辨识内外夹杂性病变，病变以可吐证为主；④辨识内外夹杂性病变，病变以阳虚为主。

B. 内外夹杂性病变与病证表现。在治病过程未能遵循内外夹杂性病变的治病基本规律与方法，仅仅采用一种方法治疗复杂多变的病证，不仅不能取得预期治疗效果，还有可能引起病证发生变化，导致病证更加复杂难治。

C. 辨证论治与基本原则及方法。在临床中不管是治疗常见病、多发病、疑难病及疫病，还是因治疗用药出现的症状表现，都必须遵循因病人因症状表现而有针对性地采用最佳的治疗方药。

【译文】

病是内外夹杂性病变，病以太阳病为主，治当发汗；假如在里以可吐证为主，治用吐法；假如在里以可下证为主，治用下法；假如以阳虚或阴寒为主，治用温针散寒壮阳；假如内外夹杂性病变虽经治疗但没有被解除，则属于难治性病证，病变证机与病证表现若不是太阳中风证，则不能用桂枝汤。权衡脉象与病证，务必辨清病邪侵犯哪些脏腑经络气血阴阳，并根据变化的病变证机与病证表现而选用最佳治疗方药。

【注释】

太阳病三日：三日，约略之辞。

已发汗：已，已经使用。病以太阳病为主，治用发汗方药。

若吐：病以可吐证为主，治用吐法。

若下：病以可下证为主，治用下法。

若温针：病以阳虚或阴寒为主，治用温法，并不局限于温针。

仍不解者：病证虽经治疗但仍然没有被解除。

坏病：坏，难治性病证，或因治疗不当又加重的难治性病证。

桂枝不中与之也：桂枝，桂枝汤；不中，不能使用；与，治疗；之，病证。

观其脉证：观，观察，权衡；脉证，脉象与病证。

知犯何逆：知，知道，辨清；犯，病邪侵犯；何逆，哪些病证表现。

随证治之：随，根据；证，病变证机与病证表现。

（二）以脉为例论辨证论治

【仲景原文】 太阳病，下之，其脉促，不结胸者，此为欲解也；脉浮者，必结胸；脉紧者，必咽痛；脉弦者，必两胁拘急；脉细数者，头痛未止；脉沉紧者，必欲呕；脉沉滑者，协热利；脉浮滑者，必下血。（140）

【导读】

A. 内外夹杂性病变与辨治方法。①辨识内外夹杂性病变，病变以里证为主；②辨识可下证的症状表现有类似症状，对此必须重视同中求异。

B. 内外夹杂性病变与脉象。①辨识脉象与病变之间的内在相互关系；②辨识内伤杂病的复杂性与多变性；③辨识内伤杂病的基本演变特征；④辨识内伤杂病诊脉的重要性，但在辨证过程中必须根据症状表现再进一步审证求机，为确立最佳治疗方案提供思路与方法。

【译文】

病是内外夹杂性病变，在表是太阳病，在里是可下证，以可下证为主，根据脉促，在里是可下证而不是结胸证，其治当用下法，正确使用下法，里证得解；脉浮，病变可能是结胸证；脉紧，病变可能是咽痛；脉弦，病变可能是两胁拘急；脉细数，病变可能是头痛未除；脉沉紧，病变可能是欲呕吐；脉沉滑，病变可能是夹热下利；脉浮滑，病变可能是下血。

【注释】

下之：内外夹杂性病变，在里是可下证，病变以可下证为主。

不结胸：病证表现有类似结胸证，辨证应与结胸证相鉴别。

此为欲解：可下证因治而即将解除。

脉浮：脉浮未必尽主太阳病。

结胸：其病变证机有寒有热，病变部位有在胸中、在胃脘、在腹部等。

脉紧：病变证机有寒有热，紧脉未必尽是寒证。

咽痛：病变证机有寒有热。

协热利：热证下利，或寒证下利且伴有发热。

下血：大便出血，或小便出血，或妇科出血。

十、病愈之机制

（一）阴阳自和者愈

【仲景原文】 凡病，若发汗，若吐，若下，若亡血，亡津液，阴阳自和者，必自愈。（58）

【导读】

A. 内外夹杂性病变与辨治方法。①辨识外感病的基本思路与方法；②辨识内伤杂病的基本思路与方法；③辨识内外夹杂性病变的基本思路与方法；④辨识内伤杂病的基本思路与方法；⑤辨识复杂多变的病变证机及症状表现；⑥辨识内外夹杂性病变和内伤夹杂性病变，必须辨清病变主次矛盾；⑦确立最佳治疗方案必须重视相互兼顾，避免顾此失彼。

B. 疾病痊愈与阴阳自和。①尽管疾病的种类诸多，但在一般情况下，诸多疾病经过合理有效地治疗总体上都会痊愈；②尽管疾病种类不同，但疾病痊愈的归结都是相同的，即人体阴阳趋于相对平衡协调。

【译文】

在临床中无论是外感病，还是内伤病，无论是内外夹杂性疾病，还是内伤夹杂性疾病，根据病变证机及症状或先用汗法，或先用吐法，或先用下法，或是血虚病变，或是津亏病变，治病的最终目的都是阴阳之气趋于协调统一平衡，然则病必痊愈。

【注释】

凡病：凡，诸多；病，包括外感病、内伤病、内外夹杂性疾病、内伤夹杂性疾病。

若发汗：内外夹杂性病变，以表证为主。

若吐：内外夹杂性病变、内伤夹杂性病变，病变以可吐证为主。

若下：内外夹杂性病变、内伤夹杂性病变，病变以可下证为主。

若亡血：亡，大虚，损伤。其病变证机是血虚，或外伤出血而虚。

亡津液：亡，损伤。病变证机是阴津损伤。

阴阳自和：疾病痊愈的机制是阴阳趋于和谐，达到阴平阳秘的目的。

（二）太阳病脉停汗出病解

【仲景原文】太阳病未解，脉阴阳俱停，必先振慄汗出而解；但阳脉微者，先汗出而解；但阴脉微者，下之而解。若欲下之，宜调胃承气汤。（94）

【导读】

A. 内外夹杂性病变与脉阴阳俱停。辨内外夹杂性病变，因其病变证机的复杂性和多变性，特定的情况下疾病在恢复过程中可能出现脉阴阳俱停，对此必须全面观察，仔细分析，综合判断，从而得知脉阴阳俱停是疾病向愈之征兆。

B. 诊脉与辨证思维。诊脉的一般思维是判断疾病痊愈，斟酌脉象恢复，预测疾病加重，权衡特有脉象，辨脉可因人不同则有不同的特殊表现，对此必须全面了解和系统掌握。

C. 内外夹杂性病变与治疗原则。根据病是内外夹杂性病变，治当兼顾表里，确立治则有主次之分，单用治表方法或单用治里方法都有其一定局限性，只有兼顾表里，才是最佳选择。

D. 调胃承气汤方证。调胃承气汤可辨治各科诸多杂病，不能将病变部位仅仅局限在阳明，只要病变证机符合热结夹虚者均可用之。

【译文】

病是内外夹杂性病变，太阳病未能有效解除，但寸关尺三部脉且伏而不见，这可能是正气积力恢复的缘故，此类病人可能出现先有身体震颤、寒战，然后邪随汗出而向愈。根据内外夹杂性病变，假如寸部脉表现里证所致脉象不明显，病以表证为主，其治当先发汗；假如尺部脉表现表证所致脉象不明显，其治当先里。假如在里的病变证机是阳明热结夹气虚，且以实证为主，其治可选用调胃承气汤。

【注释】

太阳病未解：辨内外夹杂性病变，太阳病仍未被解除。

脉阴阳俱停：寸关尺三部脉均伏而不见。

必先振慄汗出而解：必，可能；振慄，身体震颤、寒战。病变证机是正气恢复，积力抗邪，然则正胜邪怯，病为向愈。

阳脉微：阳脉，寸部脉；微，不明显。即寸部脉里证之脉不明显，亦即内外夹杂性病变，以表证为主。

阴脉微：阴脉，尺部脉；微，不明显。即尺部脉表证之脉不明显，亦即内外夹杂性病变，以里证为主。

若欲下之：欲，将要；下之，使用下法，即根据病变是可下证，其治可用下法。

第2节 太阳病本证

一、太阳营卫肌表证

（一）太阳中风证

1. 太阳中风证基本脉证

【仲景原文】太阳病，发热，汗出，恶风，脉缓者，名为中风。（2）

【导读】

太阳中风证与基本脉证。①辨识太阳中风证的基本症状表现；②辨识外感病太阳中风证的辨证要点；③辨识内伤病太阳中风证的辨证要点；④辨识太阳中风证因人不同可有不同的症状表现。

【译文】

太阳病的表现，发热，汗出，怕风，脉缓，对于这样的太阳病通常称为太阳中风证。

【注释】

太阳病：太阳病的基本证型有12个，辨太阳病必须辨清其具体病变证型。

脉缓：缓，从容和缓之“缓”，即脉象没有出现异常变化，或迟缓之“缓”，或浮缓之“缓”。

名为中风：名，名称；为，叫作。

2. 辨太阳中风证

（1）太阳中风证的证治

【仲景原文】 太阳中风，阳浮而阴弱，阳浮者，热自发，阴弱者，汗自出，啬啬恶寒，淅淅恶风，翕翕发热，鼻鸣，干呕者，桂枝汤主之。（12）

【导读】

A．太阳中风证与症状表现。①辨识太阳中风证的基本症状表现；②辨识太阳中风证的基本病变证机；③辨识太阳中风证有轻证重证，其症状表现不尽相同。

B．桂枝汤方证。桂枝汤既是辨治太阳中风证的重要用方，又是辨治各科杂病病变证机属于气血虚夹寒的重要基础用方。

【译文】

太阳中风证的病变证机是卫阳抗邪于外而营阴虚于内，脉象特点是浮而弱，卫阳抗邪于外则发热，营阴因汗出而虚弱，有人怕冷比较重，有人怕冷比较轻，身体发热比较温和，鼻塞不通，干呕，其治可选用桂枝汤。

【注释】

太阳中风： 太阳病的基本证型之一，即太阳中风证；辨识太阳中风证既有外感病之太阳中风证又有内伤病之太阳中风证。

阳浮而阴弱： 阳，卫阳，或言寸脉；浮，抗邪于外，或寸脉浮；阴，营气，或言尺脉；弱，营阴因汗出而弱，或尺脉弱。

啬啬恶寒： 怕冷比较重。

淅淅恶风： 淅淅，怕冷比较轻。

翕翕发热： 翕翕，温和发热。

鼻鸣： 鼻塞不通。

干呕： 营卫不和，影响于胃，胃气上逆。

【方药组成】 桂枝汤

桂枝去皮，三两（9g） 芍药三两（9g） 甘草炙，二两（6g） 生姜切，三两（9g） 大枣擘，十二枚

上五味，㕮咀三味，以水七升，微火煮取三升，去滓。适寒温，服一升。服已，须臾啜热稀粥一升余，以助药力。温覆令一时许，遍身漐漐微似有汗者益佳，不可令如水流漓，病必不除。若一服汗出病差，停后服，不必尽剂。若

不汗，更服依前法。又不汗，后服小促其间，半日许令三服尽。若病重者，一日一夜服，周时观之。服一剂尽，病证犹在者，更作服。若不汗出，乃服至二三剂。禁生冷，黏滑，肉面，五辛，酒酪，臭恶等。

【用药要点】 方中桂枝解肌以治卫强。芍药益营以治营弱。生姜助桂枝以解表散寒。大枣助芍药以和营益卫。甘草益气，助桂枝以补卫，助芍药以补营。方药配伍特点是：发汗之中有敛汗，敛汗之中有补血，补血之中有益气，相互为用，以奏其效。

【药理作用】 本方具有增强免疫功能、调节中枢神经、调节周围神经、调节汗腺分泌、解除支气管平滑肌痉挛、调节支气管腺体分泌、强心、调节心律、抗缺氧、抗缺血、调节水电解质代谢、调节水钠钾代谢、抗炎、抗菌、抗过敏、抗病毒、抗肿瘤等作用。

（2）太阳中风证证机及治法

【仲景原文】 太阳病，发热，汗出者，此为荣弱卫强，故使汗出，欲救邪风者，桂枝汤主之。（95）

【导读】

A. 太阳中风证与病变证机。①辨识太阳病必须进一步辨清太阳病的基本证型；②辨清太阳中风证的病变证机；③辨识营卫之气虽虚弱，但营卫之气仍能积极抗邪，表现特点是卫气强盛。

B. 太阳中风证与基本治则。①辨清太阳中风证虽正气虚弱，可病变仍以外邪侵入为主；②治病既要突出扶助正气又要突出驱除邪气，以此治疗才是最佳选择。

【译文】

太阳中风证的表现，发热，汗出，病变证机是营弱卫强，所以症状表现特点是汗出，考虑选择治法是解表祛风，其治可选用桂枝汤。

【注释】

太阳病： 辨太阳病为太阳中风证。

发热： 病因是风寒，病变证机是正邪斗争。

汗出者： 病变证机是卫气不能固护营阴而外泄。

荣弱卫强： 荣，营气，营因汗出而弱；卫强，卫气虽虚但受邪之后仍能抗邪，称为卫强，究其本质是卫气虚弱。

欲救邪风者：欲，考虑；救，治疗；邪风，致病原因。

（3）太阳中风重证及针药并用的证治

【仲景原文】太阳病，初服桂枝汤，反烦不解者，先刺风池、风府，却与桂枝汤则愈。（24）

【导读】

A．太阳中风重证与桂枝汤。①辨识太阳病必须辨清太阳病的基本证型；②辨识太阳中风证必须辨清病变是轻证还是重证；③辨识太阳中风证比较轻者，不用桂枝汤即可痊愈，重证用桂枝汤即使恰到好处也未必就能取得最佳治疗效果。

B．太阳中风重证与针药并行。①针对太阳中风重证的治疗，可以选用缩短服药时间；②可以加大桂枝汤服药用量；③可以选用针药并用；④治病用方必须做到方药切中病变证机。

【译文】

太阳中风重证，病初即服用桂枝汤，药后反而更加心烦，或身体烦扰不能被解除，其治可先选择针刺风池、风府穴，以疏通太阳少阳经气，然后再用桂枝汤，病可向愈。

【注释】

太阳病：辨太阳病为太阳中风重证。

初服桂枝汤：初，病初。服用桂枝汤因病变有轻证、重证，其治可酌情调整方药用量及服药方法。

反烦不解：反，反而；烦，心烦，或身体烦扰不宁；不解，病证仍在。

先刺风池、风府：辨治太阳中风重证，既可加大桂枝汤用量，又可采用针药并用等方法。

却与桂枝汤则愈：却，然后；与，给予，使用。

（4）太阳中风轻证的证治

【仲景原文】服桂枝汤，大汗出，脉洪大者，与桂枝汤，如前法；若形似疟，一日再发，汗出必解，宜桂枝二麻黄一汤。（25）

【导读】

A．服用桂枝汤与太阳中风证。①辨识太阳中风证服用桂枝汤，在通常情况下常常能取得预期治疗目的；②辨识太阳中风证在特定情况下，用桂枝汤可能因多种因素制约未能取得预期治疗目的；③辨识太阳中风证因治而发生变化，又根据变化的病证表现，进一步辨清病变证机仍在。

B. 太阳中风轻证与桂枝二麻黄一汤。①辨太阳中风轻证的基本症状表现；②辨识太阳中风轻证，既可选用桂枝汤并酌情减少用量，又可选用桂枝二麻黄一汤；③根据太阳中风轻证的特殊症状表现及病变证机，必须在变化中选用治疗方药。

C. 桂枝二麻黄一汤方证。桂枝二麻黄一汤既可辨治太阳中风轻证，又可辨治内伤杂病病变证机符合选用桂枝二麻黄一汤者。

【译文】

服用桂枝汤后，出现大汗出，脉洪大，根据病证表现特点仍是太阳中风证，其治仍要用桂枝汤，但必须遵守桂枝汤服用及煎煮方法；如果发热恶寒，一日仅有 1 ~ 2 次发作，使用发汗方法使病证得解，其治可选用桂枝二麻黄一汤。

【注释】

服桂枝汤：服用桂枝汤辨治太阳中风证。

大汗出：或因服用桂枝汤不当而引起大汗出，或太阳中风证本来即有较多汗出。

脉洪大：或因服用桂枝汤不当而引起脉洪大，或太阳中风证本来就是脉洪大，亦即桂枝汤本来就能治疗脉洪大。

若形似疟：若，假如，如果；形，身体；似疟，发热恶寒类似疟疾。

一日再发：再，又也；发，发热恶寒。

汗出必解：汗出，使用发汗方法；必，可也；解，邪气得散。

【方药组成】 桂枝二麻黄一汤

桂枝去皮，一两十七铢（5.4 g） 芍药一两六铢（3.7 g） 麻黄去节，十六铢（2.1 g） 生姜切，一两六铢（3.7 g） 杏仁去皮尖，十六个（2.5 g） 甘草炙，一两二铢（3.2 g） 大枣擘，五枚

上七味，以水五升，先煮麻黄一二沸，去上沫，内诸药，煮取二升，去滓。温服一升，日再。本云：桂枝汤二分，麻黄汤一分，合为二升，分再服。今合为一方，将息如前法。

【用药要点】 方中桂枝、麻黄相用，用量比例为 5：2，以治卫中之邪气

强。芍药用量大于麻黄，既补益营气，又发汗透邪。杏仁与麻黄、桂枝相用，调和肺气以职司营卫。甘草、生姜、大枣，补益中气，和调营卫。方药配伍特点是：调和营卫以发汗，发汗散邪以止汗，相互为用、制约，以取得预期治疗效果。

3. 辨桂枝汤证

（1）辨桂枝汤本证即太阳中风证

【仲景原文】太阳病，头痛，发热，汗出，恶风，桂枝汤主之。（13）

【导读】

太阳中风证与基本脉证。①辨识太阳中风证的基本症状表现；②辨识桂枝汤可针对症状表现，有的以头痛为主，有的以发热为主，有的以汗出为主，有的以恶风为主，但病变证机必须是气血虚寒。

【译文】

太阳中风证的表现，头痛，发热，汗出，怕风，其治可选用桂枝汤。

【注释】

太阳病：辨太阳病为太阳中风证，辨识太阳中风证的基本脉证。

头痛：邪气肆虐于头，既可见于外感太阳中风证，又可见于内伤太阳中风证。

发热：邪气肆虐于肌表，既可见于外感太阳中风证，又可见于内伤太阳中风证。

汗出：正邪斗争，卫不固营，既可见于外感太阳中风证，又可见于内伤太阳中风证。

（2）桂枝汤主治太阳伤寒变证

【仲景原文】伤寒，发汗已解，半日许复烦，脉浮数者，可更发汗，宜桂枝汤。（57）

【导读】

A. 伤寒证与太阳病证型。①辨识伤寒是太阳伤寒证；②辨识伤寒是太阳病，包括12个基本证型；③辨识太阳病因治而复发；④辨识太阳病的基本脉象可能是脉浮数；⑤辨识脉浮数可能是热证，也可能是寒证，还有可能是虚证，辨脉必须结合病人的具体情况才能得出准确结论。

B. 桂枝汤方证。桂枝汤既是辨治太阳中风证的重要用方，又是辨治太阳病12个证型中的最基本最基础的重要用方，桂枝汤是治疗太阳病变化证的通用方，对此必须重视合方治之。

【译文】

太阳病或太阳伤寒证，其治当用发汗方药或麻黄汤，服药后病证得以解除，可于半天左右诸症又复发，更增心烦，脉浮数或无力，其治当再次使用发汗方法，根据症状表现可用桂枝汤。

【注释】

伤寒：太阳病，或太阳伤寒证。

发汗已解：发汗，使用发汗方法；已解，太阳病已解除，或太阳伤寒证得解。

半日许复烦：半日，约略之辞；许，左右；烦，心烦，或病证复发。

脉浮数：若脉浮数有力，正气不虚，其治用麻黄汤；若脉浮数无力，正气虚弱，虽为太阳伤寒证，但其治不可再用麻黄汤，可改用桂枝汤。

可更发汗：更，再次使用。

桂枝汤：既可辨治太阳中风证，又可辨治太阳伤寒夹虚证。

（3）桂枝汤主治杂病自汗出证

【仲景原文】病常自汗出，此为荣气和，荣气和者，外不谐，以卫气不共荣气谐和故尔；以荣行脉中，卫行脉外，复发其汗，荣卫和则愈，宜桂枝汤。（53）

【导读】

A．杂病自汗出与营卫不和。①辨识太阳病属于内伤杂病的症状表现；②辨识内伤杂病汗出类似太阳病的表现；③辨识太阳病的基本概念既包括外感病又包括内伤病；④辨识太阳中风证营卫病变与内伤杂病营卫病变有其相同之处；⑤辨治无论是外感病之汗出还是内伤病之汗出，其辨治的目的都是为了营卫和而病愈。

B．桂枝汤方证。桂枝汤既是辨治外感病太阳中风证之汗出的重要用方，又是辨治内伤病太阳中风证之汗出的重要用方，更是辨治内伤杂病之汗出的重要用方，对此不能将桂枝汤辨治汗出局限在外感太阳中风证。

【译文】

病人经常汗出，这是营气尚能和调于内，营气尚能和调于内，且因卫气不能和谐于外，卫气不能守护供给营气谐和于内的缘故；因营气独自行于经脉之中，卫气独自行于经脉之外，病变本有汗出，其治可使用发汗方药，使营卫之气因发汗而和谐然则病愈，其治可选用桂枝汤。

【注释】

病常自汗出：病，病人；常，经常；自汗出，汗出原因起于内而非因于外感。

荣气和：荣气，营气；和，和谐，且不与卫气谐和。

外不谐：外，卫气。卫气不能和谐守护营气。

以卫气不共荣气谐和故尔：不共，不能守护供给；荣气，营气；故尔，缘故。

荣行脉中：营气未能和谐卫气而独自行于经脉之中。

卫行脉外：卫气未能和谐营气而独自行于经脉之中。

复发其汗：复，再也，自汗出者伤营卫，发汗者能使营卫和谐。

桂枝汤：既能辨治外感太阳中风证，又能辨治杂病营卫不和证。

（4）桂枝汤主治杂病时发热证

【仲景原文】病人脏无他病，时发热，自汗出而不愈者，此卫气不和也，先其时发汗则愈，宜桂枝汤。（54）

【导读】

A. 脏无他病与卫气不和。①辨治营卫不和病变，既可见于脏腑有病之营卫病变，又可见于脏腑无病之营卫病变；②辨识内伤杂病营卫病变的特殊症状表现；③辨识内伤杂病营卫病变的特殊服药方法。

B. 桂枝汤与特殊服用方法。运用桂枝汤辨治各科杂病欲取得最佳治疗效果，除了辨证及用方准确外，还要对服用方法引起高度重视，即用桂枝汤针对特殊病证如症状表现发作有规律，最好在症状发作之前增加一次服药，这样更利于扶助正气，祛除病邪，达到预期治疗的目的。

【译文】

病人脏腑没有其他病变，只是有时发热，汗出后病证仍在，病变证机是卫气不和的缘故，治疗应在未发热汗出之前先服用药物，然则病可向愈，可选用桂枝汤。

【注释】

病人脏无他病：脏，包括腑；无他病，没有其他脏腑疾病。

时发热：时，按时；发热，自觉发热，或体温略有升高。

自汗出而不愈：自，病起源于营卫不和，而不是外感之邪；汗出，汗愈出愈伤营卫，故病不愈。

卫气不和也：病变证机虽在营卫，但主要在卫气不和。

先其时发汗则愈：先，病证发作之前；其时，病证发作之时；发汗，使用发汗方药。

4. 桂枝汤治禁

（1）太阳伤寒证治禁

【仲景原文】桂枝本为解肌，若其人脉浮紧，发热，汗不出者，不可与之也。常须识此，勿令误也。（16）

【导读】

A. 桂枝汤与基本功用。①辨识桂枝汤辨治病证的基本症状表现；②辨识桂枝汤的基本功用及适应证。

B. 太阳伤寒证与禁用桂枝汤。①辨识太阳伤寒证的基本症状表现；②辨识太阳伤寒证可以选用麻黄汤与桂枝汤合方，但不能仅仅用桂枝汤。

C. 用方治病必须遵循基本常识。①太阳伤寒证一般情况下不用桂枝汤，亦即太阳中风证一般情况下不用麻黄汤；②辨识太阳伤寒夹虚证可以选择麻黄汤与桂枝汤合方，太阳中风夹实证可以选择桂枝汤与麻黄汤合方；③辨识一般的病证与特殊的病证在用方时既有规范性又有灵活性，更有针对性和变化性。

【译文】

根据桂枝汤方药组成判断其功用是解肌理脾，假如病人脉浮紧，发热，无汗者，病为太阳伤寒证，其治不能仅用桂枝汤，应考虑选用麻黄汤。治病用方必须时刻牢记运用桂枝汤的基本常识，且不能导致治疗差错。

【注释】

桂枝本为解肌：桂枝，桂枝汤；本，根据地；解肌，调卫护营，理脾和胃。

不可与之：之，桂枝汤，即太阳伤寒证不能仅用桂枝汤。

常须识此：常，经常，常常；须，必须；识，牢记；此，桂枝汤。

勿令误也： 勿，不能；令，引起，导致；误，治疗错误，治疗差错。

（2）酒客病治禁

【仲景原文】 若酒客病，不可与桂枝汤，得之则呕，以酒客不喜甘故也。（17）

【导读】

饮酒与湿热证。①辨识饮酒之人可能变生湿热之邪；②湿热之邪的症状表现有类似饮酒之人；③辨识饮酒与湿热之间的演变关系与转化关系；④辨识湿热症状表现有类似太阳中风证，对此必须重视同中求异，不能被假象迷惑；⑤辨识湿热夹杂太阳中风证，其治不能仅用桂枝汤，但可与桂枝汤合方用之；⑥辨清疾病在变化中的症状表现及病变证机；⑦辨识饮酒湿热之人在饮食方面的相关注意事项及禁忌。

【译文】

如果饮酒之人夹有湿热且有类似太阳中风证，其治不能仅用桂枝汤；若仅用桂枝汤则会引起呕吐，这是因为经常饮酒之人不能用辛甘之类方药的缘故。

【注释】

若酒客病： 酒客，经常饮酒之人；病，湿热蕴结。

不可与桂枝汤： 湿热蕴结证类似太阳中风证，或湿热蕴结证与太阳中风证相兼，其治不能用桂枝汤，或不能仅用桂枝汤。

得之则呕： 得，用也；之，桂枝汤；呕，桂枝汤之辛助热，之甘助湿，湿热肆虐扰乱胃气则呕吐。

以酒客不喜甘故也： 以，因为；不喜，不能；甘，辛甘之药。

（3）里热证似表证治禁

【仲景原文】 凡服桂枝汤吐者，其后必吐脓血也。（19）

【导读】

A．里热证与桂枝汤证。①辨识里热证的基本症状表现；②辨识里热证可能夹杂太阳中风证，或类似太阳中风证；③辨识里热证不能仅用桂枝汤，或里热证夹太阳中风证不能仅用桂枝汤，可与桂枝汤合方用之。

B．桂枝汤证与吐脓血。①里热证用桂枝汤以热助热，损伤脉络可引起吐脓血；②里热证夹太阳中风证可酌情选用桂枝汤，但不能仅用桂枝汤。

【译文】

病是内外夹杂性病变，以里热证为主，仅用桂枝汤可能引起呕吐脓血。

【注释】

凡服桂枝汤吐者：凡，诸多；桂枝汤：既可辨治太阳中风证，又可辨治营卫不和证，更可辨治内外夹杂性病变，但不能用于里湿热证，服桂枝汤，有太阳中风证，或有类似太阳中风证。

其后必吐脓血也：其，病人；后，服药后；吐脓血，误用桂枝汤以热助热而损伤脉络。

（二）太阳伤寒证

1. 太阳伤寒证基本脉证

【仲景原文】太阳病，或已发热，或未发热，必恶寒，体痛，呕逆，脉阴阳俱紧者，名为伤寒。（3）

【导读】

太阳伤寒证与基本脉证。①辨识太阳病的基本症状表现；②辨识外感病太阳伤寒证的辨证要点；③辨识内伤病太阳伤寒证的辨证要点；④辨识太阳伤寒证的症状表现因人不同则有不同的症状表现；⑤辨识太阳伤寒证必须重视结合舌质苔色及无汗。

【译文】

太阳病的病证表现，可能有发热，可能没有发热，但必定有怕冷，身体疼痛，呕吐呃逆，寸关尺三部脉俱紧，对这样的病证表现叫作太阳伤寒证。

【注释】

太阳病：根据太阳病证表现辨为太阳伤寒证。

或已发热：或，可能；发热，是太阳伤寒证可有的症状表现。

或未发热：未，没有。辨治太阳病未必都有发热。

必恶寒：必，必定，必有。辨太阳病的恶寒症状较发热常见。

体痛：包括肌肉痛、筋脉痛、骨节痛等。

呕逆：营卫受邪而引起的胃气上逆。

脉阴阳俱紧者：阴阳，寸关尺三部脉。

2. 辨太阳伤寒证

（1）太阳伤寒证的证治

【仲景原文】太阳病，头痛，发热，身疼，腰痛，骨节疼痛，恶风，无汗而喘者，麻黄汤主之。（35）

【导读】

A. 太阳伤寒证与基本脉证。①辨识太阳病的基本证型；②辨识太阳伤寒证的基本症状表现；③辨识太阳伤寒证可能夹杂肺病变；④辨识太阳伤寒证可能因人不同常常有不同症状表现。

B. 麻黄汤方证。麻黄汤既是辨治太阳伤寒证的重要用方，又是辨治各科杂病病变证机属于寒郁夹湿证的重要用方。

【译文】

太阳病的表现，头痛，发热，身体疼痛，腰痛，骨节疼痛，怕风，无汗，气喘，其治可选用麻黄汤。

【注释】

太阳病：即太阳伤寒证。

头痛：包括头困、头沉、头紧等。

身疼：包括肌肉、筋脉疼痛。

腰痛：包括腰痛、背痛。

恶风：恶风较恶寒轻，太阳伤寒重证以怕冷（恶寒）为主，太阳伤寒轻证以怕风（恶风）为主。

无汗：病变证机是卫闭营郁。

喘：气喘，包括咳嗽。

【方药组成】 麻黄汤

麻黄去节，三两（9g） 桂枝去皮，二两（6g） 甘草炙，一两（3g） 杏仁去皮尖，七十个（12g）

上四味，以水九升，先煮麻黄，减二升，去上沫，内诸药，煮取二升半，去滓。温服八合。覆取微似汗，不须啜粥。余如桂枝法将息。

【用药要点】 方中麻黄宣发营卫，开达腠理，解表散寒，并宣发肺气，止咳平喘。桂枝解肌发汗，通达经气，以增强麻黄发汗作用。杏仁肃降肺气，与麻黄相伍，一宣一降，调理肺气。炙甘草补益中气，兼益汗源。

又，麻黄汤既是治疗太阳伤寒证的基本代表方，又是治疗风寒犯肺证的重要代表方。

【药理作用】 本方具有调节汗腺分泌、解除支气管平滑肌痉挛、调节支气管腺体分泌、强心、调节心律、抗缺氧、抗缺血、调节胃肠蠕动、调节水电解质代谢、调节水钠钾代谢、抗炎、抗菌、抗过敏、抗病毒、抗肿瘤等作用。

（2）太阳伤寒自愈证及其传否

【仲景原文】 太阳病，十日以去，脉浮细而嗜卧者，外已解也；设胸满，胁痛者，与小柴胡汤；脉但浮者，与麻黄汤。（37）

【导读】

A. 太阳病与自愈。①辨识太阳病的基本症状表现；②辨识太阳伤寒证的基本症状表现；③辨识太阳病向愈可能出现的特殊症状表现；④辨识太阳病的发生变化与病程日期有一定内在关系。

B. 内外夹杂性病变与小柴胡汤证。①辨识内外夹杂性病变，病变以太阳病为主；②辨识内外夹杂性病变，病变以里证为主，太阳之邪可能乘机侵入演变为小柴胡汤辨治病证；③小柴胡汤辨治病变部位既可在心又可在肺，既可在肝胆又可在脾胃，更可在肾、膀胱及大肠等。

C. 太阳伤寒证与麻黄汤证。①辨识太阳伤寒证经久不愈，病变仍是太阳伤寒证，其治仍以麻黄汤；②辨识太阳伤寒证不能仅仅凭脉用方，还必须脉证结合；③辨识太阳伤寒证，诊脉以浮为主，必须辨清有力无力，若病变日久夹虚者不能仅用麻黄汤。

【译文】

太阳病的表现，已超过十余天，脉以浮细为主，伴有嗜卧，这是正气有伤，邪气欲退，正气恢复，病为向愈；假如胸满，胁痛者，这是内外夹杂性病变，症状表现以小柴胡汤证为主，其治可选用小柴胡汤；假如病人脉仅仅是以浮为主，并且审明病变是太阳伤寒证者，其治可选用麻黄汤。

【注释】

十日以去：十日，约略之辞。以去，超过。

脉浮细而嗜卧者：脉浮，正气抗邪于外；细，正气有伤，但仍能积极恢复以抗邪；嗜卧，正气有伤，蓄积力量以抗邪。

胸满：包括胸闷、胸胀、胸痛。

胁痛：包括胁胀。

脉但浮者：但，仅仅；浮，以脉浮代太阳伤寒证，辨太阳伤寒证不能仅仅局限于脉浮。

（3）太阳伤寒重证的证治及药后变化

【仲景原文】太阳病，脉浮紧，无汗，发热，身疼痛，八九日不解，表证仍在，此当发其汗，服药已微除；其人发烦，目瞑，剧者必衄，衄乃解；所以然者，阳气重故也。麻黄汤主之。（46）

【导读】

A．太阳病与病变日期。①辨识太阳病的基本症状表现；②辨识太阳伤寒证的基本症状表现；③辨识太阳伤寒证与病变日期之间的演变关系。

B．太阳伤寒重证与麻黄汤。①辨治太阳伤寒重证可以选用麻黄汤；②辨治太阳伤寒重证仅用麻黄汤有一定局限性；③辨治太阳伤寒重证选用麻黄汤，可以酌情加大麻黄汤用量，或缩短服药时间，或针药并用。

C．服用麻黄汤与特殊病证。①辨治太阳伤寒重证，选用麻黄汤未能有效调整用量及服药方法，可能出现一些特殊症状表现；②辨识太阳伤寒证服用麻黄汤出现的病证表现，必须辨清症状表现是服用麻黄汤的特殊反应，还是病证已发生变化，对此都必须全面了解。

D．衄血与麻黄汤。①辨清衄血是因服用麻黄汤引起的，还是因太阳伤寒证在演变过程中引起的；②辨清太阳伤寒证之衄血多少，衄血次数，衄血色泽，再结合舌质苔色，审明病变证机合理选用麻黄汤。

【译文】

太阳病的表现，脉浮紧，无汗，发热，身体疼痛，八九日太阳病仍在，其治当选用发汗方药，服药后病证轻微减轻；可病人又有心烦，畏光闭目，甚者鼻衄，太阳病邪从衄血去则病向愈；之所以会出现这样的病证，是因为太阳伤寒邪气郁滞较重的缘故，其治仍当选用麻黄汤。

【注释】

太阳病：辨太阳病为太阳伤寒证。

八九日不解：八九日，是约略之辞。在通常情况下，太阳伤寒证于八九日趋于缓解或向愈，且因太阳伤寒证病情比较重，故病未能缓解。

表证仍在：表证，即太阳伤寒重证。

此当发其汗：此，太阳伤寒重证；发其汗，使病人发汗。

服药已微除：服药，服麻黄汤；已，后也；微除，病证轻微解除。

发烦：发，出现；烦，心烦。

目瞑：闭目畏光。

必衄：必，可能；衄，流鼻血。

衄乃解：太阳伤寒之邪可从鼻血而外泄，然则病为向愈；若衄后病证仍在，必须仔细观察病情。

阳气重故也：阳气，邪气；重，邪气比较重，亦即太阳伤寒证病变证机是卫闭营郁比较重。

（4）太阳伤寒轻证的证治及其兼证

【仲景原文】太阳病，得之八九日，如疟状，发热恶寒，热多寒少，其人不呕，清便欲自可，一日二三度发，脉微缓者，为欲愈也；脉微而恶寒者，此阴阳俱虚，不可更发汗，更下，更吐也；面色反有热色者，未欲解也，以其不能得小汗出，身必痒，宜桂枝麻黄各半汤。（23）

【导读】

A. 太阳病与向愈。①辨识太阳病可能于六七日症状完全消除；②辨识太阳病可能于八九日症状表现渐渐减轻；③辨识太阳病的特殊症状表现；④辨识太阳病向愈的基本症状表现。

B. 内外夹杂性病变与辨治方法。①辨识内外夹杂性病变演变为阴阳俱虚病变；②辨识内外夹杂性病变以里证为主，不能仅用发汗方法；③辨识内外夹杂性病变可能有可吐证，或类似可吐；④辨识内外夹杂性病变可能有可下证，或类似可下证；⑤辨识内外夹杂性病变，确立治疗原则和方法，必须全面兼顾，避免顾此失彼。

C. 太阳伤寒轻证与桂枝麻黄各半汤。①辨识太阳病是太阳伤寒证；②辨清太阳伤寒证有轻证重证；③辨清太阳伤寒证可以选用桂枝汤但不能仅用桂枝汤，可以与麻黄汤合方用之；④辨识桂枝汤与麻黄汤合方，必须根据病变证机而酌情调整方药用量。

【译文】

太阳病的表现，已过八九日，似疟疾状，发热，恶寒，尤其是发热比恶寒重，病人并没有出现呕吐，大小便尚正常，一日仅有二三次发热，恶寒，脉略微和缓，这可能是疾病向愈之佳兆；病是内外夹杂性病变，症状表现以脉微、怕冷为主，此病变可能演变为阴阳俱虚证为主，其治不能再仅用汗法，或再仅用下法，或再仅用吐法；病人面部色泽红赤，这是太阳病病证未解，病人没有轻微汗出，身体可能伴有瘙痒，其治可选用桂枝麻黄各半汤。

【注释】

如疟状：太阳病的表现有类似疟疾，应与之鉴别诊断。

热多寒少：热多，发热明显，正气胜；寒少，恶寒较轻，邪气退，亦即正气大于邪气。

不呕：太阳病邪尚未影响阳明胃气通降。

清便欲自可：清便，大小便；欲，尚且；自可，正常。

一日二三度发：一日，约略之辞；二三度发，发热恶寒次数较前减少。

脉微缓者：微，略微，形容缓脉。亦即脉微不是微弱之微，而是脉象恢复略微和缓。

为欲愈也：欲，可能。亦即正气恢复，病可能向愈。

脉微而恶寒：脉微，阳气虚；恶寒，阳气不温。

此阴阳俱虚：阴阳，阴在里，阳在表。内外夹杂性病变，其表里阴阳之气俱虚。

不可更发汗：可，能也；更，再次。

更下：即使有可下证，其治也不能再仅用下法。

更吐：即使有可吐证，其治也不能再仅用吐法。

面色反有热色者：反有，本来没有现在有；热色，赤红色，病变证机是正邪相争。

以其不能得小汗出：不，没有；得，出现；小汗出，轻微汗出。

身必痒：必，可能；痒，瘙痒，病变证机是邪气侵扰逆乱肌肤营卫。

【方药组成】 桂枝麻黄各半汤

桂枝去皮，一两十六铢（5.2 g） 芍药 生姜切 甘草炙 麻黄去节，各一两（各3 g） 大枣擘，四枚 杏仁汤渍，去皮尖及两仁者，二十四枚（4 g）

上七味，以水五升，先煮麻黄一二沸，去上沫，内诸药，煮取一升八合，去滓。温服六合，本云：桂枝汤三合，麻黄汤三合，并为六合。顿服，将息如上法。

【用药要点】 方中桂枝、麻黄相用，其量比为5∶3，通达玄府，开达腠理，发汗解表。生姜助麻黄、桂枝，解表散寒。杏仁与麻黄宣肺降肺。芍药益营和卫，与麻黄、桂枝合用，发汗解表不伤营阴。甘草、大枣益气和中，充荣营卫。方药配伍特点是：以桂枝汤变方发汗和营卫，以麻黄汤变方宣发散邪气，相互为用，以治疗太阳伤寒轻证。

【药理作用】 本方具有增强免疫功能、调节中枢神经、调节周围神经、调节汗腺分泌、解除支气管平滑肌痉挛、调节支气管腺体分泌、强心、调节心律、抗缺氧、抗缺血、调节胃肠蠕动、调节水电解质代谢、调节水钠钾代谢、抗炎、抗菌、抗过敏、抗病毒、抗肿瘤等作用。

（5）太阳伤寒衄证的证治

【仲景原文】 伤寒，脉浮紧，不发汗，因致衄者，麻黄汤主之。（55）

【导读】

A. 太阳伤寒证与衄血。①辨识太阳病的基本症状表现；②辨识太阳伤寒证的基本症状表现；③辨识太阳伤寒证夹杂衄血病变。

B. 麻黄汤与衄血。①辨清麻黄汤辨治衄血的病变证机；②辨清夹杂性病变证机属于寒，病变部位在太阳。

【译文】

太阳病的表现，脉浮紧，由于没有使用发汗方药，所以出现鼻出血，其治可选用麻黄汤。

【注释】

伤寒： 太阳病，太阳伤寒证。

脉浮紧： 以脉代证，不可局限于脉浮紧而忽视其他相关病证表现。

不发汗： 不，没有；发汗，使用发汗方药。

因致衄者： 因，所以；致，出现；衄，流鼻血，病变证机是邪伤脉络，脉络不固。

麻黄汤： 既可辨治鼻涕清稀，又可辨治鼻衄血，但其病变证机必须是寒气郁闭太阳，郁伤脉络。

（6）太阳伤寒衄证自愈

【仲景原文】 太阳病，脉浮紧，发热，身无汗，自衄者愈。（47）

【导读】

太阳伤寒证与自衄病解。①辨识太阳病的基本症状表现；②辨识太阳伤寒证的基本症状表现；③辨识太阳伤寒证可以引起衄血，太阳中风证可以引起衄血，太阳温病证可以引起衄血，辨清病变证机是太阳伤寒证；④辨识太阳病在特定情况下病邪因鼻衄而消除。

【译文】

太阳病的表现，脉浮紧，发热，身无汗，太阳正气自我恢复抗邪，病邪随流鼻血而外泄，然则自愈。

【注释】

太阳病：辨太阳病为太阳伤寒证。

自衄者愈：自，机体自我恢复。总之，太阳伤寒证未经治疗之流鼻血，邪随流鼻血而外泄，病可向愈；鼻出血较多，衄后诸证得解，病为向愈；鼻出血较少，点点滴滴，邪未必能从衄解，其治可选用麻黄汤；若鼻出血较多，衄血不止，病可能发生其他变化，对此必须仔细观察病情，以法论治。再则，根据张仲景辨治精神，亦可针对太阳伤寒证而采用针刺或放血疗法。

3. 辨麻黄汤证

（1）辨麻黄汤疑似脉

【仲景原文】脉浮者，病在表，可发汗，宜麻黄汤。（51）

【导读】

脉浮与麻黄汤方证。①辨识太阳伤寒证不一定都是脉浮紧；②辨识太阳伤寒证未必所有病证都具有；③辨识治疗太阳病的基本方法。

【译文】

病人脉浮，病变部位在表是太阳伤寒证，可使用发汗方法，其治可选用麻黄汤。

【注释】

脉浮：仲景以脉浮以强调病变部位在表，以脉浮代辨治太阳病的基本脉证。

病在表：辨在表为太阳伤寒证。

可发汗：根据病变证机与病证表现可选用发汗方药。

麻黄汤：既可辨治以脉浮为主，又可辨治以脉浮紧为主，临证必须辨清其病变证机是卫闭营郁。

（2）辨麻黄汤特殊脉

【仲景原文】脉浮而数者，可发汗，宜麻黄汤。（52）

【导读】

脉浮数与麻黄汤方证。①辨识太阳病基本症状表现；②辨识太阳伤寒证的特殊脉象；③辨识脉浮数是太阳病的基本脉象，既可见于太阳伤寒证，又可见于太阳中风证，更可见于太阳温病证，临证必须结合舌质苔色，才能辨清病变证机及证型。

【译文】

病人脉浮而数，根据病证表现应使用发汗方药，可选用麻黄汤。

【注释】

脉浮而数者：其病变证机是素体阳气偏盛，风寒侵袭太阳营卫，卫气抗邪，且阳盛抗邪尚未化热，气血涌动而为脉浮数。阳气偏盛而未化热辨治要点是舌质淡红，苔薄白；若阳气偏盛而化热，舌质偏红，苔薄黄，其治不能用麻黄汤。

4. 麻黄汤治禁

（1）太阳病证与心气虚证相兼，禁单用汗法

【仲景原文】脉浮数者，法当汗出而愈。若下之，身重，心悸者，不可发汗，当自汗出乃解。所以然者，尺中脉微，此里虚，须表里实，津液自和者，便自汗出愈。（49）

（2）太阳病证与营血不足证相兼，禁单用汗法

【仲景原文】脉浮紧者，法当身疼痛，宜以汗解之。假令尺中迟者，不可发汗，所以然者，以荣气不足，血少故也。（50）

（3）太阳病证与阴津不足证相兼，禁单用汗法

【仲景原文】咽喉干燥者，不可发汗。（83）

（4）太阳病证与下焦湿热证相兼，禁单用汗法

【仲景原文】淋家，不可发汗，发汗必便血。（84）

（5）太阳病证与疮家相兼，禁单用汗法

【仲景原文】疮家虽身疼痛，不可发汗，发汗则痓。（85）

（6）太阳病证与阴虚火旺证相兼，禁单用汗法

【仲景原文】衄家，不可发汗，汗出必额上陷脉急紧，直视不能眴，不得眠。（86）

（7）太阳病证与气血虚弱证相兼，禁单用汗法

【仲景原文】亡血家，不可发汗，发汗则寒慄而振。（87）

（8）太阳病证与阳虚证相兼，禁单用汗法

【仲景原文】汗家，重发汗，必恍惚心乱，小便已，阴疼，与禹余粮丸。（88）

（9）太阳病证与脾胃寒证相兼，禁单用汗法

【仲景原文】病人有寒，复发汗，胃中冷，必吐蛔。（89）

以上九条原文，导读、译文和注释详见太阳病兼证相关内容。

（三）太阳温病证

1. 太阳温病证基本脉证及误治的变证

【仲景原文】太阳病，发热而渴，不恶寒者，为温病；若发汗已，身灼热者，名风温；风温为病，脉阴阳俱浮，自汗出，身重，多眠睡，鼻息必鼾，语言难出；若被下者，小便不利，直视失溲；若被火者，微发黄色，剧则如惊痫，时瘛疭；若火熏之，一逆尚引日，再逆促命期。（6）

【导读】

A. 太阳温病证与基本脉证。①辨识太阳病的基本症状表现；②辨识太阳温病证即表寒里热证的基本症状表现；③辨识太阳温病证既有外感太阳温病证又有内伤太阳温病证。

B. 太阳温病证与风寒性质太阳病。太阳温病证的病变证机是风寒侵袭，郁热内生，在太阳的症状表现如同太阳伤寒证或太阳中风证，对此必须进一步辨清病变证机，一定要针对病变证机选用治疗方药，若误用治风寒方药而用于太阳温病证常常会引起病证发生变化。

C. 阳明热盛证与阳明热结证。①辨识太阳温病证的病变证机在里有郁热，仅用温热方药治疗太阳温病证必定加重里热，若在里是阳明郁热，病变可演变为阳明热盛证；②辨识阳明热盛证的基本症状表现；③辨识阳明热盛证的诸多症状表现有类似阳明热结证，对此必须辨清病变证机，合理选用治疗方药，且不可盲目治疗。

D. 少阴热证与少阴寒证。①辨识太阳温病证的病变证机在里有郁热，仅用温热方药治疗太阳温病证必定加重里热，若在里是少阴郁热，病变可演变为少阴热证；②辨识少阴热证的基本症状表现；③辨识少阴热证的诸多症状表现有类似少阴寒证，对此必须辨清病变证机，合理选用治疗方药，且不可盲目治疗。

E. 厥阴热证与厥阴寒证。①辨识太阳温病证的病变证机在里有郁热，仅用温热方药治疗太阳温病证必定加重里热，若在里是厥阴郁热，病变可演变为厥阴热证；②辨识厥阴热证的基本症状表现；③辨识厥阴热证的诸多症状表现有类似厥阴寒证，对此必须辨清病变证机，合理选用治疗方药，且不可盲目治疗。

F. 热证与火热治法。①辨识少阴热证或在厥阴热证未能审明病变证机，用温热方药治疗必定加重病情；②辨识少阴热证或在厥阴热证未能审明病变证机，一用再用温热方药必定导致病情危重，难以救治；③辨识肺郁热证或脾胃郁热证夹杂太阳病变是风寒，其治必须审明病变证机而合理选用治疗方药，不能仅用温热方药。

【译文】

太阳病的表现，发热，口渴，轻微恶寒，这样的病证叫作太阳温病证；太阳温病证因类似风寒性质太阳病而用辛温方药治疗，药后身体发热如烧灼一样，这是因治而发生的风温证即阳明热盛证；阳明热盛证的表现，寸关尺三部脉俱浮，自汗出，身体沉重，嗜睡，鼻息声粗大，言语不流利；因阳明热盛证有类似阳明热结证，若用下法，可导致阳明热证夹杂少阴病变演变为少阴热证，小便不利，两目直视，大便失禁；因少阴热证与少阴寒证有诸多类似症状，若用火法，可导致阳明热证或少阴热证夹杂厥阴病变演变为厥阴热证，轻者身体发黄，重者惊厥，惊痫，手足抽搐；若治疗热证再次用火法熏蒸，这样一次误治病情尚能延续数日，多次误治必定加剧病情，导致病情危重、阴竭阳亡。

【注释】

太阳病：太阳温病证的基本脉证。

不恶寒：不，不是没有，而是轻微。即轻微怕冷。

为温病：为，叫作；温病，太阳温病证。

若发汗已：若，假如太阳温病证类似风寒性质太阳病；发汗，使用辛温药发汗；已，治疗之后。

身灼热：身体发热似烧灼一样，形容发热比较明显。

名风温：风温，风者，善变也，温者，次于热也；风温即复杂多变的热证，根据风温的病证表现为阳明热盛证。

脉阴阳俱浮：阴阳，寸关尺三部。即寸关尺三部脉俱浮。

身重：病变证机是热壅气机，阻滞经脉，应与湿热身体沉重相鉴别。

多眠睡：眠睡，嗜睡，或嗜卧。病变证机是热扰伤气，应与虚证相鉴别。

鼻息必鼾：鼾，熟睡时发出的鼻息声，引申为鼻呼吸音粗大。病变证机是邪热内盛，壅滞气机。

语言难出：难出，语言不利。病变证机是郁热肆虐心窍。

若被下者：阳明热盛证有类似阳明热结证，应与之相鉴别。

直视：直，没有弯曲，引申为不灵活，即眼睛转动不灵活。病变证机是热灼肾精，目失所养。

失溲：溲，小便，包括大便，此为大便。病变证机是热伤心神，神失所主。

若被火者：少阴热证有类似少阴寒证，应与之相鉴别。

微发黄色：微，病情较轻。病变证机是毒热浸淫，黄色外溢。

剧则如惊痫：剧，病重；惊，病位在心；痫，病在肝。病变证机是热伤心神肝筋。

若火熏之：少阴热证与厥阴肝热证的症状表现有类似寒证，应与之相鉴别。

一逆尚引日：一，少也；逆，错误；尚，尚能；引日，延续。亦即一次错误治疗病情尚能延续数日。

再逆促命期：再，多次；促，加剧；命期，寿命期限。

2. 太阳温病证的证治及治禁

【仲景原文】太阳病，发热恶寒，热多寒少；脉微弱者，此无阳也，不可发汗。宜桂枝二越婢一汤。（27）

【导读】

A. 太阳温病证与基本脉证。①辨识太阳温病证的基本症状表现，必须具有口渴，或舌质红，苔薄黄；②辨识“热多寒少”的基本寓意包括口渴、舌质红、苔黄。

B. 太阳温病证与内伤夹杂性病变。①辨识太阳温病证的病变证机是风寒侵袭太阳夹杂里有郁热；②辨识太阳温病证夹杂阳虚病变，确立治疗方药必须相互兼顾。

C. 桂枝二越婢一汤方证。桂枝二越婢一汤既是辨治太阳温病证即表寒里热证的重要基础方，又是辨治各科杂病的病变证机属于寒热夹杂者的重要基础方。

【译文】

太阳温病证的表现，发热，恶寒，发热重于恶寒；假如脉微弱，在里夹杂有阳虚，即使以太阳温病证为主，其治不能仅用发汗方法，必须兼顾阳虚，辨治太阳温病证的基本用方是桂枝二越婢一汤。

【注释】

太阳病：太阳温病证的特殊脉证。

热多寒少：热，病变证机是热，病证表现是发热；多，病证表现比较重；寒，病变证机是卫气抗邪而不及于固护，病证表现是怕冷；少，病证表现比较轻。

脉微弱：微，略微，即脉略微弱，或脉微弱。

此无阳也：无阳，不是没有阳气，而是阳气虚弱。

不可发汗：治疗不能仅用发汗方药，可与发汗方药并用。

【方药组成】 桂枝二越婢一汤

桂枝去皮，十八铢（2.3 g） 芍药十八铢（2.3 g） 麻黄十八铢（2.3 g） 甘草炙，十八铢（2.3 g） 大枣擘，四枚 生姜切，一两二铢（3.3 g） 石膏碎，绵裹，一两（3 g）

上七味，以水五升，煮麻黄一二沸，去上沫，内诸药，煮取二升，去滓。温服一升。本云：当裁为越婢汤，桂枝汤合之，饮一升。今合为一方，桂枝汤二分，越婢汤一分。

【用药要点】 方中石膏与桂枝、麻黄相用，宣散营卫中邪热，透热外出。芍药益阴和营，与石膏相合，清泄营卫郁热，生津益阴。甘草、大枣、生姜益气解表和营卫。

仲景组方提示，治疗太阳温病证，在治病求本的同时，且不可忽视用辛温解表药，只有有效地配伍辛温药，才能更好地透邪外出。

【药理作用】 本方具有解热、抗炎、抗过敏、抗菌、镇静镇痛、镇咳祛痰、增强免疫功能等作用。

3. 太阳温病证辨治及变证

【仲景原文】病在阳，应以汗解之，反以冷水潠之，若灌之，其热被劫不得去，弥更益烦，肉上粟起，意欲饮水，反不渴者，服文蛤散；若不差者，与五苓散。（141）

【导读】

A. 太阳温病证与基本治法。①辨治太阳病的基本治疗方法；②辨治太阳温病证的基本方法及特殊疗法；③辨治太阳温病证的最佳方法是选用方药而不是用其他方法，其他方法虽可以用，但不是最佳治疗方法。

B. 太阳温病证与湿郁证。①辨治太阳温病证的表现可能夹杂湿邪；②辨识太阳温病证夹杂湿邪的基本症状表现及病变证机演变为湿浊壅结；③辨治湿浊壅结证既要重视清热又要重视利湿，以此选择才是最佳治疗方法。

C. 文蛤散方证。文蛤散既是辨治太阳营卫湿热郁结证的重要基础方，又是辨治各科杂病湿热蕴结证的基础方，不仅可以辨治病变在肌表，更可辨治病变在脏腑。

D. 五苓散方证。五苓散既是辨治内外夹杂性病变的重要基础方，又是辨治内伤杂病病变证机属于水气的重要基础方。

【译文】

病在表是太阳温病证，其治应选用解表发汗方药，没有用发汗方药反而用冷水喷洒，或用冷水洗浴肌肤，太阳温热之邪不仅没有被解除反而被冷水所郁遏，全身又增添心胸烦热及烦热不宁，皮肤肌肉表面有米粒状鸡皮疙瘩，根据病变证机病人应有渴欲饮水，可不欲饮水，其治可选用文蛤散；若用文蛤散未能达到预期治疗目的，可改用五苓散。

【注释】

病在阳：阳，表也，热也，即病在表是太阳温病证。

反以冷水潠之：用冷水洗浴身体，虽能缓解太阳温病证发热症状，但不是最佳治疗方法。

若灌之：假如用冷水洗浴，虽能缓解太阳温病证发热症状，但不是最佳治疗方法。

其热被劫不得去：其热，太阳温病之热邪；劫，冷水郁遏邪热；不得，不能；去，解除。

弥更益烦：弥，满也，全也，引申为全身；更，又也；益，增加，增添；烦，心胸烦热，或烦热不安。

肉上粟起：肉，皮肤肌肉；上，表面；粟，米粒；起，凸起不平。

意欲饮水：意，思念；欲，想也。

服文蛤散：文蛤散是辨治太阳湿郁证的重要基础用方。

与五苓散：既可辨治内外夹杂性病变如太阳中风证与三焦水气证相兼，又可辨治三焦水气证，更可辨治太阳湿郁重证。

【方药组成一】 文蛤散

文蛤五两（15 g）

上一味，为散，以沸汤和方寸匕，服，汤用五合。

【用药要点】 方中文蛤味苦性寒而燥，寒则清热，苦则燥湿，苦寒相用，以愈湿郁营卫证。

【药理作用】 本方具有解热、调节腺体分泌、抗菌、抗风湿、抗过敏、增强机体免疫功能等作用。

【方药组成二】 五苓散

猪苓去皮，十八铢（2.3 g） 泽泻一两六铢（3.8 g） 白术十八铢（2.3 g） 茯苓十八铢（2.3 g） 桂枝去皮，半两（1.5 g）

上五味，捣为散，以白饮和，服方寸匕，日三服。多饮暖水，汗出愈，如法将息。

【用药要点】 方中茯苓益气健脾渗湿。猪苓清热利水渗湿。泽泻泄热利水渗湿。白术健脾燥湿制水。桂枝温通阳气，气以化水，有表则解表散邪。方药配伍特点是：健脾以制水，益气以渗利，温阳以化气，解表溃邪，相互为用，以建其功。

【药理作用】 本方具有利尿、抗脂肪肝、保肝、降压、改善微循环、增加血流量、调节血管通透性、调节胃肠平滑肌蠕动、保护胃肠黏膜、调节呼吸中枢、调节水电解质代谢、促进新陈代谢、抗胃溃疡、抗氧化、抗缺血、增强机体免疫功能、降血脂、抗炎等作用。

二、太阳营卫经筋证

（一）太阳刚痉证

1. 太阳刚痉证基本脉证

【仲景原文】 太阳病，发热，无汗，反恶寒者，名曰刚痉。（第二1）

【导读】

太阳刚痉证与基本脉证。①辨识太阳病的基本症状表现；②辨治太阳刚痉证的基本症状表现；③辨识太阳刚痉证属于内伤杂病。

【译文】

太阳病的表现，发热，无汗，更有恶寒，这样的太阳病叫作太阳刚痉证。

【注释】

太阳病： 太阳刚痉证的基本脉证，寓有项背强硬。

反恶寒者： 反，反而，引申为更有，恶寒的病变证机是营卫郁滞，卫阳被遏。

名曰刚痉： 刚，强硬；刚痉，项背强硬，筋脉活动受限，以无汗为辨证要点。

2. 太阳刚痉证的证治

（1）太阳刚痉项强证的证治

【仲景原文】 太阳病，项背强几几，无汗，恶风，葛根汤主之。（31）

【导读】

A. 太阳刚痉证与基本脉证。①辨识太阳病的基本症状表现；②辨识太阳刚痉证的基本症状表现及辨证要点；③辨识内伤太阳刚痉证可能夹杂外感病。

B. 葛根汤方证。葛根汤既是辨治太阳刚痉证的基础方，又是辨治内外夹杂病变属于筋脉拘急僵硬的重要用方。

【译文】

太阳刚痉证的表现，项背拘紧僵硬，筋脉活动受限，无汗，怕风，其治可选用葛根汤。

【注释】

太阳病： 太阳刚痉证的基本脉证。

项背强几几： 强，僵硬；几几，拘急，拘紧。即项背僵硬拘急，活动受限。

【方药组成】 葛根汤

葛根四两（12 g） 麻黄去节，三两（9 g） 桂枝去皮，二两（6 g） 生姜切，三两（9 g） 甘草炙，二两（6 g） 芍药二两（6g） 大枣擘，十二枚

上七味，以水一斗，先煮麻黄、葛根，减二升，去白沫，内诸药，煮取三升，去滓。温服一升，覆取微似汗，余如桂枝法将息及禁忌，诸汤皆仿此。

【用药要点】 方中麻黄解表散邪。桂枝温通筋脉，助麻黄解表。葛根解表散邪，舒达筋脉，升达阴津。芍药补益营血，缓急柔筋，滋养筋脉。生姜解表散寒。甘草、大枣，益气缓急，和畅筋脉。

【药理作用】 本方具有增强免疫功能、调节中枢神经、调节周围神经、调节汗腺分泌、解除支气管平滑肌痉挛、调节支气管腺体分泌、强心、调节心律、改善微循环、抗缺氧、抗缺血、调节胃肠蠕动、调节水电解质代谢、调节水钠钾代谢、抗炎、抗菌、抗过敏、抗病毒、抗肿瘤等作用。

（2）太阳刚痉口噤证的证治

【仲景原文】 太阳病，无汗而小便反少，气上冲胸，口噤不得语，欲作刚痉，葛根汤主之。（第二 12）

【导读】

太阳刚痉证与特殊脉证。①辨识太阳病的基本症状表现；②辨识太阳刚痉证既有基本常见症状表现又其特殊症状表现；③辨识太阳刚痉证可能有夹杂性病变。

【译文】

太阳刚痉证的表现，无汗，小便反而偏少，自觉浊气上冲心胸，牙关拘紧，言语不利，这病变即将成为太阳刚痉证，其治可选用葛根汤。

【注释】

无汗而小便反少： 无汗，病变证机以邪实为主；小便反少，寒凝筋脉，影响膀胱气化水津功能。

气上冲胸： 气，浊气；上，上扰；冲，逆乱；胸，心胸。

口噤不得语： 口噤，牙关拘紧；不得语，语言不利。

葛根汤： 既可辨治太阳刚痉证，又可辨治身体肌肉僵硬病变。

（二）太阳柔痉证

1. 太阳柔痉证基本脉证

【仲景原文】太阳病，发热，汗出，而不恶寒，名曰柔痉。（第二2）

【导读】

太阳柔痉证与基本治法。①辨识太阳病的基本症状表现；②辨治太阳柔痉证的基本症状表现；③辨识太阳柔痉证属于内伤杂病。

【译文】

太阳柔痉证的表现，发热，汗出，并有轻微恶寒，这样的太阳病叫作太阳柔痉证。

【注释】

太阳病：太阳柔痉证的基本脉证。

汗出：太阳柔痉证的病变证机以虚为主。

而不恶寒：不，不是没有，而是轻微；而，并有。并有轻微恶寒。

名曰柔痉：柔，与刚相对而言，刚者，无汗，柔者，汗出；柔痉，项背强硬，活动受限，以汗出为辨证要点。

2. 太阳柔痉证的证治

（1）太阳柔痉项强证的证治

【仲景原文】太阳病，项背强几几，反汗出，恶风者，桂枝加葛根汤主之。（14）

【导读】

A. 太阳柔痉证与基本脉证。①辨识太阳病的基本症状表现；②辨识太阳柔痉证的基本症状表现及辨证要点；③辨识内伤太阳柔痉证可能夹杂外感病。

B. 桂枝加葛根汤方证。桂枝加葛根汤既是辨治太阳柔痉证的基础方，又是辨治内外夹杂性病变属于营卫筋脉郁滞证的重要用方。

【译文】

太阳柔痉证的表现，项背僵硬，活动受限，伴有汗出，怕风，其治可选用桂枝加葛根汤。

【注释】

太阳病：辨太阳病为太阳柔痉证。

项背强几几：强，僵硬；几几，拘急。项背僵硬拘急，活动受限。

反汗出： 风寒主凝滞，病证表现本不应有汗出且汗出，谓之反而；之所以汗出，是因为太阳柔痉证的病变证机以虚为主。

【方药组成】 桂枝加葛根汤

葛根四两（12g） 桂枝去皮，二两（6g） 芍药三两（9g） 生姜切，三两（9g） 甘草炙，二两（6g） 大枣十二枚，擘 [麻黄去节，三两（9g）]

上六味，以水一斗，先煮葛根，减二升，去上沫，内诸药，煮取三升，去滓。温服一升，覆取微似汗，不须啜粥，余如桂枝法将息及禁忌。

按： 宋本桂枝加葛根汤中，有麻黄三两，方后注："臣亿等谨按仲景本论，……第3节卷有葛根汤证云，无汗恶风，正与方同，是合用麻黄也，此云桂枝加葛根汤，恐是桂枝汤中但加葛根耳。"桂枝加葛根汤是否用麻黄，临床可根据病变证机权衡用量为是。

【用药要点】 方中桂枝解肌和营卫，祛邪散风寒。葛根起阴气，鼓胃气，和筋脉。芍药敛阴益营，滋濡筋脉。生姜发汗散风寒，调达筋脉。大枣、甘草，益气和中，补益脾胃，生化津液。

【药理作用】 本方具有降压、调节冠脉血管、调节心脑血管、抑制血小板聚集、阻滞肾上腺能受体、解热、抗菌、降血糖、抗心肌缺血、调节骨骼肌、调节汗腺分泌、调节支气管平滑肌等作用。

（2）太阳伤阴夹寒痉证的证治

【仲景原文】 太阳病，其证备，身体强，几几然，脉反沉迟，此为痉，栝楼桂枝汤主之。（第二11）

【导读】

A. 太阳伤阴夹寒痉证与基本脉证。①辨识太阳病的基本症状表现；②辨识太阳伤阴夹寒痉证的基本症状表现；③辨识太阳伤阴夹寒痉证属于内伤杂病范畴。

B. 栝楼桂枝汤方证。栝楼桂枝汤辨治僵硬症状的病变部位既可在颈项又可在四肢及全身。

【译文】

太阳病，有诸多基本脉证，身体僵硬，筋脉拘紧，脉反而沉迟，这样的太阳病叫作太阳伤阴夹寒痉证，其治可选用栝楼桂枝汤。

【注释】

太阳病： 辨太阳病为太阳伤阴夹寒痉证。

其证备： 备，具备，引申为诸多基本脉证。

身体强： 身体筋脉僵硬，病变证机是阴津损伤不能滋养肢体筋脉，寒气凝滞经气脉络。

几几然： 肌肉筋脉拘紧挛急。

此为痉： 痉，柔痉。

【方药组成】 栝楼桂枝汤

栝楼根二两（6g） 桂枝三两（9g） 芍药三两（9g） 甘草二两（6g） 生姜三两（9g） 大枣十二枚

上六味，以水九升，煮取三升，分温三服，取微汗。汗不出，食顷，啜热粥发之。

【用药要点】 方中栝楼根滋荣阴津，调畅筋脉。桂枝解肌散寒，通达经气，温煦筋脉。芍药益营柔筋。生姜解表散邪。甘草、大枣，补中益气，和畅筋脉。

【药理作用】 本方具有调节内分泌、调节中枢神经、调节周围神经、调节代谢、解除平滑肌痉挛、解除骨骼肌痉挛、抗风湿、抗增生、增强机体免疫功能、改善微循环、抗病毒、抗过敏、解热、抗菌等作用。

（三）太阳湿热痉证基本脉证及夹杂性病变

【仲景原文】病者身热足寒，颈项强急，恶寒，时头热，面赤，目赤，独头动摇，卒口噤，背反张者，痉病也。若发其汗者，寒湿相得，其表益虚，即恶寒甚。发其汗已，其脉如蛇。（第二7）

暴腹胀大者，为欲解。脉如故，反伏弦者，痉。（第二8）

夫痉脉，按之紧如弦，直上下行。（第二9）

【导读】

A. 太阳湿热痉证与基本脉证。①辨识太阳湿热痉证的基本症状表现；②辨识太阳湿热痉证的病变部位既可能在颈项，又可能在腰背，还可能在头面。

B. 寒湿痉证与太阳湿热痉证。①辨识太阳寒湿痉证与太阳湿热痉证的基本症状表现相同；③辨识太阳湿热痉证可能夹杂寒湿病变。

C. 发汗方药与辛温辛凉。①辨识寒湿痉证与湿热痉证的基本治疗方法相同；②辨治湿热痉证与寒湿痉证相同之中必有本质不同。

【译文】

病人身体发热，两足怕冷，颈项僵硬拘急，或全身怕冷，时有头部发热，面目红赤，但有头部摇摆不定，并有突发口噤不能言语，腰背反张，这是痉病的基本脉证。若将寒湿痉证误为太阳湿热痉证而用发汗方药，则寒湿相加更益盛，导致病人卫气更虚，怕冷更甚于前。使用发汗方药，可能引起病人脉形如蛇皮状而无柔和之象。

【注释】

身热足寒：身热，病变证机是湿热与正气相争；足寒，湿热阻遏阳气而不能温煦。

颈项强急：强，强硬，僵硬；急，拘紧，拘急。其病变证机是湿热浸淫筋脉。

独头动摇：独，仅仅，只有，但有；动摇，头部摇摆不定。病变证机是湿热侵扰，肆虐筋脉，拘急抽搐。

卒口噤：卒，突发；噤，口紧不能言语，引申为牙关紧而不能言语。

背反张者：背，腰背；张，弓张。

寒湿相得：寒湿，本有寒湿，又增寒湿；相得，相加益盛。

其表益虚：表，卫气；益虚，更虚。

其脉如蛇：脉象形态如蛇皮一样而无柔和之象。

2. 太阳痉证夹杂性病变

【仲景原文】暴腹胀大者，为欲解。脉如故，反伏弦者，痉。（第二8）

【导读】

A. 太阳痉病夹杂性病变演变特点。

B. 太阳痉病的脉象演变特征。

【译文】

如果脉形突然胀大如腹部胀大一样渐渐趋于柔和，这可能是痉证向愈的佳兆，或痉病夹杂腹胀大病变，痉病即将欲解但病变演变为以腹胀大病变为主。若痉病原来脉象弦，反而又演变为伏弦，这是痉证进一步加重。

【注释】

暴腹胀大：腹，指脉。脉突发胀大如腹胀一样，即脉紧似蛇皮之不柔和而转为像腹胀一样渐渐柔和。

脉如故：如故，与原来一样。

反伏弦者：反，反而；伏，伏脉。

3. 太阳痉证的基本脉象

【仲景原文】夫痉脉，按之紧如弦，直上下行。（第二9）

【导读】

辨识太阳痉证的脉象特征。

【译文】

痉病脉象形态，按之紧如弓弦状，寸关尺脉弦硬且无柔和之象。

【注释】

直上下行：直，僵硬；上下，指寸关尺；行，脉搏动。

（四）太阳痉证预后

1. 阳虚血少痉证

【仲景原文】太阳病，发热，脉沉而细者，名曰痉，为难治。（第二3）

【导读】

阴虚血少痉证与预后。①辨识太阳病的基本症状表现；②辨识太阳痉证的基本症状表现；③辨识太阳痉证可能夹杂的病变证机；④辨治太阳痉证夹虚的基本思路与治疗难度。

【译文】

太阳痉证的表现，发热，脉沉而细，这样的太阳病叫作太阳阳虚血少痉证，对此比较难治。

【注释】

太阳病：辨太阳病为太阳阳虚血少痉证。

脉沉而细者：脉沉，阳虚；（脉）细，血少。

为难治：病变证机比较复杂，病情比较重，治疗难度比较大。

2. 痉证兼疮证

【仲景原文】 痉病有灸疮，难治。（第二10）

【导读】

痉病与灸疮。①辨识太阳病痉证与疮疡病变相互夹杂；②辨识太阳病在病变过程中可能引起疮疡，或疮疡在病变过程中可能引起太阳痉证。

【译文】

痉病兼有火热疮毒，其病情比较重，治疗难度比较大。

【注释】

痉病有灸疮：痉病，轻者颈项僵硬，重者角弓反张；有，兼有；灸，火热；灸疮，火热疮毒。

难治：病证表现错综复杂，病变证机虚实夹杂，治疗较难。

三、太阳营卫风水证

（一）太阳风水证基本脉证

【仲景原文】风水，其脉自浮，外证骨节疼痛，恶风。（第十四1）

【导读】

太阳风水证与基本脉证。①辨识太阳病的基本症状表现；②辨识太阳风水证的基本症状表现；③辨识太阳风水证的病变可能在眼睑，可能在营卫，可能在脏腑，可能相互夹杂；④辨识太阳风水证属于内伤杂病；⑤辨识太阳风水证可能夹杂外感病。

【译文】

太阳风水证的表现，病人脉浮，外在表现以骨节疼痛，怕风为主。

【译文】

风水：代表证型，即太阳风水证；代表症状，即眼睑水肿。

外证骨节疼痛：外证，外在病证表现，即风水病变证机及病变部位既有在太阳又有在脏腑；骨节疼痛的病变证机是水湿肆虐，浸淫骨节，阻塞经气。

（二）太阳风水证基本病理特征

【仲景原文】脉浮而洪，浮则为风，洪则为气，风气相搏，风强则为隐疹，身体为痒，痒为泄风，久为痂癞；气强则为水，难以俯仰；风气相击，身体洪肿，汗出乃愈；恶风则虚，此为风水；不恶风者，小便通利，上焦有寒，其口多涎，此为黄汗。（第十四2）

【导读】

A. 太阳风水证与病变证机。①辨识太阳风水证的病变证机；②辨识太阳风水证的病变证机在太阳营卫；③辨识太阳风水证的病变证机在脏腑；④辨识太阳风水证内外夹杂的病变证机。

B．太阳风水证与特殊表现。①辨识太阳风水证属于内伤杂病；②辨识太阳风水证既可能病变在皮肤又可能在内脏。

C．太阳风水证与辨治方法。辨识太阳风水证虽是内伤病，但其治既要考虑使用发汗方药又要考虑使用利水方药，仅从一个方面考虑治疗方法都有一定局限性。

D．黄汗证与病证表现。①辨识黄汗证与风水证有相同的症状表现；②辨识黄汗证的症状表现有类似太阳风水证。

【译文】

脉浮而洪，脉浮以风邪侵扰为主，脉洪以正气抗邪为主，正邪相互搏斗，风邪盛则可能演变为隐疹，身体瘙痒，痒的病变证机是风邪走窜，病变日久不愈可能演变为皮肤粗糙甲错结痂；水气内盛可能演变为水肿，身体肿胀则俯仰困难；风邪与水气相互搏击，身体则更加肿胀，发汗方药可使水气从汗而泄；怕风的病变证机是卫气虚弱，这是太阳风水表虚证；病人不怕风，小便正常，这是上焦阳虚不固，所以有口中涎沫较多，这样的病证叫作黄汗。

【注释】

脉浮而洪：脉浮，正邪相争以风邪为主；脉洪，正邪相争以正气抗邪为主。

浮则为风：风，以风邪侵扰为主。

洪则为气：气，以正气抗邪为主。

风气相搏：风，风邪；气，水气。即风邪与水气相互搏结；再则，洪则为气之“气”是正气；风气相搏之“气”是水气。

风强则为隐疹：风，风邪；强，强盛；隐疹，疹痒时有时无。以风邪强盛为主可能演变为隐疹。

痒为泄风：痒，疹痒；泄，走窜。其病变证机是风邪走窜肌肤营卫。

久为痂癞：痂，疥也，或疮表面结状物；癞，癣疥类皮肤病。亦即皮肤粗糙甲错结痂。

气强则为水：气，水气，以水气盛为主可能演变为水肿。

风气相击：风邪与水气相互搏结。

身体洪肿：洪，明显；肿，身体肿胀。

小便通利：通利，正常。

上焦有寒：寒，阳虚生寒。

其口多涎：病变证机是阳虚不能固摄阴津。

黄汗：以汗出色黄为主的一类疾病。

（三）风水证典型脉证

【仲景原文】寸口脉沉滑者，中有水气，面目肿大，有热，名曰风水；视人之目窠上微拥，如蚕新卧起状，其颈脉动，时时咳，按其手足上陷而不起者，风水。（第十四3）

【导读】

A. 太阳风水证与内伤杂病。①辨识太阳风水证，因人不同可有不同症状表现；②辨识太阳风水证有的病人以里证为主，有的病人以表证为主，有的病人内外夹杂病变都比较明显；③辨识风水证还必须进一步辨清病变属性有寒证有热证。

B. 太阳风水证与典型脉证。①辨识太阳风水证的特殊症状表现；②辨识太阳风水证的特殊症状表现可以判断病变证机及病变部位。

【译文】

寸关尺三部脉沉而滑，病变证机是里有水气浸淫，外有面目浮肿胀大，身体发热，这样的病证叫作风水；望病人眼睑凹陷处有轻微肿胀，如僵蚕刚刚伏卧隆起之状，病人颈脉搏动较甚，时而有咳嗽，按压病人手足上则出现凹陷不起，这是风水的典型症状表现。

【注释】

中有水气：中，里也；水气，病变证机是水气蕴结在里。

有热：身体发热，或体温升高，或自觉发热。

视人之目窠上微拥：目窠，眼睑凹陷处；上，部位；拥，肿胀。

如蚕新卧起状：蚕，僵蚕；新卧，刚刚伏卧；起，隆起；状，形状。

其颈脉动：病人颈部动脉搏动。

按其手足上陷而不起者：手足上，手足肿胀部位；陷，肿胀凹陷；不起，凹陷不能随手而起。

风水：既有内伤杂病之风水，又有外感疾病之风水。

（四）太阳营卫风水证证治

1. 太阳风水表实证

【仲景原文】 太阳病，脉浮而紧，法当骨节疼痛，反不痛，身体反重而痠，其人不渴，汗出即愈，此为风水。恶寒者，此为极虚发汗得之。（第十四 4）

【导读】

A. 太阳风水表实证与基本脉证。①辨识太阳病的基本症状表现；②辨识太阳风水表实证的基本症状表现；③辨识太阳风水表实证的症状表现可能类似太阳伤寒证；④辨识太阳风水表实证可能夹杂太阳伤寒证。

B. 太阳风水表实证与辨治方法。①辨治太阳风水表实证的基本方法是以发汗为主；②辨识太阳风水表实证的病变证机虽以内伤病变为主，但其治既要考虑汗法又要考虑针对脏腑属性。

C. 太阳风水表实证与太阳风水表虚证。①太阳风水表实证与太阳风水表虚证的基本症状表现相同；②辨识太阳风水表实证以无汗为主，太阳风水表虚证以汗出为主。

【译文】

太阳风水表实证的表现，脉浮而紧，根据病变证机应有骨节疼痛，可目前病证表现则没有骨节疼痛，身体反而沉重酸困，病人口淡不渴，其治可选用发汗方法病可向愈，这样的病证叫作风水。如果病人怕冷，这是太阳风水表虚证因用治实证的方法而又大伤阳虚的缘故。

【注释】

太阳病：辨太阳病为太阳风水表实证。

法当骨节疼痛：法，根据；当，应当。

身体反重而痠：反，反而。即外感太阳病，在一般情况下应有身体疼痛，但在特殊情况下可有身体沉重酸困，其病变证机是水气浸淫壅滞。

此为极虚发汗得之：极虚，本来有虚，加上治疗不当又大伤正气，即虚者更虚。

2. 太阳风水表虚证的证治

【仲景原文】 风水，脉浮，身重，汗出，恶风者，防己黄芪汤主之；腹痛加芍药。（第十四 22）

【导读】

A．太阳风水表虚证与基本脉证。①辨识太阳风水证的基本症状表现；②辨识太阳风水表虚证的症状表现以汗出为主。

B．症状表现与加减用药。①辨识太阳风水表虚证的基本治疗方法；②辨识太阳风水表虚证可能夹杂的病变证机及症状表现；③辨治太阳风水表虚证必须重视随证合方及加减变化用药。

C．防己黄芪汤方证。防己黄芪汤既是辨治太阳风水表虚证的重要用方，又是辨治太阳风湿表虚证的重要用方。

【译文】

太阳风水表虚证的表现，脉浮，身重，汗出，怕风，其治可选用防己黄芪汤；如兼有腹痛，可酌情加芍药。

【注释】

风水：代表证型，即太阳风水表虚证；代表症状，即眼睑水肿。

身重：身体沉重，包括肢体水肿。

汗出：是辨识太阳风水表虚证的核心。

恶风：病变轻者怕风，病变重者怕冷。

腹痛加芍药：病变证机是因汗出或利水药伤阴，导致脉络拘急而疼痛；加芍药，既可缓急止痛又可兼防利水药伤阴。

【方药组成】 防己黄芪汤

防己一两（3 g） 甘草炙，半两（1.5 g） 白术七钱半（12 g） 黄芪去芦，一两一分（3.8 g）

上锉，麻豆大，每抄五钱匕，生姜四片，大枣一枚，水盏半，煎八分，去滓。温服，良久再服。喘者，加麻黄半两；胃中不和者，加芍药三分；气上冲者，加桂枝三分；下有陈寒者，加细辛三分。服后当如虫行皮中，从腰下如冰，后坐被上，又以一被绕腰以下，温令微汗，差。

【用药要点】 方中防己发汗祛风除湿，为治风湿、风水要药。黄芪益气固表行水。白术益气健脾制水。生姜和中气，散水气，通筋脉。大枣、甘草，补中益气，气化水湿。

【药理作用】 本方具有调节内分泌、调节水电解质代谢、调节腺体分泌、调节心肾功能、抗菌、抗风湿、抗病毒、抗过敏、抗氧化、增强免疫功能、调节垂体－肾上腺皮质轴等作用。

3. 太阳风水夹热证的证治

【仲景原文】风水，恶风，一身悉肿，脉浮，不渴，续自汗出，无大热，越婢汤主之。（第十四 23）

【导读】

A．太阳风水夹热证与基本脉证。①辨识太阳风水夹热证的基本症状表现；②辨识太阳风水夹热证属于内伤夹杂性病变；③辨识太阳风水夹热证的审证要点以舌质红苔薄黄及口微渴为主；④辨识太阳风水夹热证的病变证机可能是内外夹杂性病变。

B．越婢汤方证。越婢汤既是辨治太阳风水夹热证的重要用方，又是辨治内外寒热夹杂证的重要用方。

【译文】

太阳风水夹热证的表现，怕风，全身上下水肿，脉浮，口微渴，经常汗出，发热较轻，其治可选用越婢汤。

【注释】

风水：代表证型，即太阳风水夹热证；代表症状，即眼睑水肿。

一身悉肿：一，全也；悉，皆也；肿，水肿。

不渴：不，微也。口微渴。

续自汗出：续，经常，常常。

无大热：身虽热但体温正常，或仅有轻微发热，如37℃左右。

【方药组成】越婢汤

麻黄六两（18 g） 石膏半斤（24 g） 生姜三两（9 g） 甘草二两（6 g） 大枣十五枚

上五味，以水六升，先煮麻黄，去上沫，内诸药，煮取三升，分温三服。恶风者，加附子一枚，炮；风水加术四两。

【用药要点】方中麻黄发汗解表。生姜解表散水。石膏量大直清肌肤营卫中郁热。甘草、大枣，补益中气，助卫益营，使水湿之邪从汗而出。

【药理作用】本方具有调节水电解质代谢、调节水钠钾代谢、调节体温中枢、抗病毒、抗菌、抗过敏、利尿、改善微循环、增强免疫功能等作用。

四、太阳营卫风湿证

（一）太阳湿痹证

【仲景原文】太阳病，关节疼痛而烦，脉沉而细者，此名湿痹。湿痹之候，小便不利，大便反快，但当利其小便。（第二14）

【导读】

A．太阳湿痹证与基本脉证。①辨识太阳病的基本症状表现；②辨识太阳湿痹证的基本症状以关节疼烦为主；③辨识太阳湿痹证可能夹杂内伤病变。

B．太阳湿痹证与辨治方法。①辨治太阳湿痹证的基本方法既治表湿又治里湿；②辨治太阳湿痹证重视利小便的重要性。

【译文】

太阳湿痹证的表现，关节疼痛烦扰不宁，或心烦，脉沉而细，这样的病证叫作太阳湿痹证。太阳湿痹证在里可有小便不利，大便溏泄，辨治太阳湿痹证必须重视利小便。

【注释】

关节疼痛而烦：烦，关节疼痛且烦扰不宁，或心烦。

脉沉而细：病变证机是湿遏气机，气血运行不利。

湿痹之候：候，病证表现。

大便反快：反快，大便溏泄不成形。

但当利其小便：但，可也；当，应当，必须。

（二）太阳风湿证治法及病理特征

【仲景原文】风湿相搏，一身尽疼痛，法当汗出而解，值天阴雨不止，医云此可发汗，汗之病不愈者，何也？盖发其汗，汗大出者，但风气去，湿气在，是故不愈也。若治风湿者，发其汗，但微微似欲出汗者，风湿俱去也。（第二18）

【导读】

A．太阳风湿证与基本脉证。①辨识太阳风湿痹证的基本症状表现以身体关节疼痛为主；②辨治太阳风湿痹证的基本思路与方法。

B．太阳风湿证与天气变化。①辨识太阳风湿证的基本症状表现与天气异常变化有关；②辨治太阳风湿证治风与治湿之间的内在相互关系；③辨治太阳风湿证使用发汗方药必须重视的核心问题。

【译文】

风寒湿之邪相互搏结，全身上下皆疼痛，按照治疗法则应使病人汗出而解，风湿病的表现特点是逢阴雨天加重，医生确立治疗风湿的基本方法是使用发汗方药，可使用发汗方药没有达到预期治愈目的，究其原因有哪些？众所周知，用发汗方药可治风湿，若药后大汗出不止，只是风邪得以解除，湿邪未能从风邪而去，这即是治风湿病不愈的重要原因。假如治疗风湿病证，采用发汗方法，只有使病人轻微似有汗出，才能达到风湿俱从汗出而泄的目的。

【注释】

风湿相搏：风湿，风寒湿；相搏，相互搏结。

一身尽疼痛：一，全也；尽，皆也。

法当汗出而解：法，根据；当，应当。

值天阴雨不止：值，遇到，逢也；阴雨，潮湿寒冷天气；不止，病证加重。

医云此可发汗：医，医生；云，确立治疗原则；此，风湿。

但风气去：但，只是；去，解除，消除。

湿气在：湿气，风寒湿；在，留结不除。

但微微似欲出汗者：但，只能，只有；微微，轻微；似欲汗出，皮肤潮湿似有汗出且不致大汗出。

（三）太阳营卫风湿痹证

1. 太阳寒湿表实证

（1）太阳寒湿表实证的证治

【仲景原文】湿家，身烦疼，可与麻黄加术汤，发其汗为宜；慎不可以火攻之。（第二20）

【导读】

A. 太阳寒湿表实证与基本脉证。①辨识太阳寒湿表实证以身体肌肉关节烦痛为主；②辨识太阳寒湿表实证必须进一步结合舌质苔色。

B. 太阳寒湿表实证与注意事项。①辨治太阳寒湿表实证的最佳治疗方法是选用方药；②辨治太阳寒湿表实证可以用火法，但仅用火法有一定局限性，最好与方药结合治疗。

C．麻黄加术汤方证。麻黄加术汤既是辨治太阳寒湿表实证的重要用方，又是辨治各科杂病属于寒湿证的重要基础用方。

【译文】

太阳寒湿表实证的表现，身体疼痛烦扰不宁，或心烦，治疗的基本原则是发汗，可选用麻黄加术汤；权衡病变证机最好不要使用火法治疗。

【注释】

湿家：湿，寒湿；家，经久不愈。亦即太阳寒湿表实证日久不愈。

身烦疼：烦，身体疼痛且烦扰不宁；烦，心烦。

慎不可以火攻之：慎，权衡，考虑；火，用火法治疗如灸、熨等方法。

【方药组成】 麻黄加术汤

麻黄去节，三两（9 g） 桂枝去皮，二两（6 g） 甘草炙，一两（3 g） 杏仁去皮尖，七十个（12 g） 白术四两（12 g）

上五味，以水九升，先煮麻黄，减二升，去上沫，内诸药，煮取二升半，去滓。温服八合，覆取微似汗。

【用药要点】 方中麻黄发汗舒筋，疏散风寒。白术燥湿健脾，和利筋脉关节。桂枝通达经气经脉，温利关节，散寒止痛。杏仁宣畅气机，散寒泄湿。甘草益气荣汗源。

【药理作用】 本方具有调节汗腺分泌、解除支气管平滑肌痉挛、调节支气管腺体分泌、强心、调节心律、抗缺氧、抗缺血、调节胃肠蠕动、调节水电解质代谢、调节水钠钾代谢、抗炎、抗菌、抗过敏、抗病毒、抗肿瘤、抗血栓、抗血小板聚集、抗风湿等作用。

（2）寒湿郁表发黄证

【仲景原文】湿家，病身疼，发热，面黄而喘，头痛，鼻塞而烦，其脉大，自能饮食，腹中和无病，病在头中寒湿，故鼻塞，内药鼻中则愈。（第二19）

【导读】

A．寒湿郁表发黄证与基本脉证。①辨识寒湿郁表发黄证的基本症状表现；②辨识太阳寒湿证的基本症状表现；③辨识太阳寒湿证可能夹杂内伤脾胃病变；④辨识太阳寒湿证的病变部位可能夹杂肝肺病变。

B．寒湿郁表发黄证与辨治方法。辨治寒湿郁表发黄证既要重视从整体治之又要从局部治之，既可外用药又可内服药。

【译文】

寒湿郁表发黄证的表现，身体疼痛，发热，面部色黄，气喘，头痛，鼻塞较重，或心烦，脉大，饮食尚可，腹中未有明显不适，病变证机是鼻中寒湿蕴结，故有鼻塞不通，治疗可采用纳药鼻中，病可向愈。

【注释】

湿家： 湿，寒湿郁表；家，经久不愈。

面黄而喘： 病变证机是湿遏气血，气血不能外荣，湿邪浸淫于外，上攻于肺。

头痛： 头痛甚于前额。

鼻塞而烦： 烦，鼻塞较重；心烦。

自能饮食： 病在表而不在里，胃气尚和。

腹中和无病： 发黄的病变部位在表而不在里，所以里无他疾。

病在头中寒湿： 中，鼻；头中，鼻中。

内药鼻中则愈： 内，纳入；药，外用药；鼻中，鼻内。

2. 太阳风湿表虚证的证治

【仲景原文】风湿，脉浮，身重，汗出，恶风者，防己黄芪汤主之。（第二22）

【导读】

A. 太阳风湿表虚证与基本脉证。①辨识太阳风湿表虚证的基本症状表现；②辨识太阳风湿表虚证的病变以汗出为主。

B. 防己黄芪汤方证。防己黄芪汤既是辨治太阳风水表虚证的重要基础方，又是辨治太阳风湿表虚证的重要基础方，还是辨治各科杂病病变证机属于风湿夹虚证的重要用方。

【译文】

太阳风湿表虚证的表现，脉浮，身重，汗出，恶风，其治可用防己黄芪汤。

【注释】

风湿： 病变证型，即太阳风湿表虚证；病证表现，以肌肉、关节疼痛为主。

身重： 身体沉重，包括头沉，身肿。

3. 太阳湿热痹证

（1）太阳湿热痹证基本脉证

【仲景原文】湿家之为病，一身尽疼，发热，身色如熏黄也。（第二15）

【导读】

太阳湿热痹证与症状表现。①辨识太阳湿热痹证的基本症状表现；②辨识太阳湿热痹证可能夹杂内伤病变证机。

【译文】

太阳湿热痹证的表现，一身上下皆疼痛，发热，身体色泽如熏黄。

【注释】

湿家之为病：湿，湿热；家，经久不愈；为，患病。

一身尽疼：一身，全身；尽；皆是。

身色如熏黄：熏黄，黄色晦暗。病变证机是湿热浸淫肌肤。

（2）太阳湿热痹证的证治

【仲景原文】病者一身尽疼，发热日晡所剧者，名风湿。此病伤于汗出当风，或久伤取冷所致也。可与麻黄杏仁薏苡甘草汤。（第二21）

【导读】

A. 太阳湿热痹证与症状表现。①辨识太阳湿热痹证的基本症状表现；②辨识太阳湿热证可能夹杂内伤病变。

B. 太阳湿热痹证与致病原因。①辨识太阳湿热痹证的致病原因是内有郁热；②辨识太阳湿热痹证致病原因是外感风寒或风湿；③辨识太阳湿热痹证的致病原因可能是内外相互夹杂。

C. 太阳湿热痹证与治疗方法。①针对内有郁热选用清热药；②针对风寒或风湿选用散寒祛湿药。

D. 麻杏薏甘汤方证。麻杏薏甘汤既是辨治太阳湿热痹证的重要基础用方，又是辨治内伤杂病属于寒热夹杂证的重要基础用方。

【译文】

病人一身上下皆疼痛，发热甚于日晡，这样的病证叫作太阳湿热痹证。太阳湿热痹证的致病原因是由汗出伤风所致，或久而久之损伤正气且又被寒冷侵袭郁而化热所致。其治可选用麻黄杏仁薏苡甘草汤。

【注释】

发热日晡所剧者：所，左右，发热甚于日晡左右，亦即潮热；病变证机是湿热侵袭太阳，郁遏太阳营卫，太阳营卫必借阳明之气而抗邪，日晡为阳明主时，所以发热甚于日晡左右。

此病伤于汗出当风：此病，太阳湿热痹证；当，伤也；风，风湿热。

或久伤取冷所致也：久伤，久而久之损伤正气；取，得到，引申为侵入；冷，寒冷侵袭。寒冷日久且化热，病变证机是寒夹热。

麻黄杏仁薏苡甘草汤：既可辨治风湿热痹证，又可辨治风湿热夹寒痹证。

【方药组成】 麻杏薏甘汤

麻黄去节，汤泡，半两（1.5g） 杏仁去皮尖，炒，十个（1.8g） 薏苡仁半两（1.5g） 甘草炙，一两（3g）

上锉，麻豆大，每服四钱匕，水盏半，煮八分，去滓。温服。有微汗，避风。

【用药要点】 方中薏苡仁舒筋脉，缓挛急，善主风湿热痹证。麻黄发汗祛湿，受薏苡仁所制辛温而不助热。杏仁通利水道而祛湿。甘草益脾胃，使脾运化水湿。

【药理作用】 本方具有调节汗腺分泌、解除支气管平滑肌痉挛、调节支气管腺体分泌、调节周围神经、强心、调节心律、抗缺氧、抗缺血、调节胃肠蠕动、调节水电解质代谢、调节水钠钾代谢、抗菌、抗过敏、抗病毒、抗肿瘤、抗风湿等作用。

第3节 太阳病兼证

一、太阳病证兼心证

《素问·刺禁论》云："心部于表。"《素问集注》云："心为阳脏而主表，火性炎散，故心气布于表。"《存存斋医话稿》云："心者，营卫之本也。"《难经》则从论治言之："损其心者，调其营卫。" 营卫二气虽受太阳所统，但与心气有着密切的关系。倘若心气失调，则可影响营卫之气健全，外邪易乘机侵袭于心，引起内外夹杂性病变。

（一）太阳病证与心证相兼，治当先表

1. 太阳伤寒证与心证相兼

【仲景原文】太阳伤寒者，加温针，必惊也。（119）

【导读】

太阳伤寒证与温针。①辨识太阳伤寒证的症状表现；②辨识心的基本症状表现；③辨识内伤夹杂性病变及病证表现；④辨识内外杂病的基本辨治方法；⑤辨治仅用温针治疗内外夹杂性病变有其一定局限性。

【译文】

太阳伤寒证，确立治疗太阳伤寒证未能选择麻黄汤且用温针，可能引起惊慌害怕。

【注释】

太阳伤寒者：病是太阳伤寒证，治当选用麻黄汤。

加温针：加，治疗。亦即用温针治疗。指既治太阳又治少阴。

必惊也：必，可能也；惊，惊慌害怕。病变证机是因用温针而伤心神。

2. 太阳温病证与心证相兼

【仲景原文】形作伤寒，其脉不弦紧而弱，弱者必渴；被火者必谵语。弱者，发热，脉浮，解之当汗出愈。（113）

【导读】

A. 太阳温病证与太阳伤寒证。①辨识太阳温病证的基本症状表现；②辨识太阳伤寒证的基本症状表现；③辨识太阳温病证可能类似太阳伤寒证；④辨识太阳温病证的特殊症状表现；⑤辨识心病变的基本症状表现；⑥辨识太阳温病证夹杂心病变脉象的复杂性与多变性；⑦辨识太阳温病证可能因正气恢复而向愈的特殊表现。

B. 太阳温病证与基本治法。辨治太阳温病证基本病变证机虽是寒热夹杂，但其基本治疗方法仍以发汗为主，同时还必须兼顾于里。

【译文】

太阳温病证类似太阳伤寒证，其脉不是弦紧而是弱，脉弱必定伴有口渴；若用火法治疗则会引起谵语，必定加重心的病变。先有脉弱，发热，之后脉由弱变为浮，其治应发汗解表，然则邪从汗出而病愈。

【注释】

形作伤寒：形，症状表现；作，类似；伤寒，太阳伤寒证。

弱者必渴：弱，脉弱，或阴津损伤；必，必定；渴，热伤阴津。

被火者必谵语：被，被用，使用；火，火热治法。

发热：病变证机是正邪斗争，正气积极抗邪于外。

解之当汗出愈：解，治疗；汗出，使邪从汗出而病愈。

3. 太阳病证与心气虚病证相兼

【仲景原文】脉浮数者，法当汗出而愈。若下之，身重，心悸者，不可发汗，当自汗出乃解。所以然者，尺中脉微，此里虚，须表里实，津液自和，便自汗出愈。（49）

【导读】

A．内外夹杂性病变与辨治方法。①辨识太阳病的基本症状表现；②辨识太阳病的基本治疗方法；③辨识心气虚证的基本症状表现可能夹杂可下证；④辨识太阳病证与心气虚证相互夹杂的病变特点；⑤辨识内外夹杂性病变不能仅用下法，还可结合用下法；⑥辨识内外夹杂性病变不能仅用汗法，还可结合用汗法。

B．内外夹杂性病变与病愈机制。①辨识内外夹杂性病变，在诸多情况下，积极治疗病可向愈；但在特定情况下，病变因正气恢复而向愈；②辨识实证因正气恢复可向愈，虚证因正气恢复亦可向愈，病变向愈以阴津阳气恢复为基本条件。

【译文】

脉浮数者，病在太阳，根据病变应使用汗法病可向愈。假如病以里证为主，仅用下法治疗，则身体沉重，心悸，下后若病演变以表证为主，其治不能仅用汗法，应当兼顾正气，当正气自我恢复，邪不胜正从汗出而解。为何会有这些呢，因为尺中脉微，在里心气不足，所以治疗必须使表里之气充实，阴津自我恢复，于是邪从汗出而病解。

【注释】

脉浮数者：太阳病之脉浮数。

法当汗出而愈：法，根据；当，应当；汗出，使邪从汗出。

若下之：病以里证为主，是可下证，治当用下，用下有攻下，润下；类似可下证，则不能用下法等。

心悸：用下之后加剧心悸。

不可发汗：不能仅用发汗方法，应采用多种方法相结合治疗。

当自汗出乃解：自，机体自我恢复；汗出，邪从汗出。

尺中脉微：尺脉未必尽主肾病变，亦有主心气不足。

此里虚：里，心也；里虚，心气虚。

须表里实：须，必须；实，表里之气充实。

津液自和：自，自我；和，恢复。

（二）太阳病证与心证相兼，治当先里

1. 心气血虚证的证治

【仲景原文】 伤寒二三日，心中悸而烦者，小建中汤主之。（102）

【导读】

A. 心气血虚证与基本脉证。①辨清心的基本症状表现；②辨识心气血虚的基本症状表现；③辨识内外夹杂性病变的主次方面。

B. 小建中汤方证。小建中汤既可辨治心气血虚证，又可辨治肝脾气血虚证，更是可用于保健养生的重要基础用方。

【译文】

外感寒邪二三日，心中悸，心烦，其治可选用小建中汤。

【注释】

伤寒二三日：伤寒，外感寒邪；二三日，约略之辞。

心中悸而烦：烦，心烦。亦即心悸烦扰不宁。

【方药组成】 小建中汤

桂枝去皮，三两（9 g） 甘草炙，二两（6 g） 芍药六两（18 g） 生姜切，三两（9 g） 大枣擘，十二枚 胶饴一升（70 mL）

上六味，以水七升，煮取三升，去滓。内饴，更上微火消解。温服一升，日三服。呕家不宜用建中汤，以甜故也。

【用药要点】 本方是桂枝加芍药汤再加胶饴而成。方中胶饴调养脾胃，补益气血，滋养心脾。桂枝温阳化气，益心助脾。芍药补益心血，调荣养卫。生姜调和脾胃，安内攘外。大枣补益心脾，滋养气血。甘草补益气血，资助心脾。

【药理作用】 本方具有调节心律、调节心肌功能、抗缺氧、抗缺血、改善微循环、调节内分泌、调节新陈代谢、调节体温中枢、调节中枢神经、调节周围神经、调节胃肠蠕动、保肝利胆、抗自由基、抗氧化、抗溃疡、增强机体免疫功能等作用。

2. 心气血阴阳俱虚证的证治

【仲景原文】伤寒，脉结代，心动悸，炙甘草汤主之。（177）

【导读】

A．心阴阳俱虚证与症状表现。①辨识心阴阳俱虚证的基本症状表现；②辨识心阴阳俱虚证可能夹杂太阳病病变；③辨识内外夹杂性病变的主次方面。

B．炙甘草汤方证。炙甘草汤既是辨治心气血阴阳俱虚证的代表方，又是辨治肝肺阴阳俱虚证的重要用方，更是辨治内外夹杂性病变证机属于阴阳俱虚夹杂营卫病变。

【译文】

外邪侵袭，脉结或代，心中动悸不安，其治可选用炙甘草汤。

【注释】

伤寒：素有心阴阳俱虚又被外邪侵袭。

脉结代：结，结脉；代，代脉。

心动悸：动，心悸不安，或心前区随心搏动而应之。

炙甘草汤：炙甘草汤既可辨治心阴阳俱虚证之心动悸，又可辨治心阴阳俱虚之心痛。

【方药组成】 炙甘草汤

甘草炙，四两（12 g） 生姜切，三两（9 g） 人参二两（6 g） 生地黄一斤（48 g） 桂枝去皮，三两（9 g） 阿胶二两（6 g） 麦门冬去心，半升（12 g） 麻仁半升（12 g） 大枣擘，三十枚

上九味，以清酒七升，水八升，先煮八味，取三升，去滓。内胶烊消尽，温服一升，日三服。一名复脉汤。

【用药要点】 方中炙甘草益气化阳，生血化阴，善治气血阴阳俱虚。人参、大枣益气，助炙甘草补气。桂枝、生姜温阳，助炙甘草益气化阳补阳。阿胶、生地黄养血，助炙甘草生血补血。麻仁、麦冬滋阴，助炙甘草益气化阴补阴。清酒温通气血，通达经气，和畅血脉，兼制滋药补而不腻。

【药理作用】 本方具有调节心律、调节心肌功能、抗缺氧、抗缺血、改善

微循环、调节内分泌、调节新陈代谢、调节中枢神经、调节周围神经、调节胃肠蠕动、保肝利胆、抗自由基、抗氧化、抗溃疡、增强机体免疫功能等作用。

3. 脉结代形状及预后

【仲景原文】 脉按之来缓，时一止复来者，名曰结；又脉来动而中止，更来小数，中有还者反动者，名曰结，阴也；脉来动而中止，不能自还，因而复动者，名曰代，阴也；得此脉者，必难治。（178）

【导读】

A. 结脉与形态特征。①辨识结脉的基本形象特征；②辨识结脉既可见于虚证又可见于实证，既可见于热证又可见于寒证；③辨识结脉必须结合舌质苔色，才能进一步辨清病变证机。

B. 代脉与形态特征。①辨识代脉的基本形象特征；②辨识代脉既可见于虚证又可见于实证，既可见于热证又可见于寒证；③辨识代脉必须结合舌质苔色，才能进一步辨清病变证机。

C. 结脉、代脉与预后。①辨识结脉、代脉是疾病在演变过程中的病变都比较重，对此都必须积极治疗；②辨识结脉、代脉在特殊情况下属于生理现象。

【译文】

诊脉按之来缓，脉时而有一次停跳且又即刻出现，这样的脉叫作结脉；若又有脉搏跳动而中间歇止，脉搏跳动又有略微加快，中间歇止又恢复到原来脉搏次数，这样的脉称为结脉，属于阴脉；脉搏跳动而有中间歇止，不能自行复还脉搏次数，接着脉又搏动，这样的脉称为代脉，属于阴脉；病人出现这样的脉象，必定难治。

【注释】

脉按之来缓：脉，诊脉；缓，缓慢。

时一止复来者：时，时有，时而；一，一次；止，停止跳动；复来者，即刻又恢复跳动。

名曰结：脉来间歇，止而复来者，叫结脉。

又脉来动而中止：又，又有；脉来动，脉搏跳动；中止，中间歇止。

更来小数：脉搏快速跳动又补上间歇的次数。

中有还者反动者：中，中间歇止；还，补上；反，没有规律性；反动，脉搏间歇恢复搏动没有规律性。

脉来动而中止：中止，间歇。即脉搏跳动中间有间歇。

不能自还：脉跳有间歇，且不能自行复还脉搏次数。

因而复动者：因，继而；复动，恢复脉搏次数。

得此脉者：此脉，结脉，代脉。

（三）以论内外夹杂性病变为借鉴，提示杂病辨证论治

1. 心阳虚悸证的证治

【仲景原文】 *发汗过多，其人叉手自冒心，心下悸，欲得按者，桂枝甘草汤主之。*（64）

【导读】

A. 内外夹杂性病变与心阳虚证。①辨识太阳病的基本症状及证型；②辨识心病变的基本症状及证型；③辨识内外夹杂性病变的主要矛盾方面，即使病变以太阳病为主，其治不能仅用发汗方药。

B. 桂枝甘草汤方证。桂枝甘草汤既是辨治心阳虚证的重要用方，又是辨治脾胃阳虚证的重要用方，更是辨治各科杂病病变证机属于阳虚证的重要基础用方。

【译文】

病是内外夹杂性病变，以表证为主，其治当发汗且不当发汗太过，汗后病人用手交叉按揉心胸部，心下悸，喜欢用手按揉心胸，其治可选用桂枝甘草汤。

【注释】

发汗过多：内外夹杂性病变，治表当兼顾于里，否则可能引起汗出较多。

叉手自冒心：叉手，交叉用手；自，自己；冒，盖蒙，按揉；心，心胸，或胃脘。

心下悸：心下，心中，或胃脘；悸，悸动不安。心中悸动不安，或胃中筑筑然悸动。

欲得按者：欲，常常；得，得到，喜欢。

【方药组成】 桂枝甘草汤

桂枝去皮，四两（12 g） 甘草炙，二两（6 g）

上二味，以水三升，煮取一升，去滓。顿服。

【用药要点】 方中桂枝温通心阳，益气和中。甘草补益心气，与桂枝相用，甘温温阳益气，辛甘化阳补阳。

【药理作用】本方具有强心、改善微循环、增强机体免疫功能、调节内分泌、抗抑郁、调节中枢神经、抗缺血、抗缺氧等作用。

2. 心阳虚惊狂证的证治

【仲景原文】伤寒，脉浮，医以火迫劫之，亡阳，必惊狂，卧起不安者，桂枝去芍药加蜀漆牡蛎龙骨救逆汤主之。（112）

【导读】

A．内外夹杂性病变与心阳虚惊狂证。①辨识内外夹杂性病变的基本症状表现；②辨清内外夹杂性病变的主次矛盾方面，即使以太阳病为主，其治不能仅用太发汗方药；③辨识内外夹杂性病变可能夹杂阳虚病变，即使病变以阳虚为主，其治不能仅用火法，但可选用方药结合火法；④辨识用火法治疗阳虚病变可能进一步损伤阳气；⑤辨识阳虚病变的致病原因未必都是阴寒。

B．桂枝去芍药加蜀漆牡蛎龙骨救逆汤方证，桂枝去芍药加蜀漆牡蛎龙骨救逆汤既可辨治心阳虚惊狂证，又可辨治心阳虚自汗盗汗证。

【译文】

外邪侵袭而演变为内外夹杂性病变，脉浮，病以表证为主，医生用火热方法强行发汗而损伤阳气，因用火热而大伤阳气，必会引起惊悸，狂躁，坐卧不宁，其治可选用桂枝去芍药加蜀漆牡蛎龙骨救逆汤。

【注释】

伤寒：素有心阳虚而又感受外邪。

脉浮：内外夹杂性病变，以表证为主。

医以火迫劫之：医，医生；以，用也；火，火热治疗；迫，强迫，强行；劫，损伤；之，阳气。

亡阳：亡，损伤，大伤。

必惊狂：必，必会；惊，惊悸；狂，狂躁。病变证机是阳气虚弱不能固护神明。

卧起不安者：卧，躺卧；起，站立；不安，不宁。

【方药组成】桂枝去芍药加蜀漆牡蛎龙骨救逆汤

桂枝去皮，三两（9 g）　甘草炙，二两（6 g）　生姜切，三两（9 g）　大枣擘，十二枚　牡蛎熬，五两（15 g）　龙骨四两（12 g）　蜀漆洗去腥，三两（9 g）

上七味，以水一斗二升，先煮蜀漆减二升，内诸药，煮取三升，去滓。温服一升。本云：桂枝汤，去芍药，加蜀漆、牡蛎、龙骨。

【用药要点】 方中桂枝温通心阳，和调心脉。生姜温阳和中。龙骨镇惊安神。牡蛎敛心安神。蜀漆化痰饮，使心神守藏。大枣、甘草，补益心气，助桂枝化阳补阳。

【药理作用】 本方具有强心、调节心律、改善微循环、增强机体免疫功能、调节内分泌、抗抑郁、调节睡眠中枢神经、解除平滑肌痉挛等作用。

【仲景原文】 火邪者，桂枝去芍药加蜀漆牡蛎龙骨救逆汤主之。(第十六12)

【导读】

火热伤阳与心阳虚惊狂证，辨识心阳虚证的致病原因有诸多，有的因发汗伤阳，有的因感受寒邪，有的因阳热之邪等，中医治病求因的最大特点是根据症状表现推测判断致病原因。

【译文】

火热之邪损伤心阳，其治可选用桂枝去芍药加蜀漆牡蛎龙骨救逆汤。

【注释】

火邪：温热之邪，或火热之邪，亦即寒邪易伤阳，火热之邪也易伤阳。

3. 心阳虚烦躁证的证治

【仲景原文】 火逆，下之，因烧针烦躁者，桂枝甘草龙骨牡蛎汤主之。(118)

【导读】

A. 内外夹杂性病变与类似证。①辨识太阳病的基本症状表现；②辨识太阳病类似症状表现；③辨识可下证的症状表现；④辨识可下证的类似症状表现；⑤辨识内外夹杂性病变，进一步辨清病变主次方面；⑥辨识内外夹杂性病变，不能仅用火法，也不能仅用下法，分清主次相互兼顾，避免盲目治疗。

B. 心阳虚烦躁证与病因症状。①辨识心阳虚证的致病原因有诸多；②辨识心阳虚的基本症状表现，有的以烦躁为主，有的以嗜卧为主，因人各不相同。

C. 桂枝甘草龙骨牡蛎汤方证。桂枝甘草龙骨牡蛎汤既是辨治心阳虚烦躁证的重要用方，又是辨治各科杂病自汗盗汗等症状表现的重要用方。

【译文】

病是内外夹杂性病变，先用火热方法治疗，之后又用下法治疗，更因用烧针引起烦躁，其治可选用桂枝甘草龙骨牡蛎汤。

【注释】

火逆：火，用火热治疗方法；逆，违反常规治疗，亦即不当用火法而用火法。

下之：或为可下证，或为类似可下证，且用下法治疗。

因烧针烦躁者：因，由于；烧针，以针用火烧热；烦躁，火热方法而损伤阳气，阳气不能固护心神。

【方药组成】 桂枝甘草龙骨牡蛎汤

桂枝去皮，一两（3g） 甘草炙，二两（6g） 牡蛎熬，二两（6g） 龙骨二两（6g）

上四味，以五升，煮取二升半，去滓。温服八合，日三服。

【用药要点】 方中桂枝温通心阳，和畅心气。龙骨镇静安神，使神明内守。牡蛎潜镇浮阳之躁动。甘草温补心气，与桂枝相用，温阳补阳。

【药理作用】 本方具有抗心律失常、镇静、改善脑缺血等作用。

4. 心阳虚耳聋证

【仲景原文】未持脉时，病人手叉自冒心，师因教试，令咳，而不咳者，此必两耳聋无闻也。所以然者，以重发汗，虚故如此。（75）

【导读】

心阳虚证与耳聋症状。①辨识耳聋症状的基本要点及方法；②辨识心阳虚证可能夹杂耳聋症状；③辨识心阳虚耳聋可能夹杂肾病变，或夹杂肝病变，或夹杂心肝肾病变；④辨识心阳虚耳聋症状的特殊致病原因。

【译文】

在未诊脉之前，病人双手交叉按揉心胸部，医生根据病证表现让病人做一些试验性动作，咨询病人有没有咳嗽，病人反而没有回答是否有咳嗽，这必定是两耳聋未能听到的缘故。之所以会有耳聋，是因为多次使用发汗方法而致，这是心阳虚的缘由。

【注释】

未持脉时：未，没有；持，诊脉。

师因教试：师，医生；因，根据；教，做也；试，一些试验性动作。

令咳：令，咨询，询问；咳，咳嗽。

而不咳者：而，反而；不，未能回答。

此必两耳聋无闻也：必，必定；无闻，没有听到。

以重发汗：重，多次，太过。

虚故如此：虚，心阳虚；故，缘由。

二、太阳病证兼肾、膀胱证

《灵枢·五癃津液别篇》云："肾者为主外。"《灵枢·营卫生会篇》云："卫气出于下焦。"《灵枢·本脏》云："三焦膀胱者，腠理毫毛其应也。"唐容川说："肾者，水脏，水中含阳，化生元气，内主呼吸，达于膀胱，运行于外，则为卫气。"营卫二气虽受太阳所统，但与肾、膀胱之气有着密切的关系。倘若肾、膀胱之气失调，则可影响营卫之气健全，外邪易乘机侵袭于肾、膀胱，引起内外夹杂性病变。

（一）太阳病证与肾、膀胱兼证，治当先表

1. 太阳病证与肾阳虚证相兼

【仲景原文】病发热，头痛，脉反沉；若不差，身体疼痛，当救其里，四逆汤方。（92）

【导读】

A. 内外夹杂性病变与病证表现。①辨识太阳病的基本症状表现；②辨识内伤病的症状表现；③辨识内外夹杂性病变的主次方面；④辨识内外夹杂性病变的最佳治疗方法必须相互兼顾，确立治疗方药分清主次。

B. 四逆汤方证。四逆汤既是辨治心肾阳虚证的重要用方，又是辨治各科杂病病变证机属于阳虚证的重要用方。

【译文】

病人有发热，头痛，脉不是浮而是沉，若用治表药后表证仍在，此虽有身体疼痛不休，但病以里证为主，其治应急急救治于里，可选用四逆汤。

【注释】

病发热：病，病人患病。

头痛：或阳虚头痛，或外感头痛。

脉反沉：反沉，病变证机是里有阳虚。

若不差：若，如也；不，没有；差，病证解除。

当救其里：救，急急救治，即病是内外夹杂性病变，以里证为主，治当急急从里。

【方药组成】 四逆汤

甘草炙，二两（6 g） 干姜一两半（4.5 g） 附子生用，去皮，破八片，一枚（5 g）

上三味，以水三升，煮取一升二合，去滓。分温再服，强人可大附子一枚，干姜三两。

【用药要点】 方中附子温壮阳气。干姜温暖脾胃，生化气血，助阳化生。甘草补益中气，与温热药相用，益气化阳补阳，制温热药而不燥化。

【药理作用】 本方具有强心、增加心肌收缩力、扩张冠状动脉、保护心肌、消除自由基、增强机体免疫功能、抗休克、调节心律、改善微循环、调节中枢神经、调节周围神经、镇痛、调节体温中枢、调节垂体－肾上腺皮质功能、调节支气管平滑肌功能、抗菌、抗缺氧、抗心脑缺血、抗风湿、调节钠钾钙、调节骨骼肌、促进骨质代谢等作用。

2. 太阳中风证与肾阳虚证相兼

【仲景原文】 伤寒，医下之，续得下利清谷不止，身疼痛者，急当救里；后身疼痛，清便自调者，急当救表；救里宜四逆汤，救表宜桂枝汤。（91）

【导读】

A. 内外夹杂性病变与病证表现。①辨识太阳病变的基本症状表现；②辨识内伤病变的基本症状表现；③辨识内外夹杂性病变以里证为主；④辨识里证可能是可下证，或类似可下证；⑤辨识可下证既要辨清寒结证或热结证，又要辨清病变部位在阳明还是在少阴，或在太阴等。

B. 内外夹杂性病变与基本治法。①针对病变部位主要矛盾方面用药；②针对病变属性主要矛盾方面用药；③辨治内外夹杂性病变必须相互兼顾。

【译文】

病是内外夹杂性病变，在表感受外邪，在里有可下证，医生未能审明病变证机主次且用下法，病人渐渐出现下利清谷不止，虽有身体疼痛，但病以里证为主，当积极采取有效措施辨治里证；假如里证缓解，身体仍疼痛，在里若大小便趋于正常，当积极采取有效措施辨治表证，防止表邪再因里气虚弱而传入；急急治里可选用四逆汤，急急治表可选用桂枝汤。

【注释】

伤寒：素有阳虚而又感受外邪。

医下之：医，医生；下之，下法治疗病证。

续得下利清谷不止：续，渐渐；得，出现，有；下利清谷，医生将阳虚寒结证误为阳盛热结证而用下，导致大便溏泄夹有不消化食物；不止，下利不能自止。

急当救里：急，急急，积极；救，救治；里，阳虚。

后身疼痛：后，治疗之后。

清便自调者：清便，大小便；自调，趋于正常。

急当救表：急，急急，积极；救，救治；表，太阳病。

3. 太阳温病证与肾膀胱证相兼

【仲景原文】太阳病，以火熏之，不得汗，其人必躁，到经不解，必清血，名为火邪。（114）

【导读】

A. 内外夹杂性病变与病证表现。①辨识太阳病的基本症状表现；②辨识肾膀胱病变的基本症状；③辨识内外夹杂性病变的主次方面；④辨识太阳温病证的症状表现可能类似风寒性质太阳病。

B. 肾膀胱证与便清血。①辨识肾膀胱病变的基本症状表现；②辨识肾膀胱病变可能夹杂出血的症状表现。

【译文】

病是内外夹杂性病变，在表是太阳温病证，若用火法熏之，则易损伤阴津，病人必定烦躁不安，疾病演变周期已到且益盛不解，可能出现小便中夹血，这是因火热之邪所引起的缘故。

【注释】

太阳病：内外夹杂性病变，病以太阳温病证为主。

以火熏之：火，火热方法；熏，熏蒸；之，治疗。即太阳温病证虽有类似风寒性质太阳病，但不能误用火法治疗。

不得汗：无汗，即火热方法大伤阴津。

其人必躁：必，必定；躁，心烦，身躁。病变证机是火热扰心，神明躁动。

到经不解：到经，周期已到；经，疾病演变过程。

必清血：必，可能有；清血，小便中夹血，或大便中带血。

名为火邪：以热助热，热变为火毒。

4. 太阳病证与膀胱瘀热证相兼

【仲景原文】 太阳病不解，热结膀胱，其人如狂，血自下，下者愈；其外不解者，尚未可攻，当先解其外；外解已，但少腹急结者，乃可攻之，宜桃核承气汤。（106）

【导读】

A. 内外夹杂性病变与病证表现。①辨识太阳病的基本症状表现；②辨识膀胱病变的基本症状表现；③辨识心胸病变的基本症状表现；④辨识内外夹杂性病变必须辨清病变的主次方面；⑤辨识病变证机的基本属性及要点；⑥辨识内外夹杂性病变的基本治疗方法。

B. 桃核承气汤方证。桃核承气汤既是辨治膀胱瘀热证的重要用方，又是辨治临床各科杂病病变证机属于瘀热证的重要用方。

【译文】

病是内外夹杂性病变，在表是太阳病，在里是瘀热内结膀胱，病人狂躁不安，使瘀血得泄，病可向愈；病以太阳病为主，不可先治其里，应先治太阳病；太阳病得解，以少腹急结不适为主，方可以法攻下，其治可选用桃核承气汤。

【注释】

热结膀胱： 热，瘀热；膀胱，部位概念，并不局限于膀胱，病变证机是瘀热内结。

其人如狂： 如，有也；狂，狂躁不安。病变证机是瘀热内结内扰心胸。

血自下： 血，瘀血与热相结；自，自内，从内；下，大便小便。亦即瘀热自内从大小便而去。

其外不解者： 外，太阳病；不解，以太阳病为主。

尚未可攻： 病变虽有里证但居次。

但少腹急结者： 但，只有；少腹，包括小腹；急结，疼痛，或胀满，或拘紧。

【方药组成】 桃核承气汤

桃仁去皮尖，五十个（8.5 g） 大黄四两（12 g） 桂枝去皮，二两（6 g） 甘草炙，二两（6 g） 芒硝二两（6 g）

上五味，以水七升，煮取二升半，去滓。内芒硝，更上火微沸，下火。先食，温服五合，日三服。当微利。

【用药要点】 方中桃仁活血化瘀，通利血脉。桂枝通经散瘀，助桃仁破血祛瘀。大黄荡涤实热，通下瘀热。芒硝软坚散结，善于消瘀。甘草益气，帅血而行，以助祛瘀，兼防攻伐太过损伤正气。

【药理作用】 本方具有抗惊厥、抗血小板聚集、改善微循环、对心脑血管呈双向调节、调节胃肠蠕动、抗氧化、改善肾功能、调节中枢神经、降血糖、抗肿瘤、解热、降血脂、增强机体免疫功能、抗缺氧、抗过敏、抗病毒、抗真菌等作用。

5. 太阳病证与膀胱湿热证相兼

【仲景原文】淋家，不可发汗，发汗必便血。(84)(第十三9)

【导读】

A. 内外夹杂性病变与不可发汗。①辨识太阳病的基本症状表现；②辨识膀胱湿热证的基本症状表现；③辨识膀胱病变可能夹杂太阳病病变，即使以太阳病为主，其治不能仅用发汗方药，必须治表兼顾于里，若是以里证为主，其治更不能仅用发汗方药，必须以治里为主，兼顾于表。

B. 发汗与便血。①辨识便血的病变证机；②辨识发汗与便血之间的内在关系。

【译文】

病是内外夹杂性病变，在里有淋病，在表有太阳病，即使以表证为主，其治不能仅用发汗方药，用之则会损伤脉络引起小便夹血。

【注释】

淋家：淋，小便不利；家，日久不愈。

不可发汗：不能仅用发汗方药，使用发汗药必须兼顾淋病。

发汗必便血：发汗，仅用发汗方药；必，可能；便血，小便夹血。

6. 太阳病证与膀胱水气证相兼

(1)膀胱水气证的证治及胃热津伤证

【仲景原文】太阳病，发汗后，大汗出，胃中干，烦躁不得眠，欲得饮水者，少少与饮之，令胃气和则愈。若脉浮，小便不利，微热，消渴者，五苓散主之。(71)

脉浮，小便不利，微热，消渴者，宜利小便、发汗，五苓散主之。(第十三4)

【导读】

A．内外夹杂性病变与症状表现。①辨识太阳病的基本症状表现；②辨识阳明胃热证的基本症状表现；③辨识太阳病可能夹杂阳明胃热病变；④辨识内外夹杂性病变的基本治疗方法。

B．胃热津伤证与辨治方法。①辨治阳明胃热津伤证既要清热又要益阴；②辨治胃热津伤证亦可采用少少服用温开水化生阴津。

C．膀胱水气证与五苓散证。辨识膀胱水气证可能夹杂太阳病，病以里证为主，太阳病证为次，其治可选用五苓散。

D．胃膀胱病证与太阳病病变。①辨识太阳病病变夹杂胃膀胱病变的基本症状表现；②辨识胃膀胱病变以膀胱病变为主；③辨识内外夹杂性病变可能演变以膀胱病变为主；④辨识胃膀胱病变以阳明胃病变为主；⑤辨识内外夹杂性病变可能演变以阳明胃病变为主。

【译文】

病是内外夹杂性病变，以太阳病为主，治当发汗且不当大发汗，大汗则损伤胃中津液，病人烦躁不得眠，口干欲饮水，其治可选用稍稍饮水的方法，以滋润阴津，使胃津得复病可向愈。假如脉浮，小便不利，身有微热，饮水多且又不能解渴，其治可选用五苓散。

脉浮，小便不利，身有微热，饮水多且又不能解渴，其治当利小便，发汗，可选用五苓散。

【注释】

太阳病：太阳病的基本证型有12个。

大汗出：当发汗且不当大发，汗大出则伤阴津。

胃中干：干，干燥，亦即胃中津液因汗出而损伤。

烦躁不得眠：烦躁，胃热津伤，热扰心神；不得眠，失眠。病变证机是胃热上扰，阴津不得滋养。

少少与饮之：稍稍饮水以滋荣胃津，或选用滋补阴津方药。

令胃气和则愈：令，使也；胃气，胃中津液；和，调和，阴津恢复。

脉浮：太阳病未解，正气仍抗邪于外，但未必尽主太阳病。

小便不利：里有气化不利，水气内停。

微热：轻微发热，即太阳病仍在，正邪相争。

消渴：饮水多且又不解渴，病变证机是气化不利，阴津不得上承。

五苓散：既可辨治内外夹杂性病变以水气为主，又可辨治内伤三焦夹杂性水气病变。

（2）上焦水气证的证治

【仲景原文】发汗已，脉浮数，烦渴者，五苓散主之。（72）

【导读】

A．内外夹杂性病变与上焦水气证。①辨识内外夹杂性病变，在表是太阳病，在里是上焦水气病变或在心或在肺；②辨识内外夹杂性病变主次方面，或辨识内伤夹杂性病变主次矛盾方面。

B．上焦水气证与五苓散证。①辨清心水气证或肺水气证或心肺水气证的主要方面；②辨识上焦水气病变的夹杂性病变。

C．五苓散证。五苓散既可辨治内外夹杂性病变，又可辨治单一的里证或上焦水气证，或中焦水气证，或下焦水气证，或三焦水气证。

【译文】

病是内外夹杂性病变，病变以太阳病为主，其治先用发汗方药，发汗后病人脉浮数，心烦口渴更甚于前，辨清病变仍是内外夹杂性病变，其治可选用五苓散。

【注释】

发汗已：内外夹杂性病变，已经使用发汗方药。

脉浮数：既代表太阳中风证脉浮数，又代表上焦水气证脉浮数。

烦渴者：既代表心烦，口渴，又代表口渴非常明显。

（3）中焦水气证的证治

【仲景原文】中风发热，六七日不解而烦，有表里证，渴欲饮水，水入则吐，名曰水逆，五苓散主之。（74）

【导读】

A．内外夹杂性病变与中焦水气证。①辨识太阳中风证的基本症状表现；②辨识太阳中风证夹杂中焦水气证的基本症状表现；③辨识中焦水气证的特殊症状表现。

B．五苓散方证。五苓散是辨治中焦水气证的重要用方。

【译文】

病是内外夹杂性病变，在表有太阳中风证之发热，病于六七日仍在，反而又有心烦，这是内外夹杂性病变的表现，在里有口渴欲饮水，饮水入口则吐，这样的病证叫作水逆，其治可选用五苓散。

【注释】

中风发热：中风，太阳中风证；发热，正邪斗争。

六七日不解而烦：六七日，本为疾病向愈日期而未愈；烦，心烦，或病证更甚于前。

有表里证：在表有太阳中风证，在里有中焦水气证。

水入则吐：水气内停，阻遏阳气不能气化水津，水津不得上承，饮水又加剧水气内停，两水相恶而上逆则吐。

名曰水逆：水逆，渴欲饮水，水入则吐。

（4）中、下焦水气证及鉴别

【仲景原文】太阳病，小便利者，以饮水多，必心下悸；小便少者，必苦里急也。（127）

【导读】

内外夹杂性病变与症状表现。①辨识太阳病的基本症状表现，进一步辨清太阳病的基本证型；②辨识上焦水气证的夹杂性病变及症状表现；③辨识中焦水气证的夹杂性病变及症状表现；④辨识下焦水气证的夹杂性病变及症状表现。

【译文】

病是内外夹杂性病变，在表有太阳病，在里有水气证，小便通利，饮水较多，可能有心下悸；小便短少，亦可有痛苦不堪的少腹小腹部急结拘紧不舒。

【注释】

小便利：水停中焦，既可能是小便利，又可能是小便不利，临证必须因人而辨。

以饮水多：饮水过多也是致病原因。

必心下悸：必，可能；心下悸，在心者，心悸，在胃者，胃中筑筑然悸动。辨心下悸有上焦与中焦之分。

小便少者：少，小便短少。

必苦里急：必，可能；苦，痛苦不堪；里急，少腹小腹急结拘紧，或疼痛，或胀满。

（二）以论内外夹杂性病变为借鉴，提示杂病辨证论治

1. 肾阳虚烦躁证的证治

【仲景原文】下之后，复发汗，昼日烦躁不得眠，夜而安静，不呕，不渴，无表证，脉沉微，身无大热者，干姜附子汤主之。（61）

【导读】

A. 内外夹杂性病变与辨治方法。①辨识可下证的基本症状表现，或辨识在里病变有类似可下症状；②辨识太阳病的基本症状表现；③辨识内外夹杂性病变的症状；④辨识内外夹杂性病变即使以可下证为主，其治不可仅用发汗方药；⑤辨识内外夹杂性病变即使以太阳病为主，其治不能仅用发汗方药；⑥辨识阳虚阴寒证的基本症状表现。

B. 阳虚烦躁证与基本脉证。①辨识阳虚烦躁与自然界阳气之间的内在关系；②辨阳虚病变及症状表现因人不同可有不同表现。

C. 干姜附子汤方证，干姜附子汤既可辨治阳虚烦躁证，又可辨治阳虚欲寐证。

【译文】

病是内外夹杂性病变，以里证为主，里证是可下证，用下法之后又用汗法治其表，病人白天烦躁不得安宁，夜间安静如常人，没有呕吐和口渴，汗后太阳病得解，脉沉微，身体没有明显发热，其治可选用干姜附子汤。

【注释】

下之后：内外夹杂性病变，以里证为主。

复发汗：复，多次，又也。

昼日烦躁不得眠：昼日，白天；眠，安宁。病变证机是阳虚得自然阳气之助，正气积力抗邪，此时正邪斗争比较明显，则烦躁不得安宁。

夜而安静：安静不是病情好转，而是夜为阴，阳气虚弱，与邪气斗争不明显，症状表现趋于缓解。另外，安静代表欲寐症状表现。

身无大热：身体轻微发热，或身体自觉发热，或体温略有升高，病变证机是阳气虽虚，但仍能抗邪。

干姜附子汤：干姜附子汤既可辨治肾阳虚证，又可辨治脾阳虚证、心阳虚证等。

【方药组成】 干姜附子汤

干姜一两（3 g） 附子生用，去皮，破八片，一枚（5 g）

上二味，以水三升，煮取一升，去滓。顿服。

【用药要点】 方中干姜温阳散寒。生附子温壮阳气，驱逐阴寒。方药煎煮顿服，以使药力迅速发挥作用，达到预期治疗效果。

【药理作用】 本方具有强心、调节心律、调节呼吸中枢、对平滑肌进行双向调节、改善微循环、调节体温中枢神经、调节内分泌、增强机体免疫功能、抗惊厥等作用。

2. 肾阳肾气虚证的证治

【仲景原文】发汗，若下之，病仍不解，烦躁者，茯苓四逆汤主之。（69）

【导读】

A. 内外夹杂性病变与辨治方法。①辨识太阳病的基本症状表现；②辨识阳虚夹杂可下证的基本症状表现，或阳虚可能有类似可下证的症状表现；③辨治内外夹杂性病变必须分清病变主次，相互兼顾，合理选择方药，避免顾此失彼。

B. 茯苓四逆汤方证。茯苓四逆汤既是辨治心肾阳虚证的重要用方，又是辨治各科杂病病变证机属于阳虚证的重要基础方。

【译文】

病是内外夹杂性病变，以太阳病为主，发汗使太阳病邪从汗出而解，假如在里有可下证，治用下法，下后病证仍在，以烦躁为主，其治可选用茯苓四逆汤。

【注释】

发汗：使用发汗方药最好能兼顾里证。

若下之：可下证有寒结证和热结证，辨治必须审明病变证机。

病仍不解：不是表证没有解除，而是里证未能解除，用下不当而加重里证。

烦躁者：病变证机是阳虚不能固护心神，心神躁动。

茯苓四逆汤：既可辨治以阳虚烦躁为主，又可辨治以阳虚失眠为主，更可辨治阳虚嗜卧为主。

【方药组成】 茯苓四逆汤

茯苓四两（12 g） 人参一两（3 g） 附子生用，去皮，破八片，一枚（5 g） 甘草炙，二

两（6 g） 干姜一两半（4.5 g）

上五味，以水五升，煮取三升，去滓。温服七合，日三服。

【用药要点】 方中附子温壮肾阳。干姜温阳和中。人参大补元气，和阴养津，安精神，定魂魄。茯苓健脾益气，宁心安神。甘草益气，与附子、干姜相用，温阳之中以补阳。

【药理作用】 本方具有强心、抗休克、调节心律、抗心肌缺血、抗心脑缺氧、调节血压、抗自由基、增强机体免疫功能、抗衰老、改善微循环、调节内分泌、调节糖代谢、抗突变、防治动脉硬化、抗菌、抗过敏等作用。

3. 心肾阳虚水泛证的证治

【仲景原文】 太阳病，发汗，汗出不解，其人仍发热，心下悸，头眩，身瞤动，振振欲擗地者，真武汤主之。（82）

【导读】

A. 内外夹杂性病变与基本脉证。①辨识太阳病的基本症状表现；②辨识心肾阳虚证的基本症状表现；③辨识内外夹杂性病变的病变证型、病变部位、夹杂性病变的主次方面。

B. 真武汤方证。真武汤既是辨治心阳虚证的重要用方，又是辨治各科杂病病变证机属于阳虚水气证的重要用方。

【译文】

病是内外夹杂性病变，以太阳病为主，治当发汗，汗后表证仍在，仍有发热，心下悸，头晕目眩，身体肌肉颤动，肢体站立不稳似有欲倒于地，其治可选用真武汤。

【注释】

发汗：使用发汗方药最好能兼顾里证。

汗出不解：发汗未能达到预期治疗目的。

其人仍发热：太阳病证仍在。

心下悸：病变证机是水气凌心。

头眩：头晕目眩，病变证机是水气上凌于头。

身瞤动：身体肌肉颤动。

振振欲擗地者：身体震颤欲倒于地，病变证机是阳气虚弱，水气充斥肌肉营卫。

真武汤：既可辨治心肾阳虚水气证，又可辨治脾肾阳虚水气证。

4. 心肾寒气上冲证的证治

【仲景原文】烧针令其汗，针处被寒，核起而赤者，必发奔豚，气从少腹上冲心者，灸其核上各一壮，与桂枝加桂汤，更加桂二两也。（117）（第八3）

【导读】

A. 内外夹杂性病变与辨治方法。①辨识太阳病的基本症状表现；②辨识心肾寒气上冲证的基本症状表现；③辨识内外夹杂性病变的主次方面；④辨识内外夹杂性病变因治而发生变化；⑤辨识内外夹杂性病变的基本治疗思路既可选用方药又可选择灸药并用。

B. 桂枝加桂汤方证。桂枝汤既是辨治浊气上逆证的重要用方，又是辨治气机逆乱证的重要用方。

【译文】

病是内外夹杂性病变，以表证为主，用烧针使病人汗出，可寒邪又乘机侵袭针孔，针处核状凸起且色赤，可引发奔豚，气从少腹上冲心胸，可先用灸法治疗针处核凸状各一次，然后再以桂枝加桂汤，并加大桂枝用量为二两。

【注释】

烧针令其汗：烧针，温针；令，使也；汗，出汗。

针处被寒：针处，针孔部位；被寒，被寒邪侵袭。

核起而赤：针孔有核状凸起且色赤。

奔豚：病名，以气从少腹上冲心胸为主。

灸其核上各一壮：核，核状凸起；上，部位；一壮，一次。

【方药组成】 桂枝加桂汤

桂枝去皮，五两（15g） 芍药三两（9g） 甘草炙，二两（6g） 生姜切，三两（9g） 大枣擘，十二枚

上五味，以水七升，煮取三升，去滓。温服一升。本云：桂枝汤，今加桂满五两，所以加桂者，以泄奔豚气也。

【用药要点】 方中桂枝温心阳而下荣于肾，降泄肾中寒气，主泄奔豚气。芍药养肝血，填肾精，平肝气，降逆气。生姜散寒气，温阳气，降浊逆。大枣、甘草，益气和中，调和心肾。

【药理作用】 本方具有抗心肌缺血、抗心脑缺氧、增强机体免疫功能、调

节心功能、调节心律、增强心肌收缩力、改善肾功能、调节内分泌失调，调节水体代谢、调节肾上腺皮质功能、调节酸碱平衡、抗自由基、调节中枢神经、调节周围神经、抗菌等作用。

5. 肾虚水气证的证治

【仲景原文】 发汗后，其人脐下悸者，欲作奔豚，茯苓桂枝大枣甘草汤主之。(65)(第八4)

【导读】

A. 内外夹杂性病变与症状表现。①辨识太阳病的基本症状表现；②辨识内伤夹杂性病变及症状表现；③辨识内外夹杂性病变，病变以太阳病为主，其治太阳必须兼顾内伤病变。

B. 苓桂枣草汤方证。苓桂枣草汤虽是辨治阳虚水气证的重要用方，也是辨治心肾脾胃气虚证的重要用方。

【译文】

病是内外夹杂性病变，以表证为主，汗后病人脐下悸动，似有欲作奔豚状，其治可选用茯苓桂枝大枣甘草汤。

【注释】

发汗后：太阳病趋于缓解或解除。

脐下悸者：脐下肌肉筑筑然跳动。

欲作奔豚：病人自觉欲有浊气上冲心胸。

茯苓桂枝大枣甘草汤：苓桂枣草汤既可辨治欲作奔豚证，又可辨治脾胃气虚证。

【方药组成】 茯苓桂枝大枣甘草汤

茯苓半斤(24 g) 桂枝去皮，四两(12 g) 甘草炙，二两(6 g) 大枣擘，十五枚

上四味，以甘烂水一斗，先煮茯苓减二升，内诸药，煮取三升，去滓。温服一升，日三服。作甘烂水法，取水二斗，置大盆内，以杓扬之，水上有珠子五六千颗相逐，取用之。

【用药要点】 方中茯苓淡渗利水，健脾益肾。桂枝温阳化气，气化水气。大枣、甘草，补益中气，使脾能制水，肾能主水。

【药理作用】 本方具有调节心功能、调节心律、增强心肌收缩力、改善肾功能、调节水液代谢、改善肾功能、调节肾上腺皮质功能、调节内分泌、抗自

由基、增强机体免疫功能、抗菌等作用。

三、太阳病证兼肺、大肠证

《素问·平人气象论篇》云："脏真高于肺，以行营卫阴阳也。"张景岳注："肺主呼吸，而营行脉中，卫行脉外，皆自肺宣发，故以行营卫阴阳也。"《素问·阴阳类别篇》云："二阳为卫。"马莳注："二阳者，即阳明也，阳明为表之维，捍卫诸部，所以为卫也。"营卫二气虽受太阳所统，但与肺气、大肠也有着密切关系。倘若肺气或大肠之气失调，则可影响营卫之气健全，外邪易乘机侵袭肺或大肠，引起内外夹杂性病变。

（一）太阳病证与肺、大肠证相兼

1. 太阳伤寒证与肺胃热证相兼

【仲景原文】太阳中风，脉浮紧，发热，恶寒，身疼痛，不汗出而烦躁者，大青龙汤主之。若脉微弱，汗出，恶风者，不可服之。服之则厥逆，筋惕肉瞤，此为逆也。（38）

【导读】

A. 内外夹杂性病变与辨治方法。①辨识太阳病的基本症状表现，进一步辨清太阳病变证型；②辨识太阳温病证的病变属于内外夹杂性病变；③辨治内外夹杂性病变的基本治疗方法。

B. 内外夹杂性病变与类似证。①辨识内外夹杂性病变的症状表现及病变证机；②辨治内外虚实夹杂性病变的辨治方法及思路；③辨识内外虚实夹杂性病变，确立治疗方法必须相互兼顾，避免顾此失彼；④辨识因治引起的症状表现及病变证机。

C. 大青龙汤方证。大青龙汤是辨治内外夹杂性病变的重要基础用方，也是辨治太阳温病证的重要基础用方，更可辨治临床各科杂病病变证机属于寒热夹杂者。

【译文】

病是内外夹杂性病变，在表是太阳伤寒证，在里是郁热证，表寒里热证亦即太阳温病证，脉浮紧，发热，恶寒，身体疼痛，无汗，烦躁不安，其治可选用大青龙汤。假如内外夹杂性病变，脉微弱，汗出，怕风者，在表是太阳中风证，在里是郁热证，其治不能用大青龙汤。若违背病变证机而用之，则会引起手足厥逆，筋脉挛急，肌肉颤动，这是治疗错误所引起的病证。

【注释】

太阳中风：太阳，太阳伤寒证；中，侵袭；风，风寒侵袭，又风者，阳也，在里有蕴热。张仲景论“太阳中风”的基本含义即表寒里热证，亦即辨太阳温病证。

脉浮紧：太阳伤寒证之主脉，亦即太阳温病证之变化脉。

若脉微弱：太阳中风证之脉微弱，病变证机是卫阳虚弱，鼓动无力。

服之则厥逆：服之，服用大青龙汤；厥逆，手足厥逆，病变证机是汗后伤阳，阳气虚弱而不得温煦。

筋惕肉瞤：惕，挛急抽搐；瞤，颤抖，颤动。

【方药组成】大青龙汤

麻黄去节，六两（18 g） 桂枝去皮，二两（6 g） 甘草炙，二两（6 g） 杏仁去皮尖，四十枚（7 g） 生姜切，三两（9 g） 大枣擘，十枚 石膏碎，如鸡子大（45 g）

上七味，以水九升，先煮麻黄，减二升，去上沫，内诸药，煮取三升，去滓，温服一升。取微似汗，汗出多者，温粉粉之。一服汗者，停后服。若复服，汗多，亡阳，遂虚，恶风，烦躁，不得眠也。

【用药要点】方中重用麻黄解表散风寒，发汗透达玄府腠理。石膏量大力专清泻蕴热。桂枝解表散寒，温达营卫。杏仁肃降肺气，止咳平喘。生姜解表宣肺，散寒和中。甘草、大枣，益气和中，以助汗源。

【药理作用】本方具有调节心律、调节支气管平滑腺体分泌、解除支气管痉挛、调节周围神经、调节内分泌、调节水电解质代谢、抗过敏、抗菌、止痛、平喘、抗风湿、强心、改善微循环等作用。

2. 辨大青龙汤证即太阳营卫湿郁证的证治

【仲景原文】伤寒，脉浮缓，身不疼，但重，乍有轻时，无少阴证者，大青龙汤发之。（39）

【导读】

A. 太阳营卫湿郁证与基本脉证。①辨识太阳营卫湿郁证的基本症状表现；②辨识内外夹杂性病变的基本症状表现；③辨识太阳营卫湿郁证可能类似少阴寒湿证的症状表现及鉴别要点。

B. 大青龙汤方证。大青龙汤既是辨治内外夹杂性病变的重要用方，又是辨治太阳营卫湿郁证的重要用方，更是辨治各科杂病病变证机属于寒热夹郁证的重要用方。

【译文】

太阳营卫湿郁证的表现，脉浮缓，身体未有疼痛，只有身体沉重，时轻时重，并没有少阴病证，其治可选用大青龙汤。

【注释】

伤寒：太阳营卫湿郁证。

脉浮缓：浮为正气抗邪，缓为寒湿浸淫。病变证机是寒湿浸淫太阳，郁滞营卫。

身不疼：病变证机是湿邪阻滞，经气不畅。

但重：但，只有。病变证机是寒湿侵袭营卫，经脉被寒湿郁滞。

乍有轻时：太阳正气乘势抗邪，病证趋于缓解。

无少阴证：太阳营卫湿郁证有类似少阴阳虚寒湿证，少阴阳虚寒湿证以痛为主；而大青龙汤证则以重为主。

3. 太阳伤寒证与寒饮郁肺证相兼

【仲景原文】伤寒表不解，心下有水气，干呕，发热而咳，或渴，或利，或噎，或小便不利，少腹满，或喘者，小青龙汤主之。（40）

【导读】

A. 内外夹杂性病变与病证表现。①辨识太阳伤寒证的基本症状表现；②辨识肺寒证的基本症状表现；③辨识内外夹杂性病变的基本症状表现。

B. 肺寒证与随证加减用药。①辨识肺寒证可能夹杂的病变证机及症状表现；②辨识病变不断变化的症状表现；③根据变化的症状表现及病变证机必须重视不断变化用方。

C. 小青龙汤方证。小青龙汤既是辨治内外夹杂性病变属于寒郁证的重要用方，又是辨治肺寒的重要用方，还是辨治心肺寒证的重要用方，更是辨治心肺肾寒证的重要用方。

【译文】

病是内外夹杂性病变，在表是太阳伤寒证，在里是寒饮郁肺证，病人干呕，发热，咳嗽，或口渴，或下利，或咽喉阻塞不利，或小便不利，少腹满，或气喘，其治可选用小青龙汤。

【注释】

伤寒表不解：太阳伤寒证没有被解除。

心下有水气：心下，肺中，心中，胃脘；水气，寒饮。

干呕：肺气不降，寒饮浸淫，胃气不降。

或渴：病变证机是寒郁化热而伤津，或是寒遏阳气，阳不化津。

或利：病变证机是肺不能通调水道，下注大肠。

或噎：噎，咽喉不利。病变证机是寒遏阳气，经脉郁阻。

或小便不利：病变证机是肺气不能调水道，水不得下行。

少腹满：寒饮下注内结少腹。

【方药组成】 小青龙汤

麻黄去节，三两（9 g） 芍药三两（9 g） 细辛三两（9 g） 干姜三两（9 g） 甘草炙，三两（9 g） 桂枝去皮，三两（9 g） 五味子半升（12 g） 半夏洗，半升（12 g）

上八味，以水一斗，先煮麻黄，减二升，去上沫，内诸药，煮取三升，去滓。温服一升。若渴，去半夏，加栝楼根三两；若微利，去麻黄，加荛花，如一鸡子，熬令赤色；若噎者，去麻黄，加附子一枚，炮；若小便不利，少腹满者，去麻黄，加茯苓四两；若喘，去麻黄，加杏仁半升，去皮尖。且荛花不治利，麻黄主喘，今此语反之，疑非仲景意。（注：后20字恐是叔和按语混入正文，当删。）

【用药要点】 方中麻黄解表散寒，宣肺平喘。桂枝解表化饮，温肺化饮。半夏降肺温肺，化饮止咳，燥湿醒脾，断绝饮生之源。干姜温肺散寒，温阳化饮。细辛温阳化饮，既助麻黄、桂枝解表发汗，又助半夏、干姜温肺化饮。五味子收敛肺气，并制温热药散寒化饮而不损伤阴津。芍药补血敛阴，既能滋荣营气，又能利饮利水。甘草既能补中荣汗源，又能培土生金和肺气。方药配伍特点是：宣肺为主兼以降肺，发散为主兼以收敛，化饮为主兼以益阴，方药相互为用，以建其功。

【药理作用】 本方具有解除支气管平滑肌痉挛、调节支气管腺体分泌、调节呼吸中枢神经、调节水电解质代谢、调节肾功能、强心、改善微循环、抗缺氧、抗缺血、抗菌、抗病毒、调节骨骼肌、抗过敏、抗风湿、改善肾上腺皮质功能等作用。

4. 辨小青龙汤证

【仲景原文】伤寒，心下有水气，咳而微喘，发热，不渴；服汤已，渴者，此寒去欲解也；小青龙汤主之。（41）

【导读】

内外夹杂性病变与基本脉证。①辨识内外夹杂性病变，在太阳属于外感病即太阳伤寒证，在肺属于内伤病即肺寒证；②辨识内外夹杂病变服用小青龙汤可能出现的特殊症状表现。

【译文】

病是内外夹杂性病变，在表是太阳伤寒证，在里是寒饮郁肺证，病人咳嗽，轻微气喘，发热，口淡不渴，服用小青龙汤后，出现口渴，这是使用温热方药温化寒邪欲去之佳象；其治可选用小青龙汤。

【注释】

伤寒：太阳伤寒证的表现。

不渴：寒饮内盛，浸淫于上。

渴者：寒因温热药而散，津因温热药而化。

此寒去欲解也：欲解，寒邪将要消退。

小青龙汤：小青龙汤既可辨治寒饮郁肺之口渴，又可辨治寒饮郁肺之不渴，重在审明病变证机。

5. 太阳中风证与寒饮郁肺证相兼

【仲景原文】喘家作，桂枝汤加厚朴杏子佳。（18）

【导读】

A. 内外夹杂性病变与病证表现。①辨识肺寒夹虚证的基本症状表现；②辨识桂枝汤证的基本适应证；③辨识内外夹杂性疾病的主次方面。

B. 桂枝加厚朴杏仁汤方证。桂枝加厚朴杏仁汤既是辨治内外夹杂性病变属于寒夹虚的重要用方，又是辨治肺寒夹虚证的重要基础用方。

【译文】

病人素有肺气虚弱，寒饮内生，咳喘因外感太阳中风证而诱发或加重，其治可选用桂枝加厚朴杏仁汤。

【注释】

喘家作：喘，咳喘；家，久治不愈；作，气喘病证发作。

【方药组成】桂枝加厚朴杏仁汤

桂枝去皮，三两（9g） 甘草炙，二两（6g） 生姜切，三两（9g） 芍药三两（9g） 大枣擘，十二枚 厚朴炙，去皮，二两（6g） 杏仁去皮尖，五十枚（8.5g）

上七味，以水七升，微火煮取三升，去滓。温服一升。覆取微似汗。

【用药要点】方中桂枝解肌散寒，降逆平喘。芍药益营助卫。厚朴温肺降逆，下气平喘，温化寒饮。生姜解表散寒，降逆平喘，温肺化饮。杏仁温肺降逆，止咳平喘。甘草、大枣，补益脾胃，滋荣汗源。

【药理作用】本方具有解除支气管平滑肌痉挛、调节支气管腺体分泌、对肠胃平滑肌呈双向调节、调节汗腺分泌、抗过敏、抗菌、抗病毒、改善微循环、增强机体免疫功能等作用。

6．辨桂枝加厚朴杏仁汤证

【仲景原文】太阳病，下之微，喘者，表未解故也，桂枝加厚朴杏仁汤主之。（43）

【导读】

内外夹杂性病变与类似证。①辨识太阳病的病变证型；②辨识肺寒夹虚证的基本症状表现；③辨识肺寒夹虚证可能夹杂可下证，或类似可下证；④辨识内外夹杂性病变的主次矛盾方面，合理选用治疗方药。

【译文】

病是内外夹杂性病变，在表为太阳病，在里是寒饮郁肺夹虚证，并伴有不大便，以里证为主，其治当从肺治而不当用下，用微下方药治疗，病仍以气喘为主，表证未能解除，其治可选用桂枝加厚朴杏仁汤。

【注释】

太阳病：太阳病的基本证型有12个。

下之微：下之，必须辨清病是可下证，还是类似可下证；微，轻微使用下法。

表未解故也：表，太阳中风证；未解，病证仍在。

7．太阳中风证与肺热证相兼

【仲景原文】发汗后，不可更行桂枝汤，汗出而喘，无大热者，可与麻黄杏仁石膏甘草汤。（63）

【导读】

A. 内外夹杂性病变与辨治方法。①辨识太阳病的基本证型；②辨识肺热证的基本症状表现；③辨治内外夹杂性病变，即使病变以表证为主，其治也必须重视兼顾内外夹杂性病变。

B. 麻杏石甘汤方证与桂枝汤方证。①麻杏石甘汤证辨治症状表现可能有类似桂枝汤证；②辨识麻杏石甘汤证可能夹杂桂枝汤证。

C. 麻杏石甘汤方证。麻杏石甘汤既是辨治肺热证的重要用方，又是辨治表寒里热证的重要用方；麻杏石甘汤既可辨治身大热，又可辨治身无大热。

【译文】

病是内外夹杂性病变，以太阳中风证为主，服用桂枝汤，表证得解或居次，其治不能再用桂枝汤，病人汗出，气喘，身体没有明显发热，其治可选用麻黄杏仁石膏甘草汤。

【注释】

发汗后：用桂枝汤发汗后。

不可更行桂枝汤：更，再也；行，用也。病变有类似桂枝汤证。

无大热：肺热郁于里而不能外达，或肺热因汗出而泄。

【方药组成】 麻黄杏仁石膏甘草汤

麻黄去节，四两（12 g） 杏仁去皮尖，五十个（8.5 g） 甘草炙，二两（6 g） 石膏碎，绵裹，半斤（24 g）

上四味，以水七升，煮麻黄，减二升，去上沫，内诸药，煮取二升，去滓。温服一升。本云，黄耳杯。

【用药要点】 方中麻黄与石膏相用，尤其是石膏用量倍于麻黄，既清泻郁热，又制约麻黄宣肺而不助热；麻黄既宣发肺气，又制约石膏清泻而不寒凝。杏仁肃降肺气，与麻黄相用，一宣一降，调理肺气。甘草益肺气，使宣发降泄药不伤肺气。

【药理作用】 本方具有解除支气管平滑肌痉挛、调节支气管腺体分泌、解热、抗过敏、增强机体免疫功能、抗菌、抗病毒、抗过敏、抗氧化、强心、改善微循环、调节血压等作用。

8. 太阳伤寒证与大肠寒利证相兼

【仲景原文】太阳与阳明合病，必自下利，葛根汤主之。（32）

【导读】

A．内外夹杂性病变与辨治方法。①辨识太阳病的基本症状表现及证型；②辨识阳明病的基本症状表现及证型；③辨识内外夹杂性病变的主次矛盾方面；④辨清张仲景在特定情况下论述内外夹杂性病变仅仅论述病变的某一个方面而省略另一个方面的辨证思维与方式。

B．葛根汤方证。葛根汤既是辨治太阳刚痉证的重要用方，又是辨治内外夹杂性病变属于太阳阳明寒热夹杂证的重要用方，还是辨治内伤寒热夹杂证的重要用方。

【译文】

太阳病与阳明病内外夹杂性病变，病人必定有源于内在原因之下利，其治可选用葛根汤。

【注释】

太阳与阳明合病：太阳，太阳伤寒证；阳明，阳明寒利证。

必自下利：必，必定；自，内在之因。下利的病变证机源于阳明，而不是太阳病。

9．太阳中风证与大肠热利证相兼

【仲景原文】太阳病，桂枝证，医反下之，利遂不止，脉促者，表未解也；喘而汗出者，葛根黄芩黄连汤主之。（34）

【导读】

A．内外夹杂性病变与辨治方法。①辨识太阳病的基本症状表现及证型；②辨识大肠热证的基本症状表现及证型；③辨识内外夹杂性病变。

B．内外夹杂性病变与类似证。①辨识内外夹杂性病变，即使夹杂可下证，其治不能仅用下法；②辨识内外夹杂性病变，可能有类似可下证，其治不能用下法；③辨识夹杂性病变因治而发生变化。

C．葛根芩连汤方证。葛根芩连汤既是辨治大肠热利证的重要用方，又是辨治内外夹杂性病变证机属于郁热证的重要用方。

【译文】

病是内外夹杂性病变，在表是桂枝汤证，以表证为主，医生未能辨清病变证机主次且用下法，下后下利不止，脉促，太阳中风证仍在；气喘，汗出者，病以里证为主，其治可选用葛根芩连汤。

【注释】

桂枝证：桂枝，桂枝汤；证，病证表现。

医反下之：内外夹杂性病变，必须辨清病变主次，不能被假象迷惑，桂枝汤辨治太阳中风证，其病证仍在，其治仍用桂枝汤，且不可改为下法；即使病以里证为主，其治最好兼顾表证；或以治里为主，里有类似可下证，其治不可用下。

利遂不止：遂，于是，不止，不能自止。

脉促者：脉急促。

表未解也：未解，病证仍在。

喘而汗出：气喘，汗出不是阳明大肠热利证的必有症状，而是可能伴随的症状表现。

【方药组成】葛根芩连汤

葛根半斤（24 g） 甘草炙，二两（6 g） 黄芩三两（9 g） 黄连三两（9 g）

上四味，以水八升，先煮葛根，减二升，内诸药，煮取二升，去滓。分温再服。

【用药要点】方中葛根走表疏散风热，走里醒肠胃，起阴气，升津液，止下利。黄连、黄芩，清热解毒，燥湿止利，善治大肠热利证。甘草益气和胃缓急。

【药理作用】本方具有抗菌、抗过敏、解热、抗病毒、调节肠胃蠕动、解除胃肠平滑肌痉挛、抗缺氧、抗心律失常、增强机体免疫功能、镇痛、解除支气管平滑肌痉挛、调节支气管腺体分泌等作用。

10. 太阳伤寒证与大肠邪结证相兼

【仲景原文】太阳与阳明合病，喘而胸满者，不可下，宜麻黄汤。（36）

【导读】

A. 内外夹杂性病变与病证表现。①辨识太阳病的基本症状表现及证型；②辨识阳明病的基本症状表现及证型；③辨识内外夹杂性病变可能夹杂胸肺病变的症状表现。

B. 麻黄汤方证。麻黄汤既是辨治太阳伤寒证的重要用方，又是辨治肺寒证的重要用方，还是辨治太阳阳明夹杂病变的基础用方。

【译文】

太阳病与阳明病相兼，以太阳病为主，病人气喘，胸满，此虽有阳明可下证，但不可先用下法，其治可选用麻黄汤。

【注释】

太阳与阳明合病：太阳伤寒证与阳明可下证相兼。

喘而胸满者：病变证机是太阳经气郁滞，肺气不降，浊气壅滞，气逆胸中。

不可下：内外夹杂性病变，以阳明病为次，其治不可先用下法，但可与下法同用。

麻黄汤：麻黄汤辨治太阳病与阳明病相兼，最佳方法是既用麻黄汤又用合方兼顾阳明可下证。

11. 太阳病证与大肠邪结证相兼

【仲景原文】太阳病，先下而不愈，因复发汗，以此表里俱虚，其人因致冒，冒家汗出自愈；所以然者，汗出表和故也；里未和，然后复下之。（93）

【导读】

A. 内外夹杂性病变与辨治思路。①辨识太阳病的基本症状表现及证型；②辨识可下证的基本症状表现及证型；③辨识内外夹杂性病变的主次矛盾方面；④辨识无论病变以太阳病为主，还是以可下证为主，其治都要相互兼顾，避免顾此失彼。

B. 内外夹杂性病变与表里俱虚。①辨识内外夹杂性病变以虚为主；②辨识内外夹杂性病变虽然以虚为主，但正气仍能积极恢复，病可向愈；③辨识内外夹杂性病变可能演变为以可下证为主，其治可用下法。

C. 太阳病向愈与特殊表现。辨识内外夹杂性病变，在特定情况下病变向愈可能出现一些特殊表现，对此必须深入了解，正确判断病变预后及转归。

【译文】

病是内外夹杂性病变，在表是太阳病，在里是可下证，以里证为主，治当先用下法，且因用下未能达到治疗目的，又因在表有太阳病，所以又多次使用汗法，复因治里治表未能恰到好处而损伤表里之气，病人出现头昏目眩，若头昏目眩伴有汗出，其邪可随汗出而愈；之所以出现这种现象，是因为汗出是正气驱邪的缘故；假如里证未被解除，其治根据病证表现可选用下法。

【注释】

先下而不愈：先下，内外夹杂性病变，以可下证为主。

因复发汗：因，由于；复，又也，多次。

以此表里俱虚：原有内外夹杂性病变的病变证机可能是正气虚弱，或内外夹杂性病变因治未能恰到好处而导致表里之气虚弱。

其人因致冒：因，所以；致，引起；冒，头昏目眩。

冒家汗出自愈：冒家，头昏目眩久治不愈；汗出，正气积力抗邪于外而不足于上，邪不胜正随汗出而愈。

汗出表和故也：汗出，表证随汗出而解；表和，表证已趋于缓解或向愈。

里未和：里气虚弱尚未恢复正常。

然后复下之：里证以虚为主，其治当用滋补润下方法。

12. 太阳病证与阳明病证相兼

【仲景原文】二阳并病，太阳初得病时，发其汗，汗先出不彻，因转属阳明，续自微汗出，不恶寒；若太阳病证不罢者，不可下，下之为逆，如此可小发汗；设面色缘缘正赤者，阳气怫郁在表，当解之，熏之；若发汗不彻，不足言，阳气怫郁不得越，当汗不汗，其人躁烦，不知痛处，乍在腹中，乍在四肢，按之不可得，其人短气，但坐，以汗出不彻故也，更发汗则愈。何以知汗出不彻？以脉涩故知也。（48）

【导读】

内外夹杂性病变与辨治方法。①辨识太阳病的基本症状表现及病变证型；②辨识阳明病的基本症状表现及病变证型；③辨识内外夹杂性病变以太阳病为主；④辨治太阳病若未能兼顾阳明，病变演变以阳明病为主；⑤辨识内外夹杂性病变即使太阳病比较轻，其治必须兼顾太阳病变；⑥辨识内外夹杂性病变中太阳病的特殊表现及治法；⑦辨识内外夹杂性病变阳明病的特殊症状表现；⑧辨识太阳病症状表现的特殊脉象。

【译文】

太阳病与阳明病相兼，太阳初得病，其治当用汗法，且因先用汗而未能切中病变证机，太阳病邪乘阳明素有失调而传入，阳明内热迫津外泄则连绵不断微微汗出，不怕冷；假如太阳病证未被完全解除，不可用下法，若先用下法则属于治疗错误，对此仍当选用轻微发汗方法；假如病人面色红赤，这是邪气郁结在太阳营卫之间的缘故，其治可选用辛散药，或用熏蒸方法；假如使用发汗方药未能达到解除病证的目的，这是病重药轻的缘故，这病变证机是邪气郁结在太阳营卫之间而不能发散外越，病证应有汗出且未能汗出，病人烦躁，痛处走窜不定，或在腹部，或在四肢，疼痛拒按，短气，病人仅能坐且不能卧，这是发汗未能达到祛除病邪的缘故，可再次使用发汗方药，其病可愈。为何知道使用发汗方药而未能达到预期治疗目的？这是因为病人脉涩的缘故。

【注释】

二阳并病：二阳，太阳，阳明；并病，相兼病证。

太阳初得病时：初，刚发病；得病时，患病之时。

汗先出不彻：先出，先用汗法；彻，解除。

因转属阳明：转属，疾病转变。

续自微汗出：续，连续，不断；自，自内而发。

不恶寒：没有恶寒。

若太阳病证不罢者：不罢，病证仍在。

下之为逆：以表证为主，先治里而导致病证发生变化。

如此可小发汗：如此，像这样的病证；小，轻微。

设面色缘缘正赤者：设，假如；缘缘，整个；正赤，面色通红。

阳气怫郁在表：阳气，邪气；怫郁，郁结；表，太阳营卫。

当解之：解，辛散解表药。

熏之：治疗太阳病采用熏蒸方法。

若发汗不彻：不彻，未达到预期治疗目的。

不足言：不，没有；足，达到；言，治疗目的。

当汗不汗：当汗，应当出汗；不汗，使用发汗药没有达到发汗目的。

其人躁烦：病变证机是邪郁肌表而困扰心神。

不知痛处：痛处，疼痛部位，病变证机是太阳病邪走窜不定。

按之不可得：按压疼痛加重，亦即拒按，病变证机是经气郁滞不通，按之更壅滞不通。

其人短气：病变证机是太阳病邪郁遏胸中气机。

但坐：但，只也，仅也；坐，有利于胸中气机通畅。

以汗出不彻故也：以，因为；不彻，没有达到治疗目的；故，原因。

脉涩：邪郁营卫，气血运行不畅，脉气滞涩。

13．太阳病证与下焦瘀热证相兼

（1）太阳病证与下焦瘀热重证相兼

【仲景原文】太阳病，六七日表证仍在，脉微而沉，反不结胸，其人发狂者，以热在下焦，少腹当硬满，小便自利者，下血乃愈。所以然者，以太阳随经，瘀热在里故也，抵当汤主之。（124）

【导读】

A．内外夹杂性病变与病证表现。①辨识太阳病的症状表现及病变证型；②辨识下焦瘀热证的基本症状表现；③辨识下焦瘀热证可能夹杂结胸证病变，或类似结胸证病变；④辨识下焦瘀血证可能夹杂心病变；⑤辨识心胸瘀热病变及症状表现；⑥辨识内外夹杂性病变演变为以瘀热为主；⑦辨识瘀热病变部位的复杂性与多变性。

B．抵当汤方证。抵当汤既是辨治下焦病变证机属于瘀热的重要用方，又是辨治中上二焦病变证机属于瘀热的重要用方。

【译文】

病是内外夹杂性病变，在表是太阳病，其于六七日仍未解除，里证以脉微而沉为主，并有类似结胸证，狂躁不安，病变证机若是瘀热在下焦，可有少腹硬满，小便正常，治疗使瘀热从下而泄，病可向愈。之所以出现这些病证表现，是因为太阳病邪因素体失调而传入，瘀热相结在里的缘故，其治可选用抵当汤。

【注释】

六七日表证仍在：太阳病于六七日本为向愈日期且未向愈。

脉微而沉：脉微，脉微弱。病变证机是瘀热阻结，郁遏气血。

反不结胸：瘀热证有类似结胸证，应与之相鉴别。

其人发狂者：病变证机是瘀热在心，扰动心神，神明失守。

以热在下焦：瘀热的病变证机既可在上焦，也可在下焦。

少腹当硬满：硬满，包括疼痛、拘急，不能仅仅局限于硬满。

小便自利者：瘀热病变在肾膀胱者，小便不利；病变非在肾膀胱者，小便正常，辨小便可辨别病变部位。

下血乃愈：血，瘀血；下血，使瘀热从下而去。

以太阳随经：太阳病邪随素有失调而传入并加重里证。

瘀热在里故也：在里，既可在上焦，又可在中焦、下焦，不能仅仅局限于某一病变部位。

【方药组成】 抵当汤

水蛭熬（60 g） 虻虫去翅足，熬，各三十个（6 g） 桃仁去皮尖，二十个（4 g） 大黄酒洗，三两（9 g）

上四味，以水五升，煮取三升，去滓。温服一升，不下，更服。

【用药要点】 方中水蛭破血瘕，化瘀血，通血脉，利经隧。虻虫利血脉，通经气，下瘀血，逐瘀积，疗月水不通。桃仁破血化瘀，通月水，利胞宫，行气血，润肠通便，使瘀血从大便而去。大黄泻热逐瘀，通利大便，洁净肠腑。

【药理作用】 本方具有降血压、降血脂、降血糖、改善微循环、保护心血管、抑制血小板聚集、抑制血栓形成、抗纤维化、抗硬化、抗肿瘤、抗突变、抗缺氧、抗缺血、改善心肝脾肾功能、增强机体免疫功能、调节内分泌、调节中枢神经等作用。

（2）辨抵当汤证

【仲景原文】 太阳病，身黄，脉沉结，少腹硬，小便不利者，为无血也；小便自利，其人如狂者，血证谛也，抵当汤主之。（125）

【导读】

A. 内外夹杂性病变与病证表现。①辨识太阳病的基本症状表现及病变证型；②辨识湿热发黄证的基本症状表现；③辨识瘀热发黄证的基本症状表现；④辨识内外夹杂性病变的复杂性与多变性及其相互夹杂性。

B. 湿热发黄证与瘀热发黄证。①辨识湿热发黄证与瘀热发黄证的基本症状表现有相同之处；②辨识湿热发黄证与瘀热发黄证的病变本质各有不同。

C. 抵当汤方证。抵当汤是辨治各科杂病病变证机属于瘀热内结证的重要用方。

【译文】

病是内外夹杂性病变，在表是太阳病，在里有身体发黄，脉沉结，少腹硬，小便不利，病变证机是湿热蕴结而非瘀热，其治可选用茵陈蒿汤；假如身体发黄，脉沉结，小便自利，神志发狂，病变证机是瘀热内结，其治可选用抵当汤。

【注释】

身黄：病变证机或是湿热，或是瘀热，或相互夹杂。

脉沉结：结，非结脉，而是脉象往来不流利。

少腹硬：硬，包括疼痛、拘急、硬满。

小便不利：湿热蕴结而不得下行。

为无血也：病变证机不是瘀热而是湿热。

小便自利：自，本来；利，通利。

其人如狂者：如狂，如病人有狂躁，病变证机是瘀热攻心。

血证谛也：确认病变证机是瘀热阻结。

（3）太阳病证与下焦瘀热轻证相兼

【仲景原文】伤寒，有热，少腹满，应小便不利，今反利者，为有血也，当下之，不可余药，宜抵当丸。（126）

【导读】

A．内外夹杂性病变与病证表现。①辨识太阳病的基本症状表现及病变证型；②辨识下焦瘀热证的基本症状表现；③辨识下焦水气病变的基本症状表现；④辨识内外夹杂性病变，在表是太阳病，在里病变部位可能在大肠、小肠，也可能在肾、膀胱。

B．抵当汤方证。抵当汤是辨治各科杂病病变证机属于瘀热内结证的重要用方。

【译文】

病是内外夹杂性病变，在表是太阳病，在里有身体发热，少腹硬满，湿热蕴结者应有小便不利，瘀热阻结者（非在肾、膀胱）小便正常，根据病变是瘀血，治疗原则应当用下法，不能选择其他方药，其治可选用抵当丸。

【注释】

伤寒：感受外邪而为太阳病。

少腹满：包括疼痛、拘急等。

应小便不利：应，应有。

今反利者：今，目前；反，反而；利，病变部位非在肾、膀胱。

为有血也：为，演变；有，结果；血，瘀热。

不可余药：余，其他方药，或不可剩余。

【方药组成】 抵当丸

水蛭熬（40 g） 虻虫去翅足，熬，各二十个（4 g） 桃仁去皮尖，二十五个（5 g） 大黄三两（9 g）

上四味，捣，分四丸，以水一升，煮一丸，取七合，服之。晬时当下血，若不下，更服。

【用药要点】 方中水蛭破血逐瘀，通经利水。虻虫破血逐瘀通经。桃仁逐瘀破血，通利经水。大黄泻热祛瘀，通利血脉。制以为丸，以峻药缓缓攻瘀血。

【药理作用】 本方具有降血压、降血脂、降血糖、改善微循环、保护心血管、抑制血小板聚集、抑制血栓形成、抗纤维化、抗硬化、抗肿瘤、抗突变、抗缺氧、抗缺血、改善心肝脾肾功能、增强机体免疫功能、调节内分泌、调节中枢神经等作用。

14. 太阳病证与大肠津亏证相兼

【仲景原文】 夫风病，下之则痉；复发汗，必拘急。（第二5）

【导读】

内外夹杂性病变与辨治方法。①辨识太阳病的基本症状表现及证型；②辨识可下证的基本症状及病变证型，即使病变以可下证为主，其治也不能仅用下法，最好能够兼顾太阳；③辨识痉病的症状表现及病变证型；④辨识内外夹杂性病变，即使病变以太阳病为主，其治也不能仅用汗法，更不能多次用下法，最好是治太阳并兼顾可下证。

【译文】

病是内外夹杂性病变，在表有太阳病，在里有可下证，以表证为主，治表应兼顾于里，若先用下法治里，可能引起肢体僵硬；若又仅用发汗方药，可能引起筋脉挛急。

【注释】

夫风病：夫，总而言之；风病，以风邪为主引起的疾病。

下之则痉：下之，在里有可下证，可下证有虚有实，若虚以实治，必伤阴津，肢体不得所养；痉者，肢体僵硬。

复发汗：复，又用。

必拘急：必，可能；拘急，包括挛急，拘紧。病变证机是筋脉因汗伤津而不得所养。

15. 太阳风湿痹证与内伤夹杂性病变

【仲景原文】湿家，其人但头汗出，背强，欲得被覆向火。若下之早，则哕，或胸满，小便不利，舌上如胎者，以丹田有热，胸上有寒，渴欲得饮而不能饮，则口燥烦也。(第二16)

【导读】

内外夹杂性病变与辨治方法。①辨识太阳风湿痹证的基本症状表现；②辨识可下证的基本症状表现及病变证型；③内外夹杂性病变的主次矛盾方面，即使病变以太阳病为主，其治也不能仅用汗法，即使病变以可下证为主，其治也不能仅用下法；④辨识病变因治发生变化，症状表现因人不同各有所异；⑤辨识上热上寒的病变证机及症状表现。

【译文】

风湿痹证的症状表现，病人仅有头汗出，身无汗，项背部僵硬，总是想加衣盖被接近火热。在里有可下证，且以风湿为主，若先用下法可能损伤正气，以此可演变为哕逆，或胸满，小便不利，舌上如有生苔，病变证机是丹田有热，胸中有寒，口干咽燥欲饮水且又不能饮水，这是上焦有寒所致口燥烦的缘故。

【注释】

湿家：湿，风湿痹证；湿家，久治不愈之风湿痹证。

其人但头汗出：但，仅仅；头汗出，身体无汗，病变证机是湿郁上蒸。

背强：背，包括项部、腰部。

欲得被覆向火：欲，常常想，总是想，思念；得被，得到加衣盖被；向火，向火热地方接近，亦即喜温。

若下之早：早，当用下法且不可先用下法。

则哕：因下而损伤胃气。

或胸满：或，可能。

舌上如胎者：胎，舌苔。若病变证机以丹田有热为主，以黄苔为主；若以胸上有寒为主，以白苔为主。

以丹田有热：丹田，下焦；热，病变证机属于热，又下焦丹田部位有发热症状。

胸上有寒：寒，病变证机属于寒，又上焦胸中有恶寒症状。

渴欲得饮而不能饮：渴欲得饮，下焦有热伤津；不能饮，上焦有寒湿浸淫。

则口燥烦也：烦，心烦，又形容口燥甚。

16．太阳风湿痹证与内伤夹杂性病变及其预后

【仲景原文】湿家，下之，额上汗出，微喘，小便利者，死；若下利不止者，亦死。（第二17）

【导读】

A．内外夹杂性病变与病证表现。①辨识太阳风湿痹证的基本症状表现及病变证型；②辨识可下证的病变证机及症状表现；③辨识内外夹杂性病变，必须辨清病变主次矛盾方面，治疗必须相互兼顾，避免顾此失彼。

B．内外夹杂性病变与预后。①辨治内外夹杂性病变以肺肾虚弱为主，因用下法而损伤正气，其预后不良；②辨治内外夹杂性病变以脾肾虚弱为主，因用下法而损伤正气，其预后不良。

【译文】

病是内外夹杂性病变，在表有风湿，在里有可下证，以里证为主，因用下法未能辨清病变证机有寒热虚实，下后病人额上汗出，微喘，小便通利，预后不良；若病人下利不止，病情危重，预后不良。

【注释】

湿家：久治不愈之风湿，或湿热痹证，或寒湿痹证，或寒湿夹热痹证，或寒湿夹虚痹证，或湿热夹虚痹证。

下之：可下证有热结，有寒结，有水结，有瘀结，有痰结，有虚结，用下法必须针对病变证机而选用方药。

额上汗出：上，部位，即额部汗出，病变证机是阳虚不固，阴津欲竭。

微喘：病变证机是阳气欲脱，正气散越。

小便利者：病变证机是阳虚不能固摄，阴津从小便而亡失。

若下利不止者：病变证机或是脾胃阳气将脱欲亡，清气下陷；或是肾阳将脱欲亡，真阳不固，阴津亡失。

（二）以论内外夹杂性病变为借鉴，提示杂病辨证论治

1．寒邪客肺证

【仲景原文】发汗后，饮水多，必喘；以水灌之，亦喘。（75）

【导读】

内外夹杂性病变与致病原因。①辨识太阳病的基本症状表现及病变证型；②辨识肺寒证的基本症状表现；③辨识内外夹杂性病变，以太阳病变为主，发汗必须兼顾于肺；④辨识内外夹杂性病变因治不当必定加重肺病变。

【译文】

病是内外夹杂性病变，在表有太阳病，在里有肺寒证，以表证为主，治当发汗，若饮水多，必定加剧喘证；若盲目用水浇洗，亦可能加剧喘证。

【注释】

发汗后：以太阳病为主，使用发汗方药，或太阳病解除，或居次要方面。

饮水多：肺为水之上源，肺不能通调水道，饮水多则加剧喘证。

必喘：必，可能；喘，肺有宿疾。

以水灌之：灌，以水浇洗，用水喷洒，用水洗淋。

2. 肺热证的证治

【仲景原文】下后，不可更行桂枝汤，若汗出而喘，无大热者，可与麻黄杏子石膏甘草汤。（162）

【导读】

内外夹杂性病变与病证表现。①辨识肺病变可能夹杂可下证，或肺病变的症状表现有类似可下证；②辨识太阳病症状表现及病变证型；③辨识肺热证的症状表现有类似太阳中风证，对此必须重视鉴别诊断；④辨识内外夹杂性病变因治而发生变化。

【译文】

病是内外夹杂性病变，病以可下证为主，用下法后，太阳中风证因用下法而发生变化，其治不能再用桂枝汤，如果汗出而喘，身体无明显发热者，其治可选用麻杏石甘汤。

【注释】

下后：可下证可能是肺热证伴有不大便，其治可用下且不可仅用下，最好是治肺热兼用下法。对此一定要辨清不大便证属于可下证，还是属于类似可下证。

不可更行桂枝汤：太阳中风证因用下法而发生变化，其治不能再用桂枝汤。

若汗出而喘：肺热证仍在，伴有不大便因下法而解除。

无大热者：肺热证之身热因下而减轻，故称无大热。

3．阳明热结夹虚证及鉴别

【仲景原文】伤寒十三日，过经谵语者，以有热故也，当以汤下之；若小便利者，大便当硬，而反下利，脉调和者，知医以丸药下之，非其治也；若自下利者，脉当微厥，今反和者，此为内实也，调胃承气汤主之。（105）

【导读】

A．内外夹杂性病变与辨治方法。①辨识太阳病的症状表现及病变证型；②辨识阳明热结夹虚证的基本症状表现可能夹杂心病变；③辨识内外夹杂性病变演变为以阳明热结夹虚证为主；④辨治阳明大肠热结夹虚证的最佳治疗方法是选用汤药而不是丸药；⑤辨识阳明热结夹虚证的症状表现可能有类似寒结证；⑥辨治阳明热结夹虚证因治而发生变化，根据病变的病证确立治疗方药；⑦辨识阳明热结夹虚证可能出现热结旁流症状；⑧辨识阳明热结旁流证可能类似阳明热利证；⑨辨识阳明热结夹虚证因人不同可有不同的脉象。

B．调胃承气汤证方证。调胃承气汤既是辨治阳明热结证的重要基础用方，又是辨治阳明热结夹虚证的重要用方，还是辨治临床各科病变属于热结夹虚证者。

【译文】

病是内外夹杂性病变，在表太阳病已过十余日，太阳病邪因在里有失调而传入，谵语者，这是热入阳明并扰心的缘故，其治当选用承气汤类攻下热结；下后，若小便通利，则大便应干结，可药后反而出现大便溏泄，其脉也未发生其他明显异常变化，这是因为医生用丸药攻下所引起，属于治法错误；假如病人大便溏泄，脉本来应是微弱、肢体厥冷，可目前脉象未发生其他异常变化，这是邪热内结实证的缘故，其治可选用调胃承气汤。

【注释】

伤寒十三日：感受外邪而为太阳病，已过十余日。

过经谵语者：过经，太阳病邪未从外解而传入于里；谵语，邪热内扰心神。

以有热故也：以，因为；热，里有热。

当以汤下之：汤，承气汤类；下之，攻下里热证。

若小便利者：病变证机是热迫津液从小便而去。

大便当硬：当，应当。

而反下利：反，反而；下利，大便溏泄，因用药不当而引起的下利。

脉调和者：脉未因治而发生其他异常变化，或脉未因治而出现脉证不一致。

知医以丸药下之：知，知道，判断；丸药，攻下之丸类药。

非其治也：非，不正确，错误。

若自下利者：自，源于疾病本身；下利，大便溏泄。

脉当微厥：微，脉微弱；厥，肢体厥冷。

今反和者：今，目前；反，反而，即病证未因治而发生其他异常变化；和，实证之脉。

此为内实也：内，阳明；实，热结之实。

四、太阳病证兼脾胃证

《素问·五癃津液别篇》曰："脾为之卫。"《素问·痹论篇》曰："营者，水谷之精气也，……卫者，水谷之悍气也。"《伤寒明理论》曰："胃为卫之源，脾为营之本。"《脾胃论》曰："胃为卫之本，脾为营之源。"其说法略异，但实质则一。营卫二气虽受太阳所统，但与脾胃之气有着密切的关系。倘若脾胃之气失调，则可影响营卫之气健全，外邪易乘机侵袭于脾胃，引起内外夹杂性病变。

（一）太阳病证与脾胃病证相兼

1. 太阳伤寒证与脾胃水气证相兼

【仲景原文】服桂枝汤，或下之，仍头项强痛，翕翕发热，无汗，心下满微痛，小便不利者，桂枝去桂加茯苓白术汤主之。（28）

【导读】

A. 内外夹杂性病变与基本脉证。①辨识太阳病的基本症状表现及证型；②辨识脾胃病变证型及症状表现；③辨识脾胃病变可能夹杂可下证，或类似可下证；④辨治内外夹杂性病变以太阳病变为主，其治最好兼顾脾胃；⑤辨治内外夹杂性病变，因治之后病变仍然是内外夹杂性病变，其治必须根据变化的病变而采用最佳治疗方药。

B. 桂枝去桂加茯苓白术汤方证。桂枝去桂加茯苓白术汤既是辨治脾胃气虚证的重要用方，又是辨治脾胃气虚夹水气证的重要用方，还是辨治病变以里证为主以表证为次的重要用方。

【译文】

病是内外夹杂性病变，在表是桂枝汤证，以桂枝汤证为主，治用桂枝汤，若治表之后表证居次，改用下法治其里，治后病仍然头痛项僵，温温发热，无汗，胃脘胀满隐隐作痛，小便不利，其治可选用桂枝去桂加茯苓白术汤。

【注释】

服桂枝汤：桂枝汤，桂枝汤证。

或下之：在里有可下证，或有类似可下证，应重视鉴别诊断。

仍头项强痛：仍，原来就有，即头痛项僵未因治而解除。

翕翕发热：发热比较温和。

心下满微痛：心下，胃脘；微痛，隐隐作痛。

桂枝去桂加茯苓白术汤：方药组成既可去桂，又可不去桂，必须因病变证机而宜；桂枝去桂加茯苓白术汤既可辨治太阳中风证与脾虚水气证相兼，又可辨治太阳伤寒证与脾虚水气证相兼。

【方药组成】 桂枝去桂加茯苓白术汤

芍药三两（9g） 甘草炙，二两（6g） 生姜切，三两（9g） 白术 茯苓各三两（9g） 大枣擘，十二枚

上六味，以水八升，煮取三升，去滓。温服一升，小便利则愈。本云：桂枝汤，今去桂枝，加茯苓、白术。

【用药要点】 方中生姜解表散风寒，调理卫气，走里散水气。芍药益营助卫。白术健脾燥湿，使水有所制所行。茯苓健脾渗湿，使水气有泄路。甘草、大枣，益气和中，调和营卫。

张仲景设桂枝去桂加茯苓白术汤，因病变证机及症状表现可以去桂枝，也可以酌情减少桂枝用量，还可以仍用桂枝原量。

【药理作用】 本方具有调节胃肠蠕动、促进水钠代谢、调节内分泌、调节代谢、调节周围神经、调节心律、镇痛、解热、抗菌、增强机体免疫功能等作用。

2. 太阳伤寒证与胃寒证相兼

【仲景原文】太阳与阳明合病，不下利，但呕者，葛根加半夏汤主之。（33）

【导读】

A．内外夹杂性病变与辨治方法。①辨识太阳伤寒证的基本症状表现；②辨识阳明胃寒证的基本症状表现；③辨识内外夹杂性病变的主次矛盾方面；④辨识阳明病变症状表现的复杂性与多变性。

B．葛根加半夏汤方证。葛根加半夏汤既是辨治内外夹杂性病变属于寒郁气逆证的重要用方，又是辨治阳明胃气上逆的重要用方，更是辨治阳明寒利证的重要用方。

【译文】

太阳病与阳明病相兼，阳明病可能未有下利，只有呕吐，根据内外夹杂性病变都比较重，其治可选用葛根加半夏汤。

【注释】

太阳与阳明合病：辨太阳病为太阳伤寒证；辨阳明病为阳明胃气上逆证。

不下利：病变在阳明胃而不在阳明大肠。

呕者：阳明胃寒气逆。

【方药组成】葛根加半夏汤

葛根四两（12 g） 麻黄去节，三两（9 g） 甘草炙，二两（6 g） 芍药二两（6 g） 桂枝去皮，二两（6 g） 生姜切，二两（6 g） 半夏洗，半升（12 g） 大枣擘，十二枚

上八味，以水一斗，先煮葛根、麻黄，减二升，去白沫。内诸药，煮取三升，去滓。温服一升。覆取微似汗。

【用药要点】方中麻黄解表散寒。葛根助胃气升津，布达津液，濡养筋脉。桂枝解肌散邪。半夏醒脾和胃，散寒降逆。生姜解表散寒，温胃和中。芍药益营助卫。甘草、大枣，补中气，益汗源。

【药理作用】本方具有调节内分泌、调节呼吸中枢、调节代谢、调节胃肠蠕动、调节胃肠神经、抗菌、解热、解痉、抗病毒等作用。

3．太阳病证与脾胃虚滞证相兼

【仲景原文】发汗后，腹胀满者，厚朴生姜半夏甘草人参汤主之。（66）

【导读】

A．内外夹杂性病变与辨治方法。①辨识太阳病的基本症状表现及病变证型；②辨识脾胃病变的基本症状表现及病变证型；③辨治内外夹杂性病变以表证为主，其治表最好能够兼顾于里。

B. 厚朴生姜半夏甘草人参汤方证。厚朴生姜半夏甘草人参汤既是辨治脾胃气虚气滞以气虚为主的重要用方，又是辨治脾胃气虚气滞以气滞为主的重要用方，因证调整方药用量最为重要。

【译文】

病是内外夹杂性病变，在表是太阳病，在里是脾胃气虚气滞证，以表证为主，治当发汗，汗后表证得解，以脘腹胀满为主，其治可选用厚朴生姜半夏甘草人参汤。

【注释】

腹胀满者：腹者，包括胃；胀满者，包括疼痛，拘急。

厚朴生姜半夏甘草人参汤：既可辨治以腹胀为主，又可辨治以胃胀为主。

【方药组成】 厚朴生姜半夏甘草人参汤

厚朴炙，去皮，半斤（24 g） 生姜切，半斤（24 g） 半夏洗，半升（12 g） 甘草炙，二两（6 g） 人参一两（3 g）

上五味，以水一斗，煮取三升，去滓。温服一升，日三服。

【用药要点】 方中厚朴下气除满，行气消胀。生姜宣散滞气，降逆消食。半夏醒脾降浊，开结行滞，行气除满。人参温补脾胃。甘草补中气，和脾胃。

【药理作用】 本方具有调节胃肠平滑肌蠕动、保护胃肠黏膜、调节消化酶、调节胃肠神经、调节水电解质代谢、促进新陈代谢、抗胃溃疡、抗氧化、增强机体免疫功能、降血脂、抗抑郁等作用。

4. 太阳病证与脾胃寒证相兼

【仲景原文】病人有寒，复发汗，胃中冷，必吐蛔。（89）

【导读】

内外夹杂性病变与辨治方法。①辨识脾胃寒证的基本症状表现；②辨识太阳病的基本症状表现及病变证型；③辨治内外夹杂性病变以表证为主，其治必须兼顾于里。

【译文】

病人感受寒邪而为内外夹杂性病变，在表有太阳病，在里有脾胃寒证，以表证为主，汗后再汗，表证解除或缓解，病变以脾胃寒证为主，可能有呕吐，若有蛔虫可能有吐蛔。

【注释】

病人有寒：寒者，寒邪侵袭而为内外夹杂性病变。

复发汗：复，再次，辨治表证必须分清寒热虚实，以法论治，可以重复用汗，但不可盲目重复用汗法。

胃中冷：胃，脾胃；冷，寒证。

必吐蛔：必，可能；吐蛔，吐蛔虫，引申为呕吐。病变证机是胃气上逆。

5．太阳伤寒证与阳明胃热盛证相兼

【仲景原文】伤寒，脉浮，发热，无汗，其表不解，不可与白虎汤；渴欲饮水，无表证者，白虎加人参汤主之。（170）

【导读】

A．内外夹杂性病变与病证表现。①辨识太阳病的基本症状表现及病变证型；②辨识阳明胃热证的基本症状表现及辨治方药；③辨治内外夹杂性病变以太阳病为主，其治不能仅用白虎汤清泻里热，但可与白虎汤合方。

B．白虎加人参汤方证。白虎加人参汤是辨治各科杂病病变证机属于热伤津气证的重要用方。

【译文】

病是内外夹杂性病变，在表是太阳伤寒证，在里是阳明热盛证，病有脉浮，发热，无汗，且以表证为主，其治不能先用白虎汤，应先治太阳伤寒证；治表之后，病以渴欲饮水为主，在表之太阳伤寒证已除，病变为阳明热盛津气两伤证，其治可选用白虎加人参汤。

【注释】

伤寒：感受外邪而为内外夹杂性病变，在表是太阳伤寒证。

其表不解：其，病人；表，太阳伤寒证；不解，病证仍在。

不可与白虎汤：内外夹杂性病变，以太阳伤寒证为主，其治应先用麻黄汤，或兼以治里，不能先用白虎汤。

渴欲饮水：病变由阳明热盛证演变为阳明热盛津气两伤证。

无表证者：表证解除，或表证居次。

【方药组成一】 白虎汤

知母六两（18 g） 石膏碎，一斤（48 g） 甘草炙，二两（6 g） 粳米六合（18 g）

上四味，以水一斗，煮米熟，汤成，去滓。温服一升，日三服。

【用药要点】方中知母清阳明胃热，生津除烦止渴。石膏泻热生津，养阴退热。粳米、甘草，补中益气，生津养胃，并制约知母、石膏苦寒伤胃。

【药理作用】本方具有改善胃肠平滑肌、调节内分泌、调节中枢神经、调节体温中枢、抗菌、降血糖、抗病毒、抗支原体、抗过敏、镇静镇痛、抗惊厥等作用。

【方药组成二】白虎加人参汤

知母六两（18 g） 石膏碎，绵裹，一斤（48 g） 甘草炙，二两（6 g） 粳米六合（18 g） 人参三两（9 g）

上五味，以水一斗，煮米熟，汤成，去滓。温服一升，日三服。此方立夏后，立秋前乃可服，立秋后不可服，正月二月三月尚凛冷，亦不可与服之，与之则呕利而腹痛。诸亡血，虚家，亦不可与，得之则腹痛利者，但可温之，当愈。

【用药要点】方中知母清阳明胃热，生津除烦止渴。石膏泻热生津，养阴退热。人参、粳米、甘草，补中益气，健脾和中，生津益营，并制约知母、石膏苦寒伤胃。

白虎加人参汤既有主治证，又有禁忌证，若非热证则不当服用，服之则寒气内乘而搏结，寒气与浊气相结并上逆则呕；寒气与清气相搏并下趋则利；气机为寒气所凝不通则腹痛。仲景又指出寒气凝结之腹痛下利，其治当用温阳散寒方法，寒气得散得温，则腹痛呕利证自除。

【药理作用】本方具有改善胃肠平滑肌、调节内分泌、调节中枢神经、调节体温中枢、抗菌、降血糖、抗病毒、抗支原体、抗过敏、镇静镇痛、抗惊厥、增强机体免疫功能等作用。

6．太阳伤寒证与胃热津气两伤证相兼

【仲景原文】伤寒，无大热，口燥渴，心烦，背微恶寒者，白虎加人参汤主之。（169）

【导读】

A．内外夹杂性病变与病证表现。①辨识太阳病的基本症状表现及病变证型；②辨识阳明热证的基本症状表现及病变证型；③辨识阳明热盛津气两伤证有类似太阳病变；④辨识内外夹杂性病变以阳明热证为主。

B．白虎加人参汤方证。白虎加人参汤既是辨治阳明热盛津气两伤证的重要用方，又是辨治少阴心郁热津气两伤证的重要用方。

【译文】

病人感受外邪而为内外夹杂性病变，以里证为主，病人没有明显发热，口燥烦渴，心烦，背部轻微怕冷，其治可选用白虎加人参汤。

【注释】

伤寒：感受外邪而为内外夹杂性病变，在表是太阳伤寒证，在里是阳明热盛津气两伤证。

无大热：病人仅有自觉身热，没有明显的发热症状。

口燥渴：口舌干燥而渴，或口渴特别严重。

背微恶寒者：背部轻微怕冷，病变证机是阳明热盛伤气，气伤不能固护于外。

白虎加人参汤：既可辨治阳明热盛津气两伤证之身大热，又可辨治阳明热盛津气两伤证之无大热。

7. 太阳中风证与胃热津气两伤证相兼

【仲景原文】服桂枝汤，大汗出后，大烦渴不解，脉洪大者，白虎加人参汤主之。(26)

【导读】

A. 内外夹杂性病变与辨治方法。①辨识太阳病的基本症状表现及病变证型；②辨识阳明热证的基本症状表现及病变证型；③辨治内外夹杂性病变以太阳中风证为主，既要治太阳又要兼顾阳明，仅从太阳可能导致病证发生变化；④辨治阳明热盛津气两伤证的代表方药。

B. 白虎加人参汤方证。白虎加人参汤既是辨治外感病病变证机属于热伤津气证的重要用方，又是辨治内伤病病变证机属于热伤津气证的重要用方。

【译文】

病是内外夹杂性病变，以表证为主，以桂枝汤治疗太阳中风证，当汗出且不当大汗出，大汗出后，病变演变为以里证为主，口渴特别明显，脉洪大，其治可选用白虎加人参汤。

【注释】

服桂枝汤：太阳病是太阳中风证，治用桂枝汤。

大汗出后：强调病以太阳病为主。

大烦渴不解：大，重，甚，明显；烦，心烦，口渴甚。

脉洪大者：病变证机是阳明热盛迫津外泄，气血壅盛于外。

8. 太阳中风证与脾胃虚寒证相兼

【仲景原文】 太阳病，外证未除，而数下之，遂协热而利，利下不止，心下痞硬，表里不解者，桂枝人参汤主之。（163）

【导读】

A. 内外夹杂性病变与病证表现。①辨识太阳病的基本症状表现及病变证型；②辨识脾胃病变的基本症状表现及病变证型；③辨治内外夹杂性病变以太阳病为主，其治不能仅用治表方法；④辨识内外夹杂性病变以脾胃病变为主，即使病变是可下证为主，其治也必须兼顾表里；⑤辨识脾胃病变因治而发生变化，对此必须根据病变证机及病证表现以法选用治疗方药。

B. 桂枝人参汤方证。桂枝人参汤既是辨治脾胃虚寒证的重要用方，又是辨治心肺虚寒证的重要用方。

【译文】

病是内外夹杂性病变，在表有太阳病，在里有脾胃虚寒证，以里证为主，又因脾胃虚寒证有类似可下证或夹杂可下证，其治若未能辨清病变证机而多次用下法治疗，太阳病发热仍在，又伴有下利不止，心下痞硬，病仍是内外夹杂性病变，以里证为主，其治可选用桂枝人参汤。

【注释】

外证未除：太阳病证仍未解除。

而数下之：运用下法必须辨清病证是可下证还是类似可下证。

遂协热而利：遂，生长，引申为有；协热，太阳病有发热；利，大便溏泄。

利下不止：病变证机是脾胃虚寒，正气不固，清气下泄。

心下痞硬：病变证机是气虚不运，寒气凝滞，胃脘痞塞不通。

桂枝人参汤：既可辨治内外夹杂性病变，以脾胃虚寒为主，又可辨治脾胃虚寒重证。

【方药组成】 桂枝人参汤

桂枝别切，四两（12 g） 甘草炙，四两（12 g） 白术三两（9 g） 人参三两（9 g） 干姜三两（9 g）

上五味，以水九升，先煮四味，取五升，内桂，更煮取三升，去滓。温服一升，日再夜一服。

【用药要点】 方中桂枝解肌散寒，温中散寒，温阳益气。人参补益脾胃。干姜温阳散寒，醒脾和胃。白术健脾益气，生化气血。甘草益气化阳和阳。

【药理作用】 本方具有保护胃肠黏膜、抗溃疡、对肠胃蠕动呈双向调节、调节中枢神经、调节周围神经、调节心律、改善微循环、抗菌、抗风湿、抗衰老、增强机体免疫功能等作用。

9. 太阳温病证与阳明胃热证相兼

【仲景原文】 太阳病二日，反躁，凡熨其背而大汗出，大热入胃，胃中水竭，躁烦，必发谵语，十余日振慄，自下利者，此为欲解也。故其汗从腰以下不得汗，欲小便不得，反呕，欲失溲，足下恶风，大便硬，小便当数，而反不数及不多，大便已，头卓然而痛，其人足心必热，谷气下流故也。（110）

【导读】

A. 内外夹杂性病变与辨治方法。①辨识太阳病的基本症状表现及病变证型；②辨识阳明热证的基本症状表现；③辨识内外夹杂性病变因治而导致病变发生变化；④辨识阳明热证因人不同，其症状表现及病变证机不尽相同，有的以郁热为主，有的以津伤为主，有的以气伤为主。

B. 疾病向愈与特殊表现。①辨识无论是太阳病还是阳明病，其在病变过程中因人正气恢复可能自行向愈；②辨识病变证机不相同，疾病向愈表现也不相同；③辨识疾病向愈可能出现症状加重，这是正邪斗争的演变过程，对此必须全面了解，深入掌握，才能正确判断疾病预后及转归。

【译文】

病是内外夹杂性病变，在表有太阳温病证，在里有阳明热证，太阳初得病一二日，不应有烦躁且出现烦躁，其治当用发汗方法且不能用温熨背部方法，用之则引起大汗出，太阳温热之邪乘机传入阳明胃，邪热消灼胃中水津，加重身躁心烦，谵语，疾病演变十余日，正气积力抗邪，正邪斗争比较剧烈，病人可有身体发抖，下利，这是邪热欲消退，疾病欲向愈的先兆。阳明热证可能另有特殊表现，是腰以上有汗，腰以下无汗，欲解小便但不能排出，呕吐，似有大小便失禁，足下怕风，大便干硬，小便本应偏多但反而次数偏少，尿量也不多，假如大便排出，头突然疼痛，足心发热，这是阳气恢复而周流于全身的缘故。

【注释】

太阳病二日：二日，约略之辞，非限于二日。

反躁：反，反而；躁，身躁心烦。

凡熨其背而大汗出：凡，所有的；熨，温熨方法。

大热入胃：大热，太阳温热之邪加上温熨之热，以热助热。

胃中水竭：胃中津液被邪热灼损。

十余日振慄：十余日，约略之辞；振慄，身体发抖。

自下利：正气抗邪，邪不胜正且从下利而泄，非疾病演变过程中之下利。

此为欲解也：欲解，疾病趋于好转。

故其汗从腰以下不得汗：病人仅有腰以上汗出，病变证机是温热伤津并熏蒸于上。

欲小便不得：病变证机是温热伤津，欲解小便且又无津可化。

反呕：病变证机是邪热扰胃，浊气上逆。

欲失溲：欲，似有；失，失禁；溲，大小便。

足下恶风：足部怕冷，病变证机是阳气不能周流。

小便当数：脾约证之大便硬，小便数，今小便不数非脾约证；阳明热结证之大便硬，小便数，今小便不数也非阳明热结证。

而反不数及不多：反，反而；数，小便次数多；多，小便量多，病变证机是胃热伤津。

大便已：大便硬转为正常。

头卓然而痛：卓然，突然。病变证机是邪热欲散且上冲于头，或是阳气欲通且尚未和谐于头，或是邪热乘阳气未通而肆虐于头。

谷气下流故也：谷气，阳气；下流，周流运行。

10．太阳病证与脾胃热痞证相兼

【仲景原文】伤寒，大下后，复发汗，心下痞，恶寒者，表未解也；不可攻痞，当先解表，表解乃可攻痞；解表宜桂枝汤，攻痞宜大黄黄连泻心汤。（164）

【导读】

A．内外夹杂性病变与辨治方法。①辨识太阳病的基本症状表现及病变证型；②辨识可下证的基本症状表现及证型；③辨识里证可能是类似可下证；④辨治内外夹杂性病变以可下证为主，其治不能仅用下法；⑤辨识太阳病根据病变轻重可多次使用发汗方法；⑥辨识内外夹杂性病变的最佳方法是兼顾内外，避免顾此失彼。

B. 大黄黄连泻心汤方证。大黄黄连泻心汤既是辨治脾胃郁热证的重要用方，又是辨治各科杂病属于郁热内结证的重要用方。

【译文】

病为内外夹杂性病变，在表是太阳病，在里是可下证，以里证为主，治当用下法，用下之后，又使用汗法，心下痞满，怕冷，太阳病证仍在；内外夹杂性病变因治而演变为以表证为主，在表是太阳中风证，在里是脾胃热证，其治不可先里，当先解表，只有表证解除才能选用治痞方药；在表是太阳中风证，可选用桂枝汤，在里是脾胃热证，可选用大黄黄连泻心汤。

【注释】

伤寒：感受外邪而演变为内外夹杂性病变。

大下后：在里有可下证，辨治应分清病变轻重。

复发汗：复，又用，即又使用汗法解表。

心下痞：病变证机是脾胃郁热，气机壅滞。

解表宜桂枝汤：表，太阳中风证。

攻痞宜大黄黄连泻心汤：攻，治疗；痞，胃脘痞满，病变证机属于热。

【方药组成】 大黄黄连泻心汤

大黄二两（6g） 黄连一两（3g）

上二味，以麻沸汤二升，渍之，须臾，绞去滓。分温再服。

【用药要点】 方中大黄泄热和胃，通畅气机。黄连清泄胃热，降泄浊逆。尤其是煎煮以沸水浸泡，以取其气，薄其味，重在清泄中焦无形之热，而不引起泻下，此即用药之奥妙。

【药理作用】 本方具有调节胃肠蠕动、促进消化、保肝利胆、促进胆汁分泌、降低血中胆红素、促进血液中胆红素迅速排泄、调节血小板聚集、解热、抗菌、抗病毒、抗支原体、抗过敏、抗血吸虫、镇静镇痛、抗胆碱性抑制、抗自由基、降心肌收缩力、降血压、降血糖、增强纤维蛋白溶解活性、防止动脉粥样硬化、防止血栓形成、调节内分泌、调节中枢神经、增强机体免疫功能等作用。

11．太阳病证与脾胃虚寒证相兼

【仲景原文】发汗后，水药不得入口为逆；若更发汗，必吐下不止。（76）

【导读】

内外夹杂性病变与病证表现。①辨识太阳病的基本症状表现及病变证型；②辨识脾胃病变的基本症状表现及病变证型；③辨治内外夹杂性病变，即使以表证为主，其治也必须重视兼顾于里；④辨治内外夹杂性病变，病证表现因治发生变化，对此必须进一步辨清变化的病变证机。

【译文】

病是内外夹杂性病变，在表是太阳病，在里是脾胃虚弱证，以表证为主，治表应兼顾于里，且未能如此而损伤脾胃之气，病人出现水药不能入口，这是治疗失误所引起的；对此若未能审明病变证机，再次盲目地使用发汗方药，必定会引起上吐下泻且不能自止。

【注释】

发汗后：发汗方药虽能解除表证，但使用不当则会加重里证。

水药不得入口为逆：水，饮食；药，治疗方药；入口，入胃中；逆，因治疗失误引起的病证。

若更发汗：更，再次。

必吐下不止：吐，呕吐；下，泻下；不止，病情较重且不能自止。

（二）以论内外夹杂性病变为借鉴，提示杂病辨证论治

1．脾胃痞证及辨证要点

【仲景原文】脉浮而紧，而复下之，紧反入里，则作痞，按之自濡，但气痞耳。（151）

【导读】

内外夹杂性病变与病证表现。①辨治内外夹杂性病变，即使内外夹杂性演变为可下证为主，其治也不能仅用下法；②辨识脾胃痞证的基本症状表现及病变证型；③辨识脾胃病变可能有类似可下证；④辨识脾胃病变可能夹杂可下证，即使内伤夹杂性病变以可下证为主，其治也不能仅用下法，其治必须相互兼顾，才能取得最佳疗效。

【译文】

病是内外夹杂性病变，虽脉浮紧，但以里证为主，若盲目重复使用下法，可导致太阳病邪乘机传入于里，病人心下痞满，且按之柔软，这是热郁壅滞气机的缘故。

【注释】

脉浮而紧：脉浮，正气抗邪；脉紧，正邪斗争，经脉不利。

而复下之：权衡病变或是可下证，或是类似可下证，其治且不可盲目重复使用下法。

紧反入里：紧，脉紧，又引申为太阳病邪；入里，表邪传入于里。

按之自濡：病人自觉痞满，按之柔软。

但气痞耳：但，仅仅；气痞，浊气壅滞；耳，缘故。

2. 脾胃热痞证的证治

【仲景原文】心下痞，按之濡，其脉关上浮者，大黄黄连泻心汤主之。（154）

【导读】

脾胃热痞证与病证表现。①辨识脾胃热痞证的基本症状表现；②辨识脾胃热痞证还必须进一步结合舌质苔色。

【译文】

病人心下痞满，按之柔和，寸口关部脉浮较明显，其治可选用大黄黄连泻心汤。

【注释】

心下痞：包括胃脘疼痛。

按之濡：虽满或痛但按之柔软。

其脉关上浮者：寸关尺三部脉均浮，且以关部脉浮明显。

3. 脾胃热痞兼阳虚证的证治

【仲景原文】心下痞，而复恶寒汗出者，附子泻心汤主之。（155）

【导读】

A. 脾胃热痞兼阳虚证与基本脉证。①辨识脾胃郁热痞证的基本症状表现；②辨识阳虚证的基本症状表现；③辨治内伤夹杂性病变的主次矛盾方面，合理选用治疗方药。

B. 附子泻心汤方证。附子泻心汤既可辨治脾胃郁热夹阳气不足证，又可辨治脾胃郁热夹卫阳不固证，更可辨治上热下寒证，还可辨治上寒下热证。

【译文】

心下痞满，且又伴有怕冷，汗出者，其治可选用附子泻心汤。

【注释】

心下痞：包括胃痛，胃胀。

而复恶寒汗出者：而，伴有；复，又也。

【方药组成】 附子泻心汤

大黄二两（6g） 黄连一两（3g） 黄芩一两（3g） 附子炮，去皮，破，别煮取汁，一枚（5g）

上四味，切三味，以麻沸汤二升渍之，须臾，绞去滓，内附子汁，分温再服。

【用药要点】 方中大黄清泄脾胃无形邪热。黄连、黄芩，以增强清脾泄胃，尤其是麻沸汤浸渍，取其气清轻上扬，避免性味重浊泻下。附子久煎别煮取汁，以温肾壮阳，顾护卫气。

【药理作用】 本方具有强心、调节心律、抗心肌缺血、抗心脑缺氧、调节血压、抗自由基、增强机体免疫功能、调节内分泌、调节糖代谢、调节胃肠平滑肌蠕动、抗病毒、抗菌、抗过敏等作用。

4. 寒热夹虚证的证治及兼论鉴别

【仲景原文】 伤寒五六日，呕而发热者，柴胡汤证具，而以他药下之，柴胡证仍在者，复与柴胡汤，此虽已下之，不为逆，必蒸蒸而振，却发热汗出而解；若心下满而硬痛者，此为结胸也，大陷胸汤主之；但满而不痛者，此为痞，柴胡不中与之，宜半夏泻心汤。（149）

【导读】

A. 内外夹杂性病变与病证表现。①辨识太阳病的基本症状表现及病变证型；②辨识柴胡证的基本症状表现；③辨治内外夹杂性病变以柴胡证为主的辨治思路与方法；④辨识柴胡证可能夹杂可下证，辨清可下证的病变证型及病变以可下证为主；⑤辨识柴胡证可能有类似可下证的症状表现；⑥辨识柴胡证夹杂可下证以可下证为主，确立治疗方法最好能够相互兼顾，避免顾此失彼；⑦辨识柴胡证因用下法可能出现病愈的特殊症状表现。

B．结胸证与症状表现。①辨治内外夹杂性病变的症状表现及病变证机；②辨治内伤夹杂性病变可能演变为以结胸证为主。

C．寒热夹虚证与症状表现。①辨识内外夹杂性病变的症状表现及病变证型；②辨治内伤夹杂性病变可能演变为以寒热夹虚痞证为主。

D．大陷胸汤方证。大陷胸汤既是辨治实热结胸证的重要用方，又是辨治各科杂病的病变证机属于痰热郁结证的重要用方。

E．半夏泻心汤方证。半夏泻心汤既是辨治脾胃寒热夹虚证的重要用方，又是辨治各科杂病的病变证机属于寒热夹虚证的重要用方。

【译文】

感受外邪而演变为内外夹杂性病变，病已五六日，呕吐，发热，根据病证表现符合柴胡汤方证夹杂可下证，而治疗先选用其他方药泻下，药后柴胡汤方证仍在，可以再次给予柴胡汤类方药，此虽用下法治疗，仍是正确的治疗方法，又没有引起病证发生其他异常变化，再次服用柴胡汤类方药，可能出现蒸蒸发热，振振怕冷，然则发热，汗出而病解；若心下满而硬痛者，这是内伤杂病演变为结胸证的表现，其治可选用大陷胸汤；若心下满而不痛者，这是内伤杂病演变为痞证的表现，其治不能用柴胡汤类方药，可选用半夏泻心汤。

【注释】

伤寒五六日：伤寒，感受外邪并乘里有失调而演变为内外夹杂性病变；五六日，病变已有五六日。

呕而发热者：呕，胃气上逆；发热，正邪斗争。

柴胡汤证具：柴胡汤类方药，如小柴胡汤、柴胡加芒硝汤、大柴胡汤等；具，诸多病证表现。

而以他药下之：而，反而；以，用也；他药，非柴胡汤类方药；下之，泻下类方药。有可下证，或类似可下证。

柴胡证仍在者：柴胡证，柴胡汤证；仍在，病证表现未因其他方药治疗而发生变化。

复与柴胡汤：复，又也；与，给予，服用；柴胡汤，柴胡汤类。

不为逆：逆，异常变化。病变证机与病证表现未因治而发生其他异常变化。

必蒸蒸而振：必，可能；蒸蒸，蒸蒸发热；振，振振怕冷。

却发热汗出而解：却，然后；发热，正气抗邪；汗出，邪从汗泄。

若心下满而硬痛者：心下，胃脘，包括胸中，腹部；满，痞塞；硬痛，坚硬疼痛。

但满而不痛者：但，仅仅；满，痞塞不通；不痛，以满闷不通为主。

此为痞：痞，满闷，阻塞。

柴胡不中与之：柴胡，柴胡汤类；不，不能；中，用也。

半夏泻心汤：既可辨治胃脘痞满不痛，又可辨治胃脘疼痛。

【方药组成】 半夏泻心汤

半夏洗，半升（12 g） 黄芩三两（9 g） 人参三两（9 g） 干姜三两（9 g） 甘草三两（9 g） 黄连一两（3 g） 大枣擘，十二枚

上七味，以水一斗，煮取六升，去滓，再煎取三升。温服一升，日三服。

【用药要点】 方中黄连、黄芩，清热燥湿，降泄浊逆。半夏醒脾和胃，燥湿和中。干姜温中理脾和胃，防止苦寒药伤中气。人参、大枣、甘草，补益中气，健脾和胃。

【药理作用】 本方具有调节胃肠平滑肌蠕动、保护胃肠黏膜、强心、改善心脑血管、改善微循环、调节呼吸中枢、调节腺体分泌、解除平滑肌痉挛、抗胃溃疡、抗氧化、抗缺血、增强机体免疫功能、改善心肺肝肾功能、对中枢神经呈双向调节、降血压、降血脂、降血糖、镇静镇痛、抗菌、抗病毒、抗过敏、抗风湿、增强促进骨质代谢等作用。

5. 中虚痞兼食滞水气证的证治

【仲景原文】 伤寒，汗出，解之后，胃中不和，心下痞硬，干噫食臭，胁下有水气，腹中雷鸣，下利者，生姜泻心汤主之。（157）

【导读】

A. 内外夹杂性病变与病证表现。①辨识太阳病的基本症状表现及病变证型；②辨识脾胃病变的基本症状表现及病变证型；③辨治内外夹杂性病变以太阳病为主，其治不能仅用汗法；④辨治脾胃病变可能夹杂水气病变及积滞病变。

B. 生姜泻心汤方证。生姜泻心汤既是辨治脾胃寒热夹虚气逆证的重要用方，又是辨治脾胃寒热夹虚气陷证的重要用方，更是辨治脾胃寒热夹虚水气证的重要用方。

【译文】

病是内外夹杂性病变，在表有太阳病，在里有脾胃不和证，以太阳病为

主，治当先发汗，治表之后，胃气不和，心下痞硬不通，浊气上逆且伴有不消化食物气味，胁下腹中水气逆行，腹中肠间雷鸣，大便溏泄，其治可选用生姜泻心汤。

【注释】

伤寒：感受外邪而演变为内外夹杂性病变。

汗出：内外夹杂性病变，以表证为主，治当选用汗法。

胃中不和：胃，脾胃；中，胃脾之间。

干噫食臭：干噫，胃中浊气上逆；食臭，嗳出不消化食物气味。

胁下有水气：胁下，包括腹中；水气，水气逆行。

腹中雷鸣：腹中水气逆行，与气相击则鸣。

生姜泻心汤：既可辨治病变以胃脘痞满为主，又可辨治病变以胃脘疼痛为主，更可辨治病变以胃脘气逆为主。

【方药组成】 生姜泻心汤

生姜切，四两（12g） 甘草炙，三两（9g） 人参三两（9g） 干姜一两（3g） 黄芩三两（9g） 半夏洗，半升（12g） 黄连一两（3g） 大枣擘，十二枚

上八味，以水一斗，煮取六升，去滓。再煎取三升，温服一升，日三服。附子泻心汤，本云加附子，半夏泻心汤、甘草泻心汤，同体别名耳。生姜泻心汤，本云理中人参黄芩汤去桂枝加黄连。

【用药要点】 方中黄连、黄芩，清热燥湿。半夏、干姜，理脾和胃，宣畅气机，兼防寒凉药伤胃。生姜醒脾理中，散结行气，降泄浊逆，散水气，化饮食。人参、大枣、甘草，补中益气，调补脾胃。

【药理作用】 本方具有调节胃肠平滑肌蠕动、保护胃肠黏膜、强心、改善心脑血管、改善微循环、调节呼吸中枢、调节腺体分泌、解除平滑肌痉挛、抗胃溃疡、抗氧化、抗缺血、增强机体免疫功能、改善心肺肝肾功能、对中枢神经呈双向调节、降血压、降血脂、降血糖、镇静镇痛、抗菌、抗病毒、抗过敏、抗真菌、抗风湿、增强促进骨质代谢等作用。

6. 中虚痞重证的证治

【仲景原文】 伤寒、中风，医反下之，其人下利日数十行，谷不化，腹中雷鸣，心下痞硬而满，干呕，心烦，不得安；医见心下痞，谓病不尽，复下之，其痞益甚，此非结热，但以胃中虚，客气上逆，故使硬也，甘草泻心汤主之。（158）

【导读】

A. 内外夹杂性病变与病证表现。①辨识太阳病的基本症状表现及病变证型；②辨识脾胃病变的基本症状表现及病变证型；③辨治内外夹杂性病变以里证为主；④辨识脾胃病变可能夹杂可下证，或类似可下证；⑤辨治脾胃病变夹杂可下证，其治可以用下法，但不能仅用下法；⑥辨治脾胃病变可能类似可下证，其治不能用下法；⑦辨识脾胃寒热夹虚证有类似可下证；⑧辨识脾胃病变可能夹杂心病变，或类似心病变。

B. 甘草泻心汤方证。甘草泻心汤既可辨治病变以湿热为主，又可辨治病变以寒湿为主，更可辨治病变以中虚为主；既是辨治脾胃病变的重要用方，又是辨治各科杂病病变证型属于寒热夹虚证的重要用方。

【译文】

病是内外夹杂性病变，以表证为主，在表或是太阳伤寒证，或是太阳中风证，虽有里证且不可盲目用下，若逆而用之，则会损伤正气，病人大便每日溏泄十余次，泻下伴有不消化食物，腹中雷鸣，心下痞硬而胀满，干呕，心烦，睡眠不安；若医生诊治心下痞未能分清虚实，便认为是实证不除，更用下法，胃脘痞满日益加重，这不是阳明热结痞证，仅是脾胃虚弱，浊气内扰上逆，所以有胃脘痞硬，其治可选用甘草泻心汤。

【注释】

伤寒： 辨太阳病为太阳伤寒证。

中风： 辨太阳病为太阳中风证。

医反下之： 医，医生；反，不当用下而用下，谓之反。

其人下利日数十行： 下利，大便溏泄；行，次数；日数十行，大便每日十余次。

谷不化： 泻下有不消化食物。

不得安： 胃不和则睡眠不安。

医见心下痞： 医，一般的医生；见，诊治；痞，痞满，包括疼痛。

谓病不尽： 谓，认为；尽，解除。

其痞益甚： 痞满日益加重。

此非结热： 寒热夹虚证有类似阳明热结证。

客气上逆： 客气，邪气，浊气；上逆，浊气壅滞。

【方药组成】甘草泻心汤

甘草炙，四两（12g） 黄芩三两（9g） 半夏洗，半升（12g） 大枣擘，十二枚 黄连一两（3g） 干姜三两（9g） 人参三两（9g）

上七味，以水一斗，煮取六升，去滓。再煎煮三升。温服一升，日三服。

按:《伤寒论》载方无人参，恐是传抄之误;《金匮要略》载方有人参，以甘草泻心汤主治病证揆度，当有人参为是。

【用药要点】方中甘草补中益气，生化气血。黄连、黄芩，清热燥湿。半夏、干姜，宣畅气机，防止苦寒药伤胃。人参、大枣、甘草，补益中气，健脾和胃。

【药理作用】本方具有调节胃肠平滑肌蠕动、保护胃肠黏膜、强心、改善心脑血管、改善微循环、调节呼吸中枢、调节腺体分泌、解除平滑肌痉挛、抗胃溃疡、抗氧化、抗缺血、增强机体免疫功能、改善心肺肝肾功能、对中枢神经呈双向调节、降血压、降血脂、降血糖、镇静镇痛、抗菌、抗病毒、抗过敏、抗风湿、增强促进骨质代谢等作用。

7. 中虚痰饮痞证的证治

【仲景原文】伤寒，发汗，若吐，若下，解后，心下痞硬，噫气不除者，旋覆代赭汤主之。（161）

【导读】

A. 内外夹杂性病变与病证表现。①辨识太阳病的基本症状表现及病变证型；②辨识脾胃病变的基本症状表现及病变证型；③辨识脾胃病变可能夹杂太阳病变；④辨识脾胃病变可能夹杂可吐证，或类似可吐证；⑤辨识脾胃病变可能夹杂可下证，或类似可下证；⑥辨治内外夹杂性病变或内伤夹杂性病变的主次矛盾方面；⑦辨治复杂多变的病变，确立治疗原则最好能够相互兼顾，避免顾此失彼。

B. 旋覆代赭汤方证。旋覆代赭汤既可辨治病变是痰饮以痞满为主，又可辨治病变是气逆以干噫为主，更可辨治病变是气虚以气短为主。

【译文】

病是内外夹杂性病变，以表证为主，在表是太阳病，在里是可吐证或类似可吐证，可下证或类似可下证，且以表证为主，汗后表证得除，且因用吐下后又伤脾胃，病人心下痞满坚硬，嗳气不除，其治可选用旋覆代赭汤。

【注释】

发汗：内外夹杂性病变，以太阳病为主。

若吐：若，可能；吐，可吐证，或类似可吐证。

若下：若，可能；下，可下证，或类似可下证。

解后：解，治疗。

噫气不除：胃中浊气上冲至咽而不得出。

【方药组成】旋覆代赭汤

旋覆花三两（9 g）　代赭石一两（3 g）　人参二两（6 g）　生姜五两（15 g）　甘草炙，三两（9 g）　半夏洗，半升（12 g）　大枣擘，十二枚

上七味，以水一斗，煮取六升，去滓。再煎取三升。温服一升，日三服。

【用药要点】方中旋覆花下气降逆，化痰散结，能升能降，升则调气，降则泄浊，疏肝利肺和胃。代赭石重镇降逆，下气平肝和胃。半夏燥湿化痰，宣降气机。生姜温胃暖肝，和中化痰。人参、大枣、甘草，健脾和胃，补益中气。

【药理作用】本方具有调节胃肠平滑肌蠕动、保护胃肠黏膜、解除胃肠平滑肌痉挛、调节呼吸中枢、调节腺体分泌、促进新陈代谢、抗胃溃疡、抗氧化、抗缺氧、增强机体免疫功能、改善心肺肝肾功能、对中枢神经呈双向调节、抗焦虑、抗抑郁等作用。

8．脾胃水气痞证的证治

【仲景原文】本以下之，故心下痞，与泻心汤，痞不解，其人渴而口燥烦，小便不利者，五苓散主之。（156）

【导读】

A．痞证与寒热虚实及水气。①辨识脾胃病变可能夹杂可下证，即使病变以可下证为主，其治不能仅用下法，最好能够相互兼顾；②辨识脾胃病变的症状表现可能类似可下证，其治不能用下法；③辨识脾胃水气证的基本症状表现及特殊表现；④辨识泻心汤证的基本症状表现及病变证机。

B．五苓散方证。五苓散既可辨治脾胃水气病变以口舌干燥为主，又可辨治脾胃水气病变以口不渴为主。

【译文】

根据病证表现应当用下法，可用下之后病以心下痞满为主，其治用泻心汤类，用后痞满不除，病人口渴、口燥特别明显，伴有心烦，小便不利，其治可

选用五苓散。

【注释】

本以下之： 本，本有，根据；以，用也。

故心下痞： 痞，痞满，包括疼痛。

与泻心汤： 与，给予；泻心汤类有半夏泻心汤、生姜泻心汤、甘草泻心汤、附子泻心汤、大黄黄连泻心汤、泻心汤。

痞不解： 病变证机不是泻心汤方证，故用之不能达到治疗目的。

其人渴而口燥烦： 口燥渴，口渴口干特别明显，或口渴与心烦并见。

小便不利： 病变证机是水气浸淫，壅滞气机，气化不利。

9. 阳虚水气痞证

【仲景原文】 伤寒，吐下后，发汗，虚烦，脉甚微，八九日，心下痞硬，胁下痛，气上冲喉咽，眩冒，经脉动惕者，久而成痿。（160）

【导读】

内外夹杂性病变与病证表现。①辨识太阳病的基本症状表现及病变证型；②辨识阳虚水气证的基本症状表现；③辨识内外夹杂性病变的主次矛盾方面；④辨识阳虚水气证可能夹杂可吐证，或类似可吐证；⑤辨识阳虚水气证可能夹杂可下证，或类似可下证；⑥辨治内外夹杂性病变，或内伤夹杂性病变的基本治疗原则必须重视相互兼顾，避免顾此失彼；⑦辨识阳虚水气证必须积极治疗，不可延误病情。

【译文】

病是内外夹杂性病变，在表是太阳病，在里是可吐证或类似可吐证，可下证或类似可下证，以里证为主，治当先用吐下，吐下病证得除或缓解，再使用发汗方药治其表，药后病人心烦，脉微弱，经八九日左右，心下痞满坚硬，胁下疼痛，胸脘浊气上冲喉咽，头昏目眩，肌肉筋脉颤抖抽动，久而不愈则可演变为肌肉筋脉萎缩不用。

【注释】

伤寒： 感受外邪而演变为内外夹杂性病变。

吐下后： 吐，可吐证或类似可吐证；下，可下证或类似可下证；后，治疗之后，应重视鉴别诊断。

发汗： 针对太阳病而选用不同的治疗方药。

虚烦：虚，病变证机属于虚；烦，心烦。

脉甚微：脉微弱较明显，似有似无。

胁下痛：下，里也。胁里疼痛。

气上冲喉咽：气，浊气；冲，冲逆于上。

眩冒：眩，头晕目眩；冒，头昏不清。

经脉动惕者：经脉，筋脉；动惕，颤抖抽动。

久而成痿：久，病久不愈；痿，筋脉肌肉萎缩不用。

10. 痞利证的证治

【仲景原文】伤寒，服汤药，下利不止，心下痞硬，服泻心汤已；复以他药下之，利不止，医以理中与之，利益甚；理中者，理中焦，此利在下焦，赤石脂禹余粮汤主之；复不止者，当利其小便。（159）

【导读】

A. 内外夹杂性病变与辨治方法。①辨识太阳病的基本症状表现及病变证型；②辨识内外夹杂性病变的症状表现，治疗方案最好是兼顾表里。

B. 泻心汤类与心下痞。①辨识脾胃虚寒证，或脾肾虚寒证，症状表现有类似泻心汤证；②辨识脾胃虚寒证，或脾肾虚寒证，即使病变夹杂泻心汤证，病变以虚寒为主，治疗最佳方案是泻心汤类方与理中丸合方。

C. 泻下方药与理中丸。①辨识脾胃或脾肾内伤夹杂性病变以虚为主，症状表现以下利为主；②辨识脾胃或脾肾内伤夹杂性病变以寒为主，症状表现以大便干结为主，其治当用下法但不能仅用下法，其治最好选用合方。

D. 理中丸与滑脱不禁。理中丸是辨治脾胃虚寒证或脾肾虚寒证的重要基础用方，仅用理中丸辨治复杂多变的比较重的病证有其一定的局限性，最好选择合方。

E. 理中丸与赤石脂禹余粮汤。①辨识虚寒下利病变证机以下焦为主，仅用理中丸有一定局限性；②辨识下焦虚寒下利证最佳选择用方是理中丸与赤石脂禹余粮汤合方，仅仅用赤石脂禹余粮汤有其局限性。

F. 下利与利小便。①辨识下焦下利的病变证机是虚寒夹水气，其治仅用利小便方法有一定局限性；②辨识下焦下利仅用理中丸有一定局限性，只有既选择理中丸又选择利小便方法才是最佳选择。

【译文】

病是内外夹杂性病变，以里证为主，治里未能恰到好处且仅用泻下类汤剂，药后下利不止，心下痞硬，病证类似泻心汤证，仅用泻心汤类方药则不能达到预期治疗目的；进而改用其他泻下类方药，病人下利不止，医生仅用理中丸治疗下利，可下利症状较前更甚；总之，理中丸是辨治脾胃虚寒证的重要代表方，此下利的病变证机不是脾胃虚寒，而是下焦滑脱不禁证，其治当用赤石脂禹余粮汤，收涩固脱；假如病变证机不是下焦滑脱不禁证，而是水气浸淫下注证，其治当改用利小便的方药。

【注释】

伤寒：感受外邪而演变为内外夹杂性病变，在表是太阳病，在里是下利不止。

下利不止：原有虚寒不大便，因用寒下药而加剧虚寒，症状演变为下利不止。

心下痞硬：心下痞满坚硬，包括疼痛。

服泻心汤已：已，后也，即仅用泻心汤类方药治疗虚寒下利后。

复以他药下之：复，又也；他药，泻下类方药。用下法辨治下利，必须辨清病变证机有热结旁流，有寒结旁流，且不可盲目用下法。

利不止：病变证机既不是热结旁流，也不是寒结旁流，对此必须重新辨证，以法论治。

医以理中与之：医，一般的医生；理中，理中丸；与之，给予治疗。

利益甚：理中丸针对病变证机是脾胃虚寒，而对下焦滑脱不禁证仅用理中丸，反而还会加重下利。

此利在下焦：利，下利；脾胃虚寒证、下焦虚寒证，均可选用理中丸，若病变证机非虚寒，用理中丸则不能达到预期治疗目的。

当利其小便：病变证机是水气内盛之下利，治当选用利小便的方药，即利小便以实大便。

【方药组成】 赤石脂禹余粮汤

赤石脂碎，一斤（48 g） 太一禹余粮碎，一斤（48 g）

上二味，以水六升，煮取二升，去滓。分温三服。

【用药要点】 方中赤石脂温涩止利，收涩固络。禹余粮涩肠止泻，收敛止血，固涩脉络。

【药理作用】本方具有调节肠胃平滑肌蠕动、解除胃肠平滑肌痉挛、调节腺体分泌、解除支气管平滑肌痉挛、调节内分泌、调节水液代谢等作用。

11. 痞证预后及转归

【仲景原文】太阳病，医发汗，遂发热恶寒，因复下之，心下痞，表里俱虚，阴阳气并竭，无阳则阴独，复加烧针，因胸烦，面色青黄，肤瞤者，难治；今色微黄，手足温者，易治。（153）

【导读】

A. 内外夹杂性病变与辨治方法。辨治内外夹杂性病变以表证为主，治表必须辨清太阳病12个证型，若治疗未能恰到好处则会加重病情。

B. 内外夹杂性病变与病变证机。辨识内外夹杂性病变，治太阳未能取得预期治疗效果，对此未能辨清使用发汗方法不当的主要原因，又用泻下方药，以此导致病变演变为表里阴阳俱虚。

C. 表里俱虚与无阳则阴独。①辨太阳病的病变证机以虚为主，辨可下证的病变证机以虚为主；②辨识原有太阳病与可下证不一定是以虚为主，可能因治疗未能切中病变证机而损伤表里之气；③辨识病变在演变过程中以寒为主，确立治疗方法重在散寒与补益。

D. 用烧针与疾病转归。①辨识病变是阴阳俱虚以虚为主，其治必须兼顾阴阳，其治仅用烧针可能进一步损伤阴津阳气，导致病情危重；②辨识病变是阴阳俱虚以寒为主，其治用烧针温阳散寒，能取得一定治疗效果，但治病最佳方法是既用烧针又用方药。

【译文】

病是内外夹杂性病变，以太阳病为主，医生用发汗方药，可药后即刻加重发热恶寒，又因里有可下证或类似可下证且又重复使用下法，药后出现心下痞硬，内外夹杂性病变演变为表里俱虚，阴阳之气俱伤，太阳病邪乘机又传入于里并加重里证，对此又用烧针治疗虚证，病人胸中烦热，面色青黄，肌肤颤动，其病情危重，难以救治；若烧针治疗寒证，病人面色微黄且有光泽，手足温和，病情较轻，治疗较易。

【注释】

医发汗：医生用发汗方药必须辨清病变证机，否则不能取得预期治疗效果。

遂发热恶寒：遂，于是，随即，即刻，药后。

因复下之：因此又重复使用下法。

表里俱虚：原来表证是虚证即太阳中风证，因治又加重表虚证；原来里证是虚证即脾胃虚寒证，因治又加重脾胃虚寒证。

阴阳气并竭：竭，原有之虚因治而大伤。以阳虚为主，并损及阴气。

无阳则阴独：无阳，无表证，或阳虚；阴独，仅有里证，或阴寒内盛。

复加烧针：复，又也；加，用也，病以阳虚为主，治用烧针不当亦伤阳。

因胸烦：因，所以。用烧针，既伤阳又伤阴，更化热扰胸。

面色青黄：病变证机是因烧针而损伤阳气阴血，阳虚不温，气血不能滋养于面。

肤瞤者：肌肤蠕动，或筋脉抽搐。病变证机是肌肤既不得阳气温煦，又不得阴津滋养，空虚无制。

今色微黄：今，目前；微黄，色黄并有光泽。病变证机是阴寒因用烧针而散，阳气因用烧针而复，气血滋荣于面。

12. 脾胃阴虚证

【仲景原文】太阳病，当恶寒，发热，今自汗出，反不恶寒、发热，关上脉细数者，医以吐之过也；一二日吐之者，腹中饥，口不能食；三四日吐之者，不喜糜粥，欲食冷食，朝食暮吐，以医吐之所致也，此为小逆。（120）

【导读】

A. 内外夹杂性病变与脾胃阴虚证。辨识内外夹杂性病变，在表是太阳病，对此还要进一步辨清太阳病病变证型，在里是可吐证，针对可吐证还要进一步辨清病变证机所在，根据张仲景论述在里病变是脾胃阴虚证。

B. 脾胃阴虚证与病证表现。辨识脾胃阴虚证的特殊表现，其治可以选用吐法，但选用吐法必须切合病变证机，同时又强调仅用吐法又有一定局限性，用吐法辨治脾胃阴虚证的最佳方法是要结合滋阴方药。

C. 脾胃阴虚证与病证轻重。①辨识脾胃阴虚证因人不同症状表现也不同；②辨识脾胃阴虚证因治疗方法不同引起的症状表现也不同，治病既要考虑病情变化又要考虑治疗用药。

【译文】

病是内外夹杂性病变，太阳病本有怕冷，发热，可目前病人自汗出，反而不怕冷，身体发热，关部脉细数，这是内外夹杂性病变演变为以里证为主，这是因为医生用吐法太过所引起的病证表现；脾胃病证初期，用吐之后，胃中饥饿，口不欲食；脾胃病证较久，用吐之后，不能食温热稀粥，且欲食冷食，早上食下午吐，这是医生用吐法不当所引起的病证表现，这属于治疗性错误。

【注释】

今自汗出：今，目前，当前。自汗出的病变证机是虚热迫津外泄。

反不恶寒：太阳病证已解，病以脾胃证为主。

关上脉细数：寸关尺脉细数，关部脉细数较明显。

医以吐之过也：吐，可吐证或类似可吐证；过，错误。医生用吐法治疗病证所引起的错误，或因病轻药重，或因辨证失误。

一二日吐之者：一二日，疾病之初期；吐之，使病人呕吐。

腹中饥：腹，胃也。胃中饥饿。

口不能食：口，胃也。脾阴虚而不运，胃阴虚而不纳，病变本质是虚，故胃中不思饮食。

三四日吐之者：三四日，病变较久，即疾病在其演变过程中因日期变化而发生变化。

不喜糜粥：喜，能也。不能食温热稀粥。

欲食冷食：脾胃阴虚内热。

朝食暮吐：病变证机是上午阳盛而能食，暮则阴虚而又不能纳食，故吐。

以医吐之所致也：因为医生用吐法太过所引起的病证。

此为小逆：小逆，治疗性错误。病由治而引起的，非因病变本身所致，称为小逆。

13. 胃虚寒证与胃实热证的鉴别

【仲景原文】病人脉数，数为热，当消谷引食，而反吐者，此以发汗，令阳气微，膈气虚，脉乃数也；数为客热，不能消谷，以胃中虚冷，故吐也。（122）

问曰：病人脉数，数为热，当消谷引食，而反吐者，何也？**师曰**：以发其汗，令阳气微，膈气虚，脉乃数；数为客热，不能消谷，胃中虚冷故也。（第

十七3）

【导读】

A. 胃寒证与胃热证。①辨识脉数在多数情况下以热证为主；②辨识脉数在特殊情况下也可主寒证。

B. 胃寒证与脉数。①辨识消谷善饥者，其病情多危重，当引起重视；②辨识知饥而饮食不多者，其病情比较平稳；③辨识食而即吐者，其病情比较重，当积极治疗；④辨识食后即吐比较轻者，也当积极治疗；⑤辨识胃寒脉数必须结合舌质苔色。

【译文】

病是内外夹杂性病变，在表是太阳病，在里是脾胃病证，脉数多主热证，常常有胃中饥饿多食，反而出现呕吐，这是因为用发汗方药不当，导致阳气微弱，膈间阳气虚，脉不得所固所摄而急数；脉数为假热真寒，假热故不能饮食，因为胃中虚冷，浊气上逆，所以出现呕吐。

【注释】

病人脉数：脉数未必尽主热证，也有主虚寒；阳热内盛，气血涌动则脉数；阳气虚弱，不能固摄则脉数。

数为热：数脉主热证，其病变证机有实热虚热不同。

当消谷引食：当，应也；消谷引食，胃中饥饿多食。

令阳气微：令，导致；微，虚弱。

膈气虚：膈气，宗气；虚，阳虚。

数为客热：客，假也；客热，假热真寒。

不能消谷：消谷，饮食。

胃中虚冷故也：胃，脾胃；虚冷，虚寒。

14. 脾胃热证的证治

【仲景原文】太阳病，过经十余日，心下温温欲吐，而胸中痛，大便反溏，腹微满，郁郁微烦，先此时自极吐下者，与调胃承气汤；若不尔者，不可与；但欲呕，胸中痛，微溏者，此非柴胡汤证，以呕，故知极吐下也。（123）

【导读】

A. 内外夹杂性病变与症状表现。①辨识太阳病的基本症状表现及病变证型；②辨识里证的病变证机有寒热虚实不同；③辨识内外夹杂性病变的复杂性，其治当兼顾表里；④辨清太阳病病变可能乘机传入并加重里证；⑤辨识里证病变证机可能夹杂可吐证，或夹杂可下证；⑥辨识里证的症状表现可能有类似可吐证，或类似可下证；⑥辨清病变证机既有可能是内外夹杂性病变又有可能是内伤夹杂性病变。

B. 病证表现与治疗用药。①辨清病变以里证为主，治里且未能兼顾于表；②辨识里证可能是可吐证与可下证相互夹杂；③辨清确立治疗方法必须既兼顾内伤夹杂性病变又兼顾太阳病变；④辨清因治疗未能相互兼顾导致病证表现演变为更加复杂多变；⑤辨清错综复杂的症状表现及病变证机。

C. 内外夹杂性病变与辨治方法。辨治内外夹杂性病变，虽然用了吐下方法，但内外夹杂性病变以表证为主，其治肯定不能仅先用下法，必须以治表为主，兼顾于里。

D. 调胃承气汤证与柴胡汤证。①辨识调胃承气汤方证的基本适应证及扩大范围；②辨识柴胡汤方证的基本适应证及扩大范围；③辨识调胃承气汤证可能夹杂心胸柴胡汤证的病变证机；④辨识调胃承气汤证可能类似心胸柴胡汤证；⑤辨识复杂多变的病变证机可选用调胃承气汤与柴胡汤类方合方。

【译文】

病是内外夹杂性病变，在表是太阳病，在里是阳明热证或心胸病证，太阳病已过十余日且仍不解，心下蕴结而欲呕吐，胸中疼痛，大便反而溏泄，腹部轻微胀满，心胸脘腹蕴结郁闷，这是内外夹杂性病变以表证为主，其治因先用大吐大下方药而引起的病证表现，根据治疗后的病变证机，可选用调胃承气汤；假如不是因治而引起的这些病变与病证，则不能用调胃承气汤；假如病人仅欲呕吐且未呕吐，胸中痛，大便微溏，此病证表现虽与柴胡汤证类似，但不是柴胡汤证，或者是与柴胡汤证相互夹杂，根据呕吐，所以知道病证表现是因医生用大吐大下方药所引起的。

【注释】

过经十余日：过经，太阳病演变过程已超过十余日。

心下温温欲吐：心下，心胸脘腹；温温，蕴结不舒。

郁郁微烦：心胸脘腹蕴结郁闷，病变证机是郁热蕴结，肆虐侵扰。

先此时自极吐下者：先，先用下法；此时，内外夹杂性病变；自，因也；极，大也，过度。

若不尔者：若，假如；不，不是；尔，这些。

不可与：可，能也；与，用也。

但欲呕：但，仅仅，只是；欲，想呕吐且未呕吐。

微溏者：大便微溏。

此非柴胡汤证：非，不是；柴胡汤证，柴胡汤主治的病证。

故知极吐下也：故，所以；知，知道；极，过度，大也。

15. 胃热内烦证

【仲景原文】太阳病，吐之，但太阳病，当恶寒，今反不恶寒，不欲近衣，此为吐之内烦也。（121）

【导读】

内外夹杂性病变与辨治方法。①辨识太阳病的基本症状表现及病变证型；②辨识可吐证的病变证型；③辨识内外夹杂性疾病以可吐证为主，治里证必须兼顾于表；④辨识胃热内烦证的基本症状表现。

【译文】

病是内外夹杂性病变，在表是太阳病，在里是可吐证或类似可吐证，病变以里证为主，用吐法治疗后，太阳病本有怕冷反而不怕冷，更有恶热，这是医生用吐法所引起的胃脘内热烦闷。

【注释】

吐之：病为可吐证或类似可吐证。

不欲近衣：亦即怕热，病变证机是热生于内，侵扰于内。

此为吐之内烦也：内烦，内热，心烦。

16. 胃热脾寒证的证治

【仲景原文】伤寒，胸中有热，胃中有邪气，腹中痛，欲呕吐者，黄连汤主之。（173）

【导读】

A. 内外夹杂性病变与病证表现。①辨识太阳病的基本症状表现及病变证型；②辨识太阳病在较短时间内病变可演变为内伤寒热夹杂病变；③辨识脾胃寒热夹虚证的基本症状表现。

B. 黄连汤方证。黄连汤是辨治各科杂病病变证机属于寒热夹虚以寒为主的重要用方。

【译文】

病是内外夹杂性病变，在表是太阳病，在里是胸热胃寒证或胃热脾寒证，更因太阳病邪乘里有失调而传入，病变演变为以里证为主，胸中烦热，胃中寒冷，腹中痛，欲呕吐，其治可选用黄连汤。

【注释】

伤寒：感受外邪，因素体脾胃失调而传入。

胸中有热：郁热在胸中，或郁热在胃脘。

胃中有邪气：寒郁在胃，或寒郁在脾。

黄连汤：方名虽以黄连命名，但辨治病证则以寒为主，热居次。

【方药组成】 黄连汤

黄连三两（9g） 甘草炙，三两（9g） 干姜三两（9g） 桂枝去皮，三两（9g） 人参二两（6g） 半夏洗，半升（12g） 大枣擘，十二枚

上七味，以水一斗，煮取六升，去滓。温服一升，日三服，夜二服。

【用药要点】 方中黄连清热燥湿，降逆泄浊。干姜温中散寒醒脾。桂枝醒脾和胃，温通阳气。半夏醒脾燥湿，和胃降逆。人参补益脾胃。甘草、大枣，补益中气。

【药理作用】 本方具有调节胃肠平滑肌蠕动、保护胃肠黏膜、强心、改善心脑血管、改善微循环、调节呼吸中枢、调节腺体分泌、解除平滑肌痉挛、抗胃溃疡、抗氧化、抗缺血、增强机体免疫功能、改善心肺肝肾功能、对中枢神经呈双向调节、降血压、降血脂、降血糖、镇静镇痛、抗菌、抗病毒、抗过敏、抗风湿、增强促进骨质代谢等作用。

17．脾胃气虚水气证的证治

【仲景原文】 伤寒，若吐，若下后，心下逆满，气上冲胸，起则头眩，脉沉紧；发汗则动经，身为振振摇者，茯苓桂枝白术甘草汤主之。（67）

【导读】

A．内外夹杂性病变与症状表现。①辨识太阳病的基本症状表现及病变证型；②辨识可吐证的病变证型；③辨识可下证的病变证型；④辨识脾胃病变的基本症状表现；⑤辨识脾胃病变可能夹杂可吐证，或类似可吐证；⑥辨识脾胃病变可能夹杂可下证，或类似可下证。

B．脾胃气虚水气证与症状表现。①辨识病变证机在脾胃，病证表现可能

在脾胃，也可能在胸中，更可能在头部；②辨识病变证机可能在脾胃，也可能在胸中，更可能在头部。

C. 苓桂术甘汤方证。苓桂术甘汤是辨治各科杂病病变证机属于气虚水气的重要用方。

【译文】

病是内外夹杂性病变，在表是太阳病，在里是可吐证或可下证，以里证为主，治用吐下，病人出现心下撑胀满闷，自觉胃脘浊气上冲心胸，上冲于头则头晕目眩，脉沉紧；病变仍以里证为主，其治不可发汗，若逆而用之，则会更加损伤筋脉，身体颤动站立不稳，其治可选用苓桂术甘汤。

【注释】

伤寒：感受外邪而演变为内外夹杂性病变。

若吐：病以里证为主，可能与太阳病或可下证相兼。

若下后：病以里证为主，可能与太阳病或可吐证相兼。

心下逆满：心下，胃脘；逆，撑胀；满，满闷。

气上冲胸：气，浊气；上，胃气上逆；胸，心胸。

起则头眩：起，站立，引申为上冲；头眩，头晕目眩。

发汗则动经：动，损伤；经，筋脉。

身为振振摇者：振振，颤动；摇，站立不稳。

【方药组成】 苓桂术甘汤

茯苓四两（12 g） 桂枝去皮，三两（9 g） 白术 甘草各二两（各6 g）

上四味，以水六升，煮取三升，去滓。分温三服。小便则利。（第十二16）

【用药要点】 方中茯苓能补能泻，补则益中气，泻则利饮邪。桂枝温阳化气，平冲降逆，气化饮邪。白术健脾燥湿，温胃化饮。甘草补益中气。

【药理作用】 本方具有调节胃肠平滑肌蠕动、保护胃肠黏膜、强心、调节心律、改善心脑血管、改善微循环、调节腺体分泌、促进新陈代谢、抗胃溃疡、抗氧化、抗缺血、增强机体免疫功能、改善心肺肝肾功能、对中枢神经呈双向调节、降血糖、保肝利胆、增强促进骨质代谢等作用。

18. 脾胃热郁水气证与脾胃阳郁水气证的证治

【仲景原文】 伤寒，汗出而渴者，五苓散主之；不渴者，茯苓甘草汤主之。（73）

【导读】

A. 内外夹杂性病变与病证表现。①辨识内外夹杂性病变，即在表有太阳病，在里有水气病变；②辨识里证既可能是五苓散证，又可能是茯苓甘草汤证；③辨识五苓散证与茯苓甘草汤证相互夹杂性病变，即病人出现阶段性的口渴与阶段性口不渴。

B. 内外夹杂性病变与辨治方法。①辨识病变以表证为主，治表必须兼顾于里；②辨识病变以里证为主，治里必须兼顾于表；③辨识治里夹杂性病变，确立治疗原则与方法必须相互兼顾。

C. 五苓散方证。五苓散既可辨治内外夹杂性病变又可辨治内伤水气病变；五苓散辨治水气偏于清，既可辨治太阳中风证与三焦水气证相兼，又可辨治脾胃热郁水气证。

D. 茯苓甘草汤方证。茯苓甘草汤是辨治各科杂病病变证机属于阳郁水气证的重要用方；茯苓甘草汤辨治水气偏于温，既可辨治太阳中风证与三焦水气证相兼，又可辨治脾胃阳郁水气证。

【译文】

病是内外夹杂性病变，以里证为主，汗出，口渴者，其治可选用五苓散；汗出，不渴者，其治可选用茯苓甘草汤。

【注释】

伤寒：感受外邪，外邪乘机传入脾胃。

汗出而渴者：汗出，表证未除；渴，水气内停，阻遏气机，气不化津，津不上承。

不渴者：病变证机是阳气郁遏，水气内停。

【方药组成】 茯苓甘草汤

茯苓二两（6g） 桂枝去皮，二两（6g） 甘草炙，一两（3g） 生姜切，三两（9g）

上四味，以水四升，煮取二升，去滓。分温三服。

【用药要点】 方中茯苓健脾益气，通阳渗湿。甘草补益中气。桂枝温胃通阳，气以化水。生姜温胃醒脾，宣散水气。

【药理作用】 本方具有调节水电解质代谢、调节胃肠平滑肌蠕动、保护胃肠黏膜、强心、调节心律、改善心脑血管、改善微循环、调节呼吸中枢、改善肺肾功能、调节腺体分泌、促进新陈代谢、抗胃溃疡、抗氧化、抗缺血、增强机体免疫功能、降血脂等作用。

19. 阳明胃热盛证的证治

【仲景原文】伤寒，脉浮滑，此以表有热，里有寒（此“寒”字当是“热”字，或“有”字当是“冇”字），白虎汤主之。（176）

【导读】

阳明热盛证与白虎汤方证。①辨识太阳病的基本症状表现及病变证型；②辨治内外夹杂性病变，表证比较轻，里证比较重，太阳病邪因里证较重可乘机侵入并加重里证；③辨识阳明热盛证夹杂里寒证；④白虎汤是辨治阳明热盛证的重要用方。

【译文】

感受外邪而为阳明热盛证，脉浮滑，病变证机既有邪热盛于外又有阴寒盛于内，其治可选用白虎汤，清泻盛热，四逆汤温阳散寒。

【注释】

伤寒：广义伤寒，感受温热之邪而为阳明热盛证。

脉浮滑：脉浮，热盛于外；（脉）滑，热郁于内。

此以表有热：这是热盛于表，在表有身热。

里有寒：热盛于外而夹杂里寒。

20. 阳明胃热津气两伤证的证治

【仲景原文】伤寒，若吐，若下后，七八日不解，热结在里，表里俱热，时时恶风，大渴，舌上干燥而烦，欲饮水数升者，白虎加人参汤主之。（168）

【导读】

A. 内外夹杂性病变与辨治方法。①辨治内外夹杂性病变，病以里证为主；②辨识里证可能是可吐证，或可能是可下证；③辨识可吐证与可下证相互夹杂性病变；④辨治里证的最佳方法是兼顾表证。

B. 阳明胃热津气两伤证与特殊表现。①辨识内外夹杂性病变演变为阳明热盛津气两伤证；②辨识阳明热盛津气两伤证可能夹杂太阳病；③辨识阳明热盛津气两伤证的症状表现可能类似太阳病。

【译文】

病为内外夹杂性病变，在表是太阳病，在里是可吐证或可下证，以里为主，虽经治疗但病于七八日仍不解，病变证机是热结在里，邪热盛于内外，并有时时怕风，口渴特别甚，舌上干燥而烦，或心烦，饮水多且不能解渴，其治可选用白虎加人参汤。

【注释】

伤寒：感受外邪而为太阳病，太阳病邪传入并加重阳明热证。

若吐：内外夹杂性病变，或是以可吐证为主。

若下后：内外夹杂性病变，或是以可下证为主。

七八日不解：用吐、下方法治疗，病于七八日仍不解。

热结在里：病变证机是阳明邪热郁结于里。

时时恶风：病变证机是热遏阳气而不能温煦于外，此虽有类似太阳病，但阳明以表里俱热为特征，而太阳仅以表热为主。

欲饮水数升者：数升，形容口渴特别明显。

五、太阳病证兼肝胆证

《灵枢·师传》云："肝者主为将，使之候外。"张景岳注：肝"其气刚强，故能悍御而使之候外"。《伤寒说意》云："营卫二气分司于肺肝，而总统于太阳。"又《伤寒溯源集》云："至春令而少阳肝胆，(其气失常则)不能布其阳气于皮肤。"营卫二气虽受太阳所统，但与肝胆之气有着密切的关系。倘若肝胆之气失调，则可影响营卫之气健全，外邪易乘机侵袭于肝胆，引起内外夹杂性病变。

(一)太阳病证与肝胆病证相兼

1. 太阳病证与肝气乘脾证相兼

【仲景原文】伤寒，腹满，谵语，寸口脉浮而紧，此肝乘脾也，名曰纵，刺期门。(108)

【导读】

A. 内外夹杂性病变与症状表现。①辨识内外夹杂性病变，在表有太阳病，在里是肝脾夹杂性病变；②辨识内外夹杂性病变，病变以里证为主；③辨清病变先有肝病后有脾病，对此必须进一步辨清肝脾之间的主次矛盾方面。

B. 肝气乘脾证与辨治方法。①辨识内外夹杂性病变和肝脾夹杂性病变，其治可选用针刺方法；②从临床治病考虑既可用针刺方法，又可选用方药辨治方法，更可选用针刺与方药结合。

【译文】

病是内外夹杂性病变，以里证为主，腹满，谵语，寸口脉浮而紧，这是内外夹杂性病变已演变为肝气内盛相乘于脾，对这样相克的病证叫作纵，其治可针刺期门穴。

【注释】

伤寒：外邪侵袭而为内外夹杂性病变，表邪又乘里有失调而传入并加重里证。

腹满：包括胃脘痞满。

谵语：病变证机在肝脾而病证表现则在心。

寸口脉浮而紧：脉浮，太阳病之主脉；（脉）紧，肝气乘脾之主脉。

肝乘脾：乘，相克。病变证机是肝热及脾，脾气壅滞。

名曰纵：肝木盛而克脾土，相克者，名曰纵。

刺期门：刺期门穴可泻肝气逆行；再则，辨治肝乘脾证，既可用汤药，又可用针刺，针药结合治疗则效果更好。

2. 太阳病证与肝气乘肺证相兼

【仲景原文】伤寒，发热，啬啬恶寒，大渴欲饮水，其腹必满；自汗出，小便利，其病欲解；此肝乘肺也，名曰横，刺期门。（109）

【导读】

A. 内外夹杂性病变与症状表现。①辨识内外夹杂性病变，在表是太阳病，在里是肝肺夹杂性病变；②辨识内外夹杂性病变，病变以里证为主；③辨清病变先有肝病后有肺病，对此必须进一步辨清肝肺之间的主次矛盾方面。

B. 肝气乘肺证与辨治方法。①辨识内外夹杂性病变和肝肺夹杂性病变，可选用针刺方法；②从临床治病考虑既可用针刺方法，又可选用方药辨治方法，更可选用针刺与方药结合。

C. 肝气乘肺证与病愈特征。①辨识在表太阳病可因正气积极恢复，邪不胜正，病可自愈；②辨识肝与肺相互夹杂性病变，因肝气、肺气虽受邪但仍积极抗邪，肝肺病变也可自行恢复向愈。

【译文】

病为内外夹杂性病变，在太阳病有发热，怕冷，在里有口渴欲饮水，腹部胀满；如果自汗出，小便利，这是肝气乘肺证向愈的表现；这为肝气相乘于肺，对这样的病证表现叫作横；其治可针刺期门穴。

【注释】

伤寒：外邪侵袭而为内外夹杂性病变，外邪又乘里有失调而传入并加重里证。

啬啬恶寒：怕冷比较重。

大渴欲饮水：病变证机是肝肺热盛而消灼阴津。

其腹必满：病变证机是肝气郁滞，肝热内扰，浊气壅滞不行。

自汗出：汗出的机制是邪热向外透达。

小便利：提示是阴津恢复，邪热消退。

肝乘肺：病变证机是肝热及肺，肺气郁闭。

名曰横：横，反克。即肝木反克肺金。

3．太阳病证与少阳胆证相兼

【仲景原文】伤寒，中风，有柴胡证，但见一证便是，不必悉具。凡柴胡汤病证而下之，若柴胡证不罢者，复与柴胡汤，必蒸蒸而振，却复发热汗出而解。（101）

【导读】

A．内外夹杂性病变与病证表现。①辨识太阳病的基本症状表现及病变证型，或太阳伤寒证，或太阳中风证，或太阳温病证等；②辨识柴胡证的基本症状表现或在少阳，或在阳明，或在太阴，或在少阴，或在厥阴，或在太阳；③辨识内外夹杂性疾病的主次矛盾方面。

B．一证便是与内外夹杂性病变。①辨识太阳病的核心以病变证机为主，症状表现为次；②辨识里的核心以病变证机为主，症状表现为次；③辨识内外夹杂性病变的核心是病变证机而不是所有症状表现；④辨清张仲景论述的特点是见微知著，防患于未然，早治疗，早康复，防止病变进一步发展演变。

C．柴胡汤证与类似证。①辨识柴胡汤证可辨治可下证；②辨清可下证是柴胡汤辨治病证还是非柴胡汤辨治病证；③辨清可下证是单一的柴胡汤辨治可下证，还是柴胡汤证与可下证相互夹杂性病变证机；④辨清内伤病变是类似表现还是夹杂表现。

D．服用柴胡汤与特殊表现。①辨识症状表现及病变证机可能因治疗而发生变化；②辨识正气强弱因治疗可能受到影响；③辨识正气在疾病恢复过程可能出现正邪斗争比较剧烈；④辨识症状表现加重在特定情况下则是疾病向愈的重要标志。

【译文】

病是内外夹杂性病变，在表是太阳病，或太阳伤寒证，或太阳中风证，在里是柴胡汤证，辨内外夹杂性病变，只要辨清病变证机即可得出诊断结论，未必所有症状表现都出现。凡是柴胡汤病证类似可下证而用下法，或柴胡汤病证夹杂可下证而治仅用下法，若柴胡汤证未因治而发生其他变化，可再次选用柴胡汤，用药后可能出现蒸蒸发热，振振怕冷，接着又有发热随汗出而向愈。

【注释】

伤寒：太阳伤寒证。

中风：太阳中风证。

有柴胡证：柴胡证，包括小柴胡汤证、大柴胡汤证、柴胡加芒硝汤证、柴胡桂枝汤证、柴胡桂枝干姜汤证、柴胡加龙骨牡蛎汤证。

但见一证便是：但，只有，仅有；一，少也，并非局限于一；证，病变证机，非言某一症状表现；便是，就是，即是。

不必悉具：辨证旨在审证求机，不必拘于症状表现。

凡柴胡汤病证而下之：凡，诸多；柴胡汤病证，柴胡汤主治的一类病证，如大柴胡汤，或柴胡加芒硝汤。

若柴胡证不罢者：柴胡证，柴胡汤主治的一类病证；不罢，病证仍在。

复与柴胡汤：复，再次；与，给予；柴胡汤，柴胡汤类方药。

4. 太阳中风证与少阳胆证相兼的证治

【仲景原文】伤寒六七日，发热，微恶寒，支节烦痛，微呕，心下支结，外证未去者，柴胡桂枝汤主之。（146）

【导读】

A. 内外夹杂性病变与病证表现。①辨治内外夹杂性病变，在表是太阳病，在里是少阳病；②辨治内外夹杂性病变，在表是太阳病，在里是阳明胃病变；③辨治内外夹杂性病变，在表是太阳病，在里是少阳阳明相互夹杂病变；④辨治内外夹杂性病变的最佳治疗方法是兼顾表里。

B. 柴胡桂枝汤方证。柴胡桂枝汤既是辨治太阳少阳兼证的重要用方，又是辨治胃脘郁结证的重要用方，还是辨治长期低热病变证机属于营卫郁结，寒热夹虚证的重要用方。

【译文】

病是内外夹杂性病变以六七日左右，在表是太阳病，发热，轻微怕冷；在里是少阳病或四肢病变或胃脘病变，肢节烦痛，轻微呕吐，心中或心下拘急不舒，这是太阳病证未解与内伤夹杂性病变的缘故，其治可选用柴胡桂枝汤。

【注释】

伤寒六七日：太阳病与少阳病相兼已六七日。

支节烦痛：支，四肢；节，关节；烦，疼痛烦扰不宁。

心下支结：心下，心中，胃脘；支，支撑拘急；结，痞塞不通。

外证未去者：外证，太阳病证；未去，太阳病证与内伤夹杂性病变不去。

【方药组成】 柴胡桂枝汤

桂枝去皮，一两半（4.5 g） 黄芩一两半（4.5 g） 芍药一两半（4.5 g） 人参一两半（4.5 g） 甘草炙，一两（3 g） 半夏洗，二合半（6 g） 大枣擘，六枚 生姜切，一两半（4.5 g） 柴胡四两（12 g）

上九味，以水七升，煮取三升，去滓。温服一升。本云：人参汤，作如桂枝法，加半夏、柴胡、黄芩，复如柴胡法，今用人参作半剂。（注："本云……"至末29字，与方意不符，恐为叔和批注混入正文，宜删。）

【用药要点】 方中柴胡清胆热，疏胆气。黄芩清泄少阳胆热，降泄浊热。桂枝解肌调卫。芍药益营泻胆。生姜、大枣，调理脾胃，和调营卫。半夏宣降气机。人参、甘草、大枣，补中益气，顾护胃气。

【药理作用】 本方具有调节胃肠平滑肌蠕动、保护胃黏膜、抑制胃酸分泌、抑制胃蛋白酶分泌、调节内分泌、调节中枢神经、调节周围神经、改善微循环、保肝利胆、调节水电解质代谢、抗惊厥、抗心脑缺血、消除自由基、增强机体免疫功能、抗菌、抗病毒、抗过敏、抗肿瘤、解除支气管平滑肌痉挛、调节支气管腺体分泌等作用。

5. 太阳病证与少阳病证相兼的证治及禁汗

【仲景原文】 太阳与少阳并病，头项强痛，或眩冒，时如结胸，心下痞硬者，当刺大椎第一间，肺俞，肝俞，慎不可发汗；发汗则谵语，脉弦，五日谵语不止，当刺期门。（142）

【导读】

A. 内外夹杂性病变与特殊表现。①辨识太阳病的基本症状表现及病变证机；②辨识少阳病的基本症状表现及病变证型；③辨识病变是内外夹杂性病变及主次矛盾方面。

B. 内外夹杂性病变与治疗宜忌。①辨治太阳少阳兼证的方法可选用针刺方法；②辨治太阳少阳兼证，即使病变以太阳病为主，其治不能仅用发汗方药，必须既治太阳又治少阳；③辨识治病最佳方法既用针刺方法又用发汗方药；④辨识内外夹杂性病变，其治仅治少阳或仅治太阳都有一定局限性。

C. 病证变化与补救措施。①辨识内外夹杂性病变在诸多情况下仅用发汗方药，不仅达不到治疗目的，反而还会加重病情；②辨识内外夹杂性病变在特殊情况下仅用治少阳方药，不仅达不到预期治疗效果，反而还会加重病情；③辨治太阳少阳兼证因治可加重病情，其治可用针刺期门的方法补救，亦可既用针刺方法又用方药治疗。

【译文】

病是太阳病证与少阳病证相兼，头痛，项部僵硬，或头晕目眩，或头昏如有所蒙，胸部时有疼痛，心下痞硬，其治当针刺大椎第一间，肺俞、肝俞，考虑治法不能仅用发汗方药；假如仅用汗法可能导致语言错乱，脉弦，病至五日谵语仍在者，其治可针刺期门穴。

【注释】

太阳与少阳并病：外邪侵袭既在太阳，又在少阳，演变为太阳病证与少阳病证相兼。

头项强痛：头痛，项部僵硬。

或眩冒：眩，头晕目眩；冒，头昏如有所蒙。

时如结胸：胸部时有疼痛如结胸状，应与结胸证相鉴别。

心下痞硬：心下，心中，胃脘；痞硬，痞塞不通。

当刺大椎第一间：针刺大椎既能激活太阳之气抗邪，又能泻少阳之热。

肺俞：既可治太阳病邪，又可防太阳病邪传入于肺。

肝俞：既可治少阳病邪，又可防少阳病邪传入于肝。

慎不可发汗：慎，谨慎，考虑；不可发汗，不可仅用发汗方药。

发汗则谵语：发汗，使用发汗方药。

五日谵语不止：五日，约略之辞；不止，病证表现为当解不解。

6. 太阳病证与少阳病证相兼的证治及禁下

【仲景原文】太阳与少阳并病，心下痞，颈项强而眩者，当刺大椎，肺俞，肝俞，慎勿下之。(171)

【导读】

A. 内外夹杂性病变与特殊表现。①辨识太阳病的基本症状表现及病变证型；②辨识少阳病的基本症状表现及病变证型；③辨治内外夹杂性疾病必须进一步辨清病变证机主次矛盾方面；④辨识少阳病可能夹杂阳明胃的病变；⑤辨识少阳病的症状表现可能有类似阳明胃的症状表现。

B. 内外夹杂性病变与治疗宜忌。①辨治太阳少阳夹杂性病变可以用下法，但不能仅用下法；②辨治少阳阳明夹杂性病变，可以用下法，但不能仅用下法；③辨治少阳病的症状表现及病变证机，可以用下法，但不能仅用下法；④辨治内外夹杂性病变，最佳治疗方法既治太阳又治少阳，并能兼顾用下法。

【译文】

病是内外夹杂性病变，在表是太阳病，在里是少阳病，心下痞满，颈项僵硬，头晕目眩，其治当针刺大椎、肺俞、肝俞，权衡病证表现虽有类似可下证或夹杂可下证，但不可盲目使用下法。

【注释】

太阳与少阳并病：并，兼也，夹杂性病变。即太阳病证与少阳病证相兼。

心下痞：其病变部位有在少阳，在脾胃，应重视鉴别诊断。

颈项强而眩者：颈项强，病变部位有在少阳，在太阳，应重视鉴别诊断；眩，病变部位有在少阳，在太阳，应重视鉴别诊断。

慎勿下之：慎，权衡；勿，不可；下之，下法治疗病证。

7. 太阳病证与少阳病证相兼误辨误下的变证

【仲景原文】太阳少阳并病，而反下之，成结胸，心下硬，下利不止，水浆不下，其人心烦。(150)

【导读】

A. 内外夹杂性病变与类似证。①辨识内外夹杂性病变以里证为主；②辨识少阳病的症状表现有类似可下证，或类似可下证；③辨识里证可能是少阳病变与阳明病变相互夹杂，病变以少阳为主，其治以少阳为主，兼顾阳明以泻下；

④辨治内外夹杂性病变，若仅仅先用下法常常会引起病证发生变化。

B. 症状表现与病变证机。①辨识内外夹杂性病变因治可能演变为结胸证；②辨识内外夹杂性病变可能演变为阳明内结证；③辨识内外夹杂性病变可能演变为脾肾下利证；④辨识内外夹杂性病变可能演变为脾胃正气大伤证；⑤辨识内外夹杂性病变可能演变为少阴病变。

【译文】

病是太阳病与少阳病相兼，病证表现有类似可下证或夹杂可下证，若被类似证所迷惑而用下法或仅仅用下法，疾病可能演变为结胸，心下坚硬，下利不止，不能饮食，以及心烦。

【注释】

太阳少阳并病：感受外邪而演变为太阳病与少阳病相兼。

而反下之：而，若也；反，辨证被类似现象所迷惑，不当用而用之；下之，用下法治疗太阳少阳病证。

成结胸：成，演变；结胸，病人素有痰饮蕴结，因治而导致太阳少阳之邪传变以诱发为结胸。

心下硬：心下，心中，胃脘；硬，坚硬不柔和。

下利不止：少阳病之下利不止，或结胸证之下利不止。

水浆不下：水浆，水谷；不下，不能饮食。

（二）以论内外夹杂性病变为借鉴，提示杂病辨证论治

1. 少阳胆热气郁证的证治

【仲景原文】伤寒五六日，中风，往来寒热，胸胁苦满，嘿嘿，不欲饮食，心烦，喜呕，或胸中烦而不呕，或渴，或腹中痛，或胁下痞硬，或心下悸，小便不利，或不渴，身有微热，或咳者，小柴胡汤主之。（96）

【导读】

A. 内外夹杂性病变与病证表现。①辨治内外夹杂性病变，在表是太阳病变，在里可能是少阳病变；②辨治内外夹杂性病变，在表是太阳病变，在里可能是厥阴病变；③辨治内外夹杂性病变，在表是太阳病变，在里可能是少阳厥阴病变；④辨治内外夹杂性病变，在表是太阳病变，在里可能是心胸病变；⑤辨治内外夹杂性病变，在表是太阳病变，在里可能是脾胃病变；⑥辨治内外夹杂性病变，在表是太阳病变，在里可能是心肾病变；⑦辨治内外夹杂性病变，

在表是太阳病变，在里可能是肺病变；⑧辨治内外夹杂性病变，在表是太阳病变，在里可能是肾膀胱病变。

B. 内外夹杂性病变与或然病证。①辨识内外夹杂性病变的症状表现可能出现以胸中症状为主；②辨识内外夹杂性病变的症状表现可能出现以阴津损伤症状为主；③辨识内外夹杂性病变的症状表现可能出现以脾胃症状为主；④辨识内外夹杂性病变的症状表现可能出现以肝胆症状为主；⑤辨识内外夹杂性病变的症状表现可能出现以心肾症状为主；⑥辨识内外夹杂性病变的症状表现可能出现以太阳病症状为主；⑦辨识内外夹杂性病变的症状表现可能出现以肺症状为主。

C. 小柴胡汤方证。小柴胡汤既是辨治少阳寒热郁虚病变的重要用方，又是辨治内外夹杂性病变寒热郁虚证的重要用方，更是辨治各科杂病病变证机属于寒热郁虚证的重要用方。

【译文】

病是内外夹杂性病变，在表是太阳伤寒证，或太阳中风证，或太阳温病证等，于五六日病邪已传入里，或在肝胆病变，或在心肺病变，或在脾胃病变，或在肾膀胱，或相互夹杂病变，往来寒热，胸胁苦满，表情沉默，不欲饮食，心烦，呕后胃中舒服，或胸中烦闷而不呕，或口渴，或腹中痛，或胁下痞硬，或心下悸，小便不利，或口淡不渴，身体轻微发热，或咳嗽，其治可选用小柴胡汤。

【注释】

伤寒五六日：伤寒，太阳伤寒证；五六日，病已发生传变。

中风：太阳中风证；或太阳温病证。

往来寒热：病证表现是先怕冷，后发热，也有发热与怕冷并见，病变证机是少阳正气不足，蓄积力量，邪气乘势充斥则恶寒，少阳蓄积力量而奋起抗邪则发热。

胸胁苦满：苦满，形容胸胁满闷特别明显。

嘿嘿：表情沉默，不欲言语。

不欲饮食：少阳胆热影响于胃，胃气不降。

心烦：少阳胆热侵扰于心。

喜呕：病变证机是热在少阳胆而不在阳明胃，胆热逆胃，胃气上逆则呕，呕后胃中之热得除，故呕后胃中舒服，移时胆热又侵扰于胃，以此又演变为呕吐，呕后胃中又舒服，所以病人喜呕是一种特有反应。

胸中烦而不呕：胆热逆于胸而未影响于胃。

或渴：病变证机是少阳胆热伤阴津。

或腹中痛：病变证机是少阳胆热而壅阻脾胃气机。

或胁下痞硬：病变证机是少阳胆热内结，阻塞不通。

或心下悸，小便不利：病变证机是少阳胆热内扰，气不化水，水气既上凌于心，又困扰于下。

或不渴：病变证机是少阳胆热尚未损伤阴津。

【方药组成】 小柴胡汤

柴胡半斤（24g） 黄芩三两（9g） 人参三两（9g） 半夏洗，半升（12g） 甘草炙，三两（9g） 生姜切，三两（9g） 大枣擘，十二枚

上七味，以水一斗二升，煮取六升，去滓。再煎取三升，温服一升，日三服。若胸中烦而不呕者，去半夏、人参，加栝楼实一枚；若渴，去半夏，加人参合前成四两半，栝楼根四两；若腹中痛者，去黄芩，加芍药三两；若胁下痞硬，去大枣，加牡蛎四两；若心下悸，小便不利者，去黄芩，加茯苓四两；若不渴，外有微热者，去人参，加桂枝三两，温覆微汗愈；若咳者，去人参、大枣、生姜，加五味子半升，干姜二两。

【用药要点】 方中柴胡既疏少阳，又清少阳。黄芩清泄少阳胆热，使胆热从内而彻。半夏宣降气机，醒脾和中。生姜宣散郁结，兼制柴胡、黄芩苦寒伤胃。人参、甘草、大枣，益气补中。

【药理作用】 本方具有保肝利胆、降血脂、降血糖、调节中枢神经、调节周围神经、增强机体免疫功能、改善微循环、调节内分泌、调节血压、抗休克、调节心律、抗心肌缺血、抗心脑缺氧、抗自由基、抗硬化、抗肿瘤、抗突变、抗衰老、抗菌、抗病毒、抗过敏、抗氧化、抗溃疡、抗惊厥、解热等作用。

2. 少阳胆热气郁证的证机及其兼证

【仲景原文】血弱气尽，腠理开，邪气因入，与正气相搏，结于胁下，正邪分争，往来寒热，休作有时，嘿嘿，不欲饮食；脏腑相连，其痛必下，邪高痛下，故使呕也，小柴胡汤主之；服柴胡汤已，渴者，属阳明，以法治之。（97）

【导读】

A. 少阳病与内伤杂病。①辨识少阳病变属于外感病；②辨识少阳病变属于外感夹内伤病变；③辨识少阳病变属于内伤杂病。

B. 少阳病证与病变证机。①辨识正气虚弱是引起疾病发生的重要原因；②辨清邪气侵入是引起疾病发生的根本原因；③辨清疾病的演变过程是正气与邪气相互斗争的转化过程。

C. 少阳病证与脏腑兼证。①辨识少阳与肝关系密切，少阳病可能夹杂肝病变；②辨识少阳与脾胃关系密切，少阳病可能夹杂脾胃病变；③辨识肝胆与脾胃关系密切，病变可能相互夹杂；④辨识内伤夹杂性病变的演变规律具有复杂性与多变性。

D. 少阳病证与阳明病证。①辨识少阳病变的基本症状表现及病变证型；②辨识阳明病变的基本症状表现及病变证型；③辨识少阳夹杂阳明病变的主次矛盾方面；④辨治内伤夹杂性病变必须重视全面考虑，避免顾此失彼；⑤辨治内伤夹杂性病变必须因病变证机及症状表现选用治疗方药。

【译文】

正气虚弱，腠理疏松，固护不及，邪气乘虚侵入，与正气相互搏结，病变部位在胁里，正邪相互分争，邪气处于优势则怕冷，正气积力抗邪则发热，故寒热发作有时，表情沉默，不欲饮食；肝胆相连，脾胃相关，胁痛可能伴有腹痛，这是邪从外袭而结于胆之疼痛，胆热逆胃则呕吐，其治可选用小柴胡汤；服用小柴胡汤若口渴者，病在里原有少阳病证与阳明病证相兼，少阳病证得解，阳明病证仍在，其治可根据阳明病变属性而采取相应的治疗措施。

【注释】

血弱气尽：血，气也；血弱，气血虚弱，以气虚为主；气，气虚；尽，完也，引申为虚弱较明显。素体气虚较明显。

腠理开：腠理，皮肤毛孔；开，疏松，不固。

邪气因入：正气虚弱是内因，邪气侵入是外因，即邪气因正气虚弱而侵入。

结于胁下：结，邪气内结；下，里也，胆也，肝也，肝胆在胁里。

正邪分争：分，各自；争，斗争。

脏腑相连：脏腑，肝胆，脾胃；连，相互依存，相互关联。

其痛必下：痛，胁痛；必，可能，会有；下，里也，亦即肝胆在胁下，或腹在胁之下。

邪高痛下：高，外也；下，内也，里。亦即胁痛，或腹痛。

服柴胡汤已：柴胡汤，小柴胡汤；已，病证解除。

属阳明：属，归属，转变。亦即病变归属于阳明。

以法治之：因病变证机而采用相应治疗方法。

3. 少阳夹杂性病变的证治及鉴别

【仲景原文】伤寒五六日，头汗出，微恶寒，手足冷，心下满，口不欲食，大便硬，脉细者，此为阳微结，必有表，复有里也；脉沉，亦在里也；汗出为阳微，假令纯阴结，不得复有外证，悉入在里，此为半在里，半在外也；脉虽沉紧，不得为少阴病，所以然者，阴不得有汗，今头汗出，故知非少阴也，可与小柴胡汤；设不了了者，得屎而解。（148）

【导读】

A. 内外夹杂性病变与症状表现。①辨识内外夹杂性病变，在表是太阳病，在里是少阳病变；②辨识少阳病可能夹杂阳郁症状表现；③辨识少阳病变可能夹杂阳明胃症状表现；④辨识少阳病变可能夹杂阳明大肠症状表现。

B. 内外夹杂性病变与脉象特点。①辨识内外夹杂性病变以阳郁为主之脉细；②辨识内外夹杂性病变以阳结为主之脉沉；③辨识内外夹杂性病变以阳郁阳结为主之脉沉紧。

C. 内外夹杂性病变与鉴别诊断。①辨识太阳少阳夹杂病变的症状表现可能有类似少阴病的症状；②辨识太阳少阳夹杂病变的症状表现可能夹杂少阴病的症状；③辨识太阳少阳夹杂病变之汗出与少阴病之汗出的辨治要点。

D. 小柴胡汤方证。小柴胡汤既是辨治少阴病变的重要用方，又是辨治太阳少阳夹杂病变的重要用方。

E. 小柴胡汤证与得屎而解。服用小柴胡汤仍有身体不舒服，若大便通畅则是正气恢复，邪气祛除的重要标志。

【译文】

病是内外夹杂性病变，在表是太阳病，在里是少阳病，内外夹杂性病变已有五六日，仅有头汗出，身无汗，轻微怕冷，手足不温，心下满闷，不思饮食，大便干硬，脉细者，这是太阳病与少阳病邪气郁结，病证必定在表有太阳病，在里有少阳病；脉沉者，亦为少阳病之里脉；汗出为太阳少阳病变，假如素有少阴寒结，其不应有太阳病的表现，外邪可因少阴虚寒而尽传于内；根据病证表现及病变证机是半在少阳之里，半在太阳之表的表现；脉虽沉紧，不能辨为少阴病，这样的病证表现是因为少阴寒证不应有汗出，今头部汗出且身无汗，所以知道病变证机不在少阴，其治可选用小柴胡汤；假如服用小柴胡汤仍有不舒服者，若其大便得通，则诸证自除。

【注释】

伤寒五六日：伤寒，感受外邪而演变为太阳少阳夹杂病变；五六日，约略之辞。即太阳病与少阳病相兼业已五六日。

头汗出：仅头汗出且身无汗，病变证机是太阳营卫不固，少阳胆热郁蒸于上。

微恶寒：怕冷症状比较轻，即太阳病证比较轻。

手足冷：病变证机是少阳胆热内郁而不能外达。

心下满：病变证机是少阳胆热而不能疏达阳明胃气，浊气壅滞心下。

口不欲食：病变证机是阳明胃气不得少阳胆气疏泄而壅滞。

大便硬：病变证机是少阳胆热，气机不利，浊热内结。

脉细者：病变证机是少阳胆气郁滞，经气被遏。

此为阳微结：阳，太阳；微，少阳；结，邪气郁结。

必有表：在表必定有太阳病证。

复有里也：复，又也；里，少阳。

脉沉：以少阳病证为主。

亦在里也：亦即少阳病是里证。

汗出为阳微：汗出的病变部位在太阳在少阳。

假令纯阴结：假如太阳少阳的表现有类似少阴寒证，或夹杂少阴病变。

不得复有外证：少阴病虽有类似太阳少阳相兼证，但没有太阳少阳相兼证的外在表现。

悉入在里：悉，都是，全部；入，传入；里，少阴。即少阴寒证的表现全部属于里证。

此为半在里：里，少阳；病变部位在少阳。

半在外也：外，太阳。病变部位在太阳。

脉虽沉紧：辨脉沉紧，既可见于少阳，又可见于少阴，不能仅仅局限于某一方面。

不得为少阴病：不能将太阳少阳病证辨为少阴寒证。

阴不得有汗：少阴寒证一般以无汗为主，但少阴阳虚证可有出汗，对此应辨证对待。

今头汗出：少阴阳虚证不仅头汗出，更有全身汗出，今仅见头汗出，则为太阳少阳相兼证。

知非少阴也：知，知道；非，不是。

设不了了者：设，假如；了了，爽快，轻松。

得屎而解：少阳病证可能有不大便，若大便得通，则少阳病证得解。

4．少阳胆证与少阴心证相兼的证治

【仲景原文】伤寒八九日，下之，胸满，烦惊，小便不利，谵语，一身尽重，不可转侧者，柴胡加龙骨牡蛎汤主之。（107）

【导读】

A．内外夹杂性病变与症状表现。①辨识内外夹杂性病变，以里证为主；②辨识内伤夹杂性病变，以可下证为主；③辨识内伤夹杂性病变可能有类似可下证，其治虽不能仅用下法，但可以酌情用下法；④辨识内外夹杂性病变，必须辨清病变证机主次矛盾方面。

B．柴胡加龙骨牡蛎汤方证。柴胡加龙骨牡蛎汤既是辨治心胆郁热夹虚证重要用方，又是辨治内外夹杂性病变属于郁热夹虚证的重要用方。

【译文】

病是内外夹杂性病变或内伤夹杂性病变，业已八九日，以里证为主，用下法之后，病人胸满，心烦惊悸，小便不利，谵语，全身上下沉重，身体转侧活动不利，其治可选用柴胡加龙骨牡蛎汤。

【注释】

伤寒八九日：感受外邪而为太阳病，太阳病邪又乘机加重少阳少阴病证。

下之：病证可能是可下证，或类似可下证。

胸满：胸中满闷。

烦惊：烦，心烦；惊，惊悸，惊恐。

一身尽重：一，全身上下；尽，都也；重，沉重。病变证机是经气郁滞不利。

不可转侧者： 可，能也；转侧，活动。

【方药组成】 柴胡加龙骨牡蛎汤

柴胡四两（12 g） 龙骨一两半（4.5 g） 黄芩一两半（4.5 g） 生姜切，一两半（4.5 g） 铅丹一两半（4.5 g） 人参一两半（4.5 g） 桂枝去皮，一两半（4.5 g） 茯苓一两半（4.5 g） 半夏洗，二合半（6 g） 大黄二两（6 g） 牡蛎熬，一两半（4.5 g） 大枣擘，六枚

上十二味，以水八升，煮取四升，内大黄，切如棋子，更煮一两沸，去滓。温服一升。本云：柴胡汤，今加龙骨等。

【用药要点】 方中柴胡清胆热，调气机。龙骨重镇安神。黄芩既清胆热，又清心热。茯苓宁心安神，兼益心气。牡蛎清泄心胆之热，平惊悸以安神。铅丹泻热解毒，镇惊，降泄胆气。桂枝通达阳气，调畅气机。半夏、生姜，醒脾降逆和胃。人参、大枣，益气补中。

【药理作用】 本方具有调节体温中枢、调节血压中枢、保肝利胆、降血脂、降血糖、调节中枢神经、调节周围神经、增强机体免疫功能、改善微循环、调节内分泌、调节代谢、抗休克、调节心律、抗心肌缺血、抗心脑缺氧、调节心肝功能、抗自由基、抗氧化、抗肿瘤、抗突变、抗衰老、抗菌、抗病毒、抗过敏、抗硬化、抗溃疡、抗惊厥、抗血小板聚集、解热等作用。

5. 少阳胆热水气证或少阳郁热伤阴证的证治

【仲景原文】 伤寒五六日，已发汗，而复下之，胸胁满微结，小便不利，渴而不呕，但头汗出，往来寒热，心烦者，此为未解也，柴胡桂枝干姜汤主之。（147）

【导读】

A. 内外夹杂性病变与辨治方法。①辨治内外夹杂性病变，病变以表证为主，其治必须兼顾于里；②辨识内伤夹杂性病变，病变以可下证为主，其治必须重视兼顾于表；③辨治复杂多变的病变必须辨清病变主次；④辨识小便不利病变证机既可见于阳郁不化又可见于水气内停；⑤辨识头汗出病变证机既可见于阳郁化热于上又可见于水气上逆；⑥辨治复杂多变的病变证机必须结合舌质苔色。

B. 柴胡桂枝干姜汤方证。柴胡桂枝干姜汤既是辨治少阳胆热水气证的重要用方，又是辨治少阳郁热伤阴证的重要用方，还是辨治各科杂病病变证机属

于郁热水气伤阴证的重要用方。

【译文】

病是内外夹杂性病变，业已五六日，以表证为主，治当先解表，太阳病得解，当治其里，使用下法后，病人胸胁满闷并有轻微阻结不通，小便不利，口渴，未有呕吐，仅有头汗出，往来寒热，心烦，其治可选用柴胡桂枝干姜汤。

【注释】

伤寒五六日：感受外邪而为太阳病，太阳病邪又乘机加重少阳病证。

已发汗：内外夹杂性病变，以太阳病为主。

而复下之：复，重复，多次；下之，使用下法治疗的病证，既要辨清病是可下证，又要辨清病是类似可下证，治疗重在针对病变证机且不可盲目用下法。

胸胁满微结：满，满闷；微，轻微；结，阻结不通。

小便不利：病变证机是阳气郁滞，气化不利，阴津损伤；或气不化津，水气内停。

渴而不呕：阴津损伤，少阳郁热未犯阳明胃。

但头汗出：仅有头汗出且身体无汗，病变证机是少阳郁热熏蒸于上。

心烦：少阳胆热扰心，或郁热在心。

【方药组成】 柴胡桂枝干姜汤

柴胡半斤（24 g） 桂枝去皮，三两（9 g） 干姜二两（6 g） 栝楼根四两（12 g） 黄芩三两（9 g） 牡蛎熬，三两（9 g） 甘草炙，二两（6 g）

上七味，以水一斗二升，煮取六升，去滓。再煎取三升，温服一升，日三服。初服微烦，复服，汗出便愈。

【用药要点】 方中柴胡清胆热、调气机。黄芩清泄胆热。栝楼根清热散水，化饮利小便。牡蛎软坚散结。桂枝通达阳气，助阳化饮。干姜温化水饮。甘草益气和中，顾护脾胃。

【药理作用】 本方具有保肝利胆、降血脂、降血糖、调节中枢神经、调节周围神经、增强机体免疫功能、改善微循环、调节内分泌、调节血压、抗休克、调节心律、抗心肌缺血、抗心脑缺氧、抗自由基、抗动脉粥样硬化、抗肿瘤、抗突变、抗衰老、抗菌、抗病毒、抗过敏、抗硬化、抗溃疡、抗惊厥、抗早孕、解热等作用。

6. 少阳病证与阳明病证相兼重证的证治

【仲景原文】 伤寒，发热，汗出不解，心中痞硬，呕吐而下利者，大柴胡汤主之。(165)

【导读】

A. 内外夹杂性病变与症状表现。①内外夹杂性病变，以里证为主；②辨识内外夹杂性病变，太阳病邪在较短时间内传入并加重里证；③辨识内伤夹杂性病变可能有类似太阳病变。

B. 内伤夹杂性病变与大柴胡汤方证。①少阳与阳明病变相兼，其治当兼顾少阳阳明；②少阳阳明病变可能夹杂少阴病变，大柴胡汤既是辨治少阳阳明相夹杂的重要用方，又是辨治少阳阳明夹杂少阴的重要用方。

【译文】

病是内外夹杂性病变，身体发热，内伤夹杂性病变夹杂太阳病或类似太阳病，即使当用汗法也不能仅用汗法，用之病证不解，心中痞硬，呕吐，下利，其治可选用大柴胡汤。

【注释】

伤寒：感受外邪而乘机传入并加重少阳阳明病证。

发热：自觉发热，或体温升高，太阳病症状表现，或类似太阳病表现。

汗出不解：使用汗法，发热未能因汗出而解，病变部位不在太阳而在少阳阳明。

心中痞硬：心中，心也，胃也；痞硬，心中痞硬，或胃中痞硬。

呕吐而下利：呕吐，胆热逆胃，胃热上逆；下利，少阳阳明邪热下迫，或阳明热结旁流下利。

大柴胡汤：既能辨治冠心病之心中痞硬，又能辨治慢性胃炎之胃脘痞硬。

【方药组成】 大柴胡汤

柴胡半斤（24 g）　黄芩三两（9 g）　芍药三两（9 g）　半夏洗，半升（12 g）　生姜切，五两（15 g）　枳实炙，四枚（4 g）　大枣擘，十二枚　[大黄二两（6 g）]

上七（八）味，以水一斗二升，煮取六升，去滓。再煎，温服一升，日三服。一方，加大黄二两，若不加，恐不为大柴胡汤。（注：方药用法后10字，可能是叔和批注文。）

【用药要点】 方中柴胡清少阳胆热，疏少阳胆郁。黄芩既可清少阳胆热，又可清阳明之热。枳实行气清热，消除痞满。（大黄泻热，荡涤污浊滞物。）芍药泻胆热，缓里急。生姜降逆和胃。大枣益中气，防止苦寒药伤胃。

【药理作用】 本方具有保肝利胆、降血脂、降血糖、调节胃肠平滑肌蠕动、调节中枢神经、调节周围神经、增强机体免疫功能、改善微循环、调节内分泌、抗休克、调节心律、抗心肌缺血、抗心脑缺氧、调节血压、抗自由基、抗硬化、抗肿瘤、抗突变、抗衰老、抗菌、抗病毒、抗过敏、抗氧化、抗溃疡、抗惊厥、解热等作用。

7. 少阳病证与阳明病证相兼轻证的证治

【仲景原文】 伤寒十三日不解，胸胁满而呕，日晡所发潮热，已而微利，此本柴胡证；下之以不得利，今反利者，知医以丸药下之，此非其治也；潮热者，实也；先宜服小柴胡汤以解外，后以柴胡加芒硝汤主之。（104）

【导读】

A. 内外夹杂性病变与症状表现。①辨识内外夹杂性病变，病以里证为主；②辨识内外夹杂性病变未能积极辨治太阳病，以此病变演变为邪传少阳而为少阳病；③辨识症状表现及病变证机是少阳与阳明病变相兼，病变比较轻者以柴胡加芒硝汤，重者以大柴胡汤；④辨识少阳阳明病变可能出现下利，对此必须审明病变证机。

B. 内伤夹杂性病变与辨治方法。①辨识少阳阳明兼证，根据病变证机不同可选用不同的治疗方药；②辨治少阳阳明兼证在通常情况下针对病变证机用方不会引起下利症状；③辨识少阳阳明兼证，可以用泻下方药，但不能仅用泻下方药，尤其是不能仅用丸药泻下；④辨识内外夹杂性病变必须辨清病变证机主次，确立治疗原则必须重视相互兼顾。

C. 内伤夹杂性病变与病变证机。①辨识少阳阳明兼证，其治虽仅用丸药泻下，但病变证机仍以实证为主；②辨识少阳阳明兼证，虽仅用丸药泻下且损伤正气，但正气仍能积极抗邪。

D. 小柴胡汤证与柴胡加芒硝汤证。小柴胡汤辨治大便干结的病变证机是寒热夹虚；柴胡加芒硝汤辨治大便干结的病变证机是虚实夹寒热。

【译文】

病是内外夹杂性病变，于十三日病仍不解，胸胁胀满，呕吐，日晡左右发热较重，用下法治疗后，大便轻微通畅，因病本来是柴胡汤病证；用大柴胡汤治疗后，本应大便通畅，可病人且出现下利，这是医生没有用大柴胡汤而用丸药误下所致，这是不正确的治疗方法；虽用泻下方药但潮热的病变证机仍是以实证为主；其治可先用小柴胡汤解其内外，然后再以柴胡加芒硝汤兼泻其实。

【注释】

伤寒十三日不解：伤寒，太阳病邪乘机传入少阳并加重少阳病证；十三日，约略之辞；不解，相兼病证未解。

胸胁满而呕：满，胀满，满闷。

日晡所发潮热：所，左右；潮热，发热甚于日晡。

已而微利：已，用丸药类治疗；微利，大便由干结变为轻微通畅。

此本柴胡证：本，本来是；柴胡证，大柴胡汤证。

下之以不得利：利，大便通畅。即用丸药治疗柴胡汤类之大便干结，则不能达到预期治疗目的。

今反利者：今，目前；反，反而；利，大便轻微通畅。

知医以丸药下之：知，知道，明白；医，医生；之，柴胡汤证。

潮热者：潮热的病变证机有虚有实，辨治应根据虚实以法选用治疗方药。

实也：用丸药下后，虽有正气损伤，但病变证机仍然以邪实为主，治当泻实。

【方药组成】 柴胡加芒硝汤

柴胡二两十六铢（8 g） 黄芩一两（3 g） 人参一两（3 g） 甘草炙，一两（3 g） 生姜切，一两（3 g） 半夏二十铢（2.1 g） 大枣擘，四枚 芒硝二两（6 g）

上八味，以水四升，煮取二升，去滓。内芒硝，更煮微沸，分温再服，不解更作。

【用药要点】 方中柴胡清胆热，利胆气。黄芩清泄胆热。半夏醒脾和胃，降泄逆气，调畅中气。生姜降逆醒脾和胃。芒硝清泻胆胃大肠郁热。人参、大枣、甘草，补益中气，防止苦寒药损伤胃气。

【药理作用】 本方具有调节胃肠平滑肌蠕动、解除平滑肌痉挛、保肝利胆、降血脂、降血糖、调节中枢神经、调节周围神经、增强机体免疫功能、改善微循环、调节内分泌、调节血压、抗休克、调节心律、抗心肌缺血、抗心脑缺氧、抗自由基、抗氧化、抗肿瘤、抗突变、抗衰老、抗菌、抗病毒、抗过敏、抗硬化、抗溃疡、抗惊厥、解热等作用。

8. 少阳胆热证与阳明胃热证相兼的证治

【仲景原文】太阳病，过经十余日，反二三下之，后四五日，柴胡证仍在者，先与小柴胡汤；呕不止，心下急，郁郁微烦者，为未解也，与大柴胡汤，下之则愈。（103）

【导读】

A. 内外夹杂性病变与辨治方法。①辨治内外夹杂性病变，在表是太阳病，在里是可下证，病以表证为主，其治不能先用下法；②辨治内外夹杂性病变，在表是太阳病，在里可能是类似可下证，病以表证为主，其治肯定不能用下法；③辨治内外夹杂性病变，在表是太阳病，在里是少阳阳明兼证，病以里证为主，其治可以用下法，但不能仅用下法，更不能反复用下法。

B. 内伤夹杂性病变与辨治方法。①辨识里证是少阳病与阳明病相兼，病变以少阳为主，其治可选用小柴胡汤；②辨识少阳病与阳明病相兼，病变都比较明显，其治可选用大柴胡汤；③辨治少阳病与阳明病相兼，必须重视分清病变证机主次矛盾方面，以法选用小柴胡汤与大柴胡汤合方。

【译文】

病是内外夹杂性病变，太阳病传变已逾十余日，内外夹杂性病变已演变为内伤夹杂性病变，医生反而用下法多次，可病证仍不解，病于四五日左右，可在里仍是柴胡汤证，即少阳病证与阳明病证相兼，以少阳病证为主，治当先用小柴胡汤；少阳病证得除，以呕吐不止，心下拘急，呕吐后心下拘急仍有轻微不舒，为阳明病证未解，其治可选用大柴胡汤，治在清泻少阳阳明热结，病可向愈。

【注释】

过经十余日：过，超越，超过；经，太阳。即病不在太阳已有十余日。

反二三下之：内外夹杂性病变已演变为里证，辨可下证必须审明病变证机。

后四五日：病至四五日。

柴胡证仍在者：柴胡证，大柴胡汤证，或柴胡加芒硝汤证；仍在，病证仍在。

呕不止：呕吐比较剧烈，病变证机是少阳阳明郁热内扰上逆，胃气不降。

心下急：胃脘拘急，或胃脘疼痛，或胃脘胀满，心中拘急。

郁郁微烦：呕后胃热得减，但仍有轻微不舒。

为未解也：阳明郁热未解。

9. 少阳胆热呕利证的证治

【仲景原文】太阳与少阳合病，自下利者，与黄芩汤；若呕者，黄芩加半夏生姜汤主之。（172）

【导读】

A. 内外夹杂性病变与病证表现。①辨识内外夹杂性病变的主次矛盾方面；②辨识内外夹杂性病变，以表证为次；③辨识太阳病邪在较短时间内传入于里并加重里证；④辨里证是少阳病与阳明病相兼，其治必须分清病变主次，合理选用治疗方药。

B. 黄芩汤方证与黄芩加半夏生姜汤方证。黄芩汤是辨治少阳郁热夹虚证的重要用方，也是辨治各科杂病病变证机属于郁热夹虚证的重要用方；黄芩加半夏生姜汤是辨治少阳阳明相兼属于寒热夹虚气逆证的重要用方，既可辨治单一的少阳病变又可辨治单一的阳明病变，在治病过程中必须重视因病变及时调整方药用量。

【译文】

太阳病与少阳病证相兼，以少阳病证为主，太阳病邪可因少阳失调而传入，演变为少阳下利郁热夹虚证，其治可选用黄芩汤。假如里证是少阳与阳明相兼，以呕吐为主，其治可选用黄芩加半夏生姜汤。

【注释】

太阳与少阳合病：太阳病证与少阳病证相兼。

自下利：自，本有。即少阳本有下利，太阳病邪传入并加重少阳下利，或少阳夹杂阳明之下利。

黄芩汤：辨治下利的病变证机是少阳郁热夹气血虚证。

若呕者：在里是少阳病与阳明病相兼，在阳明是胃寒气逆。

黄芩加半夏生姜汤：既可辨治少阳胆热证与阳明胃寒证相兼，又可辨治寒热夹杂呕利证。

【方药组成一】 黄芩汤

黄芩三两（9 g） 芍药二两（6 g） 甘草炙，二两（6 g） 大枣擘，十二枚

上四味，以水一斗，煮取三升，去滓。温服一升，日再夜一服。

【用药要点】方中黄芩清热止利。芍药泻胆热，敛胆气，和血脉，利气血。甘草、大枣，补益胆气，并制约黄芩寒凉伤中气。

【药理作用】本方具有保肝利胆、降血脂、降血糖、增强机体免疫功能、调节胃肠蠕动、调节内分泌、抗菌、抗病毒、抗过敏、解热等作用。

【方药组成二】黄芩加半夏生姜汤

黄芩三两（9g） 芍药二两（6g） 甘草炙，二两（6g） 大枣擘，十二枚 半夏洗，半升（12g） 生姜切，一两半（4.5g）

上六味，以水一斗，煮取三升，去滓。温服一升，日再夜一服。

【用药要点】方中黄芩清少阳胆热。芍药泻胆热，敛胆气，和血脉，利气血。半夏温胃散寒，醒脾降逆。生姜调理脾胃，散寒降逆止呕。甘草、大枣，补益胆气，制约黄芩寒凝伤胃。

【药理作用】本方具有调节胃肠平滑肌蠕动、解除平滑肌痉挛、保肝利胆、降血脂、增强机体免疫功能、改善微循环、调节内分泌、抗菌、抗病毒、抗过敏、抗硬化、抗溃疡、抗惊厥、解热等作用。

10. 少阳病证与太阴脾证相兼的证治

【仲景原文】伤寒，阳脉涩，阴脉弦，法当腹中急痛，先与小建中汤；不差者，小柴胡汤主之。（100）

【导读】

A. 内外夹杂性病变与病证表现。①辨治内外夹杂性病变，在表是太阳病，在里是内伤夹杂性病变，病变以里证为主；②辨识内外夹杂性病变在较短时间内病变演变为内伤夹杂性病变；③辨治内伤夹杂性病变必须辨清病变主次矛盾方面，合理选用治疗方药；④辨治内伤夹杂性病变必须重视合方。

B. 小建中汤方证与小柴胡汤方证。小建中汤是辨治脾胃病变以气血虚夹寒为主的重要用方，小柴胡汤既可辨治少阳病变属于寒热夹虚夹郁证，又可辨治脾胃病变属于寒热夹虚夹郁证，更可辨治内外夹杂性病变属于寒热夹虚夹郁证。

【译文】

感受外邪而演变为内伤夹杂性病变，寸脉涩，尺脉弦，根据病证应以腹中急痛为主，病变证机以太阴病证为主，其治可先选用小建中汤；治后少阳病证不愈者，其治可选用小柴胡汤。

【注释】

伤寒：感受外邪侵袭而为太阳病，太阳病邪又乘里有失调而传入并加重里证。

阳脉涩：阳脉，寸脉；涩，气血不能荣养，脉气不利。

阴脉弦：阴脉，尺脉；弦，气血虚夹经气不利。

法当腹中急痛：法，根据，依据；当，应也。

不差者：差，愈也。亦即少阳病证没有向愈。

11. 太阳阳明少阳证相兼的证治

【仲景原文】伤寒四五日，身热，恶风，颈项强，胁下满，手足温而渴者，小柴胡汤主之。(99)

【导读】

A. 内外夹杂性病变与病证表现。①辨识病变是内外夹杂性病变，在表是太阳病，在里是少阳病；②辨识太阳病的基本证型之间相互夹杂，辨太阳病并非单一的太阳病；③辨内外夹杂性病变，必须权衡病变证机主次矛盾方面。

B. 小柴胡汤方证。小柴胡汤既是辨治内外夹杂性病变的重要用方，又是辨治颈项腰背四肢病变属于寒热夹虚的重要用方。

【译文】

病是内外夹杂性病变，业已四五日，身体发热，怕风，颈项僵硬，胁下痞满，手足温和，口渴，其治可选用小柴胡汤。

【注释】

伤寒：感受外邪而为太阳病，太阳病邪又乘少阳阳明素体失调而传入。

身热：自觉发热，或体温升高。

颈项强：颈部、项部僵硬不柔和。

胁下满：胁下痞满或疼痛。

手足温而渴：病变证机是少阳阳明之邪热郁于内外，并损伤阴津。

小柴胡汤：小柴胡汤既可辨治少阳郁热夹杂病变，又可辨治太阳郁结夹杂病变，更可辨治肝胆脾胃寒热夹虚夹郁病变。

12. 太阳病证与热入血室证相兼的证治

【仲景原文】妇人中风，发热，恶寒，经水适来，得之七八日，热除而脉迟，身凉，胸胁下满，如结胸状，谵语者，此为热入血室也，当刺期门，随其

实而泻之。(143)

【导读】

A．太阳温病证与病证表现。①辨识内外夹杂性妇科病变，辨太阳是太阳温病证，在里是妇科月经病变；②辨治内外夹杂性病变，其治既要治妇科病变又要治太阳病变，预防太阳病变发生传变。

B．热入血室证与病证表现。①辨识妇科热入血室的致病原因是内外夹杂相互影响而发病；②辨识太阳病是诱发或加重月经病变的重要原因；③辨识妇科病变有类似少阳病变；④辨识妇科病变可能夹杂少阳病变；⑤辨识妇科病变有类似结胸病变如经期乳房疼痛、小腹疼痛等；⑥辨识妇科病变可能夹杂结胸病变；⑦辨识妇科病变可能类似心肝病变；⑧辨识妇科病变可能夹杂心肝病变。

C．热入血室证与辨治方法。①辨识太阳病证与热入血室证相兼，其治最好能够相互兼顾，避免顾此失彼；②其治可选用针刺方法；③其治可选用方药治疗；④其治可选用针刺与方药结合的治疗方法。

【译文】

病是内外夹杂性病变，在表是太阳病，在里是热入血室证，病人发热，怕冷，适逢月经来临，太阳病邪乘月经来临而传入已有七八日，发热得解，脉迟，身体凉爽，胸胁及腹痞满，或乳房疼痛，或少腹疼痛，谵语，这是热入血室的病证表现，可针刺期门穴，应当因病变证机采用泻实方法。

【注释】

妇人中风：中，感受外邪；风，阳也，热也。女子在月经来临之时而感受外邪，中风者，太阳温病证。

经水适来：感受外邪之时恰好是在月经来临之时，外邪有可传之机。

得之七八日：得之，受邪发病。太阳病邪传入少阳已有七八日。

热除而脉迟：热除，太阳温病证解除；脉迟，以里证为主。

身凉：凉，凉爽之凉，非寒凉之凉。

胸胁下满：胸，心胸；胁，胁肋；下，腹部。

如结胸状：乳房疼痛类似结胸，或经期腹痛类似结胸疼痛。

谵语：病变证机是热在血而上扰心神，或郁热在心。

热入血室：热在女子胞宫而演变为诸多病证表现。

随其实而泻之：根据病变证机是实而采用针刺泻实的方法。

13．辨热入血室证

（1）热入血室证的证治

【仲景原文】妇人中风，七八日续得寒热，发作有时，经水适断者，此为热入血室，其血必结，故使如疟状，发作有时，小柴胡汤主之。（144）

【导读】

A．内外夹杂性病变与病证表现。①辨识内外夹杂性妇科病变，在表是太阳病，辨太阳是太阳温病证，在里是妇科月经病变；②辨治内外夹杂性病变，在里属于妇科病变，必须既治妇科病变又治太阳病病变，否则，可能引起诸多月经病变。

B．热入血室证与症状表现。①辨识妇科热入血室的致病原因是内外夹杂相互影响而发病；②太阳病是诱发或加重月经病变的重要原因；③辨识妇科病变有类似少阳病变，或妇科病变夹杂少阳病变；④辨识妇科病变有类似疟疾病变如寒热等，或妇科病变夹杂疟疾病变；⑤辨识妇科病变有类似瘀血病变，或妇科病变夹杂瘀血病变。

C．热入血室证与小柴胡汤方证。小柴胡汤既是辨治妇科热入血室证的重要用方，又是辨治疟疾病变属于寒热夹虚证的重要用方。

【译文】

病是内外夹杂性病变，在表是太阳温病证，在里是热入血证，太阳病邪乘经期适来而传入并加重热入血室，于七八日左右病仍寒热往来，时时发作，月经当行不行，这是热入血室，病变证机是热与血相结，所以其表现有类似疟疾，时时发作，其治可选用小柴胡汤。

【注释】

七八日续得寒热：续，持续；得，患病；寒热，怕冷与发热并见，或怕冷与发热交替出现。

发作有时：怕冷与发热时有时无。

经水适断：月经来临因感受外邪而中断。

其血必结：病变证机是热与血相结在血室（胞宫）。

故使如疟状：正气蓄积力量则寒，正气奋起抗邪则热，发热怕冷交替出现如疟疾。

小柴胡汤：既是辨治少阳夹杂证的重要治病方，又是辨治热入血证的重要基础方。

（2）热入血室证的治禁

【仲景原文】妇人伤寒，发热，经水适来，昼日明了，暮则谵语，如见鬼状者，此为热入血室，无犯胃气及上二焦，必自愈。（145）

【导读】

A. 内外夹杂性病变与病证表现。①辨识内外夹杂性妇科病变，在表是太阳病，辨识太阳是太阳伤寒证，或太阳中风证，或太阳温病证，在里是妇科月经病变；②辨治内外夹杂性病变，在里属于妇科病变，其治既要考虑妇科病变又要考虑太阳病病变。

B. 热入血室证与症状表现。①辨识妇科热入血室的致病原因是内外夹杂相互影响而发病；②辨识太阳病是诱发或加重月经病变的重要原因；③辨识妇科病变有类似心胃病变，或妇科病变夹杂心胃病变；④辨识妇科病变有类似心肝病变如谵语等，或妇科病变夹杂心肝病变；⑤辨识妇科病变有类似阳明热结病变，或妇科病变夹杂阳明热结病变。

C. 热入血室证与治疗思路。①辨治热入血室证可以选用针刺方法；②辨治热入血室证可以选用方药治疗；③辨治热入血室证可以选用针药并行方法；④针对夹杂性病变不能仅从心胃或心肝或阳明热结治疗，必须既治热入血室证又治夹杂性病变，以此才能取得最佳疗效。

【译文】

病是内外夹杂性病变，在表是太阳温病证，在里是热入血室证，病人发热，月经适时来临，白天神志清醒，傍晚谵语，如有鬼神所见，这是热入血室，确立治疗思路不能损伤胃气及上中二焦，机体正气恢复病可向愈。

【注释】

妇人伤寒：伤寒，广义“伤寒”，太阳温热之邪。

昼日明了：白天神志正常。

暮则谵语：暮则卫气行于阴血，与热相争，热随血而上扰心神。

如见鬼状者：病变证机是邪热随血脉上扰心神，心神不得守藏而躁动。

无犯胃气及上二焦：热入血室证有类似阳明热证及上焦病证，辨清热入血室既不在胃，也不在上焦，所以治疗不能从胃从上焦。

必自愈：必，可也；自，机体。

14. 小柴胡汤治禁

【仲景原文】得病六七日，脉迟浮弱，恶风寒，手足温，医二三下之，不能食，而胁下满痛，面目及身黄，颈项强，小便难者，与柴胡汤，后必下重；本渴饮水而呕者，柴胡不中与也，食谷者哕。（98）

【导读】

A. 内外夹杂性病变与病证表现。①辨识病变是内外夹杂性疾病，在表是太阳病，在里是虚弱性病变；②辨识在里虚弱性病变可能有类似可下证的症状表现，或虚弱性病变与可下证相兼；③辨治内外夹杂性病变，可以用下法，但不能仅用泻下方药。

B. 辨识里证与症状表现。①辨识里证是内伤夹杂性病变；②辨识里证可能是脾胃虚实夹杂病变，或脾胃虚证有类似实证；③辨识里证可能是脾胃与少阳夹杂病变，或脾胃病变有类似少阳病变；④辨识里证可能是脾胃与肝胆夹杂病变，或脾胃病变有类似肝胆病变；⑤辨识里证可能是脾胃与颈项夹杂病变，或脾胃病变有类似颈项病变；⑥辨识里证可能是脾胃与肾夹杂病变，或脾胃病变有类似肾病变。

C. 内伤夹杂病变与小柴胡汤证。小柴胡汤既是辨治诸多内外夹杂性病变的重要用方，又是辨治诸多内伤夹杂病变的重要用方，在临床中因病变的复杂性、多变性，仅仅用小柴胡汤辨治复杂多变性疾病有一定局限性，对此只有重视合方治疗，才是最佳选择。张仲景阐述脾胃与少阳夹杂性病变，既治脾胃病变又治少阳病变，若仅治少阳病变可能损伤脾胃之气并加重病情。

【译文】

病是内外夹杂性病变，于六七日仍未向愈，脉迟浮弱，怕冷，手足温和，医生用下法二三次，病人不能饮食，面目及全身发黄，颈项僵硬，小便不利且困难，病证类似柴胡汤证，其治不能用柴胡汤类方药，用之则肛门下坠；病证表现本来有口渴欲饮水而呕吐，有类似柴胡汤证，其治且不可用柴胡汤类方药，若盲目用之，则会引起食后干呕气逆。

【注释】

得病六七日：得，患病；病，内外夹杂性病变。

脉迟浮弱：迟，寒邪；浮，太阳病；弱，正气虚弱。

手足温：在里有脾胃虚弱，在表有风寒性质太阳病，正邪斗争，病尚未至发热，仅有手足温。

医二三下之：指内外夹杂性病变有类似可下证，医生用下法二三次。

而胁下满痛：脾胃虚弱证在病变过程中可能出现胁下满痛，不能将胁下满痛辨治局限于柴胡汤证。

面目及身黄：少阳病证可有身黄，脾胃虚弱证也可有身黄，临证必须审明病变证机。

颈项强：病变证机是脾胃寒湿，困滞经脉，阻塞不通。

小便难：脾虚不能运化湿，湿邪留结不去。

后必下重：后，肛门；下重，下坠。

本渴饮水而呕者：本，本来就有。

柴胡不中与也：柴胡，柴胡汤类方药；不中，不能；与，用也。

食谷者哕：食，饮食；哕，干呕气逆。病变证机是脾胃虚寒，浊气上逆。

六、太阳病证兼胸膈证

（一）太阳病证与胸膈证相兼的证治

1. 太阳中风证与胸阳不足证相兼的证治

【仲景原文】太阳病，下之后，脉促，胸满者，桂枝去芍药汤主之。（21）

【导读】

A. 内外夹杂性病变与辨治方法。①辨识内外夹杂性病变，在表是太阳病，辨太阳病有12个基本证型，在里是可下证，辨可下证有寒热虚实；②辨识内外夹杂性病变，病变以里证为主，治当先里；③结合临床治病需要，最佳治疗方法以治里为主，兼顾于表，选用经方合方最好。

B. 桂枝去芍药汤方证。桂枝去芍药汤既是辨治内外夹杂性病变的重要用方，又是辨治内伤杂病属于气虚夹寒证的重要用方。

【译文】

病是内外夹杂性病变，以可下证为主，用下法后，脉促，胸满，这是因为可下证得解，可又损伤胸阳，表证仍在，其治可选用桂枝去芍药汤。

【注释】

下之后：以里证为主，里为可下证，下之则里证得解。

脉促：太阳病仍在，胸阳因下而损伤。

胸满：胸中宗气因下而受损，浊气壅滞。

【方药组成】 桂枝去芍药汤

桂枝去皮，三两（9g） 生姜切，三两（9g） 甘草炙，二两（6g） 大枣擘，十二枚

上四味，以水七升，煮取三升，去滓。温服一升。本云：桂枝汤，今去芍药，将息如前法。

【用药要点】 方中桂枝解肌散寒，燮理营卫，温阳和心，通达血脉。生姜温阳散寒。甘草、大枣，益气，助桂枝辛甘化阳以补阳。

【药理作用】 本方具有增强机体免疫功能、改善微循环、调节胃肠蠕动、调节内分泌、调节心律、调节中枢神经、调节周围神经、抗病毒、抗过敏、解热、抗菌等作用。

2．太阳病证与胸阳虚弱证相兼的证治

【仲景原文】 *若微寒者，桂枝去芍药加附子汤主之。*（22）

【导读】

A．内外夹杂性病变与病证表现。辨治内外夹杂性疾病，病以里证为主，治里必须兼顾于表，才能取得最佳预期疗效。

B．桂枝去芍药加附子汤方证。桂枝去芍药加附子汤既是辨治内外夹杂性病变的重要用方，又是辨治内伤杂病属于阳虚证的重要用方。

【译文】

内外夹杂性病变，以里证为主，治里之后，病人脉微、怕冷，这是因用下未能恰到好处而大伤阳气，其治当选用桂枝去芍药加附子汤。

【注释】

微寒：微，脉微；寒，怕冷。

【方药组成】 桂枝去芍药加附子汤

桂枝去皮，三两（9g） 生姜切，三两（9g） 甘草炙，二两（6g） 大枣擘，十二枚 附子炮，去皮，破八片，一枚（5g）

上五味，以水七升，煮取三升，去滓。温服一升。本云：桂枝汤，今去芍药，加附子，将息如前法。

【用药要点】 方中桂枝解肌调营卫，温达胸中阳气。生姜解表散寒，温煦阳气。附子温壮阳气，通达胸中阳气。甘草、大枣，既可益营和卫，又可温补

阳气。

【药理作用】本方具有增强机体免疫功能、改善微循环、调节心律、调节内分泌、抗过敏、强心、解热、抗菌等作用。

（二）以论内外夹杂性病变为借鉴，提示杂病辨证论治

1. 热扰胸膈证的证治

【仲景原文】发汗，吐，下后，虚烦，不得眠，若剧者，必反复颠倒，心中懊憹，栀子豉汤主之；若少气者，栀子甘草豉汤主之；若呕者，栀子生姜豉汤主之。(76)

【导读】

A. 内外夹杂性病变与治疗方法。①辨治内外夹杂性病变以表证为主，治表最好能够兼顾于里；②辨治里证是内伤夹杂性病变，即可吐证夹杂可下证；③辨识里证可能是可吐证或类似可吐证；④辨识里证可能是可下证或类似可下证；⑤确立辨治方法必须辨清病变证机及主次方面。

B. 热扰胸膈证与基本脉证。①辨识内外夹杂性病变因治演变为以里证为主；②辨识病变部位及病变证机以郁热在心为主；③辨识内外夹杂性病变经发汗、吐、下等方法治疗，虽有损伤夹虚，但病变证机仍以实证为主；④辨治内外夹杂性病变的最佳方法是相互兼顾。

C. 栀子豉汤方证、栀子甘草豉汤方证、栀子生姜豉汤方证。栀子豉汤既是辨治心胸郁热证的重要用方，又是辨治脾胃郁热证的重要用方，在临床中治病用方仅仅用栀子豉汤还是有一定局限，治病必须因人因症状因病变随证加味用药，栀子生姜豉汤、栀子甘草豉汤都属于栀子豉汤因人因症状因病变证机的变化用方。

【译文】

病是内外夹杂性病变，以太阳病为主，治用汗法，汗后用吐法或下法治其里，病人心烦，失眠，严重者必定起卧不安，翻来覆去，心中烦闷无可奈何，其治可选用栀子豉汤；如果夹有气虚者，其治可选用栀子甘草豉汤；如果夹有胃气上逆者，其治可选用栀子生姜豉汤。

【注释】

发汗：内外夹杂性病变，以太阳病为主。

吐：内外夹杂性病变，在里是可吐证或类似可吐证。

下后：内外夹杂性病变，在里是可下证或类似可下证。

虚烦：虚，无形；烦，心烦。无形邪热扰于心之心烦。

不得眠：失眠，病变证机是邪热扰动心神。

若剧者：病变较重，病证较重。

必反复颠倒：必，一定，必定；反复，反反复复；颠倒，起卧不安，翻来覆去。

心中懊侬：心中烦闷不舒，似有无可奈何，莫可名状。

栀子豉汤：运用栀子豉汤应重视随证变化用药。

若少气者：热扰胸膈证兼有气虚。

若呕者：热扰胸膈证兼有胃气上逆。

【方药组成一】 栀子豉汤

栀子擘，十四个（14 g） 香豉绵裹，四合（10 g）

上二味，以水四升，先煮栀子得二升半，内豉，煮取一升半，去滓。分为二服，温进一服。得吐者，止后服。

【用药要点】 方中栀子清透郁热，解郁除烦，泻上焦之热从小便而去。香豉气味清轻，宣散郁热从表而散，和中益胃，防止清泻伤中。

【药理作用】 本方具有保肝利胆、促进胆汁分泌、降低血中胆红素、促进血液中胆红素迅速排泄、解热、抗菌、抗病毒、抗支原体、抗过敏、抗血吸虫、镇静、镇痛、抗胆碱性抑制、抗自由基、降心肌收缩力、降血压、降血糖、增强纤维蛋白溶解活性、防止动脉粥样硬化、防止血栓形成、促进血小板聚集、调节内分泌、调节中枢神经等作用。

【方药组成二】 栀子甘草豉汤

栀子擘，十四个（14 g） 香豉绵裹，四合（10 g） 甘草炙，二两（6 g）

上三味，以水四升，先煮栀子、甘草得二升半，内豉，煮取一升半，去滓。分二服，温进一服。得吐者，止后服。

【用药要点】 方中栀子清透郁热，解郁除烦，泻上焦之热从小便而去。香豉气味清轻，宣散郁热从表而散，和中益胃，防止清泻伤中。若少气者，以甘草补气和中。

【药理作用】 本方具有保肝利胆、促进胆汁分泌、降低血中胆红素、促进血液中胆红素迅速排泄、解热、抗菌、抗病毒、抗支原体、抗过敏、抗血吸虫、镇静、镇痛、抗胆碱性抑制、抗自由基、降心肌收缩力、降血压、降血糖、增强纤维蛋白溶解活性、防止动脉粥样硬化、防止血栓形成、促进血小板聚集、调节内分泌、调节中枢神经、增强机体免疫功能等作用。

【方药组成三】 栀子生姜豉汤

栀子擘，十四个（14 g） 香豉绵裹，四合（10 g） 生姜五两（15 g）

上三味，以水四升，先煮栀子、生姜得二升半，内豉，煮取一升半，去滓。分二服，温进一服。得吐者，止后服。

【用药要点】 方中栀子清透郁热，解郁除烦，泻上焦之热从小便而去。香豉气味清轻，宣散郁热从表而散，和中益胃，防止清泻伤中。若呕吐者，以生姜降逆止呕。

【药理作用】 本方具有保肝利胆、促进胆汁分泌、降低血中胆红素、促进血液中胆红素迅速排泄、解热、抗菌、抗病毒、抗支原体、抗过敏、抗血吸虫、镇静、镇痛、抗胆碱性抑制、抗自由基、降心肌收缩力、降血压、降血糖、增强纤维蛋白溶解活性、防止动脉粥样硬化、防止血栓形成、促进血小板聚集、调节胃肠平滑肌蠕动、抗胃溃疡、抗胃酸、调节内分泌、调节中枢神经、增强机体免疫功能等作用。

2. 热扰胸膈气郁证的证治

【仲景原文】 发汗，若下之，而烦热，胸中窒者，栀子豉汤主之。（77）

【导读】

A. 内外夹杂性病变与病证表现。①辨识病变是内外夹杂性疾病，在表是太阳病，在里是可下证，病变主要矛盾方面以太阳病为主，辨治太阳必须审明病变证型；②辨治太阳病最好兼顾可下证，针对可下证还必须进一步辨清病变证机选方用药；③辨识虽经发汗及下法，但病变演变为郁热在心。

B. 栀子豉汤方证。栀子豉汤既是辨治外感病之郁热证重要用方，又是辨治内伤杂病之郁热证的重要用方。

【译文】

病是内外夹杂性病变，以太阳病为主，发汗以解太阳，用下以除里证，可病人有心胸烦热，胸中窒塞不通，其治可选用栀子豉汤。

【注释】

发汗： 内外夹杂性病变，以太阳病为主。

若下之：若，假如太阳病得解；下之，使用下法治其里。

而烦热：而，如果；烦，心烦；热，胸中热。

胸中窒者：窒，阻塞不通。

栀子豉汤：既可辨治以心中懊憹为主，又可辨治以胸中窒为主，临证贵在审明病变证机。

3. 热扰胸膈血结证的证治

【仲景原文】伤寒五六日，大下之后，身热不去，心中结痛者，未欲解也，栀子豉汤主之。(78)

【导读】

A. 内外夹杂性病变与辨治方法。①病变是内外夹杂性疾病，在表是太阳病，在里是可下证，病变以里证为主；②辨治里证，根据病情可以用下法，也可以用大下方法，但必须做到在治里的同时能够兼顾于表；③辨识病变部位在心胸，其治仅用大下方药未必就是最佳治疗方法。

B. 心胸郁热证与栀子豉汤方证。①辨识郁热在心胸的症状表现以心胸烦热为主；②辨识郁热在心胸的症状以胸中气塞为主；③辨识郁热在心胸的症状表现以心中结痛为主；④运用栀子豉汤无论针对心胸烦热，还是胸中气塞，或是心中结痛，只要病变证机是郁热内结，其治均可用之。

【译文】

病是内外夹杂性病变，以里证为主，治用下法，下后有形热结已去，无形之热仍在，心胸郁结疼痛，这是无形之郁热尚未解除，其治可选用栀子豉汤。

【注释】

伤寒五六日：太阳病邪乘机传入并加重里证。

大下之后：大下，在里是热结重证，治当用下，且不当用下太过。

心中结痛：心，心胸；结，阻塞不通。

未欲解也：未，尚未。

4. 热郁胸腹证的证治

【仲景原文】伤寒，下后，心烦，腹满，卧起不安者，栀子厚朴汤主之。(79)

【导读】

A. 病证相兼与症状表现。①辨识病变是内外夹杂性疾病，在表是太阳病，在里是可下证，病以里证为主；②辨治内外夹杂性病变的最佳方法是兼顾表里，仅仅用治里方法有其一定局限性；③辨里证为内伤夹杂性病变。

B．热郁胸腹证与栀子厚朴汤方证。①辨识郁热既在心胸又在脘腹；②辨识内伤夹杂性病变，选用栀子厚朴汤既治心胸郁热又治脘腹郁热；③运用栀子厚朴汤是清热行气的重要基础用方。

【译文】

病是内外夹杂性病变，在里是可下证，以里证为主，用下之后，病人心烦，腹满，起卧不安，其治可选用栀子厚朴汤。

【注释】

伤寒：太阳病邪乘机传入于里并加重里证。

下后：病以里证为主，在里是可下证，治当用下法。

卧起不安者：卧，躺卧；起，站立；不安，不宁。

栀子厚朴汤：辨治病变证机是郁热与浊气相结，治在行气清热。

【方药组成】 栀子厚朴汤

栀子擘，十四个（14 g） 厚朴炙，去皮，四两（12 g） 枳实水浸，炙令黄，四枚（4 g）

上三味，以水三升半，煮取一升半，去滓。分二服，温进一服。得吐者，止后服。

【用药要点】 方中栀子清泻郁热，降泄结气。枳实破结气，消胀满，和胃气。厚朴消胀除满，行气下气。

【药理作用】 本方具有调节胃肠蠕动、促进消化、保肝利胆、促进胆汁分泌、降低血中胆红素、促进血液中胆红素迅速排泄、解热、抗菌、抗病毒、抗支原体、抗过敏、抗血吸虫、镇静、镇痛、抗胆碱性抑制、抗自由基、降心肌收缩力、降血压、降血糖、增强纤维蛋白溶解活性、防止动脉粥样硬化、防止血栓形成、促进血小板聚集、调节内分泌、调节中枢神经、增强机体免疫功能等作用。

5．热扰胸膈证与脾寒证相兼的证治

【仲景原文】 伤寒，医以丸药大下之，身热不去，微烦者，栀子干姜汤主之。（80）

【导读】

A．内外夹杂性病变与症状表现。①辨治内外夹杂性病变，在表是太阳病，在里是可下证；②辨识可下证的病变证机有寒有热，更有寒热夹杂，其症状表现有类似，辨治必须同中求异；③辨治可下证的最佳方法是汤药而不是丸药。

B. 寒热夹杂证与栀子干姜汤方证。①辨识内伤夹杂性病变证机是既有热又有寒，其治既要清热又要散寒；②栀子干姜汤既可辨治上热下寒证又可辨治上寒下热证。

【译文】

病是内外夹杂性病变，在表是太阳病，在里是可下证，以里证为主，医生且用丸药大下之，下后身热仍在，心胸中微微烦闷，其治可选用栀子干姜汤。

【注释】

伤寒：太阳病邪乘机传入并加重里证。

医以丸药大下之：医，医生；以，用也；丸药，具有泻下的丸药；大，用药量比较大；下之，使用下法治疗里证，辨里证必须辨清病是可下证，或是类似可下证。

身热不去：有形之热已除，无形之热仍在。

微烦：微，轻微；烦，烦闷。

【方药组成】 栀子干姜汤

栀子擘，十四枚（14 g） 干姜二两（6 g）

上二味，以水三升半，煮取一升半，去滓。分二服，温进一服。得吐者，止后服。

【用药要点】 方中栀子清泻郁热。干姜温阳散寒，暖脾阳，一温一寒，温以散下寒，寒以清上热。

【药理作用】 本方具有调节胃肠平滑肌蠕动、保护胃肠黏膜、抗胃溃疡、抗氧化、抗缺血、增强机体免疫功能、改善心肺肝肾功能、降血糖、降血脂、抗菌、抗病毒、抗过敏等作用。

6. 栀子豉汤治禁

【仲景原文】凡用栀子汤，病人旧微溏者，不可与服之。（81）

【导读】

栀子豉汤与禁忌证。①运用栀子豉汤是辨治郁热证的重要用方；②栀子豉汤虽是辨治郁热证的重要基础用方，但对于郁热夹寒证有局限性，对此治疗必须选用与散寒方药合方治疗。

【译文】

凡是用栀子豉汤，若病变证机夹有寒邪之大便微溏，其治不可单用栀子豉汤。

【注释】

凡用栀子汤：凡，凡是；栀子汤，栀子豉汤，病变证机是热扰胸膈。

病人旧微溏者：热证夹有寒邪之大便溏泄。

不可与服之：不可，不可单独用，并非不能用；服之，服用栀子豉汤。病变是寒热夹证。

七、太阳病证兼阳气虚证

（一）太阳病证与阳气虚证相兼

1．太阳病证与阳虚轻证相兼的证治

【仲景原文】太阳病，外证未解，脉浮弱者，当以汗解，宜桂枝汤。（42）

【导读】

A．内外夹杂性病变与病证表现。①辨识病是内外夹杂性病变，病以表证为主；②辨识在表是太阳病，进一步辨清太阳病有 12 个基本证型。

B．内外夹杂性病变与桂枝汤方证。①辨太阳病是太阳中风证之脉浮弱，其治以桂枝汤；②辨太阳病是太阳伤寒证之脉浮弱，其治以桂枝汤；③辨太阳病是内外夹杂性病变以气血虚夹寒为主，以桂枝汤既可辨治太阳病又可辨治里证，乃一举两得。

【译文】

病是内外夹杂性病变，以太阳病为主，脉浮弱者，其治当用汗法，可选用桂枝汤。

【注释】

外证未解：内外夹杂性病变，以太阳病为主。

脉浮弱者：外邪乘虚侵入太阳而为内外夹杂性病变，在表是太阳中风证，或太阳伤寒夹虚证。

当以汗解：使用汗法既要发汗祛邪又要兼顾正气。

2．太阳病证与阳虚重证相兼的证治

【仲景原文】太阳病，发汗，遂漏不止，其人恶风，小便难，四肢微急，

难以屈伸者，桂枝加附子汤主之。(20)

【导读】

A. 内外夹杂性病变与辨治方法。①辨识病是内外夹杂性疾病，病变以太阳为主；②辨治太阳病选方用药必须切中病变证机；③辨治太阳病必须兼顾于里，才能避免顾此失彼。

B. 内外夹杂性病变与桂枝加附子汤方证。桂枝加附子汤既是辨治内外夹杂性疾病属于营卫阴津阳气受损的重要基础用方，又是辨治内伤杂病属于阴津阳气损伤的重要用方，还是辨治心阳虚证的重要基础用方。

【译文】

病是内外夹杂性病变，以太阳病为主，治用汗法，可药后汗出不止，怕风，小便困难，四肢轻微拘急，肢体活动屈伸不利，其治可选用桂枝加附子汤。

【注释】

发汗：内外夹杂性病变，以表证为主。

遂漏不止：遂，随即，于是；漏，汗出不止。

小便难：小便困难，病变证机是阳虚不能气化水津。

四肢微急：四肢筋脉轻微拘急。

难以屈伸：四肢活动屈伸不利。

【方药组成】 桂枝加附子汤

桂枝去皮，三两(9g) 芍药三两(9g) 甘草炙，二两(6g) 生姜切，三两(9g) 大枣擘，十二枚 附子炮，去皮，破八片，一枚(5g)

上六味，以水七升，煮取三升，去滓。温服一升。本云：桂枝汤，今加附子，将息如前法。

【用药要点】 方中桂枝解肌散寒，通达阳气。芍药益营助卫。附子温里壮阳。生姜解表散寒，调和营卫。甘草、大枣，益气助阳，和调内外。

【药理作用】 本方具有强心、改善微循环、增强机体免疫功能、调节胃肠蠕动、解热、抗炎、抗病毒、抗过敏、抗风湿等作用。

(二)太阳病证与心肾两虚证相兼

【仲景原文】 汗家，重发汗，必恍惚心乱，小便已，阴疼，与禹余粮丸。(88)

【导读】

A. 内外夹杂性病变与辨治方法。①辨识病是内外夹杂性疾病，在表是太阳病，或营卫虚弱疾病；在里是心肾病变；②辨识病以出汗为主的病变，可以用发汗方药，但用发汗方药必须恰到好处，最好与收敛止汗方药合方治之。

B. 心肾两虚证与禹余粮丸证。①辨识病是内伤夹杂性病变，既有心气虚弱又有肾阴不滋；②禹余粮丸仅仅是固涩心肾的重要基础用方，欲取得最佳疗效还必须重视选择经方合方。

【译文】

病是内外夹杂性病变，以太阳病为主，治当发汗，盲目重复使用汗法，可使病人心神模糊不定，小便后阴部疼痛，其治可选用禹余粮丸。

【注释】

汗家：汗出经久不愈，即素有阳虚汗出者，在表又有太阳病之汗出。

重发汗：内外夹杂性病变，以太阳病为主，治当发汗且不当盲目重复使用发汗方药。

必恍惚心乱：必，可也；恍惚，心神模糊不清醒；心乱，心神不定。

阴疼：阴，前阴。即小便后阴部疼痛，病变证机是因汗而伤阴阳，肾阴虚不能滋其窍，肾阳虚不能温其窍，小便后阴阳不得温滋其窍。

【方药组成】 禹余粮丸

禹余粮二斤（100 g）（编者注：仲景原书无用量，此处为编者所加。）

上一味，捣碎，以蜜为丸，为十二丸，温服一丸，日分三服。

【用药要点】 方中禹余粮温涩固脱，益阴敛津，和调心肾。

【药理作用】 本方具有调节胃肠蠕动、调节水电解质代谢、调节血液汗液、调节内分泌等作用。

八、太阳病证兼阴血津证

（一）太阳病证与阴血津证相兼

1. 太阳病证与血虚证相兼

【仲景原文】亡血家，不可发汗，发汗则寒慄而振。（87）

亡血，不可发其表，汗出即寒慄而振。（第十六9）

【导读】

A. 内外夹杂性病变与辨治方法。①辨识病是内外夹杂性病变，病变以亡血家即血虚比较重为主；②辨治内外夹杂性病变的最佳方法是以治血虚为主，兼治太阳病。

B. 气血虚证与病证表现。①辨识内伤夹杂性病变既有气虚又有血虚，还是阳气不固；②辨治病证既要益气又要补血，还要温阳散寒。

【译文】

病是内外夹杂性病变，以里证为主，在里是血虚，即使在表有太阳病比较重，其治也不能仅用汗法，应当兼顾血虚，如果先用汗法，则会引起全身怕冷，身体震颤。

【注释】

亡血家：亡，虚甚；家，病久。

不可发汗：内外夹杂性病变，不能单独使用发汗方法，但可与发汗方法合并使用。

发汗则寒慄而振：发汗，仅用发汗方法；寒慄，怕冷；振，身体震颤。

2. 太阳病证与营血虚证相兼

【仲景原文】脉浮紧者，法当身疼痛，宜以汗解之。假令尺中迟者，不可发汗，何以知然？以荣气不足，血少故也。（50）

【导读】

A. 太阳病证与基本脉证。①辨识病是内外夹杂性病变，辨太阳病还必须进一步辨清太阳病的病变证型；②辨清太阳病病变属于相互夹杂性病变，或太阳伤寒与太阳寒湿表实证相兼，或太阳伤寒证与太阳风湿表虚证相兼；③辨清内伤夹杂性病变，审明病变证机是气血营卫虚弱。

B. 内外夹杂性病变与辨治方法。①辨识病变是内外夹杂性病变，病变以表证为主，其治不能仅用发汗方药；②辨识病变是内外夹杂性病变，在里是气血营卫虚弱，治表必须兼顾于里。

【译文】

病是内外夹杂性病变，以太阳病为主，根据太阳病表现应有身体疼痛，其治当用汗法，然则邪随汗出而解。假如在里尺脉迟者，即使以太阳病为主，其治不可单独使用汗法，凭什么知道这些呢？这是因为营气不足，阴血虚少的缘故。

【注释】

脉浮紧：太阳病之脉。

法当身疼痛：法，根据；当，应有。

假令尺中迟者：尺，尺部脉，主里证；中，部位；迟，正气虚弱。

不可发汗：不可仅用汗法，但可与汗法结合应用。

何以知然：何，为什么；以，凭也；知，知道也；然，这些。

以荣气不足：以，因为；荣，营也；不足，虚弱。

血少故也：血，阴血；少，不足，虚弱。

3. 太阳病证与营血虚证相兼的证治

【仲景原文】发汗后，身疼痛，脉沉迟者，桂枝加芍药生姜各一两人参三两新加汤主之。（62）

【导读】

A. 内外夹杂性病变与辨治方法。①辨识病是内外夹杂性病变，病以太阳病为主；②辨识内外夹杂性病变，在里有气血虚，治表必须兼顾于里。

B. 营血虚证与桂枝新加汤方证。桂枝新加汤既是辨治内外夹杂性病变属于营血者的重要用方，又是辨治内伤夹杂性病变属于营血者的重要用方。

【译文】

病是内外夹杂性病变，以太阳病为主，治用发汗方法，可汗后身体疼痛，脉沉迟者，其治当选用桂枝加芍药生姜各一两人参三两新加汤。

【注释】

发汗后：内外夹杂性病变，发汗后的病证表现。

身疼痛：病变证机既有太阳营卫虚弱而不得滋养，又有素体阴血亏虚而不得滋荣。

脉沉迟：脉沉，在里有营血虚；迟，病变证机以寒为主。

桂枝加芍药生姜各一两人参三两新加汤：既可辨治内外夹杂性病变，又可辨治营血虚证。

【方药组成】桂枝新加汤

桂枝去皮，三两（9g）　芍药四两（12g）　生姜切，四两（12g）　甘草炙，二两（6g）　人参三两（9g）　大枣擘，十二枚上六味，以水一斗二升，煮取三升，去滓。温服一升。本云：桂枝汤，今加芍药、生姜、人参。

【用药要点】 方中桂枝解肌散寒，调和营卫。芍药益营补血。人参补益中气，调营养卫。生姜用量增至12 g，既助桂枝解肌散寒，调和营卫，又制约芍药（用量增至12 g）益营而不敛邪。甘草、大枣，益气和中，调和营卫。

【药理作用】 本方具有增强机体免疫功能、改善微循环、强心、调节心律、调节内分泌、抗缺氧、抗心脑缺血、抗过敏、解热、抗菌等作用。

4. 太阳病证与阴虚证相兼

【仲景原文】 咽喉干燥者，不可发汗。（83）

【导读】

A. 内外夹杂性病变与辨治方法。①辨识病是内外夹杂性病变，在里是阴津虚损证，在表是太阳病；②辨治内外夹杂性病变，无论是以表证为主，还是以里证为主，其治都不能仅用发汗方药或滋阴生津方药。

B. 阴津虚损证与注意事项。辨治阴津虚损证与太阳病证相兼，仅用发汗方药必定更伤阴津，仅用滋阴生津方药必定滋腻恋邪，只有相互兼顾才是最佳治疗方法。

【译文】

病是内外夹杂性病变，以咽喉干燥为主，即使病以表证为主，其治也不能仅用发汗方药，其治当兼顾于阴虚。

【注释】

咽喉干燥者： 病变证机是阴津损伤。

不可发汗： 不能仅用发汗方药，可与汗法结合应用。

5. 太阳病证与阴虚火旺证相兼

【仲景原文】 衄家，不可发汗，汗出必额上陷脉急紧，直视不能眴，不得眠。（86）

【导读】

A. 内外夹杂性病变与辨治方法。①辨识病是内外夹杂性病变，在里是阴虚血热证，在表是太阳病；②辨治内外夹杂性病变，无论是以表证为主，还是以里证为主，其治都不能仅用发汗方药或滋阴凉血方药。

B. 阴虚血热证与症状表现。①辨识阴虚血热病变部位在肝；②辨识阴虚血热病变部位在心；③辨识阴虚血热病变部位在肾；④辨识阴虚血热证的核心是必须辨清内伤夹杂性病变，治疗必须相互兼顾。

C. 阴虚血热证与注意事项。辨治阴虚血热证与太阳病证相兼，仅用发汗方药必定更伤阴津，仅用滋阴凉血方药必定滋腻恋邪，只有相互兼顾才是最佳治疗方法。

【译文】

病是内外夹杂性病变，在里是阴血虚证，病变即使以太阳病为主，其治也不可仅用发汗方法，如果仅用发汗方法，则会引起前额筋脉凹陷紧急，两目僵硬不能活动，不能睡眠。

【注释】

衄家：衄，出血，鼻出血；家，久病不愈。

不可发汗：不能仅用发汗方药，可与发汗方药合并使用。

汗出必额上陷脉急紧：汗出，使用发汗方法；额上陷，前额筋脉凹陷；急紧，绷紧，紧急。病变证机是阴血亏虚不得滋荣。

直视不能眴：直视，两目僵硬；眴，活动自如。

不得眠：失眠。

6. 太阳病证与阴血虚证相兼

【仲景原文】微数之脉，慎不可灸，因火为邪，则为烦逆，追虚逐实，血散脉中，火气虽微，内攻有力，焦骨伤筋，血难复也。脉浮，宜以汗解，用火灸之，邪无从出，因火而盛，病从腰以下必重而痹，名曰火逆也。欲自解者，必当先烦，烦乃有汗而解，何以知之？脉浮，故知汗出解。（116）

【导读】

A. 内外夹杂性病变与辨治方法。①辨识病是内外夹杂性病变，在表是太阳病必须辨清太阳病的基本病变证型，辨里证必须进一步辨清病变属性；②辨识太阳病的症状表现在基本证型中有类似表现，对此必须审明病变证机；③辨治虽可用灸法但不是治病最佳选择。

B. 阴血虚证与病变证机及病证表现。①辨识病变原有阴血虚，又因治疗不当进一步加重阴血虚病变；②辨识阴血虚病变既可能在肝又可能在肾，还可能在心肺血脉中；③辨识内伤夹杂性病变，即病变涉及诸多脏腑，辨治不能局限于某一脏腑。

C. 内外夹杂性病变与疾病向愈。①辨识内外夹杂性病变，虽经治疗，但病变仍以太阳病为主，确立治疗方法既要考虑太阳又要考虑里证；②辨识阴血虚病变因治疗可能引起病变证机发生变化，以阴虚生热，热郁经气脉络为主；④在特定情况下，正气积极恢复，邪气不胜正气，太阳病可自行痊愈；⑤辨识太阳病在病愈过程中因治疗等诸多原因可能出现病愈之前症状加重现象，但加重症状可随之即消。

【译文】

病是内外夹杂性病变，在表是太阳病，在里是阴血虚证，脉微数者，即使在表是风寒性质引起的太阳病，其治最好选用汤剂，且不可用灸法，因用灸法不当则可引起火热之邪内盛，病人心烦不安，使虚证更虚，实证更实，火热之邪浸散血脉之中，即使血中火热之邪轻微，但浸淫人体的致病力还是比较强，导致筋骨损伤，阴血不易恢复。脉浮以表证为主，其治应选用发汗方药，这是因用火热方法治疗，邪热内郁而不能向外泄越，因阴虚用灸法又加重内热，病人腰以下必定重着麻木，这叫作因用火热方药引起的病证表现。在表之太阳病，其正气积极恢复可向愈，向愈之前先有心烦，并伴有汗出，内热随汗出而解，凭什么知道这些呢？因为脉浮，病以表证为主，所以汗出则病解。

【注释】

微数之脉：脉微数，病变证机是阴虚生热。

慎不可灸：慎，权衡，考虑。在里有阴虚，在表有太阳病，辨治太阳病要再三考虑，且不可盲目用灸法。

因火为邪：火，阴虚内热，或因灸法不当而引起的火热之邪。

追虚逐实：追，追随，追加；虚，虚证；逐，驱逐，攻逐；实，实证。

血散脉中：火热之邪浸散于血脉之中。

火气虽微：火气，火热之邪；微，邪气与正气力量对比，相对而言没有正气强大。

内攻有力：内攻，致病力；有力，强度。

焦骨伤筋：焦，干燥；骨，肾也；焦骨，热伤肾精；伤，损伤；筋，肝也；伤筋，热伤肝血。

血难复也：本有阴虚，火热之邪伤阴，故阴血虚难以恢复。

用火灸之：用火热方法灸之。

邪无从出：邪郁于内而不能退散。

因火而盛：火，用火热方法治疗；盛，病情加重。

病从腰以下必重而痹：重，沉重；痹，麻木。病变证机是阴津损伤而不能滋养。

名曰火逆也：名，叫作；火逆，因治而引起的病证表现。

欲自解者：自，太阳病正气恢复；解，病可向愈。

必当先烦：烦，心烦，正邪斗争。

烦乃有汗而解：烦而无汗，邪无从散；烦而汗出，邪有泄路。

7. 太阳病证与津亏证相兼

【仲景原文】太阳病，发汗太多，因致痉。（第二4）

【导读】

A. 内外夹杂性病变与治疗方法。①辨识太阳病之间相互夹杂病变；②辨识内外夹杂性病变，在表有太阳病，在里是阴津虚损；③辨识痉病的基本证型。

B. 汗法太过与病证发生变化。①辨治太阳病夹杂病变，确立治疗方法必须相互兼顾；②辨治内外夹杂性病变，治疗必须兼顾阴津；③针对痉病必须进一步分型辨治。

【译文】

病是内外夹杂性病变，以太阳病为主，其治当选用发汗方法，但不可发汗太多，阴津损伤则可演变为肢体筋脉抽搐。

【注释】

发汗太多：因病轻药重，或服药不当，或因虚实用药不当而导致发汗太过。

因致痉：因，所以；痉，筋脉抽搐，肢体僵硬。

8. 太阳温病证与气血郁热证相兼

【仲景原文】太阳病中风，以火劫发汗，邪风被火热，血气流溢，失其常度，两阳相熏灼，其身发黄，阳盛则欲衄，阴虚小便难，阴阳俱虚竭，身体则枯燥，但头汗出，剂颈而还，腹满微喘，口干咽烂，或不大便，久则谵语，甚则至哕，手足躁扰，捻衣摸床；小便利者，其人可治。（111）

【导读】

A. 太阳温病证与辨治方法。①辨识太阳病必须辨清病变证机，合理选用治疗方药；②辨治太阳温病证不能用温热方法，用火法治疗肯定是错误的。

B. 气血郁热证与病证表现。①辨识郁热在气在血；②辨识郁热在肝胆；③辨识郁热伤阴损津；④辨识郁热迫肺；⑤辨识郁热在脾胃；⑥辨识郁热扰心；⑦辨识郁热在大肠；⑧辨识郁热在头；⑨辨识郁热迫血动血；⑩辨识阴津灼损可能伤及阳气，临证必须全面观察，深入了解，系统掌握，知此知彼，避免治疗差错。

C. 阴津存亡与预后。①辨治气血郁热证，其治在选用清热凉血药时必须优先考虑保护阴津；②观察小便通利是判断预后良否的重要依据。

【译文】

病是内外夹杂性病变，以太阳温病证为主，其治当用汗法且不可用火法发汗，火法虽能发汗但不可用于太阳温病证，太阳温病证用火法发汗，可导致气血被火热所扰而逆行，失其正常运行，更因用火热方法治疗则阳热益甚，病人身体发黄，阳热肆虐可引起出血，阴津损伤可引起小便短少困难，阴阳之气因用火法攻灼而虚损，身体枯燥不荣，仅有头汗出，颈部以下无汗，腹满，轻度气喘，口干咽烂，或大便干结，久则扰神为谵语，重则哕逆，手足躁扰不宁，两手不由自主地搓捻衣服和摸床寻物；若小便自利，阴津尚存，积极治疗，预后良好。

【注释】

太阳病中风：中，风热侵袭；风，动也，阳也。亦即太阳温病证。

以火劫发汗：火，火热方法；劫，强行；发汗，损伤阴津。

邪风被火热：邪风，太阳温病证之邪热；被，用也。

血气流溢：血气，气血；流溢，气血逆乱。

失其常度：气血失去其正常的运行。

两阳相熏灼：阳，热也；两阳，太阳温病之热，火热之热；熏灼，消灼阴津。

其身发黄：病变证机是火热毒邪逆乱气血。

阳盛则欲衄：阳，火热，邪热；盛，肆虐，浸淫。

阴阳俱虚竭：火热之邪既伤阳又伤阴，以伤阴为主。

但头汗出：但，仅也。病变证机是火热伤阴，热邪熏蒸，仅有头汗出。

剂颈而还：剂，齐也；还，止也。

捻衣摸床：搓捻衣服和摸床寻物。

小便利：病变证机是阴津虽伤但未至竭。

其人可治：病虽危重，但可救治。

9. 太阳温病证与动血证相兼

【仲景原文】脉浮，热甚，而反灸之，此为实；实以虚治，因火而动，必咽燥，吐血。（115）

【导读】

A. 内外夹杂性病变与治疗方法。①辨治太阳温病证即表寒里热证，因在表是寒，确立治疗方法必须选用辛温方药，但选用辛温方药还必须重视以清热药为主；②辨治太阳温病证最佳方法是方药而不是灸法，用灸法必定加重病情；③辨识太阳温病证具有复杂多变性，对此必须辨清太阳温病证的本质所在。

B. 血热动血证与治禁。①辨治太阳温病证，可以用针而不可用灸，用针者可泻，用灸者多温补；②辨治太阳温病证是绝对不能用灸法，用之必定加重病情；③辨识在表是太阳温病证，在里是血热证，因治可能加重血热病变。

【译文】

病是内外夹杂性病变，以太阳温病证为主，脉浮，发热较甚，反而用灸法治疗太阳温病证，使病变演变为实证；太阳温病证而用温灸补虚的方法治疗，因此灸法助热而动血，必有咽喉干燥，吐血。

【注释】

热甚：热，发热，或温热病邪；甚，重也。

而反灸之：反，反而；灸之，用灸法治疗太阳温病证。

此为实：此，太阳温病证；实，因治加重实证。

实以虚治：实，实证；以，用也；虚，补虚的方法。

因火而动：因，因此；火，灸法；动，邪气益盛而肆虐。

（二）以论内外夹杂性病变为借鉴，提示杂病辨证论治

1. 阴津虚损证

【仲景原文】大下之后，复发汗，小便不利者，亡津液故也，勿治之，得小便利，必自愈。（59）

【导读】

A. 内外夹杂性病变与辨治方法。①辨识内外夹杂性病变以里证为主，辨

里是可下证；②辨治里证可以用下法，也可以用大下，但必须审明病变证机，分清虚实寒热；③辨治内外夹杂性病变，即使以里证为主，在治里的同时最好能够兼顾太阳。

B. 阴津损伤证与预后转归。①辨识阴津损伤的原因，既可能是原有阴津损伤又可能是因用汗下方药引起；②针对阴津损伤引起的小便不利不能用利小便方法；③观察小便是否通利，对判断阴津恢复具有重要作用。

【译文】

病是内外夹杂性病变，在里是可下证，在表是太阳病，以里证为主，治里应先用下法，且不能用之太过，大下后又用汗法治表，汗下之后，若小便不利短少，这是因用汗下不当而损伤阴津，对此不能用利小便的方法，若阴津恢复则小便通利，病可向愈。

【注释】

大下之后：大下，病证比较重，但不可盲目大下。

复发汗：复，重复，多次。太阳病虽重，当发汗且不可盲目重复发汗。

小便不利者：阴津因用汗下而被损伤。

亡津液故也：亡，损伤，亏虚。

勿治之：勿，不要。即不要用利小便的方法，其治可用滋补阴津的方药。

得小便利：阴津损伤得到恢复即小便通利。

必自愈：必，可也；自，自我恢复。

2. 脏结证

（1）脏结证及预后

【仲景原文】何谓脏结？答曰：如结胸状，饮食如故，时时下利，寸脉浮，关脉小细沉紧，名曰脏结。舌上白胎滑者，难治。（129）

【导读】

A. 脏结证与类似证。①辨识脏结的基本症状表现及病变证机；②辨识脏结病变可能类似结胸病变；③辨识脏结证，因其病变脏腑不同则有不同的表现，临证必须因人而辨。

B. 阳虚脏结证与辨证要点。①辨识脏气血郁结寒证的鉴别要点；②辨识脏结病变部位在脾或肾的辨治要点；③辨识脏结病变不在胃的审证要点；④辨识气血郁结寒证是比较难治的病证。

【译文】

脏结的病证表现有哪些？**老师说：**脏结类似结胸，饮食没有明显异常变化，时有大便溏泄，寸部脉浮，关部脉小细沉紧，这样的病证叫作脏结。舌上白苔滑者，这样的病证较难治。

【注释】

脏结：结，气血郁结，经脉不利，经气阻塞。

如结胸状：如，类似；结胸状，结胸的症状表现。

时时下利：时，时有；下利，大便溏泄。

寸脉浮：脏气虽为气血结，但正气仍能抗邪。

关脉小细沉紧：病变部位主要在中焦脾胃。

舌上白胎滑者：胎，苔也。病变证机是阳气大虚，寒湿益盛。

（2）脏结证的鉴别诊断及治禁

【仲景原文】脏结无阳证，不往来寒热，其人反静，舌上胎滑者，不可攻也。（130）

【导读】

A. 脏结证与鉴别诊断。①辨识脏结寒证的基本鉴别要点；②辨识脏结有类似少阳病的鉴别要点；③辨识脏结有类似结胸证的鉴别要点。

B. 脏结阳虚寒证与治禁。①辨治脏结寒证必须考虑选用温阳消症药；②辨治脏结证可以用攻下方法但不能仅用攻下方法，审明病变证机合理选用配伍攻下方药合方治之。

【译文】

脏结证虽有类似阳证但无阳热表现，虽类似少阳证且无往来寒热，病人以安静为主，舌上苔滑者，其治不可用攻下。

【注释】

脏结无阳证：脏结，脏气血郁结；无阳证，无阳热病证表现。

不往来寒热：病证表现没有往来寒热。

其人反静：病变证机是脏气血结，阳气遏制。

舌上胎滑者：胎，苔也；胎滑，苔白而滑。病变证机是气血郁结，阳气虚弱，寒从内生，寒血相结。

（3）脏结证的预后

【仲景原文】 病胁下素有痞，连在脐旁，痛引少腹入阴筋者，此名脏结，死。(167)

【导读】

A．脏结证与病证表现。①辨识脏结病变在胁下即肝胆(胰)；②辨识脏结病变在脾胃大小肠；③辨识脏结病变在肝肾；④辨识脏结病变可涉及诸多脏腑。

B．脏结证与预后。①辨识脏结在某一脏腑者，病情虽重，未至于不治；②辨识脏结涉及诸多脏腑，虽积极治疗但仍预后不良。

【译文】

病人胁下素有痞块，并连及脐旁周围，疼痛牵引少腹及阴部，这是脏结的危候，预后不良。

【注释】

病胁下素有痞： 胁下，肝胆；素，久病；痞，痞块阻结。

连在脐旁： 脐旁，脾腹。肝胆痞块连及于脾腹。

痛引少腹入阴筋： 引，牵引；入，相连，连接；阴，前阴；阴筋，男女生殖器。

脏结： 脏气血郁结，即症瘕(类同肿瘤或转移病变)。

死： 病情危重，难以救治。

九、太阳病证兼阴阳两虚证

(一)太阳病证与阴阳两虚证相兼

【仲景原文】 下之后，复发汗，必振寒，脉微细；所以然者，以内外俱虚故也。(60)

【导读】

A．内外夹杂性病变与辨治方法。①辨治内外夹杂性病变，病以里证为主；②辨在里是可下证，必须辨清可下证是虚证还是实证，才能得出正确治疗结论；③辨治内外夹杂性病变，仅治里仅治表都不是最佳选择，只有治里兼顾于表，才能取得最佳疗效。

B．阴阳俱虚证与基本脉证。①里证内伤夹杂性病变，既有阳虚又有阴虚；②辨识病变原有阴阳俱虚，治病未能相互兼顾，导致病情进一步加重。

【译文】

病是内外夹杂性病变，在里是可下证，在表是太阳病，以里证为主，先用下法后用汗法，且因治未能恰到好处而引起病证发生变化，必有振慄而寒，脉微细；之所以出现这些病证，是因为内外之气俱虚所致。

【注释】

下之后：内外夹杂性病变，以里证为主。

复发汗：复，又也。

必振寒：必，必定。病人本有阳虚，且因用下用汗又加重阳虚。

脉微细：脉微，阳虚；（脉）细，阴虚。病变证机是阴阳俱虚。

以内外俱虚故也：内外，表里，阴阳。

（二）太阳病证与阴阳两虚证相兼的证治

【仲景原文】伤寒，脉浮，自汗出，小便数，心烦，微恶寒，脚挛急，反与桂枝欲攻其表，此误也；得之便厥，咽中干，烦躁，吐逆者，作甘草干姜汤与之，以复其阳；若厥愈足温者，更作芍药甘草汤与之，其脚即伸；若胃气不和，谵语者，少与调胃承气汤；若重发汗，复加烧针者，四逆汤主之。(29)

【导读】

A. 内外夹杂性病变与病证表现。①辨识内外夹杂性病变，在表是太阳病，在里是虚证；②辨里证是内伤夹杂性，既有心的病变又有肾的病变，病变证机是气血阴阳俱虚。

B. 气血阴阳俱虚证与辨治方法。①辨识内外夹杂性病变以里证为主，内伤夹杂性病变中阴阳俱虚都比较明显；②确立治疗方法最好是以治里为主，同时兼顾于表；③辨识即使病变以表证为主，其治一定不能仅用桂枝汤；④桂枝汤虽然具有调理阴阳作用，可以辨治内外夹杂性病变，但因病变证机的复杂性，仅用桂枝汤不仅没有治疗作用，反而还会加重病情。

C. 病证变化与补救措施。①辨识病变是阴阳俱虚，在一般情况下是先用温补方药，温补之后再用滋补气血方药；②用温补药治疗阴阳俱虚证，仅用温补药可能引起温阳伤及阴血，病变可能演变为阴虚生热，以热为主，热郁内结；③辨治气血阴阳俱虚的最佳方法是既滋阴又温阳，避免病变演变为郁热内生内结；④病变仍是内外夹杂性病变，以表证为主，不能仅用发汗方药，必定导致病变进一步加重；⑤辨治气血阴阳俱虚，先温补阳气，阳气复，又滋其阴，滋阴不当又伤阳，一虚再伤，导致阳气更虚，其治最佳方法是方药，未用方药而用烧针，用烧针汗出伤阳，又导致阳气大伤，必用四逆汤补救；⑥辨治内外夹杂性及内伤夹杂性病变的最佳方法，必须分清主次，全面兼顾，才是最佳选择。

【译文】

病是内外夹杂性病变，在表是太阳病，在里是阴阳俱虚证，脉浮，自汗出，小便次数多，心烦，轻微恶寒，腿脚抽搐挛急，其治仅用桂枝汤治疗太阳中风证或太阳伤寒夹虚证，这是不全面的治疗方法。仅用桂枝汤治疗，手足厥冷，咽中干燥，烦躁，呕吐呃逆，其补救可选用甘草干姜汤，以温阳散寒；若手足厥逆转为温和，其治可选用芍药甘草汤，以补血益气，腿脚抽搐挛急就可活动自如；若胃气不和属于阳复生热，以谵语为主，其治可少用调胃承气汤清泻郁热；若太阳病证仍在，一汗不愈而重复用汗，病仍不愈，又改用烧针温阳反而会损伤阳气，其治可选用四逆汤。

【注释】

伤寒：太阳之邪乘素体阴阳俱虚传入并加重里疾。

脉浮：病变证机是既有正邪斗争又有正气虚弱。

小便数：小便次数多，或小便量多。

脚挛急：脚，足，小腿；挛急，抽搐，拘急。

反与桂枝欲攻其表：反，违反治疗原则；桂枝，桂枝汤；欲，采用；攻，治疗。

此误也：误，不是错误之误，而是不全面的意思。

得之便厥：得之，治疗；便，于是；厥，手足厥冷。

其脚即伸：脚，腿脚；伸，屈伸自如，活动自如。

胃气不和：因胃气不和，故郁热内生。

若重发汗：重，重复使用。

复加烧针：复，又也，更也；加，用也；烧针，用之得当则温阳，用之不当则伤阳亡阳。

【方药组成一】 甘草干姜汤

甘草炙，四两（12 g） 干姜炮，二两（6 g）

上二味，吹咀，以水三升，煮取一升五合，去滓，分温再服。

【用药要点】方中甘草补气和中缓急。干姜温中助阳散寒。方药辛甘化阳，益气补阳。

【药理作用】本方具有调节胃肠蠕动、增强胃肠消化功能、解除支气管平滑肌痉挛、调节支气管腺体分泌、调节内分泌、调节心律、保肝利胆、抗过敏、改善微循环、增强机体免疫功能等作用。

【方药组成二】芍药甘草汤

芍药四两（12 g）　甘草炙，四两（12 g）

上二味，以水三升，煮取一升五合，去滓，分温再服。

【用药要点】方中芍药补血益营，养阴柔筋。甘草益气和中，缓急舒筋。方药酸甘化阴而养血，柔筋缓急而舒筋，善治筋脉拘急挛紧。

【药理作用】本方具有解除平滑肌及骨骼肌痉挛、调节中枢神经、调节周围神经、调节心律、调节内分泌、增强机体免疫功能、抗惊厥、抗炎、改善甲状腺功能等作用。

（三）注解前（29）条病理病证

【仲景原文】问曰：证象阳旦，按法治之而增剧，厥逆，咽中干，两胫挛急而谵语。师曰：言夜半手足当温，两脚当伸，后如师言，何以知此？答曰：寸口脉浮而大，浮为风，大为虚，风则生微热，虚则两胫挛，病形象桂枝，因加附子参其间，增桂令汗出，附子温经，亡阳故也。厥逆，咽中干，烦躁，阳明内结，谵语，烦乱，更饮甘草干姜汤，夜半阳气还，两足当热，胫尚微拘急，重与芍药甘草汤，尔乃胫伸；以承气汤微溏，则止其谵语，故知病可愈。（30）

【导读】

A. 桂枝汤证与内外夹杂性病变。①辨识内外夹杂性病变，在太阳病变证机比较复杂，必须辨清病变证机主要矛盾方面；②辨治夹杂性病变仅从太阳病很难取得最佳疗效；③辨识病变原有气血阴阳俱虚，辨治未能全面考虑兼顾，可能加重气血阴阳俱虚证；④辨证必须根据症状表现进一步辨清病变证机。

B. 内外夹杂性病变与基本脉证。①辨识阳气阴津恢复与自然阴阳之气变化有关；②从脉象形态上必须进一步辨清病变属性；③辨识太阳中风证的基本病变证机及夹杂病变证机；④辨治复杂的病变证机虽然有太阳中风证的症状表现，但不是仅治太阳中风证，其治必须在桂枝汤基础上变化用药，否则，会进一步损伤阳气。

C. 病证变化与治疗措施。①辨识病是内伤夹杂性病变，既有寒又有热，更有气血虚；②辨治阳虚证可选用甘草干姜汤；③辨治气血虚证可选用芍药甘草汤；④辨治郁热内结夹虚可选用调胃承气汤；⑤辨治复杂的病变证机确立治疗方法最好能够相互兼顾，避免顾此失彼。

【译文】

学生问：病证表现像阳旦，按照阳旦病证治疗且病情加重，手足厥逆，咽喉干燥，两腿脚抽搐拘急，谵语。**老师说：**在通常情况下，夜半子时阳气恢复，手足应温和，两腿脚屈伸自如，病情变化果然如老师所说，凭什么知道这些情况呢？**老师进一步回答说：**寸口脉浮而大，浮为外邪侵袭，大为正气虚弱，正气与外邪相争则身体轻微发热，正气虚弱不能温养则两腿脚挛急，病虽像桂枝汤证，但根据病情治疗应当在桂枝汤中加附子，附子既可增强桂枝汤发汗作用，又能温经，这是阳气虚弱的缘故。手足厥逆，咽喉干燥，病变证机是阳明热结，谵语，心烦意乱，可先服用甘草干姜汤，至夜半阳生之时可恢复，两足温热，小腿仅有轻微拘急，又改用芍药甘草汤补血益气，这样小腿拘急即能屈伸自如；若阳明胃热，其治可选用调胃承气汤轻微泻下，以治其谵语，这样就知道病可向愈。

【注释】

证象阳旦：阳旦，桂枝汤证。病证表现很像桂枝汤证。

按法治之而增剧：按法，根据病证表现；增剧，病证加重。

厥逆：手足厥逆，病变证机是阳虚不温。

咽中干：病变证机是阴津损伤。

两胫挛急而谵语：胫，腿脚；挛急，拘急。

言夜半手足当温：夜半，子时，阳气生发之时；手足当温，阳气恢复借助自然之阳气。

两脚当伸：脚，包括小腿在内。

后如师言：后，事情的结果；如，像也；师言，老师所说的。

何以知此：何，什么；以，凭借，凭据；此，这些。

寸口脉浮而大：寸口，寸关尺三部脉。

浮为风：寸关尺三部脉浮为风寒侵袭。

大为虚：寸关尺三部脉大而无力为正气虚弱。

风则生微热：阴阳俱虚与风寒相争则发热较轻。

虚则两胫挛：阴阳俱虚不能滋养则两腿脚抽搐拘急。

病形象桂枝：病，内外夹杂性病变；形，症状表现；象，类似；桂枝，桂枝汤。

因加附子参其间：因，根据；其，桂枝汤。

增桂令汗出：增，增加；桂，桂枝汤；令，使也；汗出，发汗。

亡阳故也：亡，虚弱；故，原因。

夜半阳气还：还，归还，复苏，恢复。

重与芍药甘草汤：重，再次，又；与，给予。

尔乃胫伸：尔，这也，这时；乃，即也；胫，腿脚；伸，腿脚活动自如。

以承气汤微溏：承气汤，调胃承气汤；微，轻微；溏，使大便溏泄，即泻下。

止其谵语：止，制止，引申为治疗。

（四）阴阳两虚证的证治

【仲景原文】发汗，病不解，反恶寒者，虚故也，芍药甘草附子汤主之。（68）

【导读】

A. 内外夹杂性病变与辨治方法。①辨识内外夹杂性病变，在太阳病的某一个证型，审明病变证型具有相互夹杂性；②辨治太阳病必须相互兼顾，才能取得预期治疗效果。

B. 气血虚夹寒证与芍药甘草附子汤方证。①辨治太阳病未能兼顾于里，导致病变演变以里证为主；②辨识里证是内伤夹杂性病变，既有气虚又有血虚，更有阴寒，其治当兼顾益气补血散寒。

【译文】

病是内外夹杂性病变，以太阳病为主，治当发汗，汗后病不仅不解，反而更有恶寒加重，这是正气虚弱的缘故，其治可选用芍药甘草附子汤。

【注释】

发汗：内外夹杂性病变，以表证为主。

病不解：内外夹杂性病变仍不解。

反恶寒者：病变证机是阳虚不得温煦。

虚故也：虚，阴阳俱虚；故，缘故。

芍药甘草附子汤：既可辨治阴阳两虚证，又可辨治气血两虚夹寒证。

【方药组成】 芍药甘草附子汤

芍药 甘草炙，各三两（9g） 附子炮，去皮，破八片，一枚（5g）

上三味，以水五升，煮取一升五合，去滓，分温三服。

【用药要点】 方中芍药与甘草相用，酸甘化阴以养阴，补血而生血。附子与甘草相用，辛甘化阳以补阳。方药养阴补阳，阳中有阴，阴中有阳，阴阳并补。

【药理作用】 本方具有解除平滑肌及骨骼肌痉挛、调节中枢神经、调节周围神经、调节心律、强心、改善微循环、调节内分泌、增强机体免疫功能、镇痛、镇静、抗惊厥、改善甲状腺功能等作用。

十、太阳病证兼痰饮证

（一）太阳病证与痰饮证相兼

1．太阳病证与实热结胸证相兼

（1）结胸证

【仲景原文】 问曰：病有结胸，有脏结，其状何如？答曰：按之痛，寸脉浮，关脉沉，名曰结胸也。（128）

【导读】

A．结胸证与基本脉证。①辨识结胸症状表现与脏结症状表现有相同之处；②辨治结胸可能夹杂脏结，其治必须分清主次。

B．结胸证与症状表现。①辨识结胸证在多数情况下常常伴有疼痛症状；②辨识结胸既可是浮脉又可能是沉脉，更可能是在不同的诊脉部位出现不同的脉象；③阐明结胸的基本症状表现，但在临床中也有可能没有出现某些基本症状表现，对此必须因人因症状进一步辨清病变证机。

【译文】

学生问：病有结胸，有脏结，其症状表现有哪些不同？**老师说**：病变部位以按之疼痛，寸脉浮，关脉沉为主，这样的病证叫作结胸。

【注释】

病有结胸：结胸，病变部位有在胸中，有在胃脘，有在腹部，且不可局限于胸中，病变证机有寒有热有虚有实。

按之痛：病变部位以疼痛拒按为主。

寸脉浮：寸部脉浮，病变证机是正邪斗争较明显。

关脉沉：关部脉沉，病变证机是邪气与正气相结。

（2）太阳病证与结胸证相兼及其鉴别

【仲景原文】太阳病，脉浮而动数，浮则为风，数则为热，动则为痛，数则为虚，头痛，发热，微盗汗出，而反恶寒者，表未解也；医反下之，动数变迟，膈内拒痛，胃中空虚，客气动膈，短气，躁烦，心中懊憹，阳气内陷，心下因硬，则为结胸，大陷胸汤主之；若不结胸，但头汗出，余处无汗，剂颈而还，小便不利者，身必发黄。（134）

【导读】

A. 内外夹杂性病变与基本脉证。①辨识内外夹杂性病变，在表是太阳温病证，在里是内伤夹杂性病变；②辨识太阳温病证在其病变过程中可能出现盗汗症状，辨识盗汗症状未必都是阴虚；③从脉象变化可以得知内外夹杂性病变在不断发生变化；④辨治内外夹杂性病变，即使以可下证为主，其治当用下法，但不能仅用下法，治疗最好能够兼顾表里。

B. 结胸证与病证表现。①辨识原有结胸病变，因治而诱发或加重结胸病变；②辨识原有痰热内伏，因治而导致病变演变为结胸；③辨识结胸病变部位可能在心胸，也可能在胃脘；④辨识结胸症状表现可能以疼痛为主，也可能以烦躁为主，必须因人辨治；⑤辨识结胸病变证机虽有正气虚，但是病变矛盾的次要方面；⑥审明病变是痰热结胸证，其治当选用大陷胸汤。

C. 发黄证与基本脉证。①辨识原有发黄病变，因治而诱发或加重发黄病变；②辨识原有湿热或寒湿内伏，因治而导致病变演变为发黄；③辨识发黄的症状表现；④辨识发黄病变与汗出部位及小便有一定内在演变关系；⑤辨识内外夹杂性病变，原有痰饮内伏，病可演变为结胸；若原有湿热或寒湿内伏，病可演变为发黄，素体因素决定疾病发生与演变。

【译文】

病是内外夹杂性病变，在表是太阳病，脉浮而动数，脉浮主风邪侵扰，脉数主邪热壅盛，病以疼痛为主，脉数的病变证机在表不在里，头痛，发热，轻微盗汗，以及恶寒，这是表邪未被解除的缘故；若医生先用下法治其里，则脉浮数有力变为脉迟，膈内疼痛拒按，胃气因下而损伤，邪热扰动胸膈，短气，躁烦，心中懊侬，邪气内结，则心下痞硬，其治可选用大陷胸汤；若病不是结胸证，只有头汗出，身体无汗，齐颈部以下无汗，小便不利，身体必有发黄。

【注释】

太阳病：太阳温病证的表现。

脉浮而动数：动，搏动有力，即脉浮数有力。

浮则为风：正气与风邪相争则脉浮。

数则为热：正气与邪热相争则脉数。

动则为痛：动，正邪斗争；痛，经气不通。

数则为虚：虚，空虚，没有。即邪热在表不在里。

微盗汗出：盗汗的病变证机未必都是阴虚，更有正气与邪气相争，邪热熏蒸，营卫不固，阴津外泄。

而反恶寒者：在多数情况下，盗汗主阴虚，阴虚不应有恶寒，今是太阳温病证，所以有恶寒。

医反下之：病以太阳温病证为主，先用下法治其里，故曰反。

动数变迟：脉数而有力变为迟。

膈内拒痛：膈，胸膈；拒痛，疼痛拒按。病变证机是邪气阻结不通。

胃中空虚：胃中，胃气；空虚，受损。

客气动膈：客气，邪气；动，侵扰。

阳气内陷：阳，阳热邪气；内陷，邪气侵入。

心下因硬：心下，心中，胃脘。

若不结胸：病证表现虽有类似结胸，应与结胸证相鉴别。

余处无汗：身体其他部位没有汗出。

身必发黄：身，身体；必，必有；黄，身黄、目黄、小便黄。

【方药组成】 大陷胸汤

大黄去皮，六两（18 g） 芒硝一升（24 g） 甘遂一钱匕（1.5 g）

上三味，以水六升，先煮大黄，取二升，去滓。内芒硝，煮一两沸，内甘遂末，温服一升。得快利，止后服。

【用药要点】 方中甘遂泻下水气，攻逐饮邪。大黄泻热涤实，泻下热结。芒硝软坚散结，泻热涤饮。

【药理作用】 本方具有利尿、调节肾功能、调节水电解质代谢、调节胃肠蠕动、抗纤维化、抗肿瘤、抗菌、保肝利胆、降压、调节腺体分泌、降尿酸、增强机体免疫功能等作用。

（3）太阳病证与热实结胸证相兼及其证治

【仲景原文】 病发于阳，而反下之，热入因作结胸；病发于阴，而反下之，因作痞也；所以成结胸者，以下之太早故也。

结胸者，项亦强，如柔痓状，下之则和，宜大陷胸丸。（131）

【导读】

A．内外夹杂性病变与结胸证。①辨识病是内外夹杂性病变，在表是太阳温病证，在里是痰饮内伏；②辨识内外夹杂性病变，即使病变以里证为主，必须审明病变证机，合理选用治疗方药，辨治里证必须兼顾于表；③辨识结胸证必须进一步辨清病变属性是寒还是热，或是寒热夹杂。

B．内外夹杂性病变与痞证。①辨识病是内外夹杂性病变，在表是太阳病，对此必须辨清太阳病的病变证型，在里是气机郁滞；②辨识内外夹杂性病变，即使病变以里证为主，也必须审明病变证机，合理选用治疗方药，辨治里证必须兼顾于表；③辨治痞证还必须进一步辨清病变属性是寒还是热，或是寒热夹虚。

C．结胸证与辨治方法。①辨识结胸证的病变部位具有不确定性，或在颈项，或在心胸，或在脘腹；②辨识症状表现可能有类似太阳柔痉证；③辨识结胸证可能与太阳柔痉证相兼；④大陷胸丸既是辨治痰热结胸证的重要用方，又可辨治颈项僵硬病变证机属于痰热者；⑤审明病变是结胸证夹杂太阳病，其治必须相互兼顾。

【译文】

病是内外夹杂性病变，以太阳温病证为主，其治且违反常规先用下法，温热之邪乘机侵入于里，邪热与素体痰饮之邪相结而演变为结胸；在表是太阳伤寒证或太阳中风证，其治且违反常规先用下法，外邪乘脾胃失调而演变为痞证；之所以引起结胸，是因为先用下法的缘故。

结胸证的表现，颈项僵硬，汗出，用下法病可向愈，其治可选用大陷胸丸。

【注释】

病发于阳：阳，热也。内外夹杂性病变，在表为太阳温病证。

而反下之：而，且也；反，违反常规。即内外夹杂性病变，未能审明病变主次，先用下法治其里。

热入因作结胸：热入，太阳温病之邪传入于里；因，所以；作，发生，演变。

病发于阴：阴，寒也。内外夹杂性病变，在表是太阳伤寒证，或太阳中风证。

因作痞也：作，演变；痞，痞满，痞硬。

以下之太早故也：太早，先用。

项亦强：项，颈项；强，僵硬。

如柔痉状：颈项僵硬且伴有汗出，称为柔痉。

下之则和：和，疾病向愈。

【方药组成】 大陷胸丸

大黄半斤（24 g） 葶苈子熬，半升（12 g） 芒硝半升（12 g） 杏仁去皮尖，熬黑，半升（12 g）

上四味，捣筛二味，内杏仁、芒硝，合研如脂，和散，取如弹丸一枚，别捣甘遂一钱匕，白蜜二合，水二升，煮取一升，温，顿服之。一宿乃下，如不下，更服，取下为效，禁如药法。

【用药要点】 方中大黄泻下实热，荡涤饮邪。葶苈子清热泻肺，行水涤饮。芒硝软坚散结。杏仁泻肺降气，通调水道。甘遂攻逐水饮，散结泻热。

【药理作用】 本方具有利尿、调节肾功能、调节水电解质代谢、调节胃肠蠕动、抗纤维化、抗肿瘤、抗菌、保肝利胆、降压、调节腺体分泌、降尿酸、降血脂、降血压、增强机体免疫功能等作用。

2. 太阳病证与寒饮结胸证相兼

【仲景原文】 太阳病，二三日，不能卧，但欲起，心下必结，脉微弱者，此本有寒分也；反下之，若利止，必作结胸；未止者，四日复下之，此作协热利也。（139）

【导读】

A. 内外夹杂性病变与病证表现及病变证机。①辨识病是内外夹杂性病变，在表是太阳病，在里是虚寒证；②辨识病在太阳本当积极治疗，可未能及时治疗，太阳病邪可乘在里虚寒而侵入；③辨识结胸证必须辨清病变属性，合理选用治疗方药。

B. 结胸证与症状表现。①辨识内外夹杂性病变，即使以里证为主，辨清病变证机必须选用泻下方药，若病变夹虚弱，选用泻下方药必须与补益方药结合治疗；②治疗内外夹杂性病变既没有兼顾太阳病又没有兼顾正气虚弱，必定加剧结胸证；③张仲景论述下利止的核心是突出邪气内结，病变演变为结胸。

C. 结胸证与下利症状。①辨识里证是内伤夹杂性病变，若病变以痰饮内伏为主，又有正气虚弱，因治可演变为结胸证；②辨识里证是内伤夹杂性病变，若病变以郁热内伏，又有正气虚弱，更因再次用泻下方药，病可演变为郁热下利夹虚病变。

【译文】

病是内外夹杂性病变，在表是太阳病，已二三日，太阳病邪乘素体虚弱而传入，不能躺卧，仅欲坐立，心胃拘急郁结，脉微弱，这病原是寒饮郁结夹虚的病变证机；其治若未能审明寒饮夹虚，仅用下法，下后利止而病证仍在，必定演变为结胸；若下后利下不能自止者，在四日又用下法，则可引起发热、下利。

【注释】

不能卧：痰饮蕴结，气机不通，卧则气机更加壅滞。

但欲起：但，仅仅；欲，能也；起，坐立。

心下必结：心下，心中，胃脘；结，郁塞阻结。

脉微弱者：病变证机是正气虚弱，痰饮内结，虚实夹杂。

此本有寒分也：本，本来，原有；寒，寒饮；分，病变证机。

反下之：反，且也。病变证机是虚实夹杂，其治仅用下法则为反。

若利止：如下利止而其他病证仍在。

必作结胸：必，必定；作，发生，演变。

未止者：未，不能；止，自止。

四日复下之：若是结胸，病证未除，下后可再下，直至病证解除；若不是结胸，因病变证机则不能反复用下。

此作协热利也：协，伴有；热，发热；利，下利。

（二）以论内外夹杂性病变为借鉴，提示杂病辨证论治

1．实热结胸证的证治

【仲景原文】伤寒六七日，结胸热实，脉沉而紧，心下痛，按之石硬者，大陷胸汤主之。（135）

【导读】

A．内外夹杂性病变与病证表现。①辨识病是内外夹杂性病变，在表是太阳病，在里是结胸病变；②辨识病变以里证为主，必须积极治疗才能防止太阳病邪传入并加重里证。

B．结胸证与病变部位。①辨识结胸证的病变部位在胃脘；②辨结胸症状表现可能出现心胸症状；③辨结胸的症状表现具有特殊性。

C．结胸证与大陷胸汤方证。大陷胸汤既是辨治痰热结胸证的重要用方，又是辨治各科杂病病变证机属于痰热证者；大陷胸汤既可辨治结胸病变部位在胃脘，又可辨治结胸病变部位在胸膈，更可辨治病变部位在腹部。

【译文】

感受外邪六七日，外邪乘素体失调而传入，演变为结胸实热证，脉沉而紧，心下疼痛，按压胃脘像石头一样坚硬，其治可选用大陷胸汤。

【注释】

伤寒六七日：六七日，约略之辞，感受外邪已有多日，外邪可乘素体因素而发生变化。

结胸热实：结胸，病变部位在胃脘；热实，病变证机以邪实为主。

心下痛：心下，胃脘。

按之石硬者：之，胃脘；石硬，坚硬像石头一样，病变证机是痰热阻塞不通。

2．实热结胸证与少阳阳明证相鉴别及证治

【仲景原文】伤寒十余日，热结在里，复往来寒热者，与大柴胡汤；但结胸，无大热者，此为水结在胸胁也，但头微汗出者，大陷胸汤主之。（136）

【导读】

A．内外夹杂性病变与辨证思路。①辨识病变在表是太阳病，在里是热结证；②辨识在里热结证的病变证机是内伤夹杂性病变。

B．少阳阳明热证与结胸热饮证。①辨识太阳病比较轻，里证比较重，未

能积极治，太阳病邪在较短时间内可能传入于里，并加重里证；②辨识内伤夹杂性病变，或是少阳与阳明相互夹杂，或是少阳阳明病变与痰热夹杂；③辨识疾病演变基本规律，若少阳阳明病变较痰热病重，病变可演变为以少阳阳明病变为主，其治以大柴胡汤；若痰热病变较少阳阳明病为重，病变演变以痰热结胸为主，其治以大陷胸汤；④辨识内伤夹杂性病变既有少阳阳明病变又有痰热结胸病变，其治可选用大柴胡汤与大陷胸汤合方。

【译文】

感受外邪十余日，邪热乘机郁结在里，以往来寒热为主，其治可选用大柴胡汤；若仅是结胸，身体未有大热，这是痰饮与热相结在胸胁，只有头部微汗出，其治可选用大陷胸汤。

【注释】

伤寒十余日：感受外邪十余日，或演变为大柴胡汤证，或演变为大陷胸汤证，外邪传变的特点因素体而变化。

热结在里：内伤夹杂性病变即少阳阳明热结在里，或痰热郁结在里。

复往来寒热：复，又也；往来寒热，此仅是举例而言，症状表现并非仅仅局限于往来寒热，若仅仅有往来寒热，其治未必都是选用大柴胡汤。

但结胸：但，只是。

无大热者：痰热结胸，既可大热，也可无大热，此言“无大热”者，旨在与“往来寒热”相鉴别。

此为水结在胸胁也：水，饮也，痰也；水结，痰热互结；胸胁，病变部位。

但头微汗出者：但，只有；微，轻微。病变证机是痰热胶结于里而熏蒸于上。

3. 实热结胸证与阳明病证相鉴别及证治

【仲景原文】太阳病，重发汗而复下之，不大便五六日，舌上燥而渴，日晡所发潮热，从心下至少腹硬满而痛不可近者，大陷胸汤主之。(137)

【导读】

A. 内外夹杂性病变与辨治方法。①辨识病是内外夹杂性病变，表里病变都比较重，病以太阳病为主；②辨识表里病变都比较重，其治仅治表或仅治里都不是最佳治疗方法。

B. 结胸证与病变部位。①虽用泻下方法，但因治未能兼顾表里，结胸证仍在；②辨结胸证可能夹有阳明病变，或与阳明病变有类似，辨证必须审明病变证机；③大陷胸汤既是辨治痰热结胸证的重要用方，又是辨治痰热结胸证夹阳明热结证的重要用方；④辨识结胸痰热证夹杂阳明热结证，其治可选用大陷胸丸与大承气汤合方治之。

【译文】

病是内外夹杂性病变，以太阳病为主，根据病情只有多次使用汗法才能达到治疗目的，然后再用下法治其里，下后不大便五六日，舌上干燥而渴，发热甚于日晡左右，从胃脘至少腹、小腹痞硬胀满疼痛而拒按，病是结胸，其治可选用大陷胸汤。

【注释】

重发汗而复下之：重发汗，多次使用汗法；复下之，又多次用下法。

不大便五六日：实热结胸证与阳明热结证相类似，应重视鉴别诊断。

日晡所发潮热：日，每日；晡，申时，即下午3时至5时，或傍晚；所，左右。

从心下至少腹硬满而痛不可近者：心下，胃脘；少腹，包括小腹；痛不可近，疼痛拒按。病变证机是痰热蕴结，气机阻塞不通。

4. 胸脘痰热证的证治

【仲景原文】小结胸病，正在心下，按之则痛，脉浮滑者，小陷胸汤主之。（138）

【导读】

A. 小结胸病与症状表现。①辨识病变部位在心胸；②辨识病变部位在脘腹；③辨识病是内伤夹杂性病变；④辨识症状表现因人各有不同。

B. 胸脘痰热证与小陷胸汤证。小陷胸汤既可辨治痰热在心，又可辨治痰热蕴肺，还可辨治痰热在胸膈，更可辨治胃脘痰热，即小陷胸汤可辨治五脏六腑病变属于痰热者。

【译文】

小结胸病的表现，正好在胃脘，按压则疼痛，脉浮滑，其治可选用小陷胸汤。

【注释】

小结胸病：小，病变较轻；结胸，病变部位在心，或在肺，或在胸膈。

正在心下：病变部位正好在胃脘。

按之则痛：心胸以痞满为主，按之则痛，或胃脘以痞满为主，按之则痛。

脉浮滑：病变证机是痰热内蕴，热盛于外，涌动于脉。

【方药组成】 小陷胸汤

黄连一两（3 g） 半夏洗，半升（12 g） 栝楼实大者一枚（30 g）

上三味，以水六升，先煮栝楼，取三升，去滓。内诸药，煮取三升，去滓。分温三服。

【用药要点】 方中黄连清泻胃热，消除痞满。半夏宣降气机，燥湿化痰。栝楼实清热益阴，导热下行，化痰涤饮而不伤阴。

【药理作用】 本方具有调节心律、调节消化酶、调节胃肠平滑肌蠕动、保护胃肠黏膜、调节呼吸中枢、调节水电解质代谢、解除支气管平滑肌痉挛、调节支气管腺体分泌、促进新陈代谢、抗胃溃疡、抗氧化、抗缺血、增强机体免疫功能、降血脂、降尿酸、抗菌、抗病毒、抗过敏等作用。

5. 寒实结胸证的证治

【仲景原文】寒实结胸，无热证者，与三物（小陷胸汤）白散（亦可服）。（141）

【导读】

A. 寒实结胸证与实热结胸证。①辨识病变是寒实痰饮结胸证；②辨识寒实结胸证与痰热结胸证有诸多症状表现相同；③根据张仲景方中用药特点辨清病变证机属于寒痰夹热。

B. 寒实结胸证与三物白散方证。三物白散既是辨治寒实结胸证的重要用方，又是辨治各科杂病病变证机属于寒痰夹热的重要用方。

C. 寒实结胸证夹杂痰热证，其治既要用小陷胸汤清热化痰，又要用三物白散温化寒痰。

【译文】

寒实结胸证的表现，无实热结胸证的阳热病证表现，可能夹杂痰热证，其治可选用三物白散。

【注释】

寒实结胸：寒，寒邪；实，痰饮之实邪；寒实，寒邪与痰饮相结演变为结胸。

无热证者：无阳热病证表现及病变证机，应与实热结胸证相鉴别。

与三物（小陷胸汤）白散（亦可服）：根据寒实结胸证夹杂痰热证的病变证机，其治可选用小陷胸汤、三物白散，亦可选用小陷胸汤与三物白散合方。

【方药组成】　三物白散

桔梗三分（9g）　巴豆去皮尖，熬黑，研如脂，一分（3g）　贝母三分（9g）

上三味，为散，内巴豆，更于臼中杵之，与白饮和服。强人半钱匕，羸者减之。病在膈上必吐，在膈下必利，不利，进热粥一杯，利过不止，进冷粥一杯。身热皮粟不解，欲引衣自覆，若以水潠之、洗之，益令热劫不得出，当汗而不汗则烦。假令汗出已，腹中痛，与芍药三两，如上法。

【用药要点】　方中巴豆攻逐寒饮，泻下冷积，开结通闭。贝母开郁，下气，化痰，散结。桔梗开提肺气，散结祛痰。

【药理作用】　本方具有抗菌、抗病毒、镇痛、抗肿瘤、促进血小板凝聚、改善微循环、调节血运状态、调节胃肠蠕动、增加胆汁分泌、促进胰液分泌、增加肾上腺皮质激素分泌、抑制蛋白质合成、镇咳、祛痰、解痉、调节血压、调节子宫平滑肌、抗溃疡、调节中枢神经、改善支气管平滑肌痉挛等作用。

6．结胸证治禁

【仲景原文】结胸证，其脉浮大者，不可下，下之则死。（132）

【导读】

A．结胸证与症状表现。①辨识病是内外夹杂性病变，病以太阳病为主；②辨识病是内伤夹杂性病变，病不是以可下证为主要矛盾方面。

B．结胸证与治疗禁忌。①辨治结胸证复杂多变的病变证机，可以用下法但不能仅仅用下法；②辨治结胸病变证机夹正气虚弱者，不能仅仅用下法，用之必定更伤正气；③辨识结胸证夹杂正气虚弱，其治必须兼顾正气。

【译文】

病是相兼证，或太阳病证与结胸证相兼，或结胸实证与正气虚证相兼，其脉浮大者，病变证机不是以结胸证为主，而是以虚为主，其治不能先用下法，假如先用下法则会加剧虚损而导致病情恶化不可救治。

【注释】

结胸证：结胸有寒证有热证，更有夹虚证。

其脉浮大者：脉浮，结胸证兼有太阳病，或结胸证兼有正气虚弱；大者，虚甚。

不可下：不能仅用下法，但可与下法合并使用。

下之则死：先用下法且大伤正气，导致病情危重难以救治。

7. 结胸证预后

【仲景原文】结胸证悉具，烦躁者亦死。（133）

【导读】

结胸证与病证表现。①辨识结胸病变时间比较久，病变证机比较复杂，症状表现比较多；②辨识结胸病变经久不愈，可能损伤正气比较明显；③辨识结胸病变可能侵入于心，病情多危重难治。

【译文】

结胸证有诸多症状表现，烦躁日益加重，病情危重，难以救治。

【注释】

结胸证悉具：结胸证，有寒实结胸，有实热结胸，亦有夹虚结胸；悉，诸多；具，症状表现。

烦躁者亦死：烦躁的病变证机有虚有实，有寒有热，有虚实夹杂，有寒热互见，病情危重者难治。

第4节 太阳病类似证

一、悬饮证类太阳病证的证治

【仲景原文】太阳中风，下利，呕逆，表解者，乃可攻之。其人漐漐汗出，发作有时，头痛，心下痞硬满，引胁下痛，干呕，短气，汗出，不恶寒者，此表解里未和也，十枣汤主之。（152）

【导读】

A. 内外夹杂性病变与辨治方法。①辨识病是内外夹杂性病变，表里病证都比较重；②辨识内外夹杂性病变以太阳为主，当先治太阳，后治里证；③结合临床治病需要最佳方法是既治表又治里。

B．悬饮证与类似表现。①辨识悬饮的基本症状表现；②辨识悬饮证的特殊表现；③辨识悬饮证的类似症状表现；④辨识悬饮证的夹杂病变证机及症状表现。

C．十枣汤方证。十枣汤既是辨治悬饮证的重要用方，又是辨治悬饮夹虚证的重要用方，还是辨治水气内结的重要用方。

【译文】

病是内外夹杂性病变，在表是太阳病，在里是下利，呕吐呃逆，以太阳病为主，治当先表，太阳病解除，仍可治里。病人身体湿润似汗出，时有时无，头痛，心下痞硬满，牵引胸胁下疼痛，干呕，气短，不怕冷，这不是太阳病而是里有水饮证，其治可选用十枣汤。

【注释】

太阳中风：内外夹杂性病变，以表证为主。

下利：大便溏泄且次数多。

呕逆：呕，呕吐；逆，干呕，呃逆。

表解者：以太阳病为主，治当先表。

乃可攻之：里证为次，或即使以里证为主，其治亦当兼顾于表，且不能局限于治里。

其人漐漐汗出：漐漐，身体湿润。

头痛：病变证机是饮邪上攻。

心下痞硬满：心下，胃脘；痞，痞塞；硬，坚硬；满，胀满。

引胁下痛：引，牵引。

此表解里未和也：表解，汗出头痛的病变部位不是表证；里未和，病变证机在里。

【方药组成】 十枣汤

芫花熬　甘遂　大戟

上三味，等分，各别捣为散，以水一升半，先煮大枣肥者十枚，取八合，去滓。内药末，强人服一钱匕，羸人服半钱，温服之，平旦服。若下少病不除者，明日更服，加半钱，得快下利后，糜粥自养。

【用药要点】 方中大戟偏于泄脏腑水邪，主十二水。甘遂偏于行经隧脉络水湿。芫花偏于消胸胁脘腹四肢水邪。大枣煎汤调服，既顾护胃气，又缓和峻下，更缓解毒性。

【药理作用】 本方具有调节肾功能、调节胃肠蠕动、调节水电解质代谢、抗纤维化、抗肿瘤、抗炎、保肝利胆、降压、调节腺体分泌、降尿酸、增强机体免疫功能、调节内分泌等作用。

二、胸膈痰阻证类太阳病的证治

【仲景原文】 病如桂枝证，头不痛，项不强，寸脉微浮，胸中痞硬，气上冲喉咽不得息者，此为胸有寒也，当吐之，宜瓜蒂散。（166）

【导读】

A. 胸膈痰阻证与类似证。①辨识胸膈痰阻证的症状表现有类似桂枝汤证的表现；②辨识胸膈痰阻证可能与桂枝汤证相夹杂。

B. 胸膈痰阻证与瓜蒂散方证。①辨识胸膈痰阻证可能有头痛，也有可能不出现头痛，可以有项强，也可以没有项强；②辨清病变证机既可能以痰结不通为主，又可能以痰阻气逆为主；③辨识胸膈痰阻证，病在上者当以吐之，宜瓜蒂散；④瓜蒂散既是辨治胸膈痰阻证的重要用方，又是辨治痰阻咽喉证的重要用方，还是辨治痰结胃脘证的重要用方，更可辨治饮食积滞证及误食毒物等病变。

【译文】

病证表现类似桂枝汤证，可头不痛，项不僵硬，只是寸脉轻微浮，胸中痞硬，气上冲喉咽不能呼吸，这是胸有痰饮阻塞夹有寒，治当用吐法，可选用瓜蒂散；亦可选用瓜蒂散与四逆汤合方。

【注释】

病如桂枝证： 病，病证表现；如，像也，类似；桂枝证，桂枝汤证。

寸脉微浮： 微，轻微，略有，不是脉微弱之微。

胸中痞硬： 胸中，心胸。

气上冲喉咽不得息者： 气，胸中浊气；得，能也；息，呼吸。

此为胸有寒也： 这是胸有痰饮阻塞夹有寒。

【方药组成】 瓜蒂散

瓜蒂熬黄，一分（3 g）　赤小豆一分（3 g）

上二味，各别捣筛，为散已，合治之，取一钱匕，以香豉一合，用热汤七合，煮作稀粥，去滓。取汁和散，温，顿服之，不吐者，少少加，得快吐，乃止。诸亡血，虚家，不可与瓜蒂散。

【用药要点】 方中瓜蒂善于涌吐痰涎、宿食及毒物。香豉轻清宣泄，宣达胸膈胃脘气机。赤小豆降泄利水，制约瓜蒂、香豉上越涌吐而不损伤正气。

【药理作用】 本方具有对胃肠蠕动呈双向调节、对胃肠神经呈双向调节、调节支气管平滑肌、调节腺体分泌、保肝、调节血糖、抗纤维化、利尿、抗衰老、增强机体免疫功能、抗炎、解热等作用。

三、阳虚肌痹证类太阳病证的证治

【仲景原文】 伤寒八九日，风湿相搏，身体疼烦，不能自转侧，不呕，不渴，脉浮虚而涩者，桂枝附子汤主之；若其人大便硬，小便自利者，去桂加白术汤主之。（174）

伤寒八九日，风湿相搏，身体疼烦，不能自转侧，不呕，不渴，脉浮虚而涩者，桂枝附子汤主之；若大便坚，小便自利者，去桂加白术汤主之。（第二 23）

【导读】

A．阳虚肌痹证与类似证。①辨识病是内外多种致病原因相互胶结引起的，病变证机比较复杂；②风与寒相搏为风寒，风与湿相结为风湿，寒与湿蕴结为寒湿，以此演变为风寒湿侵袭肌肉筋脉骨节；③辨识风寒湿之邪不能忽视病变证机有阳虚；④辨识阳虚肌痹证可能类似太阳病表现；⑤辨识阳虚肌痹证可能夹杂太阳病。

B．阳虚肌痹证与病证表现。①辨识症状表现以身体疼痛剧烈为主；②辨识症状表现以身体活动受限为主。

C．桂枝附子汤方证及白术附子汤方证。桂枝附子汤辨治病变风寒湿以湿从外侵为主，白术附子汤辨治病变风寒湿以湿从内生为主，在临床治病过程中，湿从外侵还是湿从内生在多数情况下常常是相互夹杂，选用治疗方药最好是桂枝附子汤与白术附子汤合方。

【译文】

感受外邪八九日，病变证机是风寒湿相结，身体疼痛烦扰不宁，不能活动转侧，没有呕吐与口渴，脉浮虚且涩，其治可选用桂枝附子汤；若病人大便坚硬，小便尚可，其治可选用桂枝附子去桂加白术汤。

【注释】

伤寒八九日：伤寒，感受外邪；八九日，约略之辞。

风湿相搏：风湿，风寒湿；相搏，相互夹杂而为邪。

身体疼烦：虽有类似太阳病，但不是太阳病，应与之相鉴别。

不能自转侧：身体疼痛，活动受限。

脉浮虚而涩：脉浮，正气与风寒湿相争；虚，阳气虚弱；涩，寒湿凝滞经脉。

其人大便硬：病变证机是风寒湿壅滞气机，阻滞不通。

小便自利：病变证机是正气虽虚，尚能化湿，湿邪尚未留结脏腑。

【方药组成一】 桂枝附子汤

桂枝去皮，四两（12g） 附子炮，去皮，破，三枚（15g） 生姜切，三两（9g） 大枣擘，十二枚 甘草炙，二两（6g）

上五味，以水六升，煮取二升，去滓。分温三服。

【用药要点】 方中桂枝温通阳气，通达经气，祛风散寒。附子温壮阳气，驱逐寒湿。生姜温阳散寒，振奋阳气，驱散寒湿。大枣、甘草，益气补中，助阳补阳。

【药理作用】 本方具有抗风湿、抗菌、抗过敏、抗病毒、抗氧化、改善微循环、增强机体免疫功能、强心、调节心律、促进造血功能、调节钾钠钙、调节中枢神经、调节周围神经、调节内分泌、调节代谢等作用。

【方药组成二】 桂枝附子去桂加白术汤（白术附子汤）

附子炮，去皮，破，三枚（15g） 白术四两（12g） 生姜切，三两（9g） 大枣擘，十二枚 甘草炙，二两（6g）

上五味，以水六升，煮取二升，去滓。分温三服。初一服，其人身如痹，半日许复服之，三服都尽，其人如冒状，勿怪。此以附子、术并走皮内，逐水气未得除，故使之耳。法当加桂枝四两，此本一方二法。以大便硬，小便自利，去桂也；以大便不硬，小便不利，当加桂。附子三枚，恐多也，虚弱家及产妇，宜减服之。

【用药要点】 方中附子壮阳气，散阴寒，通经气，利关节。白术益气健脾燥湿。生姜散寒除湿。大枣、甘草，益气和中，既缓附子之烈性，又缓急止痛。

【药理作用】 本方具有抗风湿、抗菌、抗过敏、抗病毒、抗氧化、抗疲劳、改善微循环、增强机体免疫功能、强心、调节心律、促进造血功能、调节胃肠平滑肌蠕动、调节钾钠钙、调节中枢神经、调节周围神经、调节内分泌、调节代谢等作用。

四、阳虚骨痹证类太阳病的证治

【仲景原文】 风湿相搏，骨节疼烦，掣痛，不得屈伸，近之则痛剧，汗出，短气，小便不利，恶风，不欲去衣，或身微肿者，甘草附子汤主之。(175)(第二24)

【导读】

A. 阳虚骨痹证与致病原因。①辨识风湿为邪仍夹杂有寒邪，治风湿必须兼顾寒邪；②辨识风寒湿之邪必须辨清病变证机有阳虚不温不固；③辨识阳虚骨痹证可能有类似太阳病表现；④辨识阳虚骨痹证夹杂太阳病病变证机。

B. 阳虚骨痹证与病证表现。①辨识症状表现以牵拉样剧烈疼痛为主；②辨识症状表现以活动受限为主；③辨识症状表现以阳虚不固为主；④辨识症状表现以阳虚不化为主。

C. 甘草附子汤方证。甘草附子汤既是辨治阳虚骨痹证的重要用方，又是辨治各科杂病病变证机属于阳虚寒湿者的重要用方。

【译文】

风寒湿相互搏结，骨节疼痛烦扰不宁，尤其是疼痛如同牵拉欲断裂一样，关节不能自如屈伸，按之疼痛加剧，汗出，气短，小便不利，怕风，不欲减衣，或者身体轻微肿胀，其治可选用甘草附子汤。

【注释】

风湿相搏： 风寒湿侵袭且相互搏结。

骨节疼烦： 烦，心烦，烦扰不宁。

掣痛： 掣，牵拉样的感觉。

不得屈伸： 关节疼痛且活动受限。

近之则痛剧： 近之，按压病变部位；痛剧，疼痛加重。

不欲去衣： 怕风较重，欲加衣不欲减衣。

或身微肿者： 病变证机是寒湿浸淫肌肉，壅滞经脉。

【方药组成】 甘草附子汤

甘草炙，二两（6g） 附子炮，去皮，破，二枚（10g） 白术二两（6g） 桂枝去皮，四两（12g）

上四味，以水六升，煮取三升，去滓。温服一升，日三服。初服得微汗则解，能食，汗止，复烦者，将服五合，恐一升多者，宜服六七合为始。

【用药要点】 方中附子温阳通经，散寒止痛。桂枝温通血脉，通利关节。白术健脾和胃，生化气血，除寒燥湿。甘草益气补中，调和诸药。

【药理作用】 本方具有抗风湿、抗菌、抗过敏、抗肿瘤、抗氧化、抗溃疡、改善微循环、增强机体免疫功能、强心、调节心律、促进造血功能、调节胃肠平滑肌蠕动、促进消化、调节钾钠钙、调节中枢神经、调节周围神经、调节内分泌、调节代谢等作用。

五、太阳经伤证类太阳病证

【仲景原文】 师曰：病趺蹶，其人但能前，不能却，刺腨入二寸，此太阳经伤也。（第十九1）

【导读】

A. 太阳经伤证与类似证。①辨识太阳经伤证属于外伤性病变；②辨识太阳经伤证有类似外感太阳病；③辨识太阳经伤证可能有类似内伤太阳病；④辨识太阳经伤证可能夹杂外感太阳病或内伤太阳病。

B. 太阳经伤证与基本脉证。①辨识太阳经伤证具有特殊致病原因；②辨清太阳经伤证具有特殊病变证机。

【译文】

老师说：病人足背僵硬，行动不便，仅能向前走，不能向后退，这是小腿肚被损伤（二寸左右）的缘故，这属于太阳经筋损伤证。

【注释】

病趺蹶：病，病人；趺，足背；蹶，跌倒，损伤，活动不便。

其人但能前：但，仅仅；前，向前行。

不能却：却，向后退。

刺腨入二寸：刺，损伤；腨，小腿肚；二寸，约略之辞，亦即描述损伤部位之大小。

此太阳经伤也：经，经筋；伤，外伤。

六、转筋证类似太阳病证

【仲景原文】转筋之为病，其人臂脚直，脉上下行微弦，转筋入腹者，鸡屎白散主之。（第十九3）

【导读】

A. 转筋证与类似证。①辨识转筋证属于内伤性病变；②辨识转筋证可能类似太阳病痉证；③辨识转筋证可能夹杂太阳病。

B. 转筋证与基本脉证。①辨识转筋证的特殊症状表现；②辨清转筋证的特殊病变证机；③辨识转筋证属于内伤夹杂性病变。

C. 鸡屎白散方证。鸡屎白散是辨治湿热筋脉挛急证的重要用方。

【译文】

筋脉抽搐挛急的表现，肩臂脚趾小腿僵硬不柔和，寸关尺三部脉略微弦，肢体筋脉抽搐僵硬且牵引至少腹、小腹，其治可选用鸡屎白散。

【注释】

转筋之为病：转筋，筋脉抽搐挛急；为，患病。

其人臂脚直：臂，肩臂；脚，脚趾及小腿；直，僵硬，不柔和。

脉上下行微弦：上下，寸关尺；行，脉搏；微，轻微，略微。

转筋入腹者：入，牵引。筋脉抽搐挛急牵引至少腹、小腹。

【方药组成】 鸡屎白散

鸡屎白

上一味，为散，取方寸匕，以水六合，和。温服。

【用药要点】 方中鸡屎白泄热以存阴，益阴以和脉，和脉而缓急，利小便以祛湿，湿去则筋脉柔和，以达益阴清热，化湿缓急。

【药理作用】 本方具有解除平滑肌及骨骼肌痉挛、调节中枢神经、调节内分泌、增强机体免疫功能、抗惊厥、抗炎等作用。

七、疮家类太阳病证

【仲景原文】疮家，虽身疼痛，不可发汗，发汗则痓。（85）

疮家，虽身疼痛，不可发汗，汗出则痓。（第二6）

【导读】

A．相兼病证与辨治方法。①辨识病是夹杂性病变，既有疮疡病变又有太阳病变；②辨识病变以太阳为主，其治必须兼顾既发汗又治疮疡；③辨识疮疡病变的症状表现有类似太阳病，对此必须注重鉴别诊断。

B．疮家与痉证。①辨识疮疡在病变过程中可能出现痉证；②辨识使用发汗方法不当也可引起痉证；③辨识病变既有太阳病又有疮疡，还有痉证，选用方药必须相互兼顾。

【译文】

疮疡日久不愈，有类似太阳病或与太阳病相兼，虽有身体疼痛（即使以太阳病为主），但其治不能仅用发汗方法，若仅用汗法则会引起筋脉抽搐挛急或僵硬。

【注释】

疮家：疮，疮疡；家，日久不愈。

不可发汗：疮疡病证表现有类似太阳病，不能用汗法；疮疡与太阳病相兼，不能仅用汗法。

发汗则痓：痓，筋脉抽搐挛急或僵硬。

八、疮痈证类似太阳病证

【仲景原文】诸浮数脉，应当发热，而反洒淅恶寒，若有痛处，当发其痈。（第十八1）

【导读】

A．疮痈证与类似证。①辨识疮痈的症状表现有类似太阳病；②辨识疮痈病变可能夹杂太阳病。

B．疮痈证与症状表现。①辨识疮痈症状表现具有特殊性；②辨治疮痈既要选用消痈药又要选用发散药。

【译文】

诸多病证可有脉浮数，应有发热，且有寒颤怕冷，假如身体筋脉肌肉某部位有疼痛，则可能演变为痈疡。

【注释】

诸浮数脉：诸，多数，多种。脉浮数多主太阳病，但未必尽是太阳病。

应当发热：应当，应有。

而反洒淅恶寒：而反，且有；洒淅，寒颤。

若有痛处：处，部位；痛处，疼痛有固定部位。

当发其痈：当，可能；发，演变；痈，痈疡。

九、阳明热极痉证类太阳病证

【仲景原文】痉为病，胸满，口噤，卧不着席，脚挛急，必齘齿，可与大承气汤。（第二13）

【导读】

A．阳明热极痉证与类似证。①辨识阳明热极痉证的症状表现有类似太阳病；②辨识阳明热极痉病变在肌肉筋脉；③辨识阳明热极痉证可能夹杂心病证。

B．大承气汤方证。大承气汤既是辨治脏腑热结证的重要用方，又是辨治肌肉筋脉热极证的重要用方。

【译文】

筋脉抽搐挛急的表现，胸中满闷，牙关紧闭，腰背反张，腿脚抽搐挛急，上下牙齿不由自主地颤动，其治可选用大承气汤。

【注释】

痉为病：痉，筋脉抽搐挛急；病，病证表现。

口噤：牙关紧闭，言语不利。

卧不着席：卧，仰卧；不着席，腰背反张，不得着席。

脚挛急：脚，腿脚；挛急，抽搐拘急。

必齘齿：齘，动也；齘齿，上下牙齿不由自主地颤动，或磨牙。

十、中暍证类太阳病证

（一）中暍证及辨证

【仲景原文】太阳中暍，发热，恶寒，身重而疼痛，其脉弦细芤迟。小便已，洒洒然毛耸，手足逆冷，小有劳，身即热，口开，前板齿燥；若发其汗，则恶寒甚；加温针，则发热甚；数下之，则淋甚。（第二25）

【导读】

A．暑湿证与类似证。①辨识太阳中暍即暑湿证；②辨识太阳中暍证的症状表现可能有类似太阳病；③辨识太阳中暍证可能夹杂太阳病；④辨清不同的病人可有不同的脉象，既可能单独出现，也可能相互夹杂出现。

B．暑湿夹虚证与基本脉证。①辨识太阳中暍证的基本症状表现；②辨识太阳中暍证病变证机是暑热伤气。

C．暑湿夹虚证与夹杂证。①太阳中暍证夹杂太阳病，其治不能仅仅用发汗方药，必须兼顾暑湿夹虚；②辨识太阳中暍证有类似太阳病，其治一定不能仅用汗法；③辨识太阳病当用方药而不当用温针，用之必伤阳气；④辨识太阳中暍证有类似可下证；⑤辨识太阳中暍证有类似下焦湿热证；⑥辨识太阳中暍证可能夹杂下焦湿热证；⑦辨治内外或内伤夹杂性病变及类似病变，必须辨清病变证机，合理选用治疗方药。

【译文】

暑湿证类似太阳病，发热，恶寒，身体沉重且疼痛，脉弦细芤迟。小便后身体出现轻微怕冷，伴有皮毛耸立抽动，手足逆冷，略有劳累即身体发热，口张不合，前门牙齿干燥；暑湿夹虚证虽类似太阳病，但从太阳病发汗则更伤阳气，导致恶寒加重；若用温针治疗暑湿证，以热助热，发热更甚；若将暑湿证大便干结类似阳明热结而重复使用下法，则会引起小便点滴不畅如淋状。

【注释】

太阳中暍：暍，热也，湿热；暑湿证的症状有类似太阳病，应与太阳病相鉴别。

身重而疼痛：身重，暑热伤气；疼痛，暑热灼伤，壅塞经气。

其脉弦细芤迟：弦，热郁血脉；细，热伤阴血；芤，热伤热扰阴血；迟，热壅热遏血脉。

小便已：已，了也，之后。

洒洒然毛耸：洒洒然，轻微怕冷；毛耸，皮毛耸立抽动。

小有劳：小，轻微，略有；劳，劳累。

口开：开，张开。

前板齿燥：前板，前门牙；齿燥，牙齿干燥无泽。

若发其汗：暑湿证类似太阳病，使用发汗方法治疗暑湿证，必加重病情。

加温针：加，用也。即暑湿证有类似风寒性质太阳病，用温针治疗。

数下之：数，多次；下之，使用下法治疗。即暑湿证类似阳明热结证。

则淋甚：淋，小便点滴淋漓不畅。多次使用下法而伤阴，阴津不得滋润下行。

（二）中暍证的证治

1．暑热气阴两伤证的证治

【仲景原文】太阳中热者，暍是也，汗出，恶寒，身热而渴，白虎加人参汤主之。（第二26）

【导读】

A．暑热气阴两伤证与基本脉证。从张仲景论“太阳中热”到“恶寒”的辨证精神分析：①暑热证在一般情况下没有恶寒症状；②暑热气阴两伤证则伴有恶寒；③暑热气阴两伤证不一定有恶寒，但必定有口渴。

B．暑热气阴两伤证与类似证。①暑热气阴两伤证，其最常见症状表现是汗出，尤其是在特定情况下有恶寒，汗出和恶寒并见与太阳中风证症状有类似，对此必须审明病变证机，合理选用治疗方药；②辨识暑热气阴两伤证可能与太阳中风证相夹杂，其治最好相互兼顾，避免顾此失彼。

【译文】

暑热病证有类似太阳病，这样的病叫作中暑而不叫太阳病，汗出，恶寒，身体发热，口渴，其治可选用白虎加人参汤。

【注释】

太阳中热者：暑热气阴两伤证有类似太阳病。

暍是也：暍，热也，即中暑。

恶寒：病变证机是暑热伤气，卫气不固。

2．论暑湿营卫不和证

【仲景原文】太阳中暍，身热疼重，而脉微弱，此以夏月伤冷水，水行皮中所致；一物瓜蒂散主之。（第二27）

【导读】

A．暑湿营卫不和证与基本脉证。①辨识太阳中暍证的病变证机是暑湿郁在营卫；②辨识暑湿营卫证可能夹杂正气不足；③辨识暑湿营卫证可能夹杂经气郁滞。

B．暑湿营卫不和证与类似证。①辨识暑热气阴两伤证有类似暑湿营卫证；②辨识暑热营卫证可能夹杂暑热气阴两伤证；③一物瓜蒂散既是辨治暑湿营卫证的重要用方，又是辨治痰湿阻滞证的重要用方。

【译文】

暑湿侵犯太阳营卫，身体发热，既疼痛又沉重。脉象略微虚弱，这是夏季暑热夹冷湿侵袭，浸淫肌肤营卫之间所致，其治可选用一物瓜蒂散。

【注释】

太阳中暍：暍，暑湿。暑湿侵犯太阳营卫。

身热疼重：热，发热；疼，肌肉疼痛；重，肢体沉重。病变证机是暑湿既郁遏营卫，又浸淫于外。

脉微弱：微，轻微，略微。病变证机是暑湿遏制阳气，气郁不畅，经气郁滞，以此而演变为脉略微弱，脉虽微弱，但正气不虚。或病变证机是暑湿伤气，虽有气虚，但以暑湿为主，其治应清暑祛湿。

【方药组成】 一物瓜蒂散

瓜蒂二十个（6 g）

上锉，以水一升，煮取五合，去滓。顿服。

【用药要点】 方中瓜蒂苦寒燥湿，清热解暑。《金匮要略心典》云：（瓜蒂）“治是暑兼湿者。”

【药理作用】 本方具有解热、催吐、抗病毒、抗菌、抗过敏、增强机体免疫功能等作用。

第3章 辨阳明病脉证并治

概　说

阳明的生理主要包括经络和脏腑之气血阴阳的生理活动，经络包括手阳明大肠经和足阳明胃经，脏腑包括大肠和胃及其相互关系的整体生理功能，经络与脏腑有其相互关联的一面，又有各自生理特性的一面。脏腑的生理功能以受纳、腐熟、传化为常，以通为顺，以降为用。仲景所论阳明病主要是辨阳明胃和阳明大肠的病理病证。

阳明病病理主要是经络或（和）脏腑生理功能失常而产生的病理变化。揆度阳明病的病理主要是以“胃家实”为审证要点，病理以受纳、传化、腐熟、转输等功能失常，不能行使正常的胃虚肠实和胃实肠虚的虚实交替过程，仲景论“胃家实”，对辨阳明病脏腑虚证和实证均有指导意义。

（1）解读阳明病本证辨证论治体系。

在认识与理解阳明病之前，必须了解几个重要问题。①什么是阳明？②什么是阳明胃阳明大肠？③胃与大肠具有哪些特殊性？④胃与大肠及阳明有哪些内在相互关系？⑤什么是阳明病？研究这一系列问题都直接关系到怎样才能学会《伤寒杂病论》，直接关系到怎样才能将《伤寒杂病论》中阳明病理论更好地指导临床实践。

什么叫阳明？阳明属于中医学中的特有用语，中医学为何要用阳明这个特殊名词，张仲景用阳明有何特殊意义？在学习什么叫阳明之前，已经知道什么叫太阳，所谓太阳就是指具有最大的特性和温热的特点，用于说明人体肌表筋脉骨节在生命活动过程中具有庞大的结构体系和保持维持人体温度平衡协调一致的完整体系。根据张仲景论述阳明的特点，阳明既具有阳光、光明的属性，又具有阳刚、温柔的双重属性，张仲景以太阳代表人体肌表是人体有机整体的最大构成体系，张仲景又以阳明代表胃与大肠具有阳光、光明的属性，亦即阳明胃在功能活动上以温热为主，在结构体系上直接与外界相通；阳明大肠在功能活动上以温通为主，在结构构成体系上直接与外界相通。可见，阳明具有阳光温热、光明开放的属性。张仲景以阳明代表阳光，光明的核心是突出胃与大肠的生理特性以温热与开放为结构体系。

又因为阳明具有阳刚与温柔的双重属性，阳刚属性的基本含意有，一是阳刚即胃接受自然界之食物必须具备阳刚之气，因人体是一个有机的整体，有机的整体在接受外界非人体自身固有的东西时必须拥有阳刚之气才能对食物进行受纳、消化、转运等过程，从胃功能活动角度研究为切入点，所以张仲景称胃为阳明胃，亦即胃具有阳刚之气。二是阳刚者即大肠拥有阳刚之气将大肠中糟粕排出体外，因为食物经过阳明胃阳刚之气的受纳、消化、转运而将食物分解为精华和糟粕，并将糟粕转运输送至大肠，大肠之气必须具有阳刚之气才能接纳食物中之糟粕，并完成食物中之糟粕的储存与排泄，大肠没有阳刚之气则不能储存糟粕，没有阳刚之气不能将储存之糟粕排出体外，从大肠功能活动角度研究为切入点，所以张仲景称大肠为阳明大肠，亦即大肠具有阳刚之气。

阳明温柔的基本含意有，一是将胃气受纳之气称之为温柔，温柔即温化柔和的意思，胃气温化柔和可接受外界各种食物进入胃中，胃气之温化柔和可有序地消化及转化食物，故将胃温化柔和之气称之为阳明；二是将大肠之气储存糟粕之气称之为温柔，大肠之气温化柔和之气可储存容忍糟粕存在，大肠之气温化柔和之气可将糟粕转化为不干不燥不溏不泻有形之大便。可见，张仲景将胃大肠称之为阳明，既包含胃与大肠具有阳光、光明的温热与开放的生理特性，又包含胃大肠具有阳刚和温柔的双重生理特性，从而为研究胃大肠的病变证机、病变证型和选方用药定量奠定了重要的理论基础和临床依据。

什么是阳明胃和阳明大肠？研究阳明胃和大肠的基本概念有三，一是研究阳明胃和大肠的生理特性及病理变化，二是研究胃和大肠与脾、心、肺、肝胆、肾膀胱以及肌肉、颜面之间的生理关系及病理变化，三是研究阳明胃和大肠经络的生理特性及病理变化。张仲景在《伤寒杂病论》中研究阳明胃与阳明大肠的重点不是研究阳明胃与阳明大肠的经络。

阳明胃与阳明大肠具有哪些特殊性？研究阳明胃的重点是研究胃的受纳、消化、传送转输等功能，研究阳明阳刚之气首先是研究阳明胃通过接纳外界进入之食物，然后经过阳明胃温化柔和之气将食物消化、变化，最后再经过阳明胃阳刚之气传送转输经小肠进入大肠。研究阳明大肠阳刚之气的重点是研究阳明大肠的储存、变化、转运排泄等功能，研究阳明大肠阳刚之气首先是接受阳明胃及胃家小肠变化食物中之糟粕，然后经过阳明大肠温化柔和之气将糟粕渐渐变化为有形之大便，最后再经过阳明大肠阳刚之气将大肠中之糟粕排出体外。

胃和大肠与阳明有哪些相互内在关系？胃与大肠行使其正常的功能活动，必须具有阳光温热、阳刚、温化柔和的生理特性，胃和大肠都与外界密切相通，相互为用共同完成食物在体内的受纳、消化、变化、转化、转运、转输、排泄等功能。阳明胃与外界相通，以接受食物为主；阳明大肠与外界相通，以排泄糟粕为主。再则，阳明胃之阳光温热旨在接受食物、受纳食物、消化食物，阳明大肠之阳光温热旨在储存糟粕、变化糟粕、排泄糟粕，阳明胃与阳明大肠之间的内在关系，若没有阳明胃气之受纳则没有阳明大肠之排泄，若没有阳明大肠之排泄则没有阳明胃气之受纳，阳明胃与阳明大肠之间有十分密切相互协调的内在关系。可见，胃与大肠行使各自相互为用的生理功能必须借助阳光温热、阳刚、温化柔和之生理特性，这即是研究胃和大肠与阳明之间的内在相互必然关系。阳明之阳光温热、阳刚、温化柔和之气的相互为用，以统领、统摄胃和大肠的生理功能，研究阳明胃和大肠生理特性以阳光温热、阳刚、温化柔和为基本切入点，以此可进一步深入研究胃和大肠的病变证机及病证表现。

什么是阳明病？阳明病就是阳明胃阳明大肠及其所主的肌肉和颜面等病变。张仲景为何不说胃和大肠及其所主肌肉颜面病而说是阳明病？因为言阳明病具有三层含义：①追究疾病发生的根本原因，阳明病的原因是阳明没有有效地行使阳光、阳刚、温柔之气，阳光阳热太过或不及均可演变为阳明病；②探求疾病发生的病变证机，阳明未能有效行使阳刚之气，或阳刚之气失调，或阳刚之气虚弱，导致阳光温热太过而为邪热，或阳光温热不及可生寒，病变的证机是人体阳光之气与热邪或寒邪之间相互斗争；③辨清疾病发生的演变规律，阳明受邪而为病既要及时调动阳刚之气以抗邪，又要调动温柔之气化为阳刚之气，再由阳明之气统一协调以抗邪，阳明阳刚之气在抗邪的过程中演变规律有四,一是阳明受邪积极调动阳刚之气，阳刚之气积极抗邪，邪气不胜阳刚之气而退散，病可不药而自愈；二是阳明受邪积极调动阳刚之气奋起抗邪，邪气盛实，阳刚之气未能及时将邪气退散，正邪相互斗争，并且胶结不解，病变以邪实为主；三是阳明受邪积极调动阳刚之气，阳刚之气若有失调未能积极抗邪于外，邪气留结阳明日久不愈，病变演变以虚实夹杂，以实为主；四是阳明受邪虽积极调动阳刚之气和温柔之气以抗邪，但阳刚和温柔之气因虚弱而未能有效地抗邪于外，邪气留结阳明日久不愈，病变演变以虚实夹杂，以虚为主。可见，张仲景不言胃和大肠病而言阳明病，既包含病变部位在胃和大肠，又包括病变证机是正气抗邪需要阳明阳刚之气协调统一，更包含阳明病的演变过程中始终是以阳刚之气与邪气相斗争为主的演变过程。

根据以上讨论的内容，阳明病病变的部位在胃和大肠及其所主颜面肌肉，病变证机是以阳明统摄阳刚及温柔之气与邪气相斗争的演变过程。辨阳明病本证就是辨阳明本身出现的疾病，结合张仲景论述阳明病本证的辨证内容主要分为4大类型15个基本证型。①阳明热证包括阳明热郁证即相当于当今人们所说的胃大肠病变或肌肉郁热以实证为主，阳明热盛证即相当于当今人们所说的胃大肠病变或肌肉烦热以实证为主，阳明热结证即相当于当今人们所说的胃大肠病变以实证为主，阳明热极证即相当于当今人们所说的胃大肠传染性疾病或感染性疾病或肌肉筋脉抽搐疾病以实证为主，阳明热极痉证即相当于当今人们所说的感染性疾病或肌肉筋脉抽搐性疾病以实证为主，阳明湿热证即相当于当今人们所说的肝病或肝胆病或胰病或胆胃病以实证为主，阳明虚热证相当于当今人们所说的胃病或肝胆胰病变以虚实夹杂为主。②阳明寒证包括胃寒气逆证即相当于当今所说的胃病或以肝胆胰病变为主，胃寒气泄证即相当于当今人们所说的胃病或以肝胆胰病变为主。③阳明血证包括瘀血和出血，阳明瘀血证包括阳明热瘀证即相当于当今人们所说的胃、大肠、肝等出现的以瘀血症状表现为主，阳明寒瘀证即相当于当今人们所说的胃、大肠、肝等出现的以瘀血症状表现为主；阳明出血证包括阳明血热出血证即相当于当今人们所说的胃、大肠、肝等出现的以出血症状表现为主，阳明虚寒出血证即相当于当今人们所说的胃、大肠、肝等出现的以出血症状表现为主。④阳明食积证即相当于当今人们所说的消化不良或饮食积滞等病变出现的以症状表现为主。

（2）解读阳明病兼证辨证论治体系。

张仲景论述阳明病篇中的辨证论治体系，既论述阳明病本证辨证论治体系，又论述阳明病与太阳少阳太阴少阴厥病相兼的辨证论治体系，尤其是论述阳明病与太阳少阳太阴少阴厥病相兼的特点及要点就是突出辨阳明病兼证是临床中比较难辨难治性疾病，属于疑难杂病范畴。

辨阳明病本证就是辨胃大肠本身的病变，辨阳明病兼证就是辨阳明病与太阳少阳太阴少阴厥病相兼的辨证论治体系，亦即辨阳明夹杂性疾病的辨证论治。认识与理解阳明夹杂性疾病主要有二,一是阳明病本证之间相兼即阳明病本证与阳明病本证相兼，二是阳明病本证与太阳少阳太阴少阴厥病相兼。

1）阳明病本证与阳明病本证相兼。根据之前学习的内容，知道阳明病的本证主要有 4 大类型，4 大类型中其中任何一个阳明病本证都有可能与另一个阳明病本证相兼：①如阳明热郁证与阳明热盛证相兼，阳明热郁证与阳明热结证相兼，阳明热郁证与阳明热极证相兼，阳明热郁证与阳明热极痉证相兼，阳明热郁证与阳明湿热证相兼，阳明热郁证与阳明虚热证相兼；又如阳明热盛证与阳明热结证相兼，阳明热盛证与阳明热极证相兼，阳明热盛证与阳明热极痉证相兼，阳明热盛证与阳明湿热证相兼，阳明热盛证与阳明虚热证相兼；更如阳明热结证与阳明热极证相兼，阳明热结证与阳明热极痉证相兼，阳明热结证与阳明虚热证相兼。②阳明热郁证与阳明寒证相兼，阳明热郁证与阳明血证相兼；阳明热郁证与阳明食积证相兼。③阳明寒证与阳明热盛证相兼，阳明寒证与阳明热结证相兼，阳明寒证与阳明热极证相兼，阳明寒证与阳明热极痉证相兼，阳明寒证与阳明湿热证相兼，阳明寒证与阳明虚热证相兼。④阳明寒证与阳明血证相兼，阳明寒证与阳明食积证相兼。⑤阳明血证与阳明食积证相兼等。以此类推，就可明白阳明病本证相兼的病变证型是比较多的，掌握与运用阳明病本证的基本证型重点是举一反三、触类旁通，以此就能从本质上抓住张仲景论阳明病本证的重点及核心，就能从本质上执简驭繁，深入浅出，融会贯通，达到运用阳明病本证理论更好地指导临床辨治阳明病本证相兼的目的。

2）阳明病本证与太阳少阳太阴少阴厥阴病相兼。根据之前所学习的内容，凡是张仲景所说的阳明病，都包含阳明病的 4 大类型；凡是说阳明病相兼，都包含与太阳少阳太阴少阴厥阴病证相兼，辨太阳少阳太阴少阴厥阴病又有寒热虚实、气血痰等。研究阳明病与太阳少阳太阴少阴厥阴病相兼。①阳明病本证中阳明热郁证与太阳伤寒证相兼，阳明热郁证与太阳中风证相兼，阳明热郁证与太阳温病证相兼，阳明热郁证与太阳刚痉证相兼，阳明热郁证与太阳柔痉证相兼，阳明热郁证与太阳湿热痉证相兼，阳明热郁证与太阳风水表虚证相兼，阳明热郁证与太阳风水表实证相兼，阳明热郁证与太阳风水夹热证相兼，阳明热郁证与太阳风湿表虚证相兼，阳明热郁证与太阳寒湿表实证相兼，阳明热郁证与太阳湿热痹证相兼；②阳明热郁证与少阳病证相兼，阳明热郁证与太阴病证相兼，阳明热郁证与少阴病证相兼，阳明热郁证与厥阴病证相兼；③阳明热郁证与少阴寒证相兼，阳明热郁证与少阴热证相兼，阳明热郁证与少阴血证相兼；④阳明热郁证与少阴阳虚阴寒证相兼，阳明热郁证与少阴阳虚戴阳证相兼，阳明热郁证与少阴阳虚格阳证或伤阴证相兼，阳明热郁证与少阴阳虚寒湿证相兼，阳明热郁证与少阴阳虚水气证相兼，阳明热郁证与少阴阳虚便血证相兼等。以此类推，就明白阳明病本证中4大类型中都有可能与太阳少阳太阴少阴厥阴病中的任何一个证型相兼，从这个角度研究阳明病就知道张仲景在《伤寒杂病论》中论述阳明病兼证的辨证论治体系，从而强调运用阳明病兼证的思路与方法是辨治疑难杂病的最佳切入点，对指导临床辨治各科疑难杂病具有重要理论指导性和临床实践性。

（3）解读阳明病类似证辨证论治体系。

张仲景辨阳明病类似证的重点有二,一是论述辨阳明病类似证不同于辨阳明病本证，辨阳明病本证是认识疾病的最基本的切入点，为辨阳明病类似证提供最基本最确切的鉴别要点、鉴别思路与鉴别方法，达到同中求异，辨清疾病是此而非彼；二是论述辨阳明病类似证不同于辨阳明病兼证，辨阳明病兼证是认识疾病由单一到多的渐变过程，再由简单到复杂的演变过程，强调辨治阳明病的基本思路与方法不能仅仅局限于辨阳明病，而要知道辨阳明病具有复杂性和多变性，强调在临床中辨治阳明病必须拓展思路，扩大认识，掌握要点，以此才能避免辨证失误和治疗差错，才能在复杂多变中掌握疾病的演变规律和特征，以此才能做到辨治阳明病用方定量心中有数，一目了然。可见，辨阳明病类似证的重点是在辨阳明病本证基础之上能够辨清疾病的症状表现虽然有相同，但在本质上认清疾病的表现特点是有区别的，同时强调辨证不能仅仅局限于相同症状表现，更要重视辨相同症状中之不同，在不同症状之中辨清病变的主要矛盾方面，这就是张仲景在《伤寒杂病论》中辨阳明病类似证的核心与目的。

如某些痰饮证即相当于当今所说的耳源性眩晕或血脂异常症等有类似阳明病的表现，某些黄疸证即相当于当今所说的肝损伤合并感染有类似阳明病的表现，某些脾肾证即相当于当今所说的内分泌失调等有类似阳明病的表现，某些心肾病证即相当于当今心力衰竭、肾衰等疾病类似阳明病表现等，辨阳明病类似证的核心就是提高辨清疾病真假是非的辨治能力，在辨证论治过程中具有举足轻重的重要指导作用。

张仲景在《伤寒杂病论》中既论述阳明病本证辨证论治体系又论述阳明病兼证辨证论治体系，还论述阳明病类似证辨证论治体系。张仲景论述阳明病本证辨证论治体系的核心是阐明辨治任何疾病都必须从最基本的症状表现中去辨证，尽管疾病都有复杂多变的演变规律，但必须认清任何一种疾病都有其最基本的共有特有的症状表现，在临床中只有从最基本的症状表现中去认识，去了解，去掌握，才能抓住疾病的病变部位及演变特点，才能为进一步选方用药定量提供基本的切入点和落脚点，这就是张仲景辨阳明病本证的重点及重心所在。张仲景论述阳明病兼证的核心是阐明在临床中辨治疾病常常是复杂多变的，同时指出阳明病本证虽是临床中常见病，但与阳明病兼证相比，阳明病兼证则是最多的，同时也是临床中比较难治的疾病，所以张仲景在《伤寒杂病论》中阳明病篇用了大量的篇幅论述阳明病兼证，既强调辨阳明病兼证的重要性又突出辨阳明病的复杂性多变性，以及难辨难治性，在临床实际中只有对阳明病兼证高度重视，了如指掌，才能化难为易，才能更好地更有效地辨治疑难杂病，对此也就明白张仲景论阳明病兼证的内容实际上就是论述辨治疑难杂病。张仲景论阳明病类似证辨证论治体系的核心是突出辨治疾病不能仅仅局限于疾病共有症状表现，必须高度重视疾病相同症状表现中之不同，特别是能够辨清不典型的症状表现把握病变证机的不同，达到辨治疾病够知此知彼，能够不为现象所迷惑，能够辨清病变证机而选择最佳治疗方药。可见，张仲景论述阳明病三大辨证论治体系即本证辨证、兼证辨证、类似证辨证，重在强调辨治阳明病的最佳切入点和最佳制高点，从而达到实现学习阳明病的目的在于指导临床辨治阳明病本证、阳明病兼证、阳明病类似证的最终目的。

阳明病治疗，主要有清热，有泻实，有温阳，有补虚，有清利湿热，有理血，有寒热并用，有补泻并用等，皆当因证而宜。

阳明病治禁，实证禁补，虚证禁泻，津亏者禁利小便，邪在上者慎用下法。

阳明病预后，根据患者夙体而异，有不治而自我向愈的，也有及时治疗而康复者，更有病危不可救治者。其预后如何，一是根据病证轻重判断，二是根据夙体强弱决定，三是根据治疗因素确定，最好将三者相互参验，以做出正确诊断结论。

第 1 节　阳明病纲要

一、阳明病证机的基本理论

【仲景原文】阳明之为病，胃家实是也。（180）

【导读】

A. 阳明病与基本概念。①辨识阳明病属于外感病；②辨识阳明病属于内伤病；③辨识阳明病属于内外夹杂性病。

B. 阳明病与病变证机。辨治阳明病必须从基本脉证为切入，对此还要深入研究阳明病的症状表现并结合舌质舌苔，才能进一步得出阳明病的病变证型。辨阳明病本证分为 4 大类型 16 个基本证型。①阳明热证有 7 个基本证型，阳明寒证有 3 个基本证型，阳明血证有 4 个基本证型，阳明食积证有 2 个基本证型，以此深入研究阳明病，才能选择最佳治疗方药；②张仲景辨阳明病还详细论述阳明病兼证及阳明病类似证等诸多内容，以此深入研究阳明病，才能选择最佳治疗方药。

【译文】

阳明病的病变证机，是胃大肠小肠功能失虚而尽实。

【注释】

阳明之为病：阳明，阳明胃与阳明大肠；为，患病；病，病变证机。

胃家实是也：胃家，包括胃、大肠、小肠（亦即太阳小肠属于阳明胃家）；实，阳明胃家（胃、小肠、大肠）生理以虚实交替，胃实而肠虚，肠实而胃虚，在生理上阳明胃家，只可虚，不可实，虚则知饮食，实则不思食。在病理上阳明胃家实而不虚则为病，虚而不实亦为病。

二、阳明病病因病机

（一）阳明病成因

【仲景原文】 **问曰：** 病有太阳阳明，有正阳阳明，有少阳阳明，何谓也？**答曰：** 太阳阳明者，脾约是也；正阳阳明者，胃家实是也；少阳阳明者，发汗，利小便已，胃中燥，烦，实，大便难是也。（179）

【导读】

A. 阳明病与本证兼证。①辨识阳明病必须辨清阳明病与太阳病相互夹杂的病变证机；②辨识阳明病必须辨清阳明病本证病变证机的特有性、复杂性；③辨识阳明病必须辨清阳明病与少阳病夹杂病变证机；④辨识阳明病不能忽视与太阴病、少阴病、厥阴病夹杂的病变证机。

B. 阳明夹杂证与辨治思路及其演变。①辨识阳明病与太阳病相互夹杂病变证机，还必须辨清阳明病与太阴脾相互夹杂病变证机；②辨识阳明病本证的病变证机具有复杂性和多变性；③辨识阳明病与少阳病夹杂病变证机的复杂性、多变性和类似性；④辨识阳明少阳与太阳病之间的相互夹杂性。

【译文】

学生问： 阳明病有太阳阳明兼证，有阳明病本证，有少阳阳明兼证，为何阳明病有这样的病证呢？**老师说：** 太阳阳明兼证，因素体有太阴脾气失调，病可演变为脾约证；阳明病本证，病变证机是虚实交替失调，失虚而尽实；少阳阳明兼证，少阳病类似太阳病而使用发汗，阳明病小便不利类似水气内停证而利其小便，导致少阳病邪传入并加重阳明病，胃中干燥，心胸烦热，实邪壅滞，大便困难。

【注释】

太阳阳明： 太阳病的证型有 12 个，阳明病的证型有寒热虚实及食积瘀血；阳明病又与太阴脾病证相兼。

正阳阳明： 正，阳明病本证；正阳，阳明腑脏。

少阳阳明： 少阳病证与阳明病证相兼。

脾约： 脾主运化水津功能被邪热约束，不能走于胃家而偏渗于水道。

发汗： 被类似证迷惑而使用发汗方药。

利小便： 被水气证迷惑而使用利小便方法。

胃中燥：胃家燥热，损伤津液。

烦：心烦，或形容胃家燥热之甚。

实：病变虽有津亏，但病变仍以邪实为主。

大便难：大便干结而困难。

（二）阳明夙体与发病

【仲景原文】本太阳初得病时，发其汗，汗先出不彻，因转属阳明也；伤寒，发热，无汗，呕不能食，而反汗出濈濈然者，是转属阳明也。（185）

【导读】

A．内外夹杂性病变与辨治方法。①辨识病是阳明病夹杂太阳病；②辨识阳明病病变是原有阳明之失调，太阳病为初感；③辨识病是夹杂性病变，即使病变以太阳病为主，其治必须兼顾于阳明；④辨识内外夹杂性病变可能演变并加重为阳明病。

B．内外夹杂性病变与病变演变。①辨识病是阳明病与太阳病相兼，阳明病为原有之病，太阳病为新感之太阳伤寒证；②辨识原有阳明病又新感太阳病，新感太阳病之邪极易侵入阳明并加重阳明病；③辨识太阳病是太阳伤寒证，辨阳明病是阳明热证，病变在较短时间内可因无汗演变为汗出。

【译文】

病是阳明病与太阳病相兼，根据病变太阳病为初感，其治当先用汗法且因治而未能达到预期治疗目的，太阳病邪可乘阳明素有失调而传入并加重阳明病；太阳伤寒证与阳明病相兼，发热，无汗，呕不能食，病变由无汗反而变为汗出连绵不止，这是太阳伤寒证转变为阳明病。

【注释】

本太阳初得病时：本，根据；初得病时，新感之病。

汗先出不彻：汗，汗法，发汗；先，先用汗法；彻，治疗。

因转属阳明也：因，所以；转属，转变，变化。

伤寒：太阳伤寒证。

呕不能食：太阳受邪乘机传变并加重阳明病。

而反汗出濈濈然：而，且也；反，反而；汗出，由太阳无汗演变为阳明汗出；濈濈然，汗出连绵不断。

三、阳明病恶寒

（一）阳明病恶寒的特殊性

【仲景原文】问曰：病有得之一日，不发热而恶寒者，何也？**答曰：**虽得之一日，恶寒将自罢，即自汗出而恶热也。（183）

【导读】

A．阳明病与恶寒。①辨识阳明病的发生与太阳病没有明显直接关系，感受外邪即为阳明病；②阳明病热证在病变过程中可能出现恶寒，也有可能不出现恶寒；③辨识阳明热证之恶寒的时间可能比较短暂，也有可能出现时间比较长；④辨识阳明病寒证在病变过程中有恶寒症状；⑤张仲景重点论述阳明病热证恶寒的演变特点。

B．阳明热证与恶寒恶热。①辨识阳明病热证在多数情况下即使出现恶寒，其恶寒时间比较短暂；②辨识阳明病热证在多数情况下以恶热为主，在特殊情况下可有不恶热。

【译文】

学生问：阳明初得病时，没有发热而有恶寒，这是为什么？**老师说：**阳明得病之初虽有恶寒，但其恶寒很快会消除，随即汗出而恶热。

【注释】

病有得之一日：病，阳明病；得，患病；一日，约略之辞，亦即得病之初。

不发热而恶寒者：病变证机是阳明正气被邪气所郁而不能和调于营卫，营卫暂时不能固护肌肤则恶寒。

恶寒将自罢：病变证机是阳明正气不虚，阳明正气虽被邪郁，但仍能积极抗邪，故恶寒不久自罢。

即自汗出而恶热也：恶热，热盛于内而熏蒸于外。

（二）阳明病恶寒自罢机制

【仲景原文】问曰：恶寒何故自罢？**答曰：**阳明居中，主土也，万物所归，无所复传，始虽恶寒，二日自止，此为阳明病也。（184）

【导读】

阳明生理特性与病证表现。①辨识阳明病热证在较短时间内恶寒消失的主要原因是阳明生理特性所决定的；②辨识阳明为气血生化之源，正气抗邪比较明显；③辨识阳明病恶寒消失的病变证机以实证为主；④辨识阳明病恶寒消失的内在原因是病在阳明而没有发生其他传变；⑤辨识阳明病是否恶寒是有阳明原有之正气强弱所决定。

【译文】

学生问：阳明病恶寒自行消除的缘由有哪些？**老师说：**阳明胃居于中焦，其生理特性主生化气血，犹万物归藏及变化乃归于胃，郁热内生相结于胃而未发生其他传变，阳明患病之初阳气被郁而有恶寒，随阳明正气积力抗邪则恶寒自行消除，这是阳明热证的表现特点。

【注释】

恶寒何故自罢：何，哪些，为何；故，缘由。

阳明居中：阳明，胃也；居中，位于中焦。

主土也：主，司也；土，生化万物，引申为生化气血。

万物所归：万物，气血；所归，归属。

此为阳明病也：阳明病，阳明热证。

四、阳明病主证主脉

（一）阳明濈濈然汗出

【仲景原文】 伤寒转系阳明者，其人濈然微汗出也。（188）

【导读】

内外夹杂性病变与病证变化。①辨识病是内外夹杂性病变；②辨识太阳病可能夹杂阳明虚寒证；③辨识病变演变为以阳明虚寒证为主；④辨识太阳病夹杂阳明郁热证，病变演变为以阳明郁热证为主。

【译文】

感受外邪而为太阳病并传入阳明，病人汗出连绵不断。

【注释】

伤寒转系阳明者：伤寒，太阳病；转系，传变；阳明，病变证机有寒有热。

其人濈然微汗出也：濈然，连绵不断；汗出，病变证机或是阳明邪热迫津外泄而为汗，或是阳明虚寒，阳气不能固摄而为汗。

（二）阳明病热证主脉

【仲景原文】伤寒三日，阳明脉大。（186）

【导读】

阳明病与脉大。①辨识阳明病在病变过程中可能出现阳明病渐渐加重；②辨识病是内外夹杂性病变，其病变可能演变为以阳明病为主。

【译文】

感受外邪侵犯阳明三日，诊其脉大。

【注释】

伤寒三日：伤寒，外邪侵犯阳明；三日，约略之辞。

阳明脉大：脉大有力多实证，无力多虚证。

五、阳明病自愈

（一）阳明湿郁自愈证

【仲景原文】阳明病，初能食，小便反不利，大便自调，其人骨节疼，翕翕如有热状，奄然发狂，濈然汗出而解者，此水不胜谷气，与汗共并，脉紧则愈。（192）

【导读】

A. 阳明湿郁证与基本脉证。①辨识阳明病变初期既可能饮食正常，又可能影响正常饮食；②辨识阳明湿郁证的症状表现既可能在内又可能在外，还可能是内外夹杂；③辨识阳明湿郁证症状表现有类似太阳病。

B. 阳明湿郁证与病愈机制。①辨识阳明湿郁证比较轻者，因阳气恢复可不药而愈；②辨识阳明湿郁证在病愈过程中可能出现一些特殊症状表现及脉象，症状虽重但在较短时间内消除；③辨识阳明湿郁证比较重者当积极治疗。

【译文】

阳明湿郁证的表现，病初饮食正常，小便反而不利，大便正常，病人骨节疼痛，肌肤如似羽毛覆盖之温温发热，若突然烦躁不安，连绵不断汗出，然则病证得以解除，这是水湿不胜正气，邪随汗出一并泄出，脉紧则病愈。

【注释】

阳明病：阳明湿郁证的表现。

初能食：阳明湿郁证之初期饮食尚无变化，久则可能影响胃气通降。

小便反不利：阳明湿郁在肌肤则小便正常，若湿郁影响到里则小便不利。

大便自调：自，内也；调，和调。湿郁影响于里且未侵扰阳明大肠。

其人骨节疼：湿浸骨节，经气不通。

翕翕如有热状：翕翕，温温；热状，自觉身热，或发热较低。

奄然发狂：奄然，突然；发狂，烦躁不宁。

此水不胜谷气：水，水湿之邪；谷气，正气。

与汗共并：与，邪气；共并，一并泄出。

脉紧则愈：紧，正气积力抗邪。

（二）阳明主时为欲解

【仲景原文】阳明病欲解时，从申至戌上。（193）

【导读】

A. 阳明主时与自然之气。人体阳明之气与自然界之气之间有一定的内在关系，在临床治病过程既要考虑阳明正气恢复又要考虑自然之气对人体的影响，治病用方必须知此知彼，全面考虑，统筹兼顾。

B. 主时与正气恢复。①人体之气分为太阳、阳明、少阳、太阴、少阴、厥阴，其与自然界之气变化都有密切关系，其各有各的主气时间，阳明病在演变及恢复过程中借用自然之气对人体阳明之气有积极促进恢复作用；②辨治阳明病难治性病变最好在其主气之时服用方药，以增强治病效果。

【译文】

阳明病趋于缓解或痊愈的时间是在申时（下午3点）到戌时（下午9点）之内。

【注释】

阳明病欲解时：阳明病，阳明病的病变证机有寒有热，有虚有实；时，阳明正气主时。

从申至戌上：上，之内。从申时（下午3点）到戌时（下午9点）之内，为阳明所主之时。

第2节　阳明病本证

一、阳明热证与寒证

【仲景原文】阳明病，若能食，名中风；不能食，名中寒。(190)

【导读】

A．阳明热证与饮食。①辨识阳明病在饮食方面未发生变化，其病情比较轻；②辨识阳明病为阳明中风证即阳明热证，阳明热证在多数情况下饮食基本正常；③辨识阳明中风证比较重者，在诸多情况下也可能影响到饮食。

B．阳明寒证与饮食。①辨识阳明病在饮食方面已发生变化，其病情比较重；②辨识阳明病为阳明中寒证即阳明寒证，阳明寒证在多数情况下常常影响正常饮食；③辨识阳明中寒证与阳明热证都有可能影响正常饮食，辨清病变证机必须结合舌质苔色。

【译文】

阳明病的表现，若饮食正常，病变多是热证；若不思饮食，病变多为寒证。

【注释】

若能食：饮食尚未发生明显异常变化。

名中风：中，侵犯，侵扰，内生；风，阳也，热也；中风，热证。

不能食：不能，不思；食，饮食。亦即不思饮食。

名中寒：寒，阴也，寒也；中寒，寒证。

二、阳明热证

（一）阳明热证辨证

【仲景原文】阳明病，但头眩，不恶寒，故能食而咳者，其人咽必痛；若不咳者，咽不痛。(198)

【导读】

A．阳明热证与病证表现。①辨识阳明病郁热病变证机可能上扰于头；②辨识阳明郁热病变证机可能夹杂头部病变；③辨识阳明郁热证可能影响肺咽；④辨识阳明郁热病变证机可能夹杂肺咽病变。

B．阳明热证与轻重。①辨识阳明郁热病变证机有轻有重；②阳明郁热病变证机夹杂肺咽病变，必须辨清病变主次矛盾方面。

【译文】

阳明热证的表现，仅有头晕目眩，不恶寒，饮食尚正常而有咳嗽，咽喉可有疼痛；假如没有咳嗽，则咽喉不疼痛。

【注释】

阳明病：阳明热证。

但头眩：但，仅仅，只有；头眩，头晕目眩。

不恶寒：不，没有，亦即阳明病非病之初，亦非阳明寒证。

故能食而咳者：能食，饮食正常；咳，阳明邪热侵扰于肺。

咽必痛：必，可有。

若不咳者：阳明邪热尚轻且未侵扰于肺。

（二）阳明实热证

1．阳明热郁证

（1）阳明热郁证辨证

【仲景原文】阳明病，脉浮而紧者，必潮热，发作有时，但浮者，必盗汗出。（201）

【导读】

A．阳明热郁证与基本脉证。①辨识阳明病虽是里证，但在病变过程中可能出现脉浮；②辨识阳明病虽是热证，但在病变过程中可能出现脉紧；③辨识脉浮未必都是主表证，脉紧未必都是寒证。

B．盗汗与阴虚。①辨识阳明热证可能出现盗汗，太阳病热证也可能出现盗汗；②辨识盗汗症状未必都是阴虚，辨盗汗必须审明病变证机，合理选用治疗方药。

【译文】

阳明热郁证的表现，脉浮而紧，可有潮热，时发时止，只有以浮为主，可有盗汗。

【注释】

阳明病：阳明热郁证。

脉浮而紧者：病变证机是阳明郁热，热涌则浮，热郁则紧。

必潮热：必，可能，未必一定。

发作有时：潮热未必时时都有，而是时发时止。

但浮者：但，只有，仅有。阳明热郁证以脉浮为主。

必盗汗出：必，可能；盗汗，睡眠出汗。

（2）阳明热郁证的证治及鉴别诊断

【仲景原文】阳明病，脉浮而紧，咽燥口苦，腹满而喘，发热，汗出，不恶寒，反恶热，身重。若发汗则躁，心愦愦，反谵语；若加温针，必怵惕烦躁，不得眠；若下之，则胃中空虚，客气动膈，心中懊憹，舌上胎者，栀子豉汤主之。（221）

【导读】

A. 阳明热郁证与基本脉证。①辨识阳明热郁证的基本脉证；②辨识脉浮而紧既可能是太阳病又可能是里热证；③阳明郁热证可能夹杂肺病变，可能有类似肺病变；④辨识阳明热郁证类似太阳病的鉴别要点。

B. 阳明热证与辨治方法。①辨识阳明热郁证有类似太阳病，一定不能用发汗方药；②辨识阳明热郁证可能夹杂太阳病，其治不能仅用发汗方药；③辨识里证不是单一的阳明热郁证，可能夹杂心病证，因用发汗方药而诱发或加重心病变；④辨识阳明热郁证的症状表现有类似太阳中风证，即使阳明热郁证夹杂太阳中风证，其治当用方药而不当用温针，仅用温针可能加重阳明郁热证夹杂心病变；⑤辨识阳明热郁证可能夹杂阳明热结病变，或阳明热郁证有类似阳明热结证，即使阳明热郁证夹杂阳明热结证，其治不是仅用泻下方药。

C. 栀子豉汤方证。栀子豉汤是辨治郁热在心胸在阳明的重要用方，针对郁热重证还必须重视经方合方。

【译文】

阳明热郁证的表现，脉浮而紧，咽喉干燥，口苦，腹满，气喘，发热，汗出，不恶寒，反而怕热，身体沉重。阳明热郁证类似太阳病，用发汗方药治疗，则心烦身躁，心中烦闷无可奈何，谵语；若用温针治疗，必有心中悸动恐惧，烦躁不安，失眠；阳明热郁证类似阳明热结证，若用下法治疗，则损伤胃气，邪气侵扰胸膈，心胸烦闷郁结懊憹，舌上苔黄者，其治可选用栀子豉汤。

【注释】

阳明病：即阳明热郁证。

脉浮而紧：阳明热郁证之主脉。

腹满而喘：病变证机是阳明热郁，浊气内结，郁热上攻。

身重：病变证机是阳明郁热既耗伤正气，又郁遏气机。

必怵惕烦躁：必，必有；怵，恐惧；惕，恐惧。

不得眠：失眠。

胃中空虚：空虚，引申为因用下法而损伤胃气。

客气动膈：客气，邪气；动，损伤；动膈，损伤胸膈之气。

心中懊侬：懊，懊恼；侬，烦恼；懊侬，心胸懊恼，无可奈何。

舌上胎者：胎，苔也；舌上胎，舌上黄苔。

（3）辨栀子豉汤证

【仲景原文】阳明病，下之，其外有热，手足温，不结胸，心中懊侬，饥不能食，但头汗出者，栀子豉汤主之。（228）

【导读】

A. 阳明热郁证与辨治思路。①辨识阳明病是阳明热结证，因治病变可能演变为阳明热郁证；②辨识阳明热结证夹杂阳明热郁证，因用下法引起病变演变为以阳明热郁证为主；③辨识阳明热郁证可能夹杂心病变，或阳明热郁的症状表现有类似心病变；④阳明热郁证夹杂阴虚证，或阳明热郁证的症状有类似阴虚症状。

B. 栀子豉汤方证。栀子豉汤是辨治各科杂病病变证机属于热郁的重要用方。

【译文】

阳明热证，使用下法治疗，下后邪热仍在并演变为阳明热郁证，身体发热，手足温和，未有结胸症状表现，心中烦闷郁结懊侬，饥不思食，仅有头汗出，其治可选用栀子豉汤。

【注释】

阳明病：阳明热结证，或阳明热郁证有类似阳明热结证。

下之：阳明热结证治当用下法；阳明热郁证类似阳明热结证，其治不能用下法。

其外有热：身体发热，或体温升高，或自觉发热。

手足温：病变证机是阳明热郁内结。

不结胸：阳明热郁证虽有胸中病证，但不是结胸证，应与结胸证相鉴别。

饥不能食：胃中虽饥，但不欲思食。病变证机是胃热主动，动则能食，又因热郁阳明胃气，故又不能食。

但头汗出：病变证机是阳明热郁，郁热上蒸。

2．阳明热盛证

（1）阳明热盛证辨证

【仲景原文】问曰：阳明病外证云何？答曰：身热，汗自出，不恶寒，反恶热也。（182）

【导读】

阳明热盛证与基本脉证。①辨识阳明热盛证的基本症状表现；②辨识阳明热盛证夹杂性病变，辨清夹杂性病变并不局限于阳明热盛证。

【译文】

学生问：阳明热盛证的外在表现有哪些？**老师说：**身体发热，汗自出，不仅没有恶寒，反而有恶热。

【译文】

阳明病外证云何：阳明病，阳明热盛证；外证，病证表现于外；云何，症状有哪些。

反恶热也：反，反而；恶热，怕热，病变证机是里热充斥于外。

（2）阳明热盛证的证治

【仲景原文】三阳合病，腹满，身重，难以转侧，口不仁，面垢，谵语，遗尿；发汗则谵语；下之则额上生汗，手足逆冷；若自汗出者，白虎汤主之。（219）

【导读】

A．阳明太阳少阳兼证与病证表现。①辨识太阳少阳阳明合病，病变以少阳阳明为主；②辨识三阳合病的病变证机可能夹杂心肾病变。

B．三阳兼证与辨治思路。①辨识三阳合病，不是以太阳病为主，其治一定不能先用发汗方药；②辨识病变以少阳阳明为主，其治必须兼顾太阳；③辨识病变虽以少阳阳明为主，但其治不能仅用泻下方法，必须兼顾少阳太阳；④辨识阳明病，其治仅仅用下法，既有可能损伤阳气又有可能导致阳气郁结；⑤辨清阳明病是阳明热盛证还是阳明热结证；⑥辨清阳明病可能是阳明热盛证夹杂阳明热结证；⑦辨清病变证机是阳明热盛证，其治清泻盛热，最好选用白虎汤合方治之。

【译文】

阳明太阳少阳兼证的表现，腹满，身体沉重，转侧屈伸不灵活，语言不利，面色如油垢，谵语，小便失禁；若先用发汗方药则加重谵语；若用下法，则导致额部出汗，手足厥冷；若用汗下后，病证表现仍以汗出为主，病是阳明热盛证，其治可选用白虎汤。

【注释】

三阳合病：三阳，阳明、太阳、少阳；合病，病证相兼。

腹满：病变证机是经气壅滞不通。

身重：病变证机是邪热既伤气又壅滞气机。

口不仁：口，语言；不仁，不畅，不利。

面垢：面色如蒙油垢，病变证机是邪热熏蒸阴津而蕴结。

遗尿：病变证机是阳明盛热而肆虐心神，心神不能主持于下。

发汗则谵语：虽有太阳病但不能仅用发汗方药。

下之则额上生汗：下之，使用下法。阳明热盛证虽有类似阳明热结证，且不可用下法。

若自汗出者：病变证机是里热迫津外泄。

（3）胃热气逆证的证治

【仲景原文】食已即吐者，大黄甘草汤主之。（第十七 17）

【导读】

A. 胃热气逆证与病证表现。①辨识病变证机可能是郁热；②辨识病变证机可能是寒郁；③结合舌质苔色辨清病变证机所在。

B. 大黄甘草汤方证。大黄甘草汤既是辨治胃热气逆证的重要用方，又是辨治各科郁热内结证的重要基础用方。

【译文】

饮食后即呕吐者，其治可选用大黄甘草汤。

【注释】

食已即吐者：食，饮食；已，之后；吐，呕吐食物。

大黄甘草汤：既可辨治胃热气逆证，又能辨治大肠热结证。

【方药组成】 大黄甘草汤

大黄四两（12 g） 甘草一两（3 g）

上二味，以水三升，煮取一升，分温再服。

【用药要点】 方中大黄泻热降逆，和胃下行。甘草益气和中，缓大黄之峻下。

【药理作用】 具有调节胃肠蠕动、促进消化、保肝利胆、促进胆汁分泌、降低血中胆红素、解热、抗菌、抗病毒、抗支原体、抗过敏、抗血吸虫、镇静、抗胆碱性抑制、抗自由基、降心肌收缩力、降血压、降血糖、增强纤维蛋白溶解活性、防止动脉粥样硬化、防止血栓形成、促进血小板聚集、调节内分泌、调节中枢神经、增强机体免疫功能等作用。

3. 阳明热极证的证治

【仲景原文】 阳明病，发热，汗多者，急下之，宜大承气汤。（253）

【导读】

A. 阳明热极证与病证表现。①辨识阳明热极证的基本症状表现；②辨识阳明热极证可能夹杂阳明热盛证；③辨识阳明热极证可能夹杂阳明热结证；④辨识阳明热极证必须积极治疗。

B. 大承气汤方证。大承气汤既是辨治阳明热极证的重要用方，又是辨治各科杂病病变证机属于郁热盛极的重要用方。

【译文】

阳明热极痉证的表现，发热，汗出不止，其治当急急攻下，可选用大承气汤。

【注释】

阳明病： 阳明热极证。

发热： 体温高达40℃以上，或自觉身体发热非常甚。

汗多： 汗出如水淋漓且不能自止。

大承气汤： 既是辨治阳明热结证的重要治病方，又是辨治阳明热极证的重要代表方。

【方药组成】 大承气汤

大黄酒洗，四两（12 g） 厚朴炙，去皮，半斤（24 g） 枳实炙，五枚（5 g） 芒硝三合（8 g）

上四味，以水一斗，先煮二物，取五升，去滓，内大黄，更煮取二升，去滓。内芒硝，更上微火一两沸，分温再服。得下，余勿服。

【用药要点】 方中大黄清泻邪热，攻下实热，推陈致新。芒硝软坚散结，润燥通便。枳实行气破滞，消痞除坚。厚朴下气散结，消除胀满，制约苦寒而不凝气机，苦寒而不伤中气。

【药理作用】 本方具有调节肠胃蠕动、解除胃肠平滑肌痉挛、改善微循环、抑酸、改善肺组织、调节呼吸中枢、调节血管通透性、调节去甲肾上腺素水平、清除内毒素、保肝利胆、改变血管性肠肽、增强机体免疫功能、抗菌、抗病毒、抗过敏、抗硬化、抗溃疡、抗惊厥等作用。

4. 阳明热结证

（1）阳明热结证辨证

【仲景原文】 **问曰：**何缘得阳明病？**答曰：**太阳病，若发汗，若下，若利小便，此亡津液，胃中干燥，因转属阳明，不更衣，内实，大便难者，此名阳明也。（181）

【导读】

A. 阳明热结证与致病原因。①辨识病是内外夹杂性病变，病以太阳病为主，其治不能仅用发汗方药；②辨识病是内外夹杂性病变，病以可下证为主，其治不能仅用下法；③辨识病是内外夹杂性病变，病以水气内结为主，其治不能仅用利小便方法；④辨治内外夹杂性病变，其治仅用发汗方药、泻下方药、利小便方药，可能损伤阴津，病变进一步演变为燥热内生。

B. 阳明热结证与病证表现。①辨识阳明热结重证的症状表现；②辨识阳明热结轻证的症状表现；③辨识阳明热结夹虚证的症状表现；④辨识阳明热结津伤证的症状表现；⑤辨识阳明气滞证的症状表现；⑥辨识阳明热结夹杂性病变的症状表现。

【译文】

学生问：哪些原因可引起阳明病呢？**老师说：**内外夹杂性病变，若用发汗方药，攻下方药，利小便方药等，都有可能损伤阴津，肠胃阴津损伤干燥，病证表现可演变为阳明热结证，不大便，邪气内实，大便困难，这样的病证称为阳明病。

【注释】

何缘得阳明病：何缘，哪些原因；得，引起，导致。

太阳病：太阳病的证型有12个。

若发汗：即使以太阳病为主，其治不能仅用发汗方法。

若下之：即使以阳明热结证为主，其治不能仅用下法。

若利小便：即使以水气证为主，其治不能仅用利小便方法。

此亡津液：亡，大伤，亏虚。

胃中干燥：胃，胃家；干燥，阴津亏损。

因转属阳明：转属，演变，转变。

不更衣：更衣，换衣，引申为不大便。

内实：病变证机虽有阴津大伤，但病变仍以邪实为主。

大便难：大便干结不能排出。

（2）阳明热结夹虚证

1）阳明热结夹虚证的证治

【仲景原文】阳明病，不吐，不下，心烦者，可与调胃承气汤。（207）

【导读】

A. 阳明热结夹虚证与辨证思路。①辨识阳明热结夹虚证既没有夹杂可吐证又没有夹杂可下证；②辨识阳明热结夹虚证既没有类似可吐证又没有类似可下证；③辨识阳明热结夹虚证可能夹杂心或类似心病变。

B. 调胃承气汤方证。调胃承气汤既是辨治阳明夹虚证的重要用方，又是辨治心郁热证的重要用方。

【译文】

阳明热结夹虚证的表现，没有呕吐或没有用吐法治疗，没有腹泻或没有用下法治疗，心胸胃脘烦热，其治可选用调胃承气汤。

【注释】

阳明病：阳明热结夹虚证，或阳明热结夹气虚证。

不吐：没有呕吐，或没有用吐法治疗。

不下：没有腹泻，或没有用下法治疗。

心烦：心，心中，胃脘；烦，心烦，胃脘烦热。

调胃承气汤：既能辨治阳明热结夹虚证，又能辨治阳明热结夹虚证，更能辨治心胸烦热证。

【方药组成】 调胃承气汤

大黄酒洗，四两（12 g） 芒硝半升（12 g） 甘草炙，二两（6 g）

上三味，以水三升，煮取一升，去滓。内芒硝，更上火微煮，令沸，少少温服之（注：此用法是《伤寒论》第29条所言）。温顿服之（此四字是《伤寒论》第207条所言）。

【用药要点】 方中大黄泻热去实，推陈致新。芒硝润燥软坚，泻热通便。甘草益气和胃，防止苦寒伤胃。

【药理作用】 本方具有调节肠胃蠕动、解除胃肠平滑肌痉挛、改善微循环、改善肺组织、调节呼吸中枢、调节血压中枢、调节血管通透性、调节去甲肾上腺素水平、清除内毒素、保肝利胆、改变血管性肠肽、增强机体免疫功能、抗菌、抗病毒、抗过敏、抗硬化、抗溃疡等作用。

2）辨调胃承气汤证

【仲景原文】伤寒，吐后，腹胀满者，与调胃承气汤。（249）

【导读】

A. 内外夹杂性病变与辨治方法。①辨识病是内外夹杂性病变，病以可吐证为主；②辨治病变虽以里证为主，但其治必须兼顾于表。

B. 调胃承气汤方证。调胃承气汤既是辨治病变以心烦为主的症状表现，又是辨治病变以腹胀满为主的症状表现，更可辨治病变心痛腹痛为主的症状表现。

【译文】

感受外邪而为内外夹杂性病变，以里证为主，使用吐法后，病以腹胀满为主，其治可选用调胃承气汤。

【注释】

伤寒：感受外邪而为内外夹杂性病变，以里证为主。

吐后：辨里证是可吐证，或类似可吐证。

腹胀满：病变证机是阳明热结，气机壅滞，浊气不降。

调胃承气汤：只能辨治阳明热结证之腹胀满，且不能用于虚证寒证之腹胀满。

（3）阳明热结轻证

1）阳明热结轻证的证治

【仲景原文】 阳明病，其人多汗，以津液外出，胃中燥，大便必硬，硬则谵语，小承气汤主之；若一服谵语止者，更莫复服。（213）

【导读】

A. 阳明热结轻证与病变证机及病证表现。①辨识阳明病多汗既是阳明病的常见症状表现，又是引起阳明病的重要致病原因；②辨识阳明病的病变证机可能夹杂心的病证；③辨识阳明热结与津液之间的演变关系。

B. 小承气汤方证及注意事项。小承气汤既可辨治阳明热结轻证，又可辨治阳明热结气滞证，更可辨治心肺郁热气滞证。

【译文】

阳明热结轻证的表现，汗出较多，由于损伤津液，肠胃干燥，所以大便干结，干结则浊热上攻为谵语，其治可选用小承气汤；假如服用小承气汤谵语解除，且不可再次服用。

【注释】

阳明病： 阳明热结轻证。

其人多汗： 病变证机是邪热迫津外泄。

以津液外出： 由于体内津液向外泄出。

胃中燥： 胃中，胃家，即肠胃。

若一服谵语止者： 一服，一次服用；谵语，诸多症状仅言其中之一；止，病变证机被解除。若仅谵语解除，其他症状仍在，应继续治疗。

更莫复服： 更，再也；莫，不可；复，又也。

【方药组成】 小承气汤

大黄酒洗，四两（12 g） 厚朴炙，去皮，二两（6 g） 枳实大者，炙，三枚（5 g）

上三味，以水四升，煮取一升二合，去滓。分温二服。初服汤，当更衣，不尔者，尽饮之，若更衣者，勿服之。

【用药要点】 方中大黄清泻热结，通结下气，荡涤肠胃，推陈致新。枳实行气消痞，破积除滞。厚朴温通气机，制约大黄泻热伤胃。

【药理作用】 本方具有调节肠胃蠕动、解除胃肠平滑肌痉挛、改善微循环、抑酸、改善肺组织、调节呼吸中枢、调节血管通透性、调节去甲肾上腺素水平、清除内毒素、保肝利胆、改变血管性肠肽、增强机体免疫功能、抗菌、抗病毒、抗过敏、抗硬化、抗溃疡等作用。

2）辨小承气汤主治阳明热结重证

【仲景原文】阳明病，谵语，发潮热，脉滑而疾者，小承气汤主之；因与承气汤一升，腹中转气者，更服一升；若不转气者，勿更与之；明日又不大便，脉反微涩者，里虚也，为难治，不可更与承气汤也。（214）

【导读】

A. 阳明热结夹虚证与病证表现。①辨识阳明热结重证与阳明热结轻证之间相同症状表现；②辨识阳明热结证可能夹杂心病变；③辨识阳明热结证可能夹杂气虚病变；④辨识阳明热结轻证与阳明热结重证，病变有疑似可先用小承气汤。

B. 服用小承气汤与病情变化。①辨识病是阳明热结重证与阳明热结轻证疑似之间，服用小承气汤必须注意观察服药情况；②辨识服用小承气汤后出现的症状表现还可以继续服用小承气汤；③辨识服用小承气汤后出现的症状表现不能再次服用小承气汤；④辨识服用小承气汤后病变证机可能夹有正气虚弱，不能仅用泻下方法；⑤辨识阳明热结证夹有正气虚弱，病变证机即使以实为主，其治必须重视兼顾正气虚弱。

【译文】

阳明热结重证夹虚的表现，谵语，伴有潮热，脉滑而疾者，其治可选用小承气汤；小承气汤治疗阳明热结重证夹虚者当加大汤液用量为一升，药后腹中浊气转动者，应再次服用小承气汤一升；假如服用小承气汤，腹中未有浊气下行，不能再用小承气汤；第二天仍没有排出大便，脉反微涩者，里之气血虚较重，这样的病证较难治，不能再次仅用承气汤类方药。

【注释】

阳明病：阳明热结重证夹虚者。

脉滑而疾者：滑，里有热结；疾，热结夹正气虚，脉无所制而急促。

因与承气汤一升：因，所以；承气汤，小承气汤；一升，应加大服用汤液用量。

腹中转气者：转，下行；气，浊气。

勿更与之：勿，不要；之，小承气汤。

明日又不大便：明日，服药第二天。

脉反微涩者：反，反而；脉由原来的滑而疾转变为微涩；微，气虚；涩，血虚。

里虚也：气血虚弱。

为难治：仅用小承气汤不能取得最佳疗效，当与益气补血药配伍，则能提高治疗效果。

（4）阳明热结重证

1）阳明热结重证辨证

【仲景原文】病人不大便五六日，绕脐痛，烦躁，发作有时，此有燥屎，故使不大便也。（239）

【导读】

阳明热结重证与病证表现。①辨识阳明热结重证的典型症状表现；②辨识阳明热结重证的病变证机。

【译文】

阳明热结重证的表现，不大便五六日，脐周疼痛，烦躁，时发时止，这是燥屎内结，所以不大便。

【注释】

绕脐痛：绕，环绕，周围。

发作有时：绕脐痛和烦躁，时发时止，发无定时。

此有燥屎：邪热与肠中糟粕相结而阻结不通。

2）阳明热结重证的证治

【仲景原文】阳明病，谵语，有潮热，反不能食者，胃中必有燥屎五六枚也。若能食者，但硬耳。宜大承气汤下之。（215）

【导读】

A．阳明热结重证与辨治要点。①辨识阳明热结重证与饮食之间的关系；②辨识阳明热结重证与大便之间的关系；③辨识阳明热结重证可能夹杂心病证。

B．阳明热结轻证与辨治要点。①辨识阳明热结轻证与饮食之间的关系；②辨识阳明热结轻证与大便之间的关系。

【译文】

阳明热结重证的表现，谵语，潮热，辨治要点是不能饮食，病变证机是胃家有燥屎阻结；阳明热结轻证的辨治要点是病人尚能饮食，仅有大便硬，对阳明热结重证可选用大承气汤，阳明热结轻证可选用小承气汤。

【注释】

阳明病：阳明热结重证，或阳明热结轻证。

反不能食者：病变证机是阳明热结阻塞不通。

胃中必有燥屎五六枚：胃中，胃家；燥屎，邪热与糟粕相结；五六枚，病变证机比较重。

若能食者：虽有内结但饮食尚可。

但硬耳：仅是大便硬，尚未出现阳明热结轻证之谵语，潮热等。

3）阳明热结旁流重证的证治

【仲景原文】病人小便不利，大便乍难乍易，时有微热，喘冒不能卧者，有燥屎也，宜大承气汤。（242）

【导读】

A．阳明热结旁流重证与病证表现。①辨识阳明热结重证未必都有小便不利；②辨识阳明热结重证未必都有大便困难；③辨识阳明热结重证未必都有潮热；④辨识阳明热结重证可能夹杂肺病变。

B．大承气汤方证。大承气汤既是辨治阳明热结重证的重要用方，又是辨治阳明热结夹杂肺病变的重要用方。

【译文】

阳明热结旁流重证的表现，病人小便不利，大便时时干结，时时旁流下利，时有轻微身热，气喘，头昏目眩，不能躺卧，病变证机是燥屎内结，其治可选用大承气汤。

【注释】

病人小便不利：病变证机是阳明邪热内结而损伤阴津。

大便乍难乍易：乍，时有时无；乍难，时而大便困难；易，热结旁流下利；乍易，时而大便旁流下利。

时有微热：微，自觉身热较轻。

喘冒不能卧者：喘，气喘；冒，头昏目眩。

4）阳明热结重证及其危证的证治与鉴别

【仲景原文】伤寒，若吐、若下后，不解，不大便五六日，上至十余日，日晡所发潮热，不恶寒，独语如见鬼状；若剧者，发则不识人，循衣摸床，惕而不安，微喘直视，脉弦者生，涩者死；微者，但发热，谵语者，大承气汤主之；若一服利，则止后服。（212）

【导读】

A. 阳明热结重证与特殊表现。①辨识阳明热结重证夹杂太阳病变；②辨识阳明热结重证夹杂可吐证；③辨识阳明太阳病变夹杂可吐证；④辨识阳明热结重证可能夹杂心病变；⑤辨识阳明热结重证可能夹杂肺病变；⑥辨识阳明热结重证可能夹杂肝病变；⑦辨识阳明热结重证可能夹杂多脏腑病变。

B. 阳明热结危重证与预后。①辨治阳明热结重证及阳明热结危重证，辨脉虚实对判断预后极为重要；②辨识脉弦不是标志病变痊愈，而是标志病情危重但可救治。

C. 服用大承气汤与注意事项。①大承气汤既是辨治阳明热结重证的重要用方，又是辨治阳明热结危重证的重要用方。

【译文】

感受外邪乘阳明素有失调而演变为阳明病，若是可吐证治当用吐法，若是可下证治当用下法，吐下后病仍不解，不大便五六日，甚至十余日仍不大便，日晡左右发热，不怕冷，自言自语，如有所见，如有所闻；病情危重，发作不识熟人，手足躁扰不宁，心中恐惧不安，轻微气喘，两目呆板，脉弦者预后良好，脉涩者预后不良；阳明热结危重证较轻者，仅有发热，胡言乱语，其治可用大承气汤；若服用大承气汤，大便通畅，则当停止服药。

【注释】

伤寒：外邪乘阳明夙有失调而侵袭并演变为阳明病，或外邪侵袭而为内外夹杂性病变，太阳病又乘机传入并演变为阳明病。

若吐：辨清病是可吐证，还是类似可吐证。

若下后：辨清病变是阳明热结重证，还是阳明热结危重证。

不解：用下法未必就能即时解除阳明热结证。

独语如见鬼状：独语，自言自语；如见鬼状，幻视幻听，亦即如有所见，如有所闻。

若剧者：剧，危重。

发则不识人：发，时发时止；人，熟人。

循衣摸床：两手不自主地寻找衣服和拉扯被单，亦即手足躁扰不宁。

惕而不安：惕，恐惧，病变证机是热扰心神。

微喘直视：病变证机是热上扰肺气，下灼肾精。

脉弦者生：弦，脉应指有力，非弦硬之弦；生，邪气虽盛，但正气尚存。

涩者：病变证机是热灼阴津，心脉瘀滞。

微者：阳明热结危重证较轻者。

若一服利：利，大便通畅。

则止后服：后，剩余的药；服，服用。

5）阳明热结宿食重证的证治

【仲景原文】大下后，六七日不大便，烦不解，腹满痛者，此有燥屎也；所以然者，本有宿食故也，宜大承气汤。（241）

【导读】

A．阳明热结重证与病变证机。①辨识阳明热结重证的夹杂性病变，仅用下法不一定能取得预期治疗效果；②辨识阳明热结重证的病变证机。

B．宿食与阳明热结重证。①辨识阳明热结重证的病因既可能是外邪又可能是宿食；②大承气汤既可辨治外邪引起的阳明热结重证又可辨治内伤宿食引起的阳明热结重证。

【译文】

用大泻下方药治疗阳明热结重证，六七日仍然不大便，烦躁不解，腹部胀满疼痛，这病变证机是燥屎阻结不通；之所以有阳明燥屎内结，是因为原有阳明宿食积久的缘故，其治可选用大承气汤。

【注释】

大下后：阳明热结重证。

烦不解：烦，烦躁不安。

腹满痛者：满，胀满。

此有燥屎也：病变证机是邪热与肠中糟粕相结。

本有宿食故也：宿食，饮食积久而不消。

6）阳明热结重证的辨证要点

【仲景原文】腹满不减，减不足言，当下之，宜大承气汤。（255）

腹满不减，减不足言，当须下之，宜大承气汤。（第十13）

【导读】

阳明热结重证与典型病证。①辨识阳明热结重证的症状表现特点；②大承气汤既可辨治大便干结症状又可辨治大便正常仅有腹满症状。

【译文】

阳明热结重证的表现，腹胀满未有减轻，即使减轻也微不足道，其治当用下法，可选用大承气汤。

【注释】

腹满不减：不减，未有减轻。

减不足言：不足言，微不足道。

7）阳明热结重证及其鉴别诊断

【仲景原文】 阳明病，下之，心中懊侬而烦，胃中有燥屎者，可攻；腹微满，初头硬，后必溏，不可攻之；若有燥屎者，宜大承气汤。（238）

【导读】

A. 阳明热结重证与病证表现。①辨识阳明热结重证用下法辨治后症状仍在，进一步辨清病变证机属性；②辨识阳明热结证可能夹杂心病变；③辨识阳明热结证的病变证机。

B. 阳明热结轻证与阳明寒结证。①辨识阳明热结轻证未必都有腹满症状；②辨识阳明热结轻证可能有大便溏症状；③辨识阳明热结轻证症状表现有类似阳明寒结证，应重视鉴别诊断。

【译文】

阳明热结重证，用下法治疗，心中懊侬，烦躁不安，病变证机是阳明胃家有燥屎内结，其治可用攻下方法；腹部轻微胀满，大便初头硬，之后溏泄，其治不可用大承气汤攻下；若病变证机是阳明燥屎阻结不通，其治可选用大承气汤。

【注释】

阳明病：阳明热结重证。

下之：使用下法辨治阳明热结重证。

心中懊侬而烦：心中，心胸；懊侬，懊恼；烦者，心烦，烦躁不安。

初头硬：初头，大便前端；硬，干结。

后必溏：后，大便后端；溏，大便溏泄不成形。

8）阳明热结重证与阳明热结轻证的审证要点

【仲景原文】阳明病，脉迟，虽汗出，不恶寒者，其身必重，短气，腹满而喘，有潮热者，此外欲解，可攻里也，手足濈然汗出者，此大便已硬也，大承气汤主之；若汗多，微发热，恶寒者，外未解也，其热不潮，未可与承气汤；若腹大满不通者，可与小承气汤，微和胃气，勿令致大泄下。（208）

【导读】

A．阳明热结重证与辨治思路。①辨识阳明热证既可见于脉数又可见于脉迟；②辨识阳明热证可能夹杂肺病变；③辨治阳明热结证的症状表现既可能出现汗出又可能不出现汗出。

B．内外夹杂性病变与基本治则。①辨识阳明热证夹杂太阳病，病变以表证为主，其治最好能够兼顾表里；②辨识阳明热证夹杂太阳病，病变以里证为主，其治必须兼顾表里；③辨治阳明热证夹杂太阳病，只有太阳病完全解除，才能仅用大承气汤。

C．小承气汤方证与大承气汤方证。①大承气汤辨治阳明热结重证的重要用方；②小承气汤辨治阳明热结轻证的重要用方；③阳明热结重证与阳明热结轻证之间有疑似，其治可先用小承气汤；④辨治阳明热结证，其治必须重视兼顾正气，务必做到泻邪不伤正气。

【译文】

病是内外夹杂性病变，在里是阳明热结重证，脉迟，虽然汗出，但不怕冷，身体沉重，气短，腹部胀满，气喘，潮热，此为在表之邪将要解除，可用攻下方法，手足连绵不断汗出，此大便已干结，可选用大承气汤；出汗较多，轻微发热，怕冷者，太阳表证仍在，若发热不是潮热，即使以里证为主，其治也不能先用承气汤类；若腹部胀大，满闷不通者，其治可选用小承气汤，微微通下胃家之浊气，不能出现泻下太过。

【注释】

阳明病：阳明热结重证与太阳病证相兼。

脉迟：阳明热结壅滞经气脉络，气血运行不畅。

虽汗出：病变证机有在表有在里，当进一步辨清病变证机。

不恶寒者：辨汗出的病变证机在里不在表。

其身必重：重，病变证机未必都是湿，热也可壅滞气机而引起身体沉重。

短气：病变证机既有热伤气又有热壅滞气机。

此外欲解：外，表也，太阳病；欲，将要；解，解除。

外未解也：太阳病证仍在。

其热不潮：发热无定时。

未可与承气汤：不可先用承气汤类，但可与承气汤合并应用。

若腹大满不通者：内外夹杂性病变，里证虽重，但治里且不可太过，治以小承气汤攻之。

微和胃气：微，微微；和，缓攻；胃气，肠胃家之浊气。

勿令致大泄下：勿，不要；令，指使；致，引起，出现。

9）用小承气汤辨阳明热结重证及注意事项

【仲景原文】阳明病，潮热，大便微硬者，可与大承气汤；不硬者，不可与之；若不大便六七日，恐有燥屎，欲知之法，少与小承气汤，汤入腹中，转失气者，此有燥屎也，乃可攻之；若不转失气者，此但初头硬，后必溏，不可攻之；攻之，必胀满不能食也；欲饮水者，与水则哕；其后发热者，必大便复硬而少也，以小承气汤和之；不转失气者，慎不可攻也。（209）

【导读】

A．阳明热结重证与阳明热结疑似证。①辨识阳明热结证症状表现虽大便微硬，但病变证机属于阳明热结重证，可用大承气汤；②辨识大便不硬，病变不具有可下证，其治不能用泻下方药；③辨识大便硬的病变证机有寒有热还有虚。

B．阳明热结重证与阳明热结轻证。①辨识阳明热结重证与阳明热结轻证之间有疑似，可先用小承气汤；②服用小承气汤后，根据症状表现再重新辨识病变证机，合理选用治疗方药。

C．辨识大承气汤方证与适应证及禁忌证。①辨识阳明病病变证机属于热证，治当清泻；②辨识阳明病病变证机属于寒证，其治当温通；③辨识阳明病病变证机属于虚证，其治当补益；④辨识阳明病病变证机属于寒热夹虚证，其治当补泻兼顾；⑤辨识阳明病夹杂性病变，仅从一个方面不能取得最佳预期治疗目的。

D．小承气汤方证与适应证及禁忌证。①辨识小承气汤治疗病证，并不局限于阳明热结轻证，但运用小承气汤辨治病变证机必须符合郁热内结；②小承气汤辨治病变夹有正气虚弱，其治必须兼顾正气；③辨识虚证类似小承气汤辨治病证，必须辨清病变证机，若盲目用之必定加重病情；④辨识阳明病在病变演变过程中可能再次演变为阳明热结轻证，其治仍用小承气汤；⑤辨清治病选方用药必须因人而异，因症状表现而审明病变证机。

【译文】

阳明热结重证的表现，潮热，大便硬较轻，其治可选用大承气汤；若大便不成形者，其治不能用大承气汤；若不大便六七日，可能有燥屎阻结，欲知道这些辨证方法，可少用小承气汤试探，服用药汤，腹中有浊气转动，此为阳明热结，燥屎阻滞，乃可选用攻下方药；若服用汤药，腹中未有浊气转动，仅是大便先硬后溏，且不可用攻下方法；若盲目用攻下方药，必定损伤胃气，脘腹胀满，不能饮食；或口渴欲饮水，且饮水哕逆；若病是阳明热结证，用小承气汤治疗后，病人发热，大便硬而少，辨病是阳明热结轻证，其治可选用小承气汤；若病人没有腹中浊气转动者，即使能用攻下方药也要谨慎小心，且不可盲目使用攻下方药。

【注释】

阳明病：阳明热结重证。

大便微硬者：大便硬的程度较轻，尚未坚硬不通。

不硬者：硬，成形，不硬，大便不成形。

恐有燥屎：恐，可能；燥屎，糟粕内结阻滞不通。

欲知之法：欲，想也；知，知道；法，辨治方法。

其后发热者：其，病人；后，用小承气汤之后。

必大便复硬而少也：必，可能；复，重复，又出现；少，大便次数少。

不转失气者：不，没有；转，腹中浊气转动；失气，矢气。

慎不可攻也：慎，谨慎，小心。

10）阳明热结轻证及重证兼正气不足

【仲景原文】得病二三日，脉弱，无太阳柴胡证，烦躁，心下硬，至四五日，虽能食，以小承气汤少少与，微和之，令小安；至六日，与承气汤一升；若不大便六七日，小便少者，虽不受食，但初头硬，后必溏，未定成硬，攻之必溏，须小便利，屎定硬，乃可攻之，宜大承气汤。（251）

【导读】

A. 阳明病与病证表现。①辨识阳明病有类似太阳病，应与太阳病相鉴别；②辨识阳明病有类似柴胡证，应与柴胡证相鉴别；③辨识阳明病夹有正气虚弱；④辨识阳明病可能夹杂心病变；⑤辨识柴胡证既可能是少阳病变又可能是非少阳病变；⑥辨识柴胡证包括阳明病变、太阴病、少阴病变、厥阴病变等。

B. 阳明热结轻夹虚证与小承气汤方证。①辨识阳明病变证机是阳明热结轻夹正气虚弱，其治可选用小承气汤，最好能够兼顾正气；②服用方药治疗，仍需继续观察病情，以便合理选用治疗方药；根据病情变化，选用小承气汤可酌情加大服用汤水用量。

C. 阳明热结轻证与阳明热结重证。①辨识阳明热结轻证与阳明热结重之间有疑似，可先选用小承气汤；②审明病变证机是阳明热结重证，可选用大承气汤；③辨识病变证机必须根据症状表现不断演变过程中随症状表现而辨治。

【译文】

感受外邪而为阳明病且已二三日，脉弱，病人既无太阳病证又无柴胡汤证，且烦躁，胃脘痞硬，至四五日，饮食尚可，其治应选用小承气汤少少与之，达到轻微泻下以调和肠胃之气，使病人烦躁得以安宁；至六日，若病证仍在者，其治可选用小承气汤并加大汤液用量为一升；若不大便六七日，小便少者，病人虽然不能食，但大便初头硬，后溏泄，尚未坚硬，用攻下方法常可引起大便溏泄，只有热迫阴津从小便渗泄，大便才有坚硬不通，审明病是阳明热结重证，治当攻下，可选用大承气汤。

【注释】

得病二三日： 得病，患病；二三日，约略之辞。

脉弱： 阳明正气不足。

无太阳柴胡证： 太阳，太阳病；柴胡证，柴胡汤证，少阳病证，柴胡汤证概念大于少阳病变；病变没有太阳病变柴胡汤证病变，阳明素有失调，感受外邪而乘素有失调而侵犯阳明。

心下硬： 心下，胃脘；硬，硬满。

虽能食： 饮食虽不及正常，但仍能食。

微和之： 微，轻微泻下；和，调和肠胃。

令小安： 令，使也；小安，使烦躁减轻。

与承气汤一升：承气汤，小承气汤；一升，加大小承气汤汤液用量。

小便少者：病变证机是阳明热结伤津。

虽不受食：受，能也。病变证机是阳明浊气壅滞，胃气不能通降。

未定成硬：阳明热结证之大便尚未坚硬。

须小便利：须，只有；小便利，阴津从小便而泄。

11）阳明热结旁流重证脉象及其证治

【仲景原文】下利，三部脉皆平，按之心下坚者，急下之，宜大承气汤。（第十七 37）

【导读】

A．阳明热结重证与特殊脉证。①辨识阳明热结重证可能脉象正常；②辨识阳明热结重证可能脉象不正常；③辨识阳明热结重证的病变部位可能在胃；④辨识阳明热结重证下利的病变可能以热结在胃为主；⑤辨识阳明热结重证有下利，但仍以心下坚硬为主。

B．大承气汤方证。大承气汤既是辨治阳明热结重证的重要用方，又是辨治阳明热结重证夹杂下利的重要用方。

【译文】

阳明热结重证的表现，下利，寸关尺三部脉与阳明热结旁流证相平行一致，按压心下部坚硬，其治当急急攻下，可选用大承气汤。

【注释】

下利：下利清水且无粪便；病变证机是邪热太甚，逼迫津液从旁而下。

三部脉皆平：三部，寸关尺三部脉；平，非和平之平，而是脉证平行一致。

按之心下坚者：心下，胃脘，腹部。

12）再论阳明热结旁流重证脉象及其证治

【仲景原文】下利，脉迟而滑者，实也，利未欲止，急下之，宜大承气汤。（第十七 38）

【导读】

阳明热结旁流证与特殊脉证。①辨识阳明热结重证夹杂下利症状，结合脉象辨清病变证机以实为主；②辨识阳明热结重证虽有下利，但其治仍当攻下热结。

【译文】

阳明热结旁流证的表现，下利，脉迟而滑，病证虽似阳明寒结证，但病变证机仍属于实热，下利益甚尚未趋于好转，其治当急急攻下，可选用大承气汤。

【注释】

脉迟而滑者：迟，热壅气机；滑，浊气壅滞血脉。

利未欲止：利，热结旁流；欲，趋于；止，停止，好转。

13）复论阳明热结旁流重证脉象及其证治

【仲景原文】下利，脉反滑者，当有所去，下乃愈，宜大承气汤。（第十七 39）

【导读】

阳明热结旁流证与大承气汤方证。①辨识阳明热结重证既可能是滑脉又可能不是滑脉，但必须辨清脉象不是以虚为主的辨治要点；②辨识阳明热结重证之下利，必须审明病变证机是热结。

【译文】

阳明热结旁流证的表现，下利，脉反而滑，治疗仍当使热结从下而去，使用下法病可向愈，可选用大承气汤。

【注释】

当有所去：当，应当；有，阳明热结旁流证；所，指向，从之；去，泻除，去除。

14）阳明热结旁流重证必须彻底治疗

【仲景原文】下利已差，至其年月日时复发者，以病不尽故也，当下之，宜大承气汤。（第十七 40）

【导读】

阳明热结旁流重证与辨治方法。①辨识阳明热结重证必须辨清病变是顽固性难治性病变；②辨识阳明热结重证顽固性病变证机必须彻底巩固治疗，一定不能半途而废；③辨识阳明热结重证的症状表现特点，有时症状消失，有时症状又现；④巩固治疗阳明热结重证可酌情减少大承气汤用量。

【译文】

阳明热结旁流证的表现，下利症状已止，之后在某年某月某日又有热结旁流，这是原来没有达到彻底治疗的缘故，其治当攻下，可选用大承气汤。

【注释】

下利已差：下利，下利症状；已差，症状解除，但病变证机尚未彻底消除。

至其年月日时复发者：至，之后；年月日时，时间长短不等。

以病不尽故也：以，因为；病，病变证机；不尽，症状解除而病变证机仍在。治病不是针对症状表现，而是针对病变证机。

（5）阳明热结气闭证的证治

【仲景原文】 *痛而闭者，厚朴三物汤主之。*（第十 11）

【导读】

阳明热结气闭证与厚朴三物汤方证。①辨识阳明热结气闭证有的症状表现可能以疼痛为主；②辨识阳明热结气闭证可能以胀满不通为主；④厚朴三物汤既是辨治阳明热结气闭证的重要用方，又是辨治临床各科病变证机以热结气闭为主的重要用方。

【译文】

阳明热结气闭证的表现，病证以疼痛为主，病变以闭塞不通为主，其治可选用厚朴三物汤。

【注释】

痛而闭者：痛，胸胁脘腹疼痛；闭，气机闭塞不通。

厚朴三物汤：既可辨治病变部位在阳明，又可辨治病变部位在心胸，审明病变证机最为重要。

【方药组成】 厚朴三物汤

大黄酒洗，四两（12 g） 厚朴炙，去皮，八两（24 g） 枳实炙，五枚（5 g）

上三味，以水一斗二升，先煮二味，取五升，内大黄，煮取二升。温服一升。以利为度。

【用药要点】 方中厚朴行气下气，消积除满，通畅腑气。大黄泻热除滞，攻下积热。枳实破积除滞，消痞除满，泄热行气。

【药理作用】 本方具有调节肠胃蠕动、解除胃肠平滑肌痉挛、改善微循环、改善肺组织、调节呼吸中枢、调节血管通透性、调节去甲肾上腺素水平、清除内毒素、保肝利胆、改变血管性肠肽、增强机体免疫功能、抗菌、抗病毒、抗过敏、抗硬化、抗溃疡等作用。

（6）阳明热结自愈证

【仲景原文】阳明病，本自汗出，医更重发汗，病已差，尚微烦不了了者，此必大便硬故也；以亡津液，胃中干燥，故令大便硬，当问其小便日几行，若本小便日三四行，今日再行，故知大便不久出；今为小便数少，以津液当还入胃中，故知不久必大便也。（203）

【导读】

辨识内外夹杂性病变与辨治方法。①辨识阳明病可能夹杂太阳病；②辨识阳明病症状表现可能类似太阳病的症状表现；③辨识内外夹杂性病变，即使以太阳病为主，其治太阳最好能够兼顾阳明；④辨治内外夹杂性病变，仅用发汗方药，在特定情况下可能损伤阴津；⑤辨识阳明病虽是热结证，但热结的主要矛盾方面是以阴津不足为主；⑥辨识阳明热结证，观察小便情况可以了解阴津恢复情况；⑦辨识阳明热结证在特殊情况下，病变不经治疗可自行向愈。

【译文】

病是内外夹杂性病变，在里是阳明热证，根据病人汗出，以表证为主，且因医生多次重用汗剂发汗，太阳病虽已得解，但尚有轻微心烦及全身不舒服，这是阳明热结大便硬引起的缘故；因为使用发汗重剂损伤津液，胃家干燥，因此大便干结，对此应进一步了解病人一日几次小便，若小便本来一日三四次，目前一日仅有一两次，所以知道病人大便干结不久即将排出；目前小便减少的原因，是因为津液未走于水道而归还滋润于肠胃，所以知道不久必将排出大便。

【注释】

阳明病：阳明热证。

本自汗出：本，根据；自，病人。其病变证机或是阳明邪热迫津外泄，或是太阳营卫不固，津液外泄。

医更重发汗：医，医生；更，多次；重，发汗重剂。

病已差：病，太阳病；差，病愈。

尚微烦不了了者：尚，仍有；了了，舒服。

以亡津液：亡，损伤。

胃中干燥：胃中，肠胃。

当问其小便日几行：行，次也；问，了解；日，每日；几行，几次。

若本小便日三四行：三四行，约略之辞。与下文今日再行相比较而言。

今日再行：今，当前；再，二也，两也；再行，约略之辞，与上文三四行相对而言，由多变少。

今为小便数少：数，次数，尿量；少，减少。若小便次数减少，大便硬缓解，病为向愈；若小便次数减少，大便干结仍在，为津液损伤。

以津液当还入胃中：津液，水道之津液；当还，归还；入，运行。

（7）阳明病禁攻证

1）胃气上逆证禁下

【仲景原文】伤寒呕多，虽有阳明证，不可攻之。（204）

【导读】

阳明胃上逆证与辨治方法。①阳明病可能夹杂太阳病；②辨识太阳病比较轻，阳明病比较重，太阳病邪可能在较短时间内传入并加重阳明病，可太阳病仍在；③辨治内外夹杂性病变最好能够相互兼顾疗效。

【译文】

感受外邪侵犯阳明，病以呕吐为主，虽有阳明大肠病证，且不可先用攻下方法。

【注释】

伤寒呕多：伤寒，外邪侵袭；呕多，以呕吐为主。

虽有阳明证：阳明证，阳明大肠病证。

不可攻之：不可先用攻下方法，但可与攻下方法同时应用。

2）胃脘痞硬证禁攻

【仲景原文】阳明病，心下硬满，不可攻之；攻之，利遂不止者，死；利止者，愈。（205）

【导读】

A．胃脘痞硬证与类似证。①辨识阳明胃病变可能夹杂阳明大肠病变，其治当兼顾阳明胃和大肠；②辨识阳明胃病变的症状表现有类似阳明大肠症状表现，对此必须审明病变证机，不能盲目用攻下方法。

B．攻下与预后。①辨识阳明胃病变类似阳明大肠病变，仅治阳明大肠而用攻下方法，必定损伤胃气，导致病变进一步更加危重；②辨识阳明胃病变夹杂阳明大肠病变杂，病变以阳明大肠为主，其治仅用攻下方法，正气未被损伤，正气仍能积极恢复，病可向愈。

【译文】

阳明病的表现，胃脘痞硬胀满，虽有类似可下证，其治不可用攻下方法；若使用攻下方法治疗阳明胃脘痞硬，病变证机属虚可引起下利不能自止，预后不良；病变证机属实者，下利后病证得除，预后良好。

【注释】

阳明病：阳明胃证。

心下硬满：心下，胃脘；硬，坚硬，包括疼痛；满，胀满。

不可攻之：病证虽有类似可下证，但不可用攻下方法。

利遂不止者：胃脘痞硬的病变证机有寒有热，有虚有实，虚证而用攻下方法，必大伤阳明胃气，导致清气下陷不止。

死：预后不良。

利止者：使用攻下方法，虽下利但能自止，阳明胃气得以恢复，清气能升，下利自止。

3）阳明热盛证禁攻

【仲景原文】阳明病，面合赤色，不可攻之；必发热，色黄者，小便不利也。（206）

【导读】

A. 阳明热盛证与类似证。①辨识阳明热盛证可能夹杂阳明热结证，其治不能仅用攻下方法；②辨识阳明热盛证可能有类似阳明热结证，其治可以用攻下方法，但不能仅用攻下方法。

B. 湿热发黄证与病证表现。①辨识阳明病不仅郁热内盛更有湿浊蕴结；②辨清因治不当可能引起湿热蕴结而演变为发黄。

【译文】

阳明热盛证的表现，病人整个面部色泽红赤，虽有类似可下证，不可先用攻下方法；若逆而用之，可导致身体发热，身黄目黄，小便不利。

【注释】

阳明病：阳明热盛证的表现。

面合赤色：面，面部；合，整个。

必发热：必，可能，可有。

色黄者：黄，身黄目黄，小便黄。

小便不利：病变证机是湿热蕴结，湿不得下行。

4）阳明寒证禁攻

【仲景原文】阳明病，不能食，攻其热必哕；所以然者，胃中虚冷故也；以其人本虚，攻其热必哕。（194）

【导读】

阳明虚寒证与类似证。①阳明热结证不能食与阳明寒证不能食症状基本相同，其治必须审明病变证机；②辨识阳明热结证因用寒凉太过可能演变为寒证；③辨识阳明热结证可能夹杂阳明寒证，即使病变以阳明热结证为主，也不能仅用寒下药；④辨识阳明热结证可能夹杂正气虚弱，即使病变以阳明热结为主，其治不能仅用泻下方药，用之必定更伤阳气；⑤辨清阳明寒证的病变证机是虚实夹杂。

【译文】

阳明虚寒证的表现，不能饮食，虽有类似实热证，但不可用攻下方法，若逆而攻之，必然导致胃气上逆而为哕；为何出现这种病情，是因为阳明胃虚寒的缘故；因为病人本有阳明胃气虚弱，所以用攻阳明实热证的方法治疗虚寒证，必定导致阳明胃气上逆而为哕。

【注释】

阳明病：阳明虚寒证的表现。

攻其热必哕：攻，攻下；热，阳明胃虚寒证有类似阳明实热证。

胃中虚冷故也：冷，寒也；虚冷，虚寒。

以其人本虚：本，原有；虚，虚寒。

5）阳明欲吐证禁下

【仲景原文】病人欲吐者，不可下之。（第十七6）

【导读】

胃气上逆证与类似证。①辨识阳明胃病变可能夹杂阳明大肠病变；②辨识阳明胃病变可能有类似大肠病变，即使病变以阳明可下证为主，其治不能仅用下法。

【译文】

病以欲呕吐为主，其治不能用泻下方药。

【注释】

病人欲吐者：病人，阳明胃病；欲，常有，常想；吐，胃气上逆。

不可下之：阳明胃气上逆有类似阳明大肠浊气上逆，对此且不可盲目用下。

5．热毒下利证的证治

【仲景原文】下利，肺痛，紫参汤主之。（第十七 46）

【导读】

A．热毒下利证与肺痛。①辨清病变证机在大肠；②辨清病变证机在肺；③辨清病变证机是大肠与肺夹杂病变。

B．紫参汤方证。紫参汤既是辨治肺热证的重要基础用方，又是辨治大肠热证的重要基础用方，更是辨治肺大肠兼证的重要基础用方。

【译文】

病是夹杂性病变，既有热毒下利证，又有肺热胸痛证，其治可选用紫参汤。

【注释】

下利：根据紫参汤中用药，下利的病变证机是热毒下迫下注。

肺痛：肺，胸也。亦即胸痛，病变证机是郁热蕴结，壅滞气机。

紫参汤：既可辨治热毒下利证，又可辨治肺热胸痛证。

【方药组成】 紫参汤

紫参半斤（24 g） 甘草三两（9 g）

上二味，以水五升，先煮紫参，取二升，内甘草，煮取一升半。分温三服。

【用药要点】 方中紫参清热解毒，凉血散结，止利除湿。甘草清热解毒，益气和中，缓急止痛。

【药理作用】 本方具有抗菌、抗过敏、解热、抗病毒、调节肠胃蠕动、解除胃肠平滑肌痉挛、抗心律失常、增强机体免疫功能、解除支气管平滑肌痉挛、调节支气管腺体分泌、调节内分泌等作用。

6．阳明湿热证

（1）阳明湿热证基本脉证

【仲景原文】阳明病，无汗，小便不利，心中懊侬者，身必发黄。（199）

【导读】

阳明湿热证与辨治要点。①辨识阳明病的症状表现及病变证机；②辨识阳明湿热证的症状表现及病变证机；③辨识阳明湿热证可能夹杂心胸病变。

【译文】

阳明湿热证的表现，身无汗，小便不利，心中烦闷懊侬，身体必定发黄。

【注释】

阳明病：阳明湿热证。

无汗：身体无汗，仅有头部汗出。

身必发黄：必，必定；黄，身目发黄，亦即黄疸。

（2）阳明湿热证的成因

【仲景原文】阳明病，被火，额上微汗出，而小便不利者，必发黄。（200）

【导读】

阳明湿热证与致病原因。①辨识阳明热证与阳明寒证相夹杂；②辨识阳明热证有类似阳明寒证；③辨治阳明热证不能用火法；④辨识阳明寒证最好选用方药而不是火法；⑤辨识阳明病病变可演变为湿热发黄证。

【译文】

阳明湿浊内结，又被火热侵扰，额上轻微汗出，小便不利，身体必定发黄。

【注释】

阳明病：阳明素有湿浊内蕴。

被火：被，感受外邪；火，火热温热之邪。

额上微汗出：额，前额，包括头部；微汗出，轻微汗出。

必发黄：必，必定；黄，身黄目黄。

（3）阳明湿热发黄证的证治

1）内伤湿热俱重发黄证的证治

【仲景原文】阳明病，发热，汗出者，此为热越，不能发黄也；但头汗出，身无汗，剂颈而还，小便不利，渴引水浆者，此为瘀热在里，身必发黄，茵陈蒿汤主之。（236）

【导读】

A．湿热发黄证与病证表现。①辨识阳明热证与阳明湿热证虽有相同症状，但有其本质不同的症状表现；②辨识阳明湿热发黄证的基本症状表现；③辨识阳明湿热证可能夹杂津伤病变；④辨识阳明湿热证可能夹杂瘀血病变。

B．茵陈蒿汤方证。茵陈蒿汤既是辨治阳明湿热发黄证的重要用方，又是辨治各科杂病病变证机属于湿热证的重要用方。

【译文】

阳明湿热发黄证的表现，发热，汗出，湿热因汗出而外泄，身体不会发黄；仅有头部汗出，齐颈部而止，身体无汗，小便不利，口渴喜饮浆汁类液体，这病变证机是里有湿热夹瘀，身体必定发黄，其治可选用茵陈蒿汤。

【注释】

阳明病：阳明湿热发黄证。

此为热越：越，发越，发泄。

剂颈而还：剂，齐也；还，止也。

渴引水浆：引，饮也；水浆，浆汁类液体。

此为瘀热在里：瘀热，湿热夹瘀。

身必发黄：必，必定；黄，身黄目黄，亦即黄疸。

【方药组成】 茵陈蒿汤

茵陈蒿六两（18 g） 栀子擘，十四枚（14 g） 大黄去皮，二两（6 g）

上三味，以水一斗二升，先煮茵陈减六升，内二味，煮取三升，去滓。分温三服。小便当利，尿如皂荚汁状，色正赤，一宿腹减，黄从小便去也。

【用药要点】 方中茵陈清利阳明湿热，疏利肝胆气机，降泄浊逆退黄。栀子清热燥湿除烦。大黄泻热燥湿，推陈致新，导瘀下行。

【药理作用】 本方具有保肝利胆、降血脂、降血压、解除肠胃道平滑肌痉挛、增强胃肠蠕动、增强机体免疫功能、调节内分泌、抗菌、抗病毒、抗突变、抗肿瘤、抗过敏等作用。

2）外感湿热俱重发黄证的证治

【仲景原文】 伤寒七八日，身黄如橘子色，小便不利，腹微满者，茵陈蒿汤主之。（260）

【导读】

湿热发黄证与辨治要点。①辨识阳明湿热证可能夹杂太阳病；②太阳病邪可因阳明有湿热在较短时间内传入阳明并加重阳明湿热；③辨治阳明湿热证的基本症状表现；④辨治阳明湿热发黄证必须全面兼顾，避免顾此失彼。

【译文】

感受外邪而为阳明病业已七八日，以身体发黄如橘子色为辨治要点，小便不利，腹部微满，其治可选用茵陈蒿汤。

【注释】

伤寒七八日：伤寒，外感湿热之邪；七八日，约略之辞。

身黄如橘子色：黄，黄疸；橘子色，黄色鲜明。

腹微满者：病变证机是湿热蕴结，浊气壅滞不通。

茵陈蒿汤：既能辨治湿热黄疸证，又能辨治非有黄疸而以湿热为主者。

3）阳明湿热发黄以热重于湿的证治

【仲景原文】伤寒，身黄，发热者，栀子柏皮汤主之。（261）

【导读】

A. 湿热发黄证与辨治要点。①辨识阳明湿热证可能夹杂太阳病；②辨清阳明湿热证可能引起太阳病；③辨识太阳病可能加重阳明湿热；④辨治夹杂性病变必须相互兼顾，才能取得最佳疗效。

B. 栀子柏皮汤方证，栀子柏皮汤既是辨治湿热发黄证的重要用方，又是辨治各科杂病病变证机属于湿热证者。

【译文】

感受湿热而为阳明病，身体发黄，发热，其治可选用栀子柏皮汤。

【注释】

伤寒：外感湿热侵袭，以热为主。

身黄：黄，黄疸。

发热：体温升高，或自觉发热且体温正常。

【方药组成】 栀子柏皮汤

栀子擘，十五个（15g） 甘草炙，一两（3g） 黄柏二两（6g）

上三味，以水四升，煮取一升半，去滓。分温再服。

【用药要点】 方中栀子清热燥湿。黄柏泻热燥湿退黄。炙甘草益气和中，防止苦寒伤中。

【药理作用】 本方具有调节内分泌、调节中枢神经、调节代谢、促进改善肠胃蠕动、解热、抗病毒、抗菌、保肝利胆、增强机体免疫功能等作用。

4）阳明湿热发黄兼表证的证治

【仲景原文】 伤寒，瘀热在里，身必黄，麻黄连轺赤小豆汤主之。（262）

【导读】

A. 内外夹杂性病变与病变证机。①辨识病是内外夹杂性病变，其病变都比较明显；②辨识病是内伤夹杂性病变，症状表现有类似太阳病；③辨识阳明湿热证夹杂瘀血病变，其治必须相互兼顾。

B. 麻黄连轺赤小豆汤方证。麻黄连轺赤小豆汤既是辨治内外夹杂性病变的重要用方，又是辨治内伤夹杂性病变的重要用方，还是辨治湿夹水气病变的重要用方。

【译文】

感受外邪而演变为内外夹杂性病变，在表是太阳病，在里是阳明湿热夹瘀证，身体必有发黄，其治可选用麻黄连轺赤小豆汤。

【注释】

伤寒： 感受外邪而演变为内外夹杂性病变。

瘀热在里： 在里病变证机是湿热与瘀相结，以湿热为主。

【方药组成】 麻黄连轺赤小豆汤

麻黄去节，二两（6g）　连翘二两（6g）　杏仁去皮尖，四十个（7g）　赤小豆一升（24g）　大枣擘，十二枚　生梓白皮切，一升（24g）　生姜切，二两（6g）　甘草炙，二两（6g）

上八味，以潦水一斗，先煮麻黄，再沸，去上沫，内诸药，煮取三升，去滓。分温三服，半日服尽。

【用药要点】 方中麻黄解表散寒，宣发郁滞。赤小豆渗利水湿。生姜既解表散寒，又和中益胃。杏仁降逆浊逆，通调水道。连轺、赤小豆、生梓白皮，清热除湿退黄。甘草、大枣，益气和胃，防止发散伤气、清热伤中。

【药理作用】 本方具有增强机体免疫功能、保肝利胆、促进胆汁分泌、调节胃肠蠕动、调节支气管腺体分泌、解除支气管平滑肌痉挛、解热、抗过敏、抗菌、抗病毒、抗风湿、改善微循环等作用。

（三）阳明虚热证

1. 阳明虚热证的证机

【仲景原文】脉浮而芤，浮为阳，芤为阴，浮芤相搏，胃气生热，其阳则绝。（246）

【导读】

阳明虚热证与病变证机。①辨识阳明胃阳盛生热，阴虚生热，虚热病变证机都比较重；②辨识阳明病病变演变为以阳热为主；③辨识阳明虚热证的演变是从内而生。

【译文】

脉浮而芤，脉浮主阳热，脉芤主阴虚，阳热阴虚相互搏结演变，阴不制阳而胃阳演变为热，病变证机以阳热极盛为主。

【注释】

浮为阳：浮，脉浮；阳，阳热，发热。

芤为阴：芤，脉芤；阴，阴虚内热。

浮芤相搏：浮，阳热；芤，阴虚内热；相搏，阳热伤阴，阴不制阳而为热，相互演变而加重病情。

胃气生热：气，阳也；生，演变。

其阳则绝：阳，阳热；绝，热盛，热极。

2. 阳明虚热或虚寒身痒证

【仲景原文】阳明病，法多汗，反无汗，其身如虫行皮中状者，此以久虚故也。（196）

【导读】

阳明虚热或虚寒证与身痒。①辨识阳明病症状表现无汗，既可见于阳明热证又可见于阳明虚寒证；②辨识阳明病夹杂正气虚弱的病变证机；③辨识阳明虚热或虚寒证的特殊典型症状表现。

【译文】

阳明虚热或虚寒证的表现，根据病变应有汗出较多，反而没有汗出，病人以身体瘙痒如虫行皮中状为主，这是由于阳明虚热或虚寒日久不愈的缘故。

【注释】

阳明病：阳明虚热或虚寒证的表现。

法多汗：法，根据；多汗，阳明虚热，迫津外泄，病以阴虚为主者，以盗汗为主；病以气虚为主者，以自汗为主；阳明虚寒以虚为主则汗出，以寒为主则无汗。

反无汗：病变证机是阳明虚热，热伤阴津，病变以津亏为主；阳明虚寒以寒为主，寒主凝则无汗。

其身如虫行皮中状者：如，像也；虫行，似在皮肤中行，引申为身痒；皮中，皮肤肌内。

此以久虚故也：虚，虚热，或虚寒；故，缘由。

（四）阳明虚实夹杂热证

1. 阳明热盛津气两伤证的证治

【仲景原文】*若渴欲饮水，口干舌燥者，白虎加人参汤主之。*（222）

【导读】

阳明热盛津气两伤证与病证表现。①辨识阳明热盛气阴两伤证的基本症状表现；②白虎加人参汤既是辨治阳明热盛津气两伤证的重要用方，又是辨治各科杂病病变证机属于郁热内盛津气两伤证的重要用方。

【译文】

如果病人口渴欲饮水，饮后仍口干舌燥者，其治可选用白虎加人参汤。

【注释】

若渴欲饮水：饮水多且不能解渴，病变证机是邪热大伤阴津。

口干舌燥者：前言渴欲饮水，后言口干舌燥，即口渴饮水没有得到缓解。

2. 胃热津伤重证的证治

【仲景原文】*吐后，渴欲得水而贪饮者，文蛤汤主之；兼主微风，脉紧，头痛。*（第十七 19）

【导读】

A. 胃热津伤证与病证表现。①辨识胃热津伤证可能夹杂可吐证；②辨识胃热津伤证可能夹杂太阳病；③辨清夹杂性病变必须辨清病变主次方面。

B. 文蛤汤方证。文蛤汤既是辨治胃热津伤重证的重要代表方，又是辨治太阳伤寒证与阳明胃热津证夹杂的重要治病方。

【译文】

胃热津伤证的表现，呕吐之后，口渴饮水而贪饮不止，其治可选用文蛤汤；若胃热津伤证兼有太阳伤寒证，轻微怕风，脉紧，头痛，其治亦可选用文蛤汤。

【注释】

吐后：呕吐之后的病变证机仍是胃热津伤。

渴欲得水而贪饮者：贪饮，饮水且不能缓解口渴。

兼主微风：兼，又也；主，治疗；微风，轻微怕风。

【方药组成】 文蛤汤

文蛤五两（15 g） 麻黄三两（9 g） 甘草三两（9 g） 生姜三两（9 g） 石膏五两（15 g） 杏仁五十个（8.5 g） 大枣十二枚

上七味，以水六升，煮取二升。温服一升，汗出即愈。

【用药要点】 方中文蛤清胃泻热益阴。麻黄解表散寒或温阳化饮。石膏清热生津止渴。生姜醒脾和胃，宣散透达。杏仁降泄浊逆。甘草、大枣，补益中气，防止宣降伤中。

【药理作用】 本方具有调节胃蠕动、调节支气管腺体分泌、解除支气管平滑肌痉挛、调节腺体分泌、解热、抗过敏、抗炎、止痛、平喘、抗风湿、强心、改善微循环、增强机体免疫功能等作用。

3. 阳明水气郁热水气证

（1）阳明水气郁热水气证的证治

【仲景原文】若脉浮，发热，渴欲饮水，小便不利者，猪苓汤主之。（223）（第十三13）

【导读】

A. 阳明水气郁热水气证与类似证。①辨识阳明郁热水气伤阴证的基本症状表现；②辨识阳明水气郁热阴伤证的症状表现可能夹杂太阳病；③辨识阳明水气郁热阴伤证的症状表现有类似太阳病。

B. 猪苓汤方证。猪苓汤是辨治水气郁热阴伤证的病变证机以水气内结为主。

【译文】

脉浮，发热，渴欲饮水，小便不利者，其治可选用猪苓汤。

【注释】

脉浮：阳明水气郁热水气证之脉浮应与太阳病相鉴别。

发热：阳明水气郁热水气证之发热应与太阳病相鉴别。

渴欲饮水：阳明水气郁热水气证之口渴且饮水不多，因病变证机原有水气内停。

【方药组成】 猪苓汤

猪苓去皮 茯苓 泽泻 阿胶 滑石碎，各一两（3 g）

上五味，以水四升，先煮四味，取二升，去滓。内阿胶烊消。温服七升。日三服。

【用药要点】 方中猪苓利水清热。阿胶养血益阴润燥。泽泻泄热利水。茯苓健脾益气，利水渗湿。滑石利水清热。

【药理作用】 本方具有改善肾功能、抗结石、调节水液代谢、调节钾钙钠氯、增强机体免疫功能、调节血压、调节心律、抗心肌缺血、抗心脑缺氧、降血脂、调节肾上腺皮质功能、抗自由基、抗菌、抗病毒、抗过敏等作用。

（2）猪苓汤治禁

【仲景原文】 阳明病，汗出多而渴者，不可与猪苓汤，以汗多胃中燥，猪苓汤复利其小便故也。（224）

【导读】

A. 阳明热盛津伤证与阳明水气郁热水气证。①辨识阳明水气郁热水气证有类似阳明热盛津伤证；②辨识阳明水气郁热水气证可能有夹杂性病变，其治必须相互兼顾。

B. 猪苓汤适应证及禁忌证。①小便不利的病变证机属于郁热水气阴伤证可选用猪苓汤；②小便不利的病变证机属于阴津损伤证禁用猪苓汤。

【译文】

阳明热盛津伤证的表现，汗出较多，口渴较甚，其治不可选用猪苓汤，因为汗多易伤胃中津伤，猪苓汤虽能滋阴但以利小便为主。

【注释】

阳明病：阳明热盛津伤证。

汗出多而渴者：汗出多，阳明盛热迫津外泄；渴，阳明盛热消灼阴津。

以汗多胃中燥：以，因为；胃中燥，胃中津液亏损。

猪苓汤复利其小便故也：复，又也。亦即猪苓汤既滋阴又利小便，以利小便为主。

（3）阳明热结津亏证的证治

【仲景原文】阳明病，自汗出，若发汗，小便自利者，此为津液内竭，虽硬不可攻之，当须自欲大便，宜蜜煎导而通之；若土瓜根及大猪胆汁，皆可为导。（233）

【导读】

A. 内外夹杂性病变与病证表现。①辨识阳明病夹杂太阳病，必须辨清病变证机主次，即使以太阳病为主，其治必须发汗兼治于里；②辨识阳明病症状表现可能有类似太阳病症状表现；③辨清阳明病与小便自利之间的病变证机。

B. 阳明热结津亏证与辨治方法。①辨识阳明热结证与阳明津伤证症状表现可能有类似；②辨清阳明津伤证的症状表现，针对病变证机而选方用药。

C. 蜜煎导方证、土瓜根方方证、大猪胆汁方方证。蜜煎导是辨治阳明病大便干结以阴津损伤为主，土瓜根方是辨治阳明病大便干结以津伤夹瘀为主，大猪胆汁方是辨治阳明病大便干结以郁热伤津为主。

【译文】

阳明病与太阳病相兼，自汗出，若以表证为主，治当发汗，小便偏多，此为津液从内而损伤，大便虽硬且不可攻下，应采用滋润方药使机体阴津恢复而达到排出大便的目的，其治可选用蜜煎导滋阴润下；或选用土瓜根汁方和大猪胆汁方，均可达到润导通下的目的。

【注释】

阳明病：阳明热结津亏证。

若发汗：病以太阳病为主，治当先发汗。

小便自利者：仲景论“小便自利”，不是论小便正常通利，而是论阴津损伤，从小便而损伤。

此为津液内竭：内，素体；竭，阴津损伤较重。

虽硬不可攻之：大便硬有诸多治疗方法，不能仅仅局限于攻下。

当须自欲大便：须，采用；自，机体阴津恢复。

皆可为导：导，滋润，疏通。

【方药组成一】 蜜煎导

食蜜七合（50 mL）

上一味，于铜器内，微火煎，当须凝如饴状，搅之勿令焦著，欲可丸，并手捻作挺，令头锐，大如指，长二寸许，当热时急作，冷则硬，以内谷道中，以手急抱，欲大便时乃去之。

【用药要点】 方中食蜜清热和阴，补益脾胃，生津润燥，润肠通便，甘缓去急，以治疗大肠津亏热结证。

【药理作用】 本方具有降压、扩张冠状动脉、降血糖、促进创伤愈合、保肝、增强机体免疫功能、解毒、抑菌、抗炎、抗病毒、抗硬化等作用。

【方药组成二】 土瓜根汁方

土瓜根二十两（60 g）（注：方药用量乃编者所加，仲景原方无剂量。）

上一味，以水四升，煮取二升，去滓。本方之用有二法：温服一升，分二服。又纳灌肛门内，急抱，欲大便时乃去之。（注：方药用量乃编者所加，仲景原方无剂量。）

【用药要点】 方中土瓜根清热益阴，生津润燥，泻热除结，以治疗大肠津亏燥热内结证。

【药理作用】 本方具有改善微循环、扩张血管、调节血压、调节胃肠蠕动、抗菌、抗过敏、解痉等作用。

【方药组成三】 大猪胆汁方

猪胆一枚

又大猪胆汁一枚，泻汁，和少许法醋，以灌谷道内，如一食顷，当大便出宿食恶物，甚效。

【用药要点】 方中猪胆汁清热育阴，润肠通便，降泄浊热。醋能生津泄热，滋阴润肠。

【药理作用】 本方具有解除支气管平滑肌痉挛、调节支气管腺体分泌、抗过敏、抗休克、抗惊厥、解痉、调节呼吸中枢、促进胆汁分泌、促进胃肠蠕动、扩张血管、抗菌、抗病毒等作用。

三、阳明寒证

（一）阳明实寒证

1. 阳明实寒证主证

【仲景原文】阳明病，反无汗而小便利，二三日呕而咳，手足厥者，必苦头痛；若不咳，不呕，手足不厥者，头不痛。（197）

【导读】

A. 阳明实寒证与基本脉证。①辨识阳明寒证与阳明热证有相同的症状表现；②辨识阳明病可能夹杂肺病变；③辨清阳明寒证的辨证要点。

B. 阳明实寒证与可能伴随的症状。①辨识阳明寒证有轻证重证之分；②辨识阳明寒证因人而异可有夹杂性病变。

【译文】

阳明实寒证的表现，无汗而小便反而通利，二三日呕吐，咳嗽，手足厥冷，可能有头痛较重；若没有咳嗽和呕吐，手足也没有厥冷，也没有头痛。

【注释】

阳明病：阳明实寒证。

反无汗而小便利：反，反而；小便利，寒不伤阴津。

二三日呕而咳：二三日，约略之辞；咳，胃寒气逆于肺。

手足厥者：病变证机是寒盛而阻遏阳气不能温煦。

必苦头痛：必，可能；苦，病甚，比较重；头痛，阳明胃寒上攻。

2. 阳明实寒证基本主脉

【仲景原文】其脉数而紧乃弦，状如弓弦，按之不移，脉数弦者，当下其寒；脉紧大而迟者，必心下坚；脉大而紧者，阳中有阴，可下之。（第十 20）

【导读】

诊脉与治法。①辨识脉弦紧的表现特点；②辨识阳明寒结证以弦数脉为主；③辨识病变在心在胃的脉象特点；④辨识阳明寒热郁结夹杂性病变以脉大紧为主。

【译文】

病人脉数既紧又弦，形状如同弓弦一样，推按脉数紧弦且僵硬不移，脉数弦者，治当下其寒；脉紧大而迟者，可有心下坚硬；脉大而紧者，病变证机是阳明实寒内结，其治可选用下法。

【注释】

其脉数而紧乃弦：脉数，正气积力抗邪；紧，脉紧，寒气凝结；弦，脉弦，经脉被寒邪所拘急。

状如弓弦：状，形态；弓，弓箭；弦，弓弦之弦。形容紧弦脉的形状。

按之不移：紧弦脉僵硬不柔和，病变证机是寒气凝结。

脉数弦者：病变证机是寒气内结，腑气不通，正气积力奋起抗邪。

脉紧大而迟者：脉紧，寒凝；大，正气奋起抗邪；迟，寒邪郁遏。

心下坚：心下，胃脘，腹部；坚，僵硬。

阳中有阴：阳，阳明；阴，寒邪。

3. 阳明寒结证的证治

【导读】

三物备急丸是辨治阳明寒结证的重要代表方。

【方药组成】 三物备急丸（杂疗方）

大黄　干姜　巴豆各等分

上皆须精新，多少随意。先捣大黄、干姜，下筛为散。别研巴豆，如脂，内散中，合捣千杵。即尔用之为散亦好，下蜜为丸，密器贮之，莫令歇气。若中恶客忤，心腹胀满刺痛，口噤气急，停尸卒死者，以暖水、苦酒服大豆许三枚，老小量之，扶头起，令得下喉，须臾未醒，更与三枚，腹中鸣转，得吐利便愈。若口已噤，可先和成汁，倾口中令从齿间得入至良。

【用药要点】 方中巴豆攻逐寒气，荡涤秽浊，通达气机。干姜温暖中气，驱散阴寒。大黄推陈致新，荡涤肠胃，洁净腑气，一寒一温，温受寒制而不燥化，寒受热制而不凝滞。

【药理作用】 本方具有调节肠胃蠕动、解除胃肠平滑肌痉挛、改善微循环、调节心律、强心、抗休克、改善肺组织、调节呼吸中枢、调节血管通透性、调节去甲肾上腺素水平、清除内毒素、改变血管性肠肽、增强机体免疫功能、抗菌、抗病毒、抗过敏、抗硬化等作用。

（二）阳明虚寒证

1. 阳明虚寒胃反证

（1）阳明虚寒胃反证主证证机

【仲景原文】脉弦者，虚也，胃气无余，朝食暮吐，变为胃反。寒在于上，医反下之，今脉反弦，故名曰虚。（第十七 3）

【导读】

A. 阳明虚寒胃反证与病变证机。①辨识脉弦主虚证；②辨识弦脉主虚证的病变证机夹杂寒郁；③辨识弦脉主虚证的病变证机是虚寒以寒为主。

B. 阳明虚寒胃反证与类似证。①辨识寒气内结夹杂性病变，即使病变有可下证，其治不能仅用泻下方药，必须兼顾正气；②辨识寒气内结夹杂性病变有类似可下证，其治不能用泻下方药；③辨清弦脉主虚不是单一的虚证，而是虚寒夹杂性病变。

【译文】

阳明胃虚寒证的表现，脉弦，乃虚中夹寒，胃气大虚，早食暮吐，病演变为胃反。虚寒在胃脘类似实证，医生未能审明病变反而用下法治疗，目前诊脉且弦，这叫作阳明胃虚寒证。

【注释】

虚也：病变证机是虚寒，以虚为主。

胃气无余：无余，没有多余的，引申为大虚。

朝食暮吐：朝食，早上，阳气渐盛，尚能饮食；暮吐，傍晚，阳气渐减，阳气不能消谷则又吐出。

变为胃反：变，演变，转变；胃反，食则即吐。病变证机是阳明虚寒，虚不能受纳而上逆。

寒在于上：寒，虚寒；上，胃脘。

医反下之：医，医生；反，误将虚寒证为实证而用下法，下之必大伤阳气。

今脉反弦：今，目前，当前，现在；脉，诊脉；反，且也。

故名曰虚：虚，虚寒，以虚为主。

（2）阳明虚寒证主脉及证机

【仲景原文】寸口脉微而数，微则无气，无气则营虚，营虚则血不足，血

不足则胸中冷。（第十七 4）

【导读】

阳明虚寒证与病变证机。①辨识阳明虚寒证的病变证机是以虚为主；②辨识阳明虚寒证可能夹杂气血不足的病变证机；③辨识阳明虚寒证可能夹杂胸阳虚证；④辨识胸阳虚可能夹杂血不足。

【译文】

阳明虚寒证的表现，寸关尺三部脉既微又数，脉微主气虚，气虚不能化营则营虚，营虚不能化血则血虚，气血虚弱则可演变为胸中怕冷。

【注释】

寸口脉微而数：寸口脉，寸关尺三部脉；数，气虚不固，阳气浮越。

微则无气：微，脉微；无气，无者，没有，引申为气虚较甚。

无气则营虚：营虚，气虚不能化营，营因之而虚。

营虚则血不足：营可化血，血生于营，营虚则血亦虚。

血不足则胸中冷：血，血以涵气，亦即气血相互为用；胸中冷，胸中之气因阳明之气虚而不能温煦。

（3）阳明虚寒胃反证证机及预后

【仲景原文】趺阳脉浮而涩，浮则为虚，涩则伤脾，脾伤则不磨，朝食暮吐，暮食朝吐，宿谷不化，名曰胃反。脉紧而涩，其病难治。（第十七 5）

【导读】

A. 脉涩胃反与病变证机。①辨识阳明虚寒证之浮脉主里，涩脉主虚；②辨识阳明虚寒证呕吐症状表现特点；③辨识阳明虚寒证病变证机是虚寒夹宿食。

B. 胃反脉浮脉紧与预后。①辨识阳明虚寒证出现“脉紧而涩”多为危重病情；②辨治阳明虚寒证病情危重，其治必须既益正又散寒，以益正为主。

【译文】

趺阳脉浮而涩，脉浮无力主虚证，脉涩主寒伤脾胃，脾胃伤则不能受纳与运化，早食暮吐，或暮食早吐，病变证机是脾胃虚弱，饮食积滞，宿而不消，对这样的病叫作胃反。脉紧而涩，病情较重，治疗较难。

【注释】

趺阳脉浮而涩：趺阳脉，位于足背胫前动脉搏动处，属足阳明胃经的经脉。

浮则为虚：浮，脉浮；虚，脉浮无力，病变证机是脾胃虚弱，气血无以化生。

涩则伤脾：涩脉主虚寒；脾，脾胃；伤脾，脾胃虚弱，寒又伤脾胃。

脾伤则不磨：脾伤，脾胃因寒而伤；不磨，胃不受纳，脾不运化。

朝食暮吐：朝为阳，暮为阴，朝则阳气渐盛故能食，暮则阳气渐弱，脾胃虚寒，不能纳食则吐。

暮食朝吐：暮为阳明主时，故能食，朝则阳气渐生，阴寒未去而上逆则吐。因人不同，因体质不同，食吐可有不同的病证表现。

宿谷不化：宿谷，食而不消；化，消化。

脉紧而涩：紧，主寒盛；涩，主寒凝。

2. 阳明虚寒呕吐证

（1）阳明虚寒呕吐证的证治

【仲景原文】食谷欲呕，属阳明也，吴茱萸汤主之；得汤反剧者，属上焦也。（243）

【导读】

A. 阳明虚寒证与病证表现。①辨识阳明病的病变证机以气逆为主；②辨识阳明病的病变证机是虚寒；③吴茱萸汤是辨治阳明虚寒气逆证的最佳基础用方。

B. 阳明虚寒证与类似证。①辨识“食谷欲呕”的病变证机既有寒证又有热证，从舌质苔色辨清病变证机；②辨识“食谷欲呕”的病变部位既有在中焦又有在上焦，必须辨清病变属性和病变部位。

【译文】

食后欲吐者，病变属于阳明胃，其治可选用吴茱萸汤；服用吴茱萸汤病证加剧者，病变属于上焦郁热。

【注释】

食谷欲呕：食，吃也；谷，食物；欲，想也，思念。

属阳明也：属，属于，归属；阳明，阳明胃。

得汤反剧者：得汤，得吴茱萸汤；反剧，病情反而加重。

属上焦也：上焦，心也，肺也，即上焦心肺郁热的病变亦可出现食后欲吐，应与之相鉴别。

【方药组成】 吴茱萸汤

吴茱萸洗，一升（24 g）　人参三两（9 g）　生姜切，六两（18 g）　大枣擘，十二枚

上四味，以水七升，煮取二升，去滓。温服七合，日三服。

【用药要点】 方中吴茱萸温肝散寒，暖胃通阳，降逆止呕。生姜温胃散寒，降逆止呕。人参大补中气，和胃益脾，补益气血，滋养肝胃。大枣益气和中。

【药理作用】 本方具有保护胃黏膜、抑酸、对抗小肠功能亢进、调节胃肠平滑肌蠕动、保护胃肠黏膜、抗溃疡、调节心律、强心、改善微循环、增强机体免疫功能、调节周围神经、保肝利胆、镇静、解热、抗菌、抗病毒、抗过敏等作用。

（2）阳明胃虚寒呕满证的证治

【仲景原文】 呕而胸满者，茱萸汤主之。（第十七 8）

【导读】

A. 阳明虚寒证与病证表现。①辨识阳明虚寒证可能夹杂胸中病变；②辨识阳明虚寒证的症状表现可能有类似胸中病变。

B. 阳明虚寒证与吴茱萸汤证。吴茱萸汤既是辨治阳明虚寒证的重要用方，又是辨治心肺虚寒证的重要用方。

【译文】

阳明虚寒证的表现，呕吐、胸满，其治可选用吴茱萸汤。

【注释】

呕而胸满： 阳明虚寒证，既可能以呕吐为主，又可能以胸满为主。

吴茱萸汤： 既可辨治阳明虚寒证，又可辨治上焦虚寒证，且不能局限于阳明胃。

3. 阳明虚寒下利重证的证治

【仲景原文】 脉浮而迟，表热里寒，下利清谷者，四逆汤主之。（225）

【导读】

A. 阳明虚寒下利证与病变证机。①辨识阳明虚寒证的症状表现以气陷为主；②辨识阳明虚寒证可能夹杂太阳病；③辨识阳明虚寒证的症状表现可能有类似太阳病症状表现；④辨识阳明虚寒证可能夹杂表热症状。

B. 四逆汤方证，四逆汤既是辨治少阴虚寒证的重要用方，又是辨治阳明虚

寒证的重要用方。

【译文】

阳明虚寒下利重证的表现，脉浮而迟，病变证机是外有假热里有真寒，并有泻下不消化食物，其治可选用四逆汤。

【注释】

脉浮而迟：浮，脉浮无力。

表热里寒：表热，在表有身热，病变证机是阳气浮越于外；里寒，里有阳气虚弱，阴寒内生。

下利清谷：清谷，不消化食物。

四逆汤：既可辨治少阴寒证，又可辨治阳明寒证。

4. 阳明虚寒痼瘕证

【仲景原文】阳明病，若中寒者，不能食，小便不利，手足濈然汗出，此欲作固瘕，必大便初硬后溏；所以然者，以胃中冷，水谷不别故也。（191）

【导读】

阳明虚寒痼瘕证与病变证机。①辨识不能食是阳明寒证与阳明热证共有症状表现；②辨识小便不利是阳明寒证与阳明热证共有症状表现；③辨识手足濈然汗出是阳明寒证与阳明热证的共有症状表现；④大便初硬后溏是阳明寒证与阳明热证共有症状表现；⑤从舌质苔色可辨清病变证机是胃中虚冷。

【译文】

阳明虚寒证的表现，病变证机是阳气虚弱，寒从内生，不能食，小便不利，手足濈然汗出，此为将要演变为阳明痼瘕证，大便必是初头硬后溏泄；为何有这样的病证，是因为阳明肠胃虚寒，饮食不能消化的缘故。

【注释】

阳明病：阳明虚寒证。

若中寒者：中，侵袭，内在；侵袭，即外寒侵袭，加重阳明虚寒证；内在，阳明虚寒，寒从内生。

手足濈然汗出：阳明气虚，不能固摄，阴津外泄。

此欲作固瘕：固，痼也，久病；瘕，大便初头硬后溏泄。

胃中冷：胃中，胃家，大肠小肠皆属于胃家；冷，肠胃虚寒。

水谷不别故也：水谷，食物；别，分开，分离，引申为消化。

5．阳明虚寒哕证

【仲景原文】 若胃中虚冷，不能食者，与水则哕。（226）

【导读】

阳明虚寒证与病证表现。①辨识阳明虚寒证的基本症状表现；②辨识阳明虚寒证可能出现哕逆与饮水之间的内在演变关系。

【译文】

如阳明虚寒证的表现，不能饮食，饮水则干呕哕逆。

【译文】

胃中虚冷：胃中，胃脘；冷，寒也；亦即阳明虚寒证。

与水则哕：与，给予；水，饮水。胃阳虚弱而不降，寒气内生而凝滞，阳虚不能化水，饮水则胃气上逆。

6．阳明虚寒发黄证

（1）阳明虚寒发黄证证机、治则及治禁

【仲景原文】 伤寒，发汗已，身目为黄，所以然者，以寒湿在里不解故也；以为不可下也，于寒湿中求之。（259）

【导读】

内外夹杂性病变与辨治方法。①辨识阳明虚寒发黄证夹杂太阳病变，病以太阳病为主，其治既要治太阳又要治里；②辨识阳明虚寒发黄证必须辨清病变证机；③辨识阳明虚寒发黄证可能有类似可下证；④辨识阳明虚寒发黄证可能夹杂可下证，即使以可下证为主，其治必须相互兼顾；⑤辨识阳明虚寒发黄证的病变证机可能是寒湿夹杂；⑥辨治阳明虚寒证，既要补益又要散寒，更要化湿。

【译文】

病是内外夹杂性病变，以表证为主，其治当发汗解表，然则以身目发黄为主，为何有这样的病证表现，因为在里有寒湿浸淫且未解除；虽有类似可下证，且不可用下法，应当从寒湿中辨治。

【注释】

伤寒：素有寒湿而又被外寒侵袭，病为内外夹杂性病变。

发汗已：以表证为主，治当先表。

身目为黄：身黄目黄，亦即黄疸。

以为不可下也：以，因为；为，有也；不可下，因寒湿发黄有类似可下证。

于寒湿中求之：于，从也；求，审证求因，以法辨治。

（2）阳明虚寒谷疸证或阳明郁热谷疸证及治禁

【仲景原文】 阳明病，脉迟，食难用饱，饱则微烦，头眩，必小便难，此欲作谷疸；虽下之，腹满如故，所以然者，脉迟故也。（195）（第十五3）

【导读】

阳明虚寒谷疸证或阳明郁热谷疸证与基本脉证。①辨识阳明虚寒谷疸证或阳明郁热谷疸证的基本脉证；②辨识阳明虚寒谷疸证或阳明郁热谷疸证可能夹杂可下证；③辨识阳明虚寒谷疸证或阳明郁热谷疸证可能有类似可下证；④辨治阳明虚寒谷疸证或阳明郁热谷疸证，既要针对虚寒或郁热而治，又要针对夹杂病变而治，更要针对类似症状而治。

【译文】

阳明虚寒谷疸证或阳明郁热谷疸证的表现，脉迟，稍微饮食即饱胀，食后脘腹轻微烦闷不舒或心胸烦闷，头晕目眩，必有小便困难，这是阳明病将要演变为谷疸证；病变类似可下证，若用下法，必然导致脘腹胀满仍在，为何有这些情况呢，因为脉迟反映阳明虚寒证或阳明郁热证的本质。

【译文】

阳明病：阳明虚寒谷疸证，或阳明郁热谷疸证。

脉迟：病变证机是寒滞脉络，经气不利，或热郁经气脉络。

食难用饱：食，饮食；难，不能；用，有，出现；饱，饥饱之饱，即正常饮食。

饱则微烦：微烦，脘腹烦闷不舒，心中烦闷。病变证机是阳明虚寒，虚不受谷，寒气内乘，饮食不消而浊气上逆；或郁热阻滞阳明气机，壅滞上逆。

头眩：头晕目眩，病变证机是虚寒浊气上逆，或郁热上逆。

必小便难：难，小便不利困难。

此欲作谷疸：作，发生，发作；谷疸，因饮食不当而诱发黄疸。

虽下之：谷疸之腹满有类似可下证之腹满，即使当用下法，也要针对病变证机而用下，且不可盲目用下。

腹满如故：原有腹满，下后腹满仍在。

（三）阳明血证

1．阳明瘀热喜忘证的证治

【仲景原文】阳明证，其人喜忘者，必有畜血，所以然者，本有久瘀血，故令喜忘，屎虽硬，大便反易，其色必黑者，宜抵当汤下之。（237）

【导读】

A．阳明瘀热证与病变证机。①辨识阳明病的病变证机是瘀热；②辨清阳明瘀热证可能出现喜忘症状；③辨清阳明瘀热证可能夹杂心脑病变。

B．阳明瘀热证与类似证。①辨清阳明瘀热证与阳明热结证症状表现有类似；②辨识阳明瘀热证与阳明热结证的共有症状表现。

C．抵当汤方证。抵当汤既是辨治阳明瘀热证的重要用方，又是辨治心脑瘀热证的重要用方。

【译文】

阳明瘀热证的表现，病人健忘，病变证机必是瘀热留结，为何知道病变是瘀热，因为病人本有瘀血，所以健忘，大便虽硬，但排大便较易，大便色泽必定是黑如油漆状，其治可选用抵当汤下之。

【注释】

阳明证：阳明瘀热证。

其人喜忘者：喜忘，健忘。病变证机是瘀热内结，肆虐于心，心神既不得阴血所养，又被瘀热所郁遏。

必有畜血：必，必是；畜，瘀血。

本有久瘀血：本，原有；久，日久不愈。

屎虽硬：瘀热内结。

大便反易：瘀血属阴主润。

其色必黑：瘀热与糟粕相结，热灼阴熬血其色为黑。

抵当汤：既可辨治健忘，又可辨身黄，更可辨治少腹拘急，关键在于审明病变证机是瘀血。

2．阳明血利证

【仲景原文】若脉数不解，而下不止，必协热便脓血也。（258）

【导读】

阳明瘀热血利证与病证表现。①辨识瘀热病变与脉象变化之间的演变关系；

②辨识阳明瘀热证与便脓血之间的演变关系。

【译文】

病人脉数不解，下利不止，必定伴有发热与便中夹有脓血。

【注释】

脉数不解：原有脉数，治后仍脉数。

而下不止：原有下利，治后下利仍不能自止，病变证机是邪热下迫下注。

必协热便脓血也：必，必定；协热，伴有发热；便脓血，大便中夹有脓血，病变证机是热迫血动血，血不得行于脉中而溢于脉外。

3．阳明血热证

【仲景原文】阳明病，口燥，但欲漱水，不欲咽者，此必衄。（202）

【导读】

阳明血热证与病证表现。①辨识阳明血热证的基本症状表现；②辨识阳明血热证的辨证要点；③辨识阳明衄症状表现的特殊性及其广泛性。

【译文】

阳明血热证的表现，口干咽燥，只是想用水漱口，且不欲咽下，这必有出血。

【注释】

阳明病：阳明血热证。

口燥：口干咽燥。

但欲漱水：但，仅也，只是；漱水，用水漱口且又吐出，病变证机是热迫血上蒸且又伤津。

不欲咽者：津伤欲饮水，热在血而迫血上溢，故又不欲咽水。

此必衄：衄，鼻出血或肌肤出血。

4．阳明气血郁热证

【仲景原文】脉浮，发热，口干，鼻燥，能食者，则衄。（227）

【导读】

阳明气血郁热证与病证表现。①辨识阳明气血郁热证的基本症状表现；②辨识阳明气血郁热证可能夹杂太阳病；③辨识阳明气血郁热证可能有类似太阳病的症状表现；③辨识衄血的病变部位既可能在肌肤营卫又可能在脏腑。

【译文】

阳明气血郁热证的表现，脉浮，发热，口干，鼻腔干燥，饮食尚可，必有出血或紫斑。

【注释】

脉浮：脉浮有力。

能食者：阳明病变热在血，尚未影响到胃气通降。

衄：鼻出血，或牙龈出血，或肌肤紫斑。

5. 阳明出血证

【仲景原文】阳明病，下血，谵语者，此为热入血室，但头汗出者，刺期门，随其实而泻之，濈然汗出则愈。（216）（第二十二4）

【导读】

A. 阳明出血证与病变证机。①辨识阳明出血证可能夹杂心病变；②辨识阳明出血证可能有类似心病变；③辨识阳明出血部位既可能在上又可能在下。

B. 阳明出血证与针刺。①辨治阳明出血证可以选用针刺方法；②辨治阳明出血证可以选用方药；③辨治阳明出血证可以选用方药与针刺并用的方法。

【译文】

阳明出血证的表现，出血，谵语，此病变证机是热入血室，仅有头汗出，其治可选用针刺期门穴，因病变属于实而用泻法，治后汗出连绵不断则病为向愈。

【注释】

阳明病：阳明出血证。

下血：出血的病变部位具有不确定性，或妇科出血，或大便出血，或小便出血。

此为热入血室：血室，病变在血，病变部位具有不确定性。

刺期门：期门与血密切相关，针刺期门穴可泻血中之热。

随其实而泻之：随，因也；实，实证。

濈然汗出则愈：濈然，连绵不断；亦即血热因汗而外泄。

（四）阳明宿食证

1. 阳明宿食证主脉

【仲景原文】脉紧如转索无常者，有宿食也。（第十25）

【导读】

阳明宿食证与基本脉象。①辨脉紧与宿食之间的演变关系与特殊关系；②辨识阳明宿食必须结合舌质苔色；③辨识阳明宿食不能仅仅局限于脉紧，必须全面分析综合判断，然后得出诊治结论。

【译文】

阳明宿食证的表现，用手按寸关尺三部，脉紧无柔和之象似扭转绳子绷紧一样，这是饮食宿而不消的缘故。

【注释】

脉紧如转索无常者：如，像也，似也；转，扭转；索，绳索；无，没有；常，正常，引申为柔和。

有宿食也：宿，食而不消；食，饮食积滞。

2. 阳明宿食证主证

【仲景原文】脉紧，头痛风寒，腹中有宿食不化也。（第十26）

【导读】

内外夹杂性病变与病证表现。①辨识阳明宿食证可能夹杂太阳病；②辨识脉紧既可能是阳明宿食脉紧又可能是太阳风寒脉紧；③辨治内外夹杂性病变，其治必须相互兼顾。

【译文】

病人脉紧，病是内外夹杂性病变，在表是风寒头痛，在里是腹中宿食不消。

【注释】

脉紧：主病有在表在里，欲明病变属性，必须脉证合参。

头痛风寒：外感风寒所致头痛。

腹中有宿食不化也：腹，脘腹，亦即脘腹有宿食；腹，腹中，亦即肠中有糟粕积聚。

3. 阳明宿食上脘证的证治

【仲景原文】宿食在上脘，当吐之，宜瓜蒂散。（第十24）

【导读】

饮食积滞证与辨治方法。①辨治胃脘宿食证可以选用涌吐方法；②辨治胃脘宿食证可选用泻下方药；③辨识病急者可选用吐法，病缓者可选用下法。

【译文】

饮食积滞在胃脘，其治可用吐法，当选用瓜蒂散。

【注释】

宿食在上脘：宿食，饮食积滞不消；上脘，胃脘。

瓜蒂散：既可辨治痰结证，又可辨治宿食证。

4. 阳明宿食重证主脉及其证治

【仲景原文】问曰：人病有宿食，何以别之？师曰：寸口脉浮而大，按之反涩，尺中亦微而涩，故知有宿食，大承气汤主之。（第十21）

【导读】

饮食积滞证与脉象。①辨识阳明宿食证，辨脉以浮为主；②辨识阳明宿食证，辨脉以大为主；③辨识阳明宿食证，辨脉以涩为主；④辨识阳明宿食证，辨脉以微为主；⑤辨识阳明宿食证，辨脉以相互夹杂为主；⑥辨识脉象必须因人因症状而异。

【译文】

学生问：病人患有饮食积滞，怎样才能辨别清楚？老师说：寸部脉浮而大，按之反涩，尺中脉亦有轻微涩，所以知道病人有宿食，其治可选用大承气汤。

【注释】

人病有宿食：病，患病；宿食，饮食积滞。

寸口脉浮而大：寸口，寸关尺三部脉之寸部脉；浮，病变部位在上；大，正邪交争比较明显。

按之反涩：即脉浮大兼涩，病变证机是饮食积滞，郁遏经气脉络。

尺中亦微而涩：尺部脉未必尽主下焦病变，亦有主中焦病变，即尺脉浮大兼涩主中焦饮食积滞证。

5. 再论阳明宿食重证的证治

【仲景原文】脉数而滑者，实也，此有宿食，下之愈，宜大承气汤。（第十22）

【导读】

饮食积滞证与脉象。①辨识阳明宿食证，辨脉可能以数为主；②辨识阳明宿食证，辨脉可能以滑为主；③辨识阳明宿食证，辨脉可能以数滑为主。

【译文】

阳明宿食证的表现，脉数而滑，病变证机属于邪实，此为饮食积滞所致，下之则积滞得以解除，其治可选用大承气汤。

【注释】

脉数而滑者：数，热也；滑，饮食积滞。

下之愈：用下法未必仅仅局限于下焦，在中焦者亦可用下法。

6. 阳明下利宿食重证的证治

【仲景原文】下利，不欲食者，有宿食也，当下之，宜大承气汤。（第十23）

【导读】

阳明热结旁流证与饮食积滞。①辨识阳明热结下利证的症状表现；②辨识阳明宿食证的症状表现；③辨识阳明热结证可能夹杂阳明宿食证；④大承气汤既可辨治阳明热结证又可辨治阳明宿食证。

【译文】

病人下利，不能饮食，病变证机是饮食积滞，其治可用下法，当选用大承气汤。

【注释】

下利：饮食积滞，损伤脾胃之下利，即泻下臭秽且伴有不消化食物。

不欲食者：饮食积滞，胃气不降。

当下之：病变在中焦，病证表现在下焦，其治可用下法。

大承气汤：既能辨治阳明大肠热结证，又能辨治阳明胃宿食证。

（五）阳明胃水饮证

1. 饮阻脾胃呕渴证偏寒者的证治

【仲景原文】胃反，吐而渴欲饮水者，茯苓泽泻汤主之。（第十七 18）

【导读】

A. 饮阻脾胃证与病证表现。①辨识饮阻脾胃之呕吐比较剧烈；②辨清饮阻脾胃之呕吐比较频繁；③辨识呕吐与饮水之间的内在演变关系；④辨识水气内停与饮水之间的内在特殊演变关系。

B. 茯苓泽泻汤方证。茯苓泽泻汤既是辨治饮阻脾胃证的重要用方，又是辨治心肺肾水气内停证的重要用方。

【译文】

饮阻脾胃证的表现，呕吐，渴欲饮水，其治可选用茯苓泽泻汤。

【注释】

胃反：食后即呕吐。

吐而渴欲饮水者：呕吐因水气内停所致，吐后津伤又有渴欲饮水，饮后又加剧水气内停。

【方药组成】 茯苓泽泻汤

茯苓半斤（24 g） 泽泻四两（12 g） 甘草二两（6 g） 桂枝二两（6 g） 白术三两（9 g） 生姜四两（12 g）

上六味，以水一斗，煮取三升，内泽泻，再煮取二升半。温服八合，日三服。

【用药要点】 方中茯苓健脾益气，渗利水湿。泽泻泻脾胃水饮留结。桂枝温阳化气，温胃化饮。白术健脾燥湿。生姜温胃散寒，宣畅中气。甘草益气和中。

【药理作用】 本方具有调节胃肠平滑肌蠕动、保护胃肠黏膜、调节心律、改善微循环、调节腺体分泌、促进新陈代谢、抗胃溃疡、抗氧化、抗缺血、增强机体免疫功能、改善肺肾功能、对中枢神经双向调节、调节水电解质代谢、保肝利胆等作用。

2. 饮阻脾胃寒证的证治

【仲景原文】干呕，吐逆，吐涎沫，半夏干姜散主之。（第十七 20）

【导读】

A. 饮阻脾胃寒证与病证表现。①辨识饮阻脾胃寒证的病变可能以呕吐食物为主；②辨识饮阻脾胃寒证的病变可能以呕吐涎沫为主；③辨识饮阻脾胃寒证的病变可能以呕吐无物为主。

B. 半夏干姜散方证。半夏干姜散既可辨治饮阻脾胃呕逆证，又可辨治饮阻脾胃唾涎证，还可辨治心肺饮结证。

【译文】

干呕，或呕吐呃逆，或吐涎沫，其治可选用半夏干姜散。

【注释】

干呕：呕而无物。

吐逆：吐，呕吐；逆，呃逆。

吐涎沫：呕吐浊唾涎沫。

【方药组成】 半夏干姜散

半夏　干姜等分

上二味，杵为散，取方寸匕，浆水一升半，煮取七合。顿服之。

【用药要点】 方中半夏温中散寒，降逆化饮。干姜温脾暖胃，温阳散寒。浆水，调中开胃，畅达气机，降逆止呕。

【药理作用】 本方具有调节水电解质代谢、调节胃肠平滑肌蠕动、保护胃肠黏膜、调节呼吸中枢、改善肺肾功能、调节支气管腺体分泌、解除支气管平滑肌痉挛、促进新陈代谢、抗胃溃疡、抗氧化、抗缺血、增强机体免疫功能、降血脂等作用。

3. 饮阻脾胃冲胸证的证治

【仲景原文】 病人胸中似喘不喘，似呕不呕，似哕不哕，彻心中愦愦然无奈者，生姜半夏汤主之。（第十七 21）

【导读】

A. 饮阻脾胃证与特殊表现。①辨识饮阻脾胃冲胸证的病变可能夹杂肺病变；②辨识饮阻脾胃冲胸证的病变可能类似肺病变；③辨识饮阻脾胃气冲证可能夹杂心胸病变；④辨识饮阻脾胃气结证的症状表现。

B. 生姜半夏汤方证。生姜半夏汤既可辨治脾胃饮阻证，又可辨治饮郁肺证，还可辨治饮逆心证。

【译文】

病人胸中似喘且又不是气喘，似呕且又不是呕吐，似哕且又不是哕逆，整个心胸或胃脘极度痛苦且又无可奈何，其治可选用生姜半夏散。

【注释】

病人胸中似喘不喘：似喘，类似气喘；不喘，病证表现不是气喘。

似呕不呕：似呕，类似呕吐；不呕，病证表现不是呕吐。

似哕不哕：似哕，类似哕逆；不哕，病证表现不是哕逆。

彻心中愦愦然无奈：彻，整个；心中，心胸，胃脘；愦愦然，极度痛苦且又无可奈何。

生姜半夏汤：既可辨治饮阻脾胃冲胸证，又可辨治饮阻脾胃呕逆证。

【方药组成】 生姜半夏汤

半夏半升（12 g） 生姜汁一升（60 mL）

上二味，以水三升，煮半夏，取二升，内生姜汁，煮取一升半。小冷，分四服。日三夜一服，止，停后服。

【用药要点】 方中半夏醒脾温胃燥湿，通阳助阳化饮，降泄浊气上逆。生姜汁降逆和胃，散结化饮，温胃散寒，开达胸中阳气，调理脾胃，燮理气机升降。

【药理作用】 本方具有调节水电解质代谢、调节胃肠平滑肌蠕动、保护胃肠黏膜、调节呼吸中枢、改善肺肾功能、调节支气管腺体分泌、解除支气管平滑肌痉挛、促进新陈代谢、抗胃溃疡、抗氧化、抗缺血、增强机体免疫功能、降血脂、抗过敏等作用。

（六）阳明胃哕逆证

1. 脾胃寒湿哕证的证治

【仲景原文】干呕，哕，若手足厥者，橘皮汤主之。（第十七 22）

【导读】

A. 脾胃寒湿哕证与病证表现。①辨清病变以干呕为主；②辨清病变以哕为主；③辨清病变以嗳气为主；④辨清病变以恶心为主；⑤辨识病变可能夹杂阳虚者。

B. 橘皮汤方证。橘皮汤是辨治胃寒湿气逆证的重要用方，又是辨治肺气郁滞证的重要用方，还是辨治心气郁滞证的重要用方。

【译文】

病人干呕，哕逆，或手足厥冷者，其治可选用橘皮汤。

【注释】

干呕：呕吐无物。

哕：气从胃脘上冲心胸，且又不能自止。

橘皮汤：既可辨治脾胃寒湿哕证，又可辨治脾胃寒湿胀满证。

【方药组成】 橘皮汤

橘皮四两（12 g） 生姜半斤（24 g）

上二味，以水七升，煮取三升。温服一升，下咽即愈。

【用药要点】 方中橘皮宣通气机，理脾和胃，燥湿降逆。生姜散寒除湿，通阳降逆，温中止痛。

【药理作用】 本方具有调节胃肠平滑肌、改善微循环、调节呼吸中枢、调节腺体分泌、解除胃肠平滑肌痉挛、保护胃黏膜、抗氧化、抗缺血、增强机体免疫功能、改善心肺肝肾功能、改善内脏副交感神经、对中枢神经呈双向调节、降低胃张力等作用。

2. 脾胃虚热夹寒气逆证的证治

【仲景原文】 *哕逆者，橘皮竹茹汤主之。*（第十七23）

【导读】

A. 脾胃虚热夹寒气逆证与症状表现。①辨识脾胃虚热夹寒气逆证的症状表现可能以呕吐为主；②辨识脾胃虚热夹寒气逆证的症状表现可能以嗳气为主；③辨识脾胃虚热夹寒气逆证的症状表现可能以干呕为主；④辨识脾胃虚热夹寒气逆证的症状表现可能以相互夹杂症状为主。

B. 橘皮竹茹汤方证。橘皮竹茹汤既是辨治脾胃虚热夹寒气逆证的重要用方，又是辨治脾胃虚热夹寒气滞证的重要用方。

【译文】

哕逆者，其治可选用橘皮竹茹汤。

【注释】

哕逆者： 哕，气逆；逆，逆行，上逆，或干呕，或嗳气，或呕吐，或浊气上逆，或浊气内结；病变证机是中气虚弱、浊热上逆。

【方药组成】 橘皮竹茹汤

橘皮二升（48 g） 竹茹二升（48 g） 大枣三十枚 人参一两（3 g） 生姜半斤（24 g） 甘草五两（15 g）

上六味，以水一斗，煮取三升。温服一升，日三服。

【用药要点】 方中橘皮行气化滞，和胃降逆。竹茹清热和胃，降泄浊气。人参补益脾胃，和畅中气。生姜降逆醒脾和胃。大枣、甘草，益气补中，调理脾胃。

【药理作用】 本方具有调节胃肠蠕动、促进消化、保肝利胆、促进胆汁分泌、降低血中胆红素、促进血液中胆红素迅速排泄、抗胆碱性抑制、抗自由基、降心肌收缩力、降血压、降血糖、促进血小板聚集、调节内分泌、调节中枢神经、增强机体免疫功能等作用。

（七）胃气下泄气利证的证治

【仲景原文】 气利，诃梨勒散主之。（第十七 47）

【导读】

A. 气利证与基本脉证。①辨识大便泻泄可能夹杂气体声；②辨识肛门仅有气体排出而无粪便。

B. 诃梨勒散方证。诃梨勒散既可辨治气虚气利证，又可辨治气虚滑脱证。

【译文】

病人气从脘腹而下注下泄，其治可选用诃梨勒散。

【注释】

气利：利下不是大便而是腹中转气下泄，或利下是大便中伴有矢气。

【方药组成】 诃梨勒散

诃梨勒煨，十枚（10 g）

上一味，为散，粥饮和，顿服。

【用药要点】 方中诃梨勒顾护胃气，收敛中气，止泄止利，善治胃气下泄证。

【药理作用】 本方具有抗菌、抗病毒、解除胃肠平滑肌痉挛、调节胃肠神经、抗氧化、调节胃肠平滑肌蠕动、保护胃肠黏膜、抗溃疡等作用。

第3节 阳明病兼证

一、阳明病证与太阳病证相兼

（一）阳明病证与太阳病证相兼的辨证关系

【仲景原文】 太阳病，寸缓关浮尺弱，其人发热，汗出，复恶寒，不呕，但心下痞者，此以医下之也；如其不下者，病人不恶寒而渴者，此转属阳明也；小便数者，大便必硬，不更衣十日，无所苦也；渴欲饮水，少少与之，但以法救之；渴者，宜五苓散。（244）

【导读】

A. 内外夹杂性病变与病证表现。①辨识内外夹杂性病变，病以太阳为主；②辨治内外夹杂性病变，仅治里常常不能取得最佳预期效果；③辨治夹杂性病变必须相互兼顾。

B. 阳明热证与症状表现。①病变以阳明病为主，太阳病邪在较短时间内可能传入阳明并加重病情；②辨识原有阳明病为阳明热证。

C. 脾约证与症状表现。①辨识病是内外夹杂性疾病；②辨识阳明夹杂太阳病变；③辨识太阴病变较阳明病变为重；④辨识内外夹杂性病变可能演变为太阴脾约证；⑤辨识脾约证的基本症状表现。

D. 脾胃水气证与五苓散方证。①病变是内外夹杂性病变，在里是脾胃水气病变，太阳病邪内传并加重脾胃水气病变；②辨治脾胃水气病变，即使症状表现有口渴，饮水一定不能太过；③辨治脾胃水气证的最佳用方是五苓散。

【译文】

病是内外夹杂性病变，以太阳病为主，病人发热，汗出，又有恶寒，且没有呕吐，仅有心下痞，这是医生用下法治疗内外夹杂性病变所引起的病证；假如没有使用下法，又没有恶寒，且有口渴，这是内外夹杂性病变转变为阳明热证的表现；假如病人小便偏多，大便干硬，不大便十余日且无明显痛苦，这是疾病演变为脾约证；假如病人渴欲饮水，其治可少少饮水，只有根据病变证机才能选用最佳治疗方药；口渴者，病变证机是水气内结，其治可选用五苓散。

【注释】

太阳病：内外夹杂性病变，以表证为主。

寸缓关浮尺弱：缓，和缓，没有明显病变；浮，太阳病变；弱，正气虚弱。

但心下痞者：但，仅有；心下，胃脘；痞，痞塞不通。

此医以下之也：以表证为主，治当先表，若先治其里，若是用下法治其里，未能切中病变证机，则可引起病证发生变化。

如其不下者：如果医生没有用下法治疗。

病人不恶寒而渴者：原来病是内外夹杂性病变，病变证机属于热夹虚，因正气恢复抗邪，病变可由虚证为主转变为以热证为主。

此转属阳明也：转，传变。原来病变证机在脾胃，可演变以阳明为主。

小便数者：数，或小便量多，或小便次数多。

大便必硬：必，必定，必有，阴津从小便而去，肠失濡润。

不更衣十日：不更衣，不大便；十日，约略之辞，即病变较久。

无所苦也：没有明显痛苦，并非没有任何痛苦。

渴欲饮水：阳明热伤阴津。

少少与之：少饮水可化生阴津，多则可引起水饮内停。

但以法救之：但，只有；法，根据，依据；救，治疗。只有根据病变证机才能选用最佳治疗方药。

渴者：病变证机是水气内停，气不化水。

1. 阳明病与太阳中风证相兼的证治

（1）内外夹杂性病变，治当先表

【仲景原文】阳明病，脉迟，汗出多，微恶寒者，表未解也，可发汗，宜桂枝汤。（234）

【导读】

A. 内外夹杂性病变与脉迟。①辨识内外夹杂性病变，在表是太阳病，在里是阳明病；②辨识病变以太阳病为主，其治最好能够兼顾阳明。

B. 桂枝汤方证。①辨识内外夹杂性病变，在里病变比较轻者，可用桂枝汤，既治太阳又治阳明；②辨识在里病变比较重者，其治必须相互兼顾，避免顾此失彼。

【译文】

阳明病与太阳病相兼的表现，脉迟，汗出较多，轻微怕冷，太阳病仍在，其治可用发汗，可选用桂枝汤。

【注释】

阳明病：阳明病证与太阳病证相兼。

脉迟：脉迟的病变证机有寒有热，临证必须进一步详辨病变证机。

表未解也：太阳病证仍在。

可发汗：辨太阳病为太阳中风证，以表证为主。

桂枝汤：太阳病与阳明病相兼，若阳明病是寒证，用桂枝汤即能达到预期治疗目的；若阳明病是热证，用桂枝汤当酌情配伍清热药，才能取得最佳治疗效果。

（2）内外夹杂性病变，权衡脉象以定治法

【仲景原文】病人烦热，汗出则解，又如疟状，日晡所发热者，属阳明也；脉实者，宜下之；脉浮虚者，宜发汗；下之，与大承气汤；发汗，宜桂枝汤。（240）

【导读】

A．内外夹杂性病变与辨治方法。①辨识内外夹杂性病变，病变以里证为主；②辨识太阳病症状表现有类似疟疾，必须重视鉴别诊断；③辨识阳明病和太阳病的症状表现与汗出之间的关系。

B．辨识大承气汤方证与桂枝汤方证。①辨识内外夹杂性病变以太阳为主；②辨识内外夹杂性病变以里证为主；③辨识内外夹杂性病变都比较重；④辨清内外夹杂性病变的主次或并重矛盾，合理选用兼顾表里的方药。

【译文】

阳明病与太阳病相兼的表现，烦热，汗出后烦热解除，移时又有发热恶寒类似疟状，日晡左右发热较明显，病变属于阳明；脉实者，其治宜用下法；脉浮弱者，其治宜用发汗；下法可用大承气汤；汗法可用桂枝汤。

【注释】

病人烦热：既可见于太阳病烦热，又可见于阳明病烦热。

汗出则解：邪因汗出而泄，烦热因汗出而解。

又如疟状：太阳病证仍在，病证表现类似疟疾。

日晡所发热者：发热，潮热，阳明正气乘势而抗邪，正邪斗争比较明显。阳明病发热有定时，而太阳病发热无定时。

属阳明也：内外夹杂性病变，以阳明热证为主。

脉实者：脉以实为主，治从阳明热证。

脉浮虚者：脉以浮虚为主，治从太阳。

（3）内外夹杂性病变，表里同治

【仲景原文】病腹满，发热十日，脉浮而数，饮食如故，厚朴七物汤主之。（第十9）

【导读】

A．内外夹杂性病变与病证表现。①辨识病内外夹杂性病变，在表是太阳病，在里是阳明病，必须辨清病变主次矛盾方面；②辨识太阳病属于风寒性质，辨脉以浮数为主；③辨识阳明病，有人可能饮食正常，有人可能饮食发生变化。

B．厚朴七物汤方证。厚朴七物汤既是辨治太阳中风证与阳明热结证的重要用方，又是辨治阳明寒热夹杂证的重要用方，还是辨治阳明肠胃寒结证的重要用方，辨治变化的病变必须因证调整方药用量。

【译文】

病人腹满，发热十日左右，脉浮而数，饮食尚未发生明显异常变化，其治可选用厚朴七物汤。

【注释】

腹满：包括胃脘，即脘腹胀满。

发热十日：发热，包括太阳病诸多症状表现，但未必都具备，症状表现并不局限于发热。

脉浮而数：脉浮主表证，脉数主里热。

饮食如故：病发之初至病发十日，饮食尚未发生明显异常变化。

【方药组成】 厚朴七物汤

厚朴半斤（24 g） 甘草三两（9 g） 大黄三两（9 g） 大枣十枚 枳实五枚（5 g） 桂枝二两（6 g） 生姜五两（15 g）

上七味，以水一斗，煮取四升，温服八合，日三服。呕者加半夏五合，下利去大黄，寒多者加生姜至半斤。

【用药要点】 方中厚朴行气消满，导滞下气。大黄泻热通便，通降浊气。桂枝解肌散寒，温中和胃。枳实泻热消痞，通畅气机。生姜宣理中气，降逆和胃。甘草、大枣，益气和中。

又，方中若生姜用量为24g，则温中散寒，与厚朴相用，则温中行气，升降气机。生姜、厚朴、大枣、桂枝皆温补温通。而大黄、枳实受生姜等温药监制则寒性去，尽在发挥通下行气之用。诸药相合，以温中散寒通下，可治疗阳明肠胃寒结证。

【药理作用】本方具有增强胃肠蠕动作用，促进消化作用，改善微循环、调节内分泌、调节腺体分泌、增强机体免疫功能、抗菌、抗炎作用，抗病毒、抗过敏等作用。

（4）汗下失序后的辨证论治

【仲景原文】 汗出，谵语者，以有燥屎在胃中，此为风也。须下者，过

经乃可下之；下之若早，语言必乱，以表虚里实故也，下之愈，宜大承气汤。（217）

【导读】

内外夹杂性病变与辨治方法。①辨识内外夹杂性病变，病以太阳病为主，其治太阳最好能够兼顾阳明；②辨治内外夹杂性病变，仅用发汗方药可能加重阳明病变；③辨识表里病变，可能因治加重阳明病变，仍太阳仍在，其治仍兼顾表里，不可先用下法，最好能够相互兼顾；④辨识内外夹杂性病变，即使病变以里证为主，其治不能仅用下法，用之可能加重病变；⑤辨清病变仅是阳明病，才能仅用下法。

【译文】

病是内外夹杂性病变，汗出，谵语，病变证机是胃家有燥屎内结，以表证为主，即使当用下法，应在解表之后再用下法；若先用下法治里，必然引起语言错乱，这是因为太阳中风证之邪气乘用下法而加重在里阳明热结证的缘故，病以里证为主，治用下法病可向愈，可选用大承气汤。

【注释】

汗出：症状，既代表太阳病诸多症状表现，又代表阳明病诸多症状表现；病变证机，既有可能是太阳病之汗出，又有可能是阳明热结之汗出。

以有燥屎在胃中：燥屎，肠中糟粕阻结；胃中，大肠、小肠皆属于胃家。

此为风也：此内外夹杂性病变，以表证为主，治当先表。

过经乃可下之：过，越过，引申为表证得解；经，太阳病，表证。

下之若早：早，早于发汗。即使用下法在汗法之前。

语言必乱：病变证机是邪热扰心，心神不得守藏。

以表虚里实故也：表虚，太阳中风证，或表证因下而内传，表无邪；里实，阳明热结重证。

2. 阳明病与太阳伤寒证的证治

（1）内外夹杂性病变，治当先表

【仲景原文】阳明病，脉浮，无汗而喘者，发汗则愈，麻黄汤主之。（235）

【导读】

A. 内外夹杂性病变与病证表现。①辨识内外夹杂性病变，病以太阳病为主；②辨识在里可能是阳明夹杂肺病变；③辨治内外夹杂性病变，治表必须兼顾阳明。

B. 麻黄汤方证。麻黄汤既是辨治太阳伤寒证的重要用方，又是辨治太阳伤寒夹肺病变的重要用方。

【译文】

病是内外夹杂性病变，在里是阳明病，病人脉浮，无汗，气喘，以表证为主，使用发汗方法，太阳伤寒证即愈，可选用麻黄汤。

【注释】

阳明病：阳明病的病变证机属于实，若是虚证则不能仅用麻黄汤。

发汗则愈：内外夹杂性病变，以表证为主。

麻黄汤：阳明病的病变属于实偏于寒，可用麻黄汤；属于实偏于热，用麻黄汤应酌情配伍清热药。

（2）内外夹杂性病变，治当先里

【仲景原文】伤寒四五日，脉沉而喘满，沉为在里，而反发其汗，津液越出，大便为难，表虚里实，久则谵语。（218）

【导读】

内外夹杂性病变与病证表现。①辨识内外夹杂性病变，病变以里证为主；②辨识内外夹杂性病变，即使以表证为主，其治不能仅用解表方药；③辨治内外夹杂性病变，仅用汗法不仅损伤阴津，更伤表气；④辨识阳明病变可能影响或夹杂心病变。

【译文】

内外夹杂性病变，外邪侵入太阳并加重阳明已四五日，脉沉，气喘，胸满或脘腹胀满，脉沉主病在里，医生未能审明病变证机主次反而用汗法，导致津液从汗而泄，大便困难，病以阳明实热证为主，久而不愈则谵语。

【注释】

伤寒四五日：伤寒，外邪侵袭太阳并加重阳明病。

脉沉而喘满：满，胸满，脘腹胀满。

而反发其汗：病以里证为主，治当先里且不当先汗。

津液越出：津液因汗而外泄。

表虚里实：表虚，表证因汗法而解，即表证解除为虚；里实，阳明病以实证为主。

（3）汗下失序的辨证论治

【仲景原文】阳明中风，口苦咽干，腹满微喘，发热，恶寒，脉浮而紧；若下之，则腹满，小便难也。（189）

【导读】

内外夹杂性病变与病证表现。①辨识内外夹杂性病变，必须辨清病变证机主次；②辨清阳明热证病变证机可能夹杂阳明热结证；③辨清阳明热证可能有类似阳明热结证症状表现；④辨识内伤夹杂性病变，即使以可下证为主，其治不能仅用下法。

【译文】

阳明病与太阳病相兼，在里有阳明病，在表有太阳病，口苦，咽喉干燥，脘腹胀满，轻微气喘，发热，恶寒，脉浮而紧；阳明热郁证类似阳明热结证，若用下法治其里，则导致脘腹胀满更甚，小便不利且困难。

【注释】

阳明中风：阳明，阳明热证；中风，感受外邪侵袭太阳而又加重阳明。

若下之：以表证为主，不能用下法，阳明热郁证类阳明热结证，也不能用下，用之则可导致表邪内陷。

腹满：腹胀满更甚于前。

小便难也：因下而损伤阴津，小便更加困难。

（二）阳明热结证与太阳病证相兼的证治

1. 阳明热结证与太阳病证相兼的辨证关系

【仲景原文】脉阳微而汗出少者，为自和也；汗出多者为太过。阳脉实，因发其汗，出多者，亦为太过。太过者，为阳绝于里，亡津液，大便因硬也。（245）

【导读】

内外夹杂性病变与辨治方法。①辨识内外夹杂性病变，太阳病比较轻者，病可不药而愈；②辨识内外夹杂性病变，太阳病比较重，其治不能仅用发汗方药，必须兼顾于里；③辨治内外夹杂性病变，可以用发汗方法，但不能太过，太过必定损伤阴津；④辨清发汗太过不仅损伤阴津，更助内热，病情更加严重；⑤辨清发汗太过不仅损伤阴津，还可损伤阳气，病变演变为阳损阴伤。

【译文】

病是内外夹杂性病变，寸口脉微浮，治疗使病人微微汗出，表邪可从汗出而解；汗出多者，易损伤阴津。寸口脉实，根据病证表现治当发汗，若汗出较多，亦易损伤阴津；损伤被阴津，太阳病邪可因阳明素有失调而传入并加重阳热盛极于里或损伤阳气，大伤津液，大便因之干硬不通。

【注释】

脉阳微而汗出少者：阳，脉浮，寸口；汗出少，治疗使病人微微汗出。

为自和也：自，机体阴阳之气；和，病为向愈。

汗出多者为太过：汗出多，发汗太过；太过，阴津被损伤。

阳脉实：阳脉，寸口脉；实，正气不虚。

为阳绝于里：阳，热也；绝，盛极；里，阳明，即阳热盛极于里；绝，亡也，引申为阳气损伤或阳气虚弱，即阳气虚弱于里。

亡津液：亡，大伤也。即大伤津液。

2. 阳明热结夹虚证与太阳病证相兼的证治

【仲景原文】太阳病三日，发汗不解，蒸蒸发热者，属胃也，调胃承气汤主之。（248）

【导读】

A. 内外夹杂性病变与病证表现。①辨识内外夹杂性病变，病以太阳病为主；②辨识太阳病必须辨清病变证机，合理选用治疗方药；③辨治内外夹杂性病变，其治最好能够兼顾表里，仅治太阳可能加重里证。

B. 调胃承气汤方证。调胃承气汤既是辨治阳明热结夹虚证的重要用方，又是辨治肌肉郁热证的重要用方。

【译文】

病是内外夹杂性病变，以表证为主，太阳病已三日左右，使用发汗方药可病证未除，蒸蒸发热，病变证机属于阳明胃，其治可选用调胃承气汤。

【注释】

太阳病三日：阳明病与太阳病相兼，以太阳病为主已三日左右。

发汗不解：使用发汗方药可病证仍在。

蒸蒸发热者：蒸蒸，热源于内而蒸发于外。

属胃也：病变部位在阳明胃，或病变部位在阳明胃家。

调胃承气汤：既可辨治病变部位在胃，又可辨治病变部位在肠。

3. 阳明热结轻证与太阳病证相兼的证治

【仲景原文】 太阳病，若吐，若下，若发汗后，微烦，小便数，大便因硬者，与小承气汤，和之愈。（250）

【导读】

A. 内外夹杂性病变与辨治方法。①辨识内外夹杂性病变，必须辨清病变主次方面；②辨识里证必须辨清内伤夹杂性病变；③辨识可吐证可能夹杂可下证，必须辨清内伤夹杂性病变主次方面；④辨识内伤夹杂性病变与内外夹杂性病变，必须辨清表里病变主次方面，仅治里或仅治表都有一定局限性；⑤辨识阳明病变是阳明热结轻证，其治可选用小承气汤。

B. 小承气汤方证。小承气汤既是辨治阳明热轻证的重要用方，又是辨治各科杂病病变证机属于郁热内结证的重要用方。

【译文】

阳明病与太阳病相兼，以阳明病为主，在阳明或是可吐证，其治当用吐法，或是可下证，其治当用下法，若里证居次，治当发汗解表，治里治表后，脘腹部轻微烦闷，或轻微心烦，小便量多，大便干硬，其治可选用小承气汤，使阳明胃气调和则病为向愈。

【注释】

若吐：病有可吐证，以里证为主，治当用吐；或类似可吐证，不能用吐法。

若下：病有可下证，以里证为主，治当用下；或类似可下证，不能用下法。

若发汗后：里证因治而居次，治当解表发汗。

微烦：烦，心烦，或脘腹烦闷。

小便数：小便量多或小便次数多。

小承气汤：既可辨治阳明热结轻证，又可辨治心胸热结证。

和之愈：和，和谐，调和；之，阳明胃气。

4. 阳明热结重证与太阳病证相兼的先后证治

【仲景原文】 二阳并病，太阳证罢，但发潮热，手足漐漐汗出，大便难而谵语者，下之则愈，宜大承气汤（220）

【导读】

A. 内外夹杂性病变与病证表现。①辨识内外夹杂性病变，病以里证为主，太阳病邪在较短时间内传入并加重里证；②辨识阳明病是阳明热结重证；③辨识阳明热结重证可能夹杂心病变；④辨识阳明热结重证可能有类似心病变。

B. 大承气汤方证。大承气汤既是辨治阳明热结重证的重要用方，又是辨治心郁热内结证的重要用方。

【译文】

阳明病与太阳病相兼，太阳病证解除，只有潮热，手足连绵汗出不止，大便困难，谵语，其治用下法病可向愈，宜选用大承气汤。

【注释】

二阳并病：二阳，阳明太阳；并病，同时患病。

太阳证罢：太阳病邪因阳明素有失调而传入并加重阳明病。

但发潮热：但，只有潮热，亦即只有阳明病。

手足漐漐汗出：漐漐，连绵不断。

大便难而谵语：大便难，大便干结困难。

5. 阳明热结重证与太阳病相兼的证治

【仲景原文】发汗不解，腹满痛者，急下之，宜大承气汤。(254)

【导读】

内外夹杂性病变与辨治方法。①辨识内外夹杂性病变，病以太阳病为主，其治不能仅用发汗方法；②辨识阳明热结重证的基本症状表现可以大满为主，或可能以大痛为主，或可能以大满大痛为主。

【译文】

内外夹杂性病变，以表证为主，治当发汗，汗后表证仍在，且病以里证为主，腹部胀满疼痛，当急急攻下，其治可选用大承气汤。

【注释】

发汗不解：表证因治而未尽解，且居次。

腹满痛者：满，大满；痛，大痛。

急下之：腹部胀满疼痛既急又重。

（三）阳明少阳太阳兼证的治法及预后

【仲景原文】阳明中风，脉弦浮大而短气，腹都满，胁下及心痛，久按之气不通，鼻干，不得汗，嗜卧，一身及目悉黄，小便难，有潮热，时时哕，耳前后肿。刺之小差，外不解。病过十日，脉续浮者，与小柴胡汤。（231）

脉但浮，无余证者，与麻黄汤；若不尿，腹满加哕者，不治。（232）

【导读】

A．内外夹杂性病变与病证表现。①辨识太阳少阳阳明内外夹杂性病变；②辨识内外夹杂性病变可能夹杂心病变；③辨识内外夹杂性病变可能夹杂肾病变；④辨识内外夹杂性病变可能夹杂肝病变。

B．内外夹杂性病变与辨治方法。①辨识内外夹杂性病变，必须辨清病变证机主次，合理选用方药；②辨识内外夹杂性病变，可以选用针刺方法，可以选用方药，可以选用针刺与方药结合方法；③辨治内外夹杂性病变，选用小柴胡汤既可辨治太阳病变又可辨治阳明病变，还可辨治少阳病变，更可兼顾心肝肾病变，仅仅用小柴胡汤还有一定局限性，最好以小柴胡汤为基础方进行合方；④辨治内外夹杂性病变，即使病变以太阳病为主，病变证机是太阳伤寒证，其治可选用麻黄汤，仅用麻黄汤有一定局限性，最好能够合方治疗。

C．内外夹杂性病变与预后。①辨识内外夹杂性病变即太阳少阳阳明病变，未经治疗病变可能演变为无尿症状表现，即阴津欲亡；②辨识内外夹杂性病变即太阳少阳阳明病变，未经治疗病变可能演变为无尿症状表现，即阳气欲亡；③辨识内外夹杂性病变即太阳少阳阳明病变，未经治疗病变可能演变为无尿症状表现，即阴竭阳亡；④辨识内外夹杂性病变即太阳少阳阳明病变，虽经治疗但因未能有效进行合方治疗，可能导致病变演变为阴津欲竭或阳气欲亡或阴阳俱亡。

【译文】

阳明少阳太阳相兼的表现，脉弦浮大，短气，腹部胀满尤甚，胁下及心痛，久按之气机不通，鼻干，无汗，嗜卧，全身上下及目皆发黄，小便不利且困难，潮热，时时哕逆，耳前后肿胀。病变若以太阳病为主，可先用针刺方法，刺后病证得以缓解，可太阳病仍未完全解除。三阳兼证发病已逾十余日，脉仍浮，再参验其他相关脉证，若以少阳病为主，其治可选用小柴胡汤。

若脉仅浮，阳明少阳证不明显，其治仍可选用麻黄汤；若病由小便不利困难演变为无尿，腹胀满更甚，又有哕逆者，病情危重，难以救治。

【注释】

阳明中风：风，阳也，热也；阳明中风，阳明少阳太阳热证。

脉弦浮大而短气：弦，热郁少阳；浮，太阳正气抗邪；大，阳明正气不虚而积极抗邪。

腹都满：都，甚也，重也。

胁下及心痛：疼痛部位较广泛。

久按之气不通：病变本有不通，久久按压更加不通。

鼻干：热灼阴津。

不得汗：无汗。

嗜卧：热既伤气又壅滞气机。

一身及目悉黄：一身，全身；悉黄，尽黄。

小便难：热伤阴津。

时时哕：热伤胃气上逆。

耳前后肿：热壅胆经。

刺之小差：刺之，针刺太阳经穴；小差，病证略有缓解。

外不解：虽缓解但未尽解除。

病过十日：过，超过。疾病因时日变化而发生变化。

脉续浮者：脉浮未发生明显变化。

脉但浮：脉仅浮，以脉浮代太阳病可能出现的诸多症状表现。

无余证者：余证，阳明少阳证。

若不尿：热盛而夺津耗液。

腹满加哕者：腹满，更甚于前；哕，胃气上逆更甚于前。

不治：病情危重。

二、阳明病证与少阳病证相兼

（一）阳明热结证与少阳病证相兼，先治阳明

【仲景原文】阳明少阳合病，必下利，其脉不负者，为顺也；负者，失也，互相克贼，名为负也；脉滑而数者，有宿食也，当下之，宜大承气汤。（256）

【导读】

A. 阳明少阳兼证与病变证机。①辨识阳明少阳内伤夹杂性病变，症状表现以下利为主，必须辨清病变证机是以少阳为主还是以阳明为主；②辨识阳明少阳内伤夹杂性病变，必须辨清少阳病变可能加重阳明病变；③辨识阳明少阳内伤夹杂性病变，即使以阳明热结重证为主，其治最好能兼顾少阳。

B. 大承气汤方证。大承气汤既是辨治阳明热结重证重要用方，又是辨治各科杂病病变证机属于郁热内结证的重要用方。

【译文】

阳明病与少阳病相兼，可有下利，若脉以阳明病脉为主，病变证机没有发生其他异常变化；少阳病邪侵犯阳明并加重阳明病，阳明少阳病情加重，阳明少阳相互侵犯引起的病理变化，这样的病叫作少阳病邪加剧阳明病；脉滑而数者，病变证机是饮食积滞，宿而不消，其治当用下法，可选用大承气汤。

【注释】

必下利：必，可有；下利，热结旁流下利。

其脉不负者：其脉，阳明病脉；负，少阳病邪侵犯并加剧阳明病证。

为顺也：病变证机没有发生异常变化。

失也：少阳阳明病证加重。

互相克贼：互相，阳明少阳相互影响；克，侵犯；贼，病理演变。

名为负也：对于少阳病邪侵犯阳明并加剧阳明病的病理变化叫作负。

有宿食也：病变证机是饮食积滞。

（二）阳明热证与少阳病证相兼，先治少阳

【仲景原文】阳明病，发潮热，大便溏，小便自可，胸胁满不去者，与小柴胡汤。(229)

【导读】

A. 内伤夹杂性病变与病证表现。①辨识阳明少阳内伤夹杂性病变的主次矛盾方面；②辨清潮热与小便自可之间内在演变关系。

B. 小柴胡汤方证。小柴胡汤既是辨治少阳病变的重要用方，又是辨治阳明少阳病变夹杂的重要用方。

【译文】

阳明少阳兼证的表现，发作性潮热，大便溏泄，小便未有异常变化，胸胁胀满仍在，其治可选用小柴胡汤。

【注释】

阳明病：阳明少阳兼证。

发潮热：发，发作性。

大便溏：阳明病不是阳明热结证。

小便自可：阳明少阳病变尚未影响到小便。

小柴胡汤：既可辨治不大便，又可辨治大便溏，关键在于审明病变证机。

（三）阳明病证与少阳病证相兼的证治及其病愈机制

【仲景原文】阳明病，胁下硬满，不大便而呕，舌上白胎者，可与小柴胡汤；上焦得通，津液得下，胃气因和，身濈然汗出而解。（230）

【导读】

A．内伤夹杂性病变与病证表现。①辨识阳明少阳内伤夹杂性病变，辨清阳明少阳既可能出现大便溏泻，又可能出现大便干结；③辨清小柴胡汤辨治病变的基本适应证与扩大应用。

B．阳明少阳证与病愈机制。①辨识阳明少阳内伤夹杂性病变，因正气恢复，不经治疗可自行痊愈；②辨识阳明少阳内伤夹杂性病变，因治疗可恢复痊愈；③辨清小柴胡汤的基本作用既可调理上焦，又可调理中焦，更可调理下焦，具有广泛的治疗性和针对性。

【译文】

阳明少阳兼证的表现，胁下痞硬胀满，不大便而呕吐，舌上苔黄白夹杂者，其治可选用小柴胡汤；服用小柴胡汤，上焦气机得以通畅，津液得以运行输布，肠胃之气因之而和谐，全身连绵不断汗出则病可向愈。

【注释】

阳明病：阳明少阳兼证。

舌上白胎者：白，应是黄白夹杂；胎，苔也。病变证机是寒热夹杂。

小柴胡汤：既可调理上焦气机，又可调和中焦气机，更可调畅下焦气机。

上焦得通：上焦，上焦气机。

津液得下：下，运行。

胃气因和：胃，胃家；和，调和，和谐。

（四）胆胃寒热夹杂证的证治

【仲景原文】干呕而利者，黄芩加半夏生姜汤主之。（第十七11）

【导读】

胆胃寒热夹杂证与病证表现。黄芩加半夏生姜汤既可辨治胆胃寒热夹杂证症状表现以呕吐为主，又可辨治胆胃寒热夹杂证症状表现以下利为主，更可辨治胆胃寒热夹杂证症状表现以呕吐与下利并重者。

【译文】

干呕，下利者，其治可选用黄芩加半夏生姜汤。

【注释】

干呕而利者：病变证机是阳明胃寒，浊气上逆；少阳胆热，下迫下注。

黄芩加半夏生姜汤：既可辨治少阳胆热证与阳明胃寒证相兼，又可辨治少阳胆热证与太阴脾寒证相兼。

三、阳明病证与少阴病证相兼

（一）阳明病与少阴心证相兼

1. 辨谵语、郑声及其预后

【仲景原文】夫实则谵语，虚则郑声；郑声者，重语也；直视，谵语，喘满者，死；下利者，亦死。（210）

【导读】

A. 内伤夹杂性病变与病证表现。①辨识阳明少阴夹杂性病变以实证为主；②辨识阳明少阴夹杂性病变以虚证为主；③辨识阳明少阴夹杂性病变以虚实并重为主；④辨清虚证的基本症状表现，实证的基本症状表现；⑤辨清少阴病变既有可能在心又有可能在肾，更有可能是心肾夹杂；⑥辨清阳明少阴病变可能夹杂肺病变；⑦辨清阳明少阴病变可能夹杂脾胃病变。

B. 谵语与预后。①阳明少阴夹杂性病变以心肾肺病变为主者，病情危重，难以救治；②阳明少阴夹杂性病变以脾气下陷为主者，病情危重，难以救治。

【译文】

阳明少阴兼证的表现，在通常情况下，实证多谵语，虚证多郑声；郑声的表现特点是语言重复；目睛僵硬不柔和，胡言乱语，伴有气喘胸满者，预后不良；伴有下利不止者，亦预后不良。

【注释】

夫实则谵语：夫，在通常情况下；实，病变证机属于实证；谵语，胡言乱语。

虚则郑声：虚，病变证机属于虚证；郑声，语言重复，语无伦次。

直视：病变证机是肝热上扰其窍，肾精亏耗不能上奉，阳明盛热上攻。

喘满：病变证机是正气虚脱，涩而不行。

下利：病变证机是阴津被夺，阳气欲竭。

2. 虚证谵语，诊脉断预后

【仲景原文】发汗多，若重发汗者，亡其阳，谵语，脉短者死；脉自和者，不死。（211）

【导读】

A. 内外夹杂性病变与辨治方法。①辨识内外夹杂性病变，在表是太阳病，在里是内伤夹杂性病变；②辨识病以太阳病为主，其治可以选用发汗方药，但不能仅用发汗方药；③辨清病变是以阳明病为主，还是夹杂病变都比较重；④辨清内伤夹杂性病变是以虚证为主，还是以实证为主，或是以虚实夹杂病变为主。

B. 诊脉与预后。①辨清夹杂性病变正气有强弱；②辨脉是反映脏腑之气强弱的重要依据。

【译文】

太阳阳明兼证的表现，以太阳病为主，若发汗过多，或过度使用发汗方药，大伤阳气，谵语，脉短者，预后不佳；若正气虽伤，但未至大伤，脉搏调和者，积极治疗，预后良好。

【注释】

发汗多：太阳阳明兼证，以太阳病为主，其治当发汗且不当大发其汗。

若重发汗者：重，过度。

亡其阳：亡，大伤。

脉短者：病变证机不仅有阳气大伤，更有阴津欲竭，脉气失荣。

脉自和者：病变证机是阳明热盛，阴津尚存，阳气尚和。

不死：阴阳之气尚存，预后良好。

（二）阳明病与少阴肾证相兼

【仲景原文】伤寒六七日，目中不了了，睛不和，无表里证，大便难，身微热者，此为实也，急下之，宜大承气汤。（252）

【导读】

A．内伤夹杂性病变与病证表现。①辨识阳明少阴夹杂性病变的病变证机；②辨清阳明少阴夹杂性病变可能夹杂太阳病，太阳病邪可能在较短时间内即传入并加重里证；③辨清阳明少阴夹杂性病变可能有类似太阳病症状表现；④辨清阳明少阴病变的主要矛盾方面在阳明；⑤辨治夹杂性病变选方用药最好能相互兼顾。

B．大承气汤方证。大承气汤既是辨治阳明热结重证的重要用方，又是辨治阳明少阴夹杂病变属于实热的重要用方。

【译文】

外邪侵犯阳明少阴已六七日，目睛无神且视物模糊不清，眼珠僵硬且不灵活，虽感受外邪但无表证，大便困难，身体轻微发热，病变证机以实为主，其治当急急攻下热结，可选用大承气汤。

【注释】

伤寒六七日：伤寒，感受外邪，根据病证表现外邪是邪热。

目中不了了：了了，视物清晰，两目炯炯有神。

睛不和：睛，眼珠；和，自如，灵活。

无表里证：表里，偏义词复用，重在表。亦即虽感受外邪，但外邪直入于阳明且无表证。

此为实也：实，阳明少阴兼证，阳明为实，少阴为虚，虚实夹杂，以实为主。

大承气汤：既可辨治阳明热结重证，又可辨治阳明热结重证夹寒者。

四、阳明热结证与瘀热善饥证相兼的证治

【仲景原文】病人无表里证，发热七八日，虽脉浮数者，可下之；假令已下，脉数不解，合热则消谷善饥，至六七日，不大便者，有瘀血，宜抵当汤。（257）

【导读】

A．阳明热结证与阳明瘀热证。①辨识阳明热结证与阳明瘀热证病变相互夹杂，辨清其病变主次方面；②辨识阳明热结证的症状表现有类似阳明瘀热证，或阳明瘀热证的症状表现有类似阳明热结证；③辨识阳明热结证与阳明瘀热证的症状有类似太阳病症状表现；④辨治阳明夹杂性病变，其治必须相互兼顾，仅从一个方面治疗都有其一定局限性；⑤辨清阳明病夹杂性病变可能演变为以阳明瘀热证为主。

B．抵当汤方证。抵当汤既是辨治阳明瘀热证的重要用方，又是辨治各科杂病病变证机属于瘀热的重要用方。

【译文】

病人症状表现有类似表证，身体发热已七八日，虽脉浮数但不是太阳病，其治可用下法；假如已用下法，脉数仍在，盛热则消谷易饥，病至六七日，不大便，病变证机是瘀热，其治可选用抵当汤。

【注释】

病人无表里证：表，病证表现类似表证；里，病变证机与病证表现均在里。

发热七八日：发热，自觉发热，或体温升高之发热。

虽脉浮数者：脉浮数，辨清表证里证。

脉数不解：脉数主里证，里证仍在，故脉数不解。

合热则消谷善饥：合，多也，盛也；合热，邪热较盛；消谷善饥，虽饮食但仍饥饿。

有瘀血：病变证机是瘀热。

第4节 阳明病类似证

一、脾约证类阳明热结证的证治

【仲景原文】趺阳脉浮而涩，浮则胃气强，涩则小便数，浮涩相抟，大便则硬，其脾为约，麻子仁丸主之。(247)(第十一 15)

【导读】

A．脾约证与病证表现。①辨识脾约证的基本脉证和特殊表现；②辨识脾约证的症状表现有类似阳明病；③辨识脾约证与阳明病之间不能截然分开；④辨治脾约证必须兼顾阳明病。

B．麻子仁丸方证。麻子仁丸既是辨治脾约证的重要用方，又是辨治脾约证与阳明热证相兼的重要用方，还是辨治消渴病的重要用方。

【译文】

趺阳脉浮而涩，脉浮主脾胃郁热较重，脉涩主小便量多，浮涩并见，大便干结坚硬，病变是脾约，其治可选用麻子仁丸。

【注释】

浮则胃气强：浮，脉浮；胃气，脾胃之气；强，邪热郁滞较重。

涩则小便数：涩，脉涩，病变证机是津液偏渗水道；小便数，小便量多。

浮涩相搏：相搏，相互并见。

其脾为约：脾约证，其病变证机是邪热侵袭于脾，导致脾为胃家（包括大肠与小肠）行其津液的功能被邪热所约束，水津不得正常分布于肠间而偏走于水道，以此而演变为肠道干燥而大便硬，偏走水道之小便数。

【方药组成】 麻子仁丸

麻仁二升（48 g） 芍药半斤（24 g） 枳实炙，半斤（24 g） 大黄去皮，一斤（48 g） 厚朴炙，去皮，一尺（30 g） 杏仁去皮尖，熬，别作脂，一升（24 g）

上六味，蜜和丸，如梧桐子大。饮服十丸，日三服，渐加，以知为度。

【用药要点】 方中麻仁运脾滋脾润燥，生津养阴通便。杏仁肃降肺气即实则泻其子，润肠泻表安里。大黄泻热理脾，攻下滞物，洁净腑气。枳实行气导滞，清热理气，调和脾胃。厚朴下气宽胸腹，温通气机，制约大黄枳实寒凉伤胃或凝滞气机。芍药泻肝理脾，防止肝气乘脾，缓急柔肝益血。以蜜为丸，以缓泻之中有滋补，使泻下而不伤气。

【药理作用】 本方具有调节胃肠平滑肌蠕动、保护胃肠黏膜、调节消化酶、调节胃肠神经、促进新陈代谢、抗胃溃疡、抗氧化、抗缺血、增强机体免疫功能、降血脂、抗抑郁、抗脂肪、降血糖、抗菌、调节支气管腺体分泌等作用。

二、太阴脾湿热发黄证类阳明湿热发黄证

【仲景原文】伤寒，脉浮而缓，手足自温者，是为系在太阴；太阴者，身当发黄；若小便自利者，不能发黄；至七八日，大便硬者，为阳明病也。（187）

【导读】

太阴脾湿热证与夹杂证及类似证。①辨识太阴脾湿热证的基本脉证；②辨识脾约证有类似阳明病症状表现；③辨识太阴脾湿热证的演变特点；③辨识太阴脾约证与阳明病相互夹杂；④辨识内伤夹杂性病变可能演变为以阳明热结证为主。

【译文】

感受湿热之邪，脉浮而缓，手足温和者，这病变属于太阴脾，太阴脾湿热证，身体发黄；假如小便自利者，湿从下泄则不会演变为发黄；病至七八日，大便硬者，这是太阴脾与阳明病相兼而演变为以阳明病为主。

【注释】

伤寒：外邪侵袭而演变为太阴脾湿热证。

脉浮而缓：脉浮主热，脉缓主湿。

手足自温者：自，机体内在变化反映于外；温，温和。亦即病变证机是热而非寒。

是为系在太阴：是，这也，此也；为，演变，发生；系，属于。

为阳明病也：太阴与阳明兼证，病由太阴为主转变为以阳明为主。

第4章

辨少阳病脉证并治

概　说

少阳生理主要包括少阳经络和脏腑的气血阴阳功能活动，经络包括手少阳经和足少阳经，脏腑包括胆和三焦，主要是指少阳胆，胆主气机，主相火，参与消化，协调情志，主决断。相火随气载而温化，气靠相火激发而健运，情志因气机而畅达，受纳因相火而腐熟，相互为用，以建其功。

（1）解读少阳病本证辨证论治体系。

在认识与理解少阳病之前，必须了解几个重要问题。①什么是少阳？②什么是少阳胆少阳三焦？③胆与三焦具有哪些特殊性？④胆和三焦与少阳有哪些内在相互关系？⑤什么是少阳病？研究这一系列问题都直接关系到怎样才能学会《伤寒杂病论》，直接关系到怎样才能将《伤寒杂病论》中少阳病理论更好地指导临床实践。

什么叫少阳？少阳属于中医学中的特有用语，中医学为何要用少阳这个特殊名词，张仲景用少阳有何特殊意义？在学习什么叫少阳之前，已经知道什么叫太阳，太阳统摄营卫而居于肌表。什么叫阳明？阳明统摄阳刚之气而居于胃和大肠。什么叫少阳？根据张仲景论述少阳的特点，基本含义有四个方面。①少阳者东方也，“东方”者，寓太阳即将冉冉升起，亦即阳气渐渐升起。②少阳者东宫也，太子之所居，借寓将来继任之皇帝，寓意阳气蓄积待发。③《易》“四象之一”。巽、坎为少阳，巽为木为风，坎为土为水，木土者代表土中生木，寓意阳气生机勃勃；风水者代表风水相击，寓意阳气渐渐生长。④少阳代表春天万物之生长，寓意阳气生机盎然。从中医角度认识与理解“少阳”，“少阳”不同于“太阳”，“太阳”具有最大特点和温热的特性，“少阳”不同于“阳明”，“阳明”具有阳光开放、阳刚、温柔的特性。“少阳”具有初升阳气生长、生发、成长的特性。可见，张仲景所言太阳就是指太阳具有统摄营卫以固护人体最大的肌表和保持人体温暖的体温，言阳明就是指阳明具有阳光、阳刚、温柔之气以统摄胃和大肠接受、温化、消化、变化、转化、排泄等功能，言少阳就是指少阳具有阳气初升，生机勃勃、生机盎然、积极向上以统摄胆主气机，调节情志和三焦统摄五脏六腑能够成为有机的完整的整体性。

认识、研究及探索“少阳”的基本概念，少阳包括手少阳三焦和足少阳胆。手少阳三焦是有名有形而无实体的名词，有名即上焦、中焦、下焦；无实体即上焦属于心肺，心肺是手少阴心和手太阴肺，心肺都不属于手少阳三焦所系脏腑；中焦属于脾胃，脾胃是足阳明胃和足太阴脾，脾胃都不属于手少阳三焦所系脏腑；下焦肝肾大肠小肠膀胱女子胞，肝肾者足厥阴肝和足少阴肾，大肠者手阳明大肠，小肠者手太阳小肠，膀胱者足太阳膀胱。可见，言三焦者仅仅是构成五脏六腑、经气脉络及阴阳气血营卫之结构框架，并没有实体脏腑的存在，所以从三焦角度认识与理解三焦脏腑的病理变化是没有太大临床实际意义的。

研究少阳病主要是研究少阳胆，少阳胆是六脏之一，一是少阳具有统摄人体之阳气初升从少阳胆开始；二是少阳统领和主导人体阳气蓄积待发始于少阳胆；三是人体阳气生机勃勃、生机盎然源于少阳胆气，这样就是少阳胆主阳气初升，主气机通畅，主情志调和，主决断的功能。

什么是少阳胆和少阳三焦？研究少阳胆的基本概念有三：①研究少阳胆的生理特性及病理变化，②研究胆与肝、脾胃、心、肺、肾膀胱之间的生理关系及病理变化；③研究少阳胆经络的生理特性及病理变化。研究少阳三焦的基本概念有三：①研究少阳三焦是构成人体的基本结构框架；②研究三焦是构成五脏六腑成为有机的整体；③研究少阳三焦经络的生理特性及病理变化，张仲景在《伤寒杂病论》中研究少阳胆与少阳三焦的重点不是研究少阳胆与少阳三焦的经络。

少阳胆与少阳三焦具有哪些特殊性？研究少阳胆的重点是研究胆主阳气初

升，主气机通畅、主情志调和、主决断等，研究少阳初升之阳气的目的就是为了突出五脏六腑之阳气升发始于少阳，旺盛于太阳，收藏于阳明。从少阳研究胆的重点有三，①论述胆的生理功能与阳气初升有一定的内在关系；②论述某些疾病在少阳所主时间内可能缓解或加重，辨治可从少阳；③论述辨治少阳胆病必须重视调理气机，调和情志。研究少阳三焦的重点是研究三焦是构成人体五脏六腑及全身上下各部之水津、气血、阳气周流运行，协调一致。

胆和三焦与少阳有哪些相互内在关系？胆与三焦行使其正常的功能活动，必须具有阳气初升、阳气蓄积和阳气生机勃勃的生理特性。胆之所以主阳气初升，主气机通畅、主情志调和、主决断，是因为由少阳阳气初升以统摄协调来实现的，以此才能保持人体生机勃勃、生机盎然。三焦之所以主人体五脏六腑之水津、气血、阳气周流运行不息，是因为由少阳阳气初升统摄协调来实现的。

什么是少阳病？少阳病就是少阳胆病，张仲景为何不说胆病而说是少阳病？因为言少阳病具有三层含义，①追究疾病发生的根本原因，少阳病的原因是少阳没有有效地行使阳气初升，阳气初升太过或不及均可演变为少阳病；②探求疾病发生的病变证机，少阳未能有效行使阳气初升，或阳气初升有失调，或阳气初升有不足，均可导致阳气初升太过而为邪热或阳气初升不及而为寒，病变的证机是人体阳气初升与热邪或寒邪之间相互斗争；③辨清疾病发生的演变规律，少阳受邪而为病既要及时调动阳气初升之气以抗邪，又要调动蓄积之阳气以抗邪，再由少阳之气统摄协调阳气以抗邪，少阳阳气初升在抗邪的过程中演变规律有四，①少阳受邪积极调动阳气初升以抗邪，邪气不胜阳气升起而退散，病可不药而自愈；②少阳受邪积极调动阳气初升奋起抗邪，邪气盛实，阳气初升未能及时将邪气退散，正邪相互斗争，且胶结不解，病变以邪实为主；③少阳受邪积极调动阳气初升，阳气初升若有失调而未能积极抗邪于外，邪气留结少阳日久不愈，病变演变以虚实夹杂，以实为主；④少阳受邪虽积极调动阳气初升和蓄积阳气以抗邪，但阳气初升和阳气蓄积因虚弱而未能有效地抗邪于外，邪气留结少阳日久不愈，病变演变为虚实夹杂，以虚为主。可见，张仲景不言胆和三焦病而言少阳明病，既包含病变部位在胆，又包括病变证机是正气抗邪需要少阳阳气初升统摄协调，更包含少阳病的演变过程中始终是以阳气初升与邪气相斗争为主的演变过程。

根据以上讨论的内容，少阳病病变的部位在胆，病变证机是以少阳统摄阳气初升及蓄积阳气与邪气相斗争的演变过程。辨少阳病本证就是辨少阳本身出现的疾病，结合张仲景论述少阳病本证的辨证精神主要是辨少阳胆。①少阳热证即相当于当今人们所说的胆囊炎症或结石或息肉或肿瘤或免疫功能低下等所出现的病证表现；②少阳寒证即相当于当今人们所说的胆囊炎症或结石或息肉或肿瘤或免疫功能低下等所出现的病证表现；③少阳虚证即相当于当今人们所说的胆囊炎症或结石或息肉或肿瘤或免疫功能低下等所出现的病证表现；④少阳寒热夹虚证即相当于当今人们所说的胆囊炎症或结石或息肉或肿瘤或免疫功能低下等所出现的病证表现。另外，辨少阳病本证的病变部位不在少阳三焦，辨少阳三焦病实质上就是辨五脏六腑疾病。

（2）解读少阳病兼证辨证论治体系。

张仲景论述少阳病篇中的辨证论治体系，既论述少阳病本证辨证论治体系，又论述少阳病与太阳阳明太阴少阴厥病相兼的辨证论治体系，尤其是论述少阳病与太阳阳明太阴少阴厥病相兼的特点及要点就是突出辨少阳病兼证是临床中比较难辨难治性疾病，属于疑难杂病范畴。

辨少阳病本证就是辨少阳胆病，辨少阳病兼证主要有二，一是少阳病本证之间相兼即少阳病本证与少阳病本证相兼，二是少阳病本证与太阳阳明太阴少阴厥病相兼。

1）少阳病本证与少阳病本证相兼。根据之前学习的内容，已经知道少阳病的本证主要有4个，4个基本证型中的任何一个少阳病本证都有可能与另一个少阳病本证相兼，①少阳热证与少阳寒证相兼，少阳热证与少阳虚证相兼，少阳热证与少阳寒热夹虚证相兼；②少阳寒证与少阳虚证相兼，少阳寒证与少阳寒热夹虚证相兼；③少阳虚证与少阳寒热夹虚证相兼，掌握与运用少阳病本证的基本证型重点是举一反三、触类旁通，以此就能从本质上抓住张仲景论少阳病本证的重点及核心，就能从本质上执简驭繁、深入浅出、融会贯通，达到运用少阳病本证理论更好地指导临床辨治少阳病本证相兼的目的。

2）少阳病本证与太阳阳明太阴少阴厥阴病相兼。根据之前所学习的内容，凡是张仲景所说的少阳病，都包含少阳病的4个基本证型；凡是说少阳病兼证，都包含太阳阳明太阴少阴厥阴病证，辨太阳阳明太阴少阴厥阴病又有寒热虚实、气血痰等。研究少阳病与太阳阳明太阴少阴厥阴病相兼：①少阳病本证中少阳热证与太阳伤寒证相兼，少阳热证与太阳中风证相兼，少阳热证与太阳温病证相兼，少阳热证与太阳刚痉证相兼，少阳热证与太阳柔痉证相兼，少阳热证与太阳湿热痉证相兼，少阳热证与太阳风水表虚证相兼，少阳热证与太阳风水表实证相兼，少阳热证与太阳风水夹热证相兼，少阳热证与太阳风湿表虚证相兼，少阳热证与太阳寒湿表实证相兼，少阳热证与太阳湿热痹证相兼；②少阳热证与阳明病证相兼，少阳热证与太阴病证相兼，少阳热证与少阴病证相兼，少阳热证与厥阴病证相兼；③少阳热证与少阴寒证相兼，少阳热证与少阴热证相兼，少阳热证与少阴血证相兼；④少阳热证与少阴阳虚阴寒证相兼，少阳热证与少阴阳虚戴阳证相兼，少阳热证与少阴阳虚格阳或伤阴证相兼，少阳热证与少阴阳虚寒湿证相兼，少阳热证与少阴阳虚水气证相兼，少阳热证与少阴阳虚便血证相兼。以此类推，就明白少阳病本证中4个基本证型中都有可能与太阳阳明太阴少阴厥阴病中的任何一个证型相兼，从这个角度研究少阳病就知道张仲景在《伤寒杂病论》中论述少阳病兼证的辨证论治体系，从而强调运用少阳病兼证的思路与方法是辨治疑难杂病的最佳切入点，对指导临床辨治各科疑难杂病具有重要理论指导性和临床实践性。另外，张仲景虽然在少阳病篇中论述条文比较少，但在太阳篇、阳明病篇等篇中已有论述，我们重在学习张仲景辨治思路、方法与技巧。

（3）解读少阳病类似证辨证论治体系。

张仲景辨少阳病类似证的重点有二，一是论述辨少阳病类似证不同于辨少阳病本证，辨少阳病本证是认识疾病的最基本切入点，为辨少阳病类似证提供最基本最确切的鉴别要点、鉴别思路与鉴别方法，达到同中求异，辨清疾病是此而非彼；二是论述辨少阳病类似证不同于辨少阳病兼证，辨少阳病兼证是认识疾病由单一到多的渐变过程，再由简单到复杂的演变过程，强调辨治少阳病的基本思路与方法不能仅仅局限于辨少阳病，而要知道辨少阳病具有复杂性和多变性，在临床中辨治少阳病必须拓展思路，扩大认识，掌握要点，以此才能避免辨证失误和治疗差错，才能在复杂多变中掌握少阳病的演变规律和特征，以此才能做到辨治少阳病用方定量心中有数，一目了然。辨少阳病类似证的重点是在辨少阳病本证基础之上能够辨清疾病的症状表现虽然有相同，但在本质上认清疾病的表现特点是有区别的，同时强调辨证不能仅仅局限于相同症状表现，更要重视辨相同症状中之不同，在不同症状之中辨清病变的主要矛盾方面，这就是张仲景在《伤寒杂病论》中辨少阳病类似证的核心与目的。如某些太阳病证即相当于当今所说的不典型普通感冒或特殊流行性感冒等有类似少阳病的表现，某些悬饮证即相当于当今所说的结核性胸膜炎或腹膜炎有类似少阳病的表现，某些肾膀胱病证即相当于当今所说的泌尿系感染性疾病有类似少阳病的表现等。辨少阳病类似证的核心就是提高辨清疾病之间真假是非的辨治能力，在辨证论治过程中具有举足轻重的重要指导作用。

张仲景在《伤寒杂病论》中既论述少阳病本证辨证论治体系又论述少阳病兼证辨证论治体系，还论述少阳病类似证辨证论治体系。张仲景论述少阳病本证辨证论治体系的核心是阐明辨治少阳病都必须从最基本症状表现中去辨证，尽管少阳病有其复杂多变的演变规律，但必须认清少阳病有其最基本的共有特有的症状表现，在临床中只有从少阳最基本的症状表现中去认识，去了解，去掌握，才能抓住少阳病的病变部位及演变特点，才能为进一步针对少阳病选方用药定量提供基本的切入点和落脚点，这就是张仲景辨少阳病本证的重点及重心所在。张仲景论述少阳病兼证的核心是阐明在临床中辨治少阳病常常是复杂多变的，同时指出少阳病本证虽是临床中常见病，但与少阳病兼证相比，少阳病兼证则更为复杂多变，是临床中比较难治的疾病，所以张仲景在《伤寒杂病论》中少阳病篇论述少阳病兼证，既强调辨少阳病兼证的重要性又突出辨少阳病的复杂性多变性，以及难辨难治性。在临床实际中只有对少阳病兼证高度重视，了如指掌，才能化难为易，才能更好地更有效地辨治少阳疑难杂病，对此也就明白张仲景论少阳病兼证的内容实际上就是论述辨治疑难杂病。张仲景论少阳病类似证辨证论治体系的核心是突出辨治少阳病不能仅仅局限于少阳病共有症状表现，必须高度重视少阳病相同症状表现中之不同，特别是能够辨清不典型的症状表现把握病变证机的不同，达到辨治少阳病能够知此知彼，能够不为现象所迷惑，能够辨清病变证机而选择最佳治疗方药。可见，张仲景论述少阳病三大辨证论治体系即本证辨证、兼证辨证、类似证辨证，重在强调辨治少阳病的最佳切入点和最佳制高点，从而达到实现学习少阳病的目的在于指导临床辨治少阳病本证、少阳病兼证、少阳病类似证的最佳方法和最终目的。

少阳病治疗，主要是清热，调气，益气；兼证因其所兼病证的主要方面而随证加减用药。

少阳病治禁，就一般而论，禁汗，禁下，禁吐，但有兼用汗，兼用下，兼用吐等，皆当因病证而宜。

第1节　少阳病纲要

一、少阳病证

【仲景原文】少阳之为病，口苦，咽干，目眩也。（263）

【导读】

A. 少阳病与基本概念。①辨识少阳病属于外感病；②辨识少阳病属于内伤病；③辨识少阳病属于内外夹杂性病。

B. 少阳病与基本脉证。辨治少阳病必须从基本脉证为切入，对此还要深入研究少阳病的症状表现并结合舌质舌苔，才能进一步得出少阳病的病变证型。辨少阳病本证分为4个基本证型。①少阳热证、少阳寒证、少阳虚证、少阳寒热夹虚证；②张仲景辨少阳病还详细论述少阳病兼证及少阳病类似证等诸多内容，以此深入研究少阳病，才能选择最佳治疗方药。

【译文】

少阳患病的症状表现，口苦，咽干，目眩。

【注释】

少阳之为病：少阳，少阳病；为，患病；病，症状表现。

口苦：胆热上攻。

咽干：热伤阴津。

目眩也：胆热攻窍。

二、少阳病传变

（一）少阳病邪传入三阴

【仲景原文】伤寒六七日，无大热，其人躁烦者，此为阳去入阴故也。（269）

【导读】

少阳病与三阴。①辨识少阳病夹杂太阳病，太阳病在较短时间内即传入并演变为少阳病；②辨识内伤夹杂性病变，或少阳夹杂太阴病变，或少阳夹杂少阴病变，或夹杂厥阴病变，或少阳夹杂太阴少阴厥阴病变；③辨识内伤夹杂性病变演变为或是少阴病变，或是太阴病变，或是厥阴病变，或是太阴少阴厥阴夹杂性病变。

【译文】

外邪侵犯少阳已六七日，身体没有明显发热，身躁心烦，这是少阳病邪即将离去而欲传变为三阴病证的缘故。

【注释】

伤寒六七日：伤寒，感受外邪。

无大热：身体没有明显发热，或身体仅有自觉发热。

此为阳去入阴故也：阳，少阳；去，离开；入，传入，转变；阴，太阴，少阳，厥阴。

（二）少阳病不传三阴

【仲景原文】伤寒三日，三阳为尽，三阴当受邪；其人反能食而不呕，此为三阴不受邪也。（270）

【导读】

少阳病与正气强弱。①辨识少阳病变多日不愈；②辨识太阳少阳阳明夹杂性病变多日不愈；③辨识病邪传变与正气强弱息息相关；④辨清在治病防病过程中必须重视正气强盛，病邪无传变之机。

【译文】

外邪侵袭而演变为少阳病已三日，既没有太阳病证，又没有少阳病传入阳明病证，更没有少阳病证，此为邪气不胜三阳正气而消退，在通常情况下，三阴可能被邪气传入而发病；此时病人反能饮食且无呕吐等症状，此为三阴正气尚强而没有受到少阳之邪侵犯。

【注释】

伤寒三日：伤寒，感受外邪。

三阳为尽：三阳，太阳，阳明，少阳；尽，消失，解除。

三阴当受邪：三阴，太阴，少阴，厥阴；当，可能；受邪，被邪气传入。

其人反能食而不呕：能食，饮食正常，引申为正气尚强而没有被邪气侵入；不呕，没有呕吐等诸多症状表现。

三、少阳病自愈证

（一）少阳脉小主病愈

【仲景原文】伤寒三日，少阳脉小者，欲已也。（271）

【导读】

少阳病与转归。①辨识少阳病发生发展与病程之间的内在相互关系；②辨识少阳病变因多日不愈，可从脉象变化判断正气是否恢复。

【译文】

外邪侵犯少阳而发病已三日，少阳脉由大转小，这是少阳病将要向愈之征兆。

【注释】

伤寒三日：伤寒，少阳受邪。

少阳脉小者：少阳脉由大而转小，或由紧转为微紧即小紧，或由脉弦转为微弦即小弦。

欲已也：欲，将要；已，疾病向愈。

（二）少阳主时为病欲愈

【仲景原文】少阳病欲解时，从寅至辰上。（272）

【导读】

A. 少阳主时与自然之气，人体少阳之气与自然之气之间有一定的内在关系，在临床治病过程既要考虑少阳正气恢复又要考虑自然之气对人体的影响，治病用方必须知此知彼，全面考虑，统筹兼顾。

B. 主时与正气恢复。①人体之气分为太阳、阳明、少阳、太阴、少阴、厥阴，其与自然界之气变化都有密切关系，其各有各的主气时间，少阳病在演变及恢复过程中借用自然之气对人体少阳之气有积极促进恢复作用；②辨治少阳病难治性病变最好在其主气之时服用方药，以增强治病效果。

【译文】

少阳病趋于缓解或痊愈的时间是在寅时（上午3点）到辰时（上午9点）之内。

【注释】

少阳病欲解时：欲，趋于；解，病证缓解或痊愈；时，少阳正气主时。

从寅至辰上：上，之内也。从寅时（上午3点）到辰时（上午9点）之内，为少阳所主之时。

第2节 少阳病本证

一、少阳热证及类似吐下证

【仲景原文】少阳中风，两耳无所闻，目赤，胸中满而烦者，不可吐下，吐下则悸而惊。（264）

【导读】

A. 少阳胆热气郁证与基本脉证。①辨识少阳的基本脉证病变部位在胁下；②辨识少阳病变可能夹杂耳目的病变；③辨识少阳病变可能夹杂心胸心肺病变。

B. 少阳胆热气郁证与类似证。①辨识少阳病变的症状表现可能类似可吐证或可下证；②辨识少阳病变症状表现可能夹杂可吐证或可下证；③辨清少阳病变是夹杂病变还是类似症状表现，辨治必须合理选用治疗方药。

【译文】

外邪侵犯少阳，两耳听力下降或耳聋，目赤，胸胁胀满而烦闷，虽有类似可吐证或可下证，且不可用吐下方法，若用吐下方法，则可引起心悸和惊惕。

【注释】

少阳中风：中风，外邪侵犯。

两耳无所闻：无所闻，轻者，听力下降，重者，耳聋。病变证机是邪热壅遏少阳经气脉络。

胸中满而烦者：烦，胸中烦闷，或形容胸满较甚。

不可吐下：少阳胆热气郁证有类似瓜蒂散证，应与之相鉴别，有类似十枣汤、陷胸汤（丸）证，应与之相鉴别。

吐下则悸而惊：悸，心悸；惊，惊惕。病变证机是因用吐下而损伤心胸之气，心神不得心胸阳气所固护。

二、少阳热证及类似可汗证

【仲景原文】伤寒，脉弦细，头痛，发热者，属少阳，少阳不可发汗；发汗则谵语，此属胃，胃和则愈；胃不和，烦而悸。（265）

【导读】

A. 少阳胆热气郁证与类似证。①辨识少阳病的基本脉证及特殊表现；②辨识少阳病的症状表现类似太阳病；③辨识少阳病变可能夹杂太阳病变；④辨识少阳病变类似太阳病不能用发汗方法，病变夹杂太阳病变不能仅用发汗方法，辨治夹杂性病变最好能够相互兼顾。

B. 少阳胆热气郁证与阳明胃热证。①辨识少阳阳明夹杂性病变可能与太阳病相夹杂，或少阳阳明病变可能有类似太阳病变；②辨识夹杂性病变必须审明病变证机，即使病变以太阳为主，其治仅用发汗方药不能达到预期治疗目的；③辨识少阳阳明夹杂性病变可能演变为以阳明病变为主；④辨识阳明正气积极恢复病可向愈，若阳明正气失调可能加重病变。

【译文】

外邪侵犯少阳，脉弦细，头痛，发热，病变部位在少阳，少阳虽有类似太阳病，则不能用发汗方法；若用发汗方药，则可有谵语，若谵语病变证机转属胃，胃气调和则谵语可向愈；若阳明胃气失调，则可有心烦，心悸。

【注释】

伤寒：外邪侵犯少阳。

头痛：病变证机是少阳郁热上扰。

发热：病变证机是少阳与邪气相斗争；少阳证可只有发热，未必都有往来寒热，对少阳热型不能局限于往来寒热。

属少阳：属，病变部位属于少阳。

少阳不可发汗：少阳病证类似太阳病证，应与之相鉴别。

发汗则谵语：汗后伤津液，加重郁热内扰心神。

此属胃：谵语的病变证机属于胃。

胃和则愈：阳明胃气正常，仅因发汗而伤，胃气能积力恢复，谵语可向愈。

胃不和：和，和谐，正常；不和，阳明胃气失调。

烦而悸：病变证机是阳明胃热上攻上扰，对“烦而悸”的病变部位不能局限于心胸。

三、少阳病证治

【仲景原文】本太阳病不解，转入少阳者，胁下硬满，干呕，不能食，往来寒热，尚未吐下，脉沉紧者，与小柴胡汤。（266）

【导读】

A．太阳少阳兼证与病证表现。①辨识太阳少阳夹杂性病变，太阳病可因少阳病变而传入并加重少阳病变；②辨识少阳病变的基本症状表现；③辨识少阳病变可能夹杂阳明病变。

B．少阳病证与类似证。①辨识少阳病变可能有类似可吐证或可下证；②辨识少阳病变可能夹杂可吐证或可下证。

C．少阳夹杂性病变与小柴胡汤方证。小柴胡汤既可辨治少阳病变又可辨治少阳太阳夹杂病变，还可辨治少阳阳明夹杂病变，更可辨治少阳太阳阳明夹杂病变。

【译文】

病是太阳少阳兼证，原有太阳病邪未解除，太阳病邪乘机传入少阳并加重少阳病证，胁下硬满，干呕，不能饮食，往来寒热，虽有类似可吐证或可下证，但尚未用吐下方法，脉沉紧者，其治可选用小柴胡汤。

【注释】

本太阳病不解：本，原有；不解，病邪尚未解除。

转入少阳者：转，传入；少阳，少阳失调。

尚未吐下：吐下，类似病证，或少阳病证有类似可吐证，或少阳病证有类似可下证；吐下，症状表现，或少阳胆热尚未逆于胃即没有呕吐，或少阳胆热未下迫大肠即没有下利。

第3节　少阳病兼证

一、少阳病兼证治则

【仲景原文】若已吐下，发汗，温针，谵语，柴胡汤证罢，此为坏病；知犯何逆，以法治之。(267)

【导读】

A．少阳夹杂性病变与基本治则。①辨识少阳病变可能夹杂可吐证或类似可吐证；②辨识少阳病变可能夹杂可下证或类似可下证；③辨识少阳病变可能夹杂太阳病变或类似太阳病变；④辨识少阳病变可能夹杂阳虚病变或类似阳虚病变；⑤辨识少阳病变可能夹杂心病变或类似心病变；⑥辨识少阳夹杂性病变可能演变为更为复杂多变的少阳病变。

B．少阳夹杂性病变与辨证方法。①小柴胡汤可以辨治少阳太阳阳明及心夹杂性病变；②辨识病变以太阳为主或可下证为主或可吐证为主，其治最好与小柴胡汤合方；③根据疾病发生变化，选方用药必须根据变化的病证。

【译文】

少阳病兼证，以可吐证或可下证为主，其治当先用吐下方法，以太阳病为主，治当发汗，若是阳虚，治当温针或温药，用吐下发汗温针方法都没有达到预期治疗效果，谵语，少阳柴胡汤证解除，这谵语是因治引起的病证；辨清病邪侵犯哪些脏腑经络气血阴阳，按照病变证机与病证表现而选用最佳治疗方药。

【注释】

若已吐下：少阳兼证，以吐下证为主，治疗已用吐下方药。

发汗：少阳兼证，经用吐下后，以太阳病为主，治当发汗。

温针：少阳兼证，病是阳虚寒证，治当温针或温药温阳散寒。

柴胡汤证罢：柴胡汤证，包括小柴胡汤证、大柴胡汤证、柴胡桂枝汤证等。

此为坏病：坏病，即因治不当所引起的病证表现。

知犯何逆：知，知道，辨清；犯，病邪侵犯；何逆，哪些病证表现。

以法治之：以，按照；法，根据病变证机与病证表现。

二、少阳太阳阳明兼证

【仲景原文】三阳合病，脉浮大，上关上，但欲眠睡，目合则汗。（268）

【导读】

A. 内外夹杂性病变与基本脉证。①辨识少阳太阳阳明夹杂性病变；②必须辨清内外夹杂性病变的主要矛盾方面；③辨识内外夹杂性病变的基本症状表现及特殊表现。

B. 盗汗与阴虚。①辨识太阳少阳阳明病变可能出现盗汗症状；②辨识少阳太阳阳明病变可能有类似阴虚的症状表现。

【译文】

少阳阳明太阳兼证的表现，脉浮大，在关部脉浮大明显，只是有想嗜睡，盗汗。

【注释】

三阳合病：三阳，少阳阳明太阳；合病，相兼病，相兼证。

上关上：关之前“上”，字，在也；关，寸关尺之关脉；关之后“上”字，明显，突出。

但欲眠睡：但，只是；欲，想也；眠睡，嗜睡。

目合则汗：目合，睡眠；目合则汗，即盗汗，盗汗多阴虚，但未必都是阴虚，且有少阳胆热者。

三、少阳病证与阳明胃热证相兼的证治

【仲景原文】按之心下满痛者，此为实也，当下之，宜大柴胡汤。（第十12）

【导读】

A. 少阳阳明兼证与基本治则。①辨识少阳阳明夹杂性病变的主要矛盾在阳明胃；②辨识阳明夹杂性病变既有阳明胃又有阳明大肠的病变。

B. 大柴胡汤方证。①大柴胡汤既可辨治少阳夹杂阳明胃病变，又可辨治少阳夹杂阳明大肠病变，还可辨治少阳夹杂阳明胃和大肠病变；②大柴胡汤辨治夹杂性病变可酌情调整方中用药和用量及合方。

【译文】

按病人之心下满痛者，病变证机属于实，应当用下法治疗，可选用大柴

胡汤。

【注释】

按之心下满痛者： 心下，胃脘，或心胸。亦即原有心下满而不痛，按压则心下满痛；或原有心下痛而不满，按压则心下满痛；或原有心下不适，按压则心下满痛。

此为实也： 病变证机属于实。

大柴胡汤： 既可辨治心下满痛，又可辨治心胸满痛。

第4节 少阳病类似证

一、疟病主脉及其主证特征

【仲景原文】 师曰：疟脉自弦，弦数者，多热；弦迟者，多寒；弦小紧者，下之差；弦迟者可温之；弦紧者可发汗、针灸也；浮大者可吐之；弦数者风发也，以饮食消息止之。（第四1）

【导读】

A．疟病与症状表现。①辨识疟疾症状表现可能有类似少阳病；②辨识疟疾症状表现可能有类似太阳病；③从脉象辨别疟疾病变证机，必须结合辨舌质苔色，才能进一步得出辨治结论。

B．疟病与基本治法。①辨治疟疾的基本方法主要有下法、温法、汗法、吐法、针灸等；②辨治疟疾仅仅用一种方法都有一定局限性，必须因人因症状选用治疗方法；③辨识疟疾可能夹杂可下证，或可吐证，或可汗证，或阳虚证，其治必须重视疟疾夹杂性病变；④辨治疟疾或夹杂性病变既要考虑选用方药及针灸，也要重视饮食调配对治疗疟疾的重要作用。

【译文】

老师说： 疟病脉本来多弦，弦夹数者，病变证机多为热；弦夹迟者，病变证机多为寒；弦夹小紧者，其治可选用下法；弦夹迟者，其治可用温法；弦夹紧者，其治可用汗法、针灸；脉浮大者，其治可用吐法；弦夹数的病变证机是风热，其治可以酌情配合饮食疗法。

【注释】

疟脉自弦：疟，疟病；自，本来，本有。

弦数者风发也：发，发生，引起。

以饮食消息止之：饮食，饮食疗法；消息，酌情；止，停止，引申为治疗。

二、疟母证的证治

【仲景原文】病疟以月一日发，当以十五日愈；设不差，当月尽解；如其不差，当云何？师曰：此结为症瘕，名曰疟母，急治之，宜鳖甲煎丸。（第四 2）

【导读】

A. 疟母与病变日期。①辨识顽固性疟疾具有特殊的症状表现；②辨治疟疾必须重视周期性治疗；③辨治疟疾特别是难治性疟疾必须坚持治疗。

B. 疟母与症瘕。①辨识顽固性疟疾经久不愈，可能出现痰凝血瘀病变；②辨识顽固性疟疾经久不愈，可能出现脏腑气血凝结病变。

C. 鳖甲煎丸方证。鳖甲煎丸既是辨治顽固性疟疾的重要用方，又是辨治各科疑难病病变证机属于痰瘀郁虚者的重要用方。

【译文】

疟疾在特定情况下，每月发作 1 次，可在 15 日左右向愈或缓解；假如没有向愈，可在 30 日左右诸症状向愈或缓解；假如疟疾仍未向愈，这又是什么原因引起的？老师说：这病变症结是症瘕，所以命名为疟母，当急急治之，可选用鳖甲煎丸。

【注释】

病疟以月一日发：病，患病；以月，每月；一日者，1 次。

当以十五日愈：当，可能；愈，病向愈或缓解。

设不差：设，假如；差，病愈或好转。

当月尽解：月，30 日左右；尽，诸症状向愈或缓解。

当云何：当，担任，承担，引申为引起；云，缘由，原因；何，什么。

此结为症瘕：结，症结；症，积也；瘕，聚也。

疟母：母，繁殖，再生，引申为疟疾顽固，久治不愈。

【方药组成】鳖甲煎丸

鳖甲炙，十二分（36 g） 乌扇烧，三分（9 g） 黄芩三分（9 g） 柴胡六分（18 g） 鼠妇熬，三分（9 g） 干姜三分（9 g） 大黄三分（9 g） 芍药五分（15 g） 桂枝三分（9 g） 葶苈熬，一分（3 g） 石韦去毛，三分（9 g） 厚朴三分（9 g） 牡丹皮去心，五分（15 g） 瞿麦二分（6 g） 紫葳三分（9g） 半夏一分（3 g） 人参一分（3 g） 䗪虫熬，五分（15 g） 阿胶炙，三分（9 g） 蜂窝炙，四分（12 g） 赤硝十二分（36 g） 蜣螂熬，六分（18 g） 桃仁二分（6 g）

上二十三味，为末，取煅灶下灰一斗，清酒一斛五斗，浸灰，候酒尽一半，着鳖甲于中，煮令泛烂如胶漆，绞取汁，内诸药，煎如丸，如梧子大，空心服七丸。日三服。

【用药要点】方中鳖甲软坚散结，入经入络而溃坚，并经灶下灰、清酒炮制以增消瘕破积、活血祛瘀、通经止痛之功。桂枝通经化瘀消积。赤硝破坚散结，主脏腑积聚、结固、留瘕。䗪虫破血逐瘀，善主血积症瘕、血闭、坚积。大黄泻邪祛瘀。半夏燥湿化痰。阿胶滋阴养血。人参补益正气。干姜温达阳气。柴胡疏利气机。瞿麦利痰水化瘀。乌扇（射干）降泄痰浊，散结气，兼清瘀郁之热毒。葶苈子破坚逐邪，利痰饮。芍药养血入络化瘀。桃仁破血化瘀，通经。鼠妇破血逐瘀，溃症瘕。蜣螂化瘀破积，消血闭。紫葳化痰消血块。牡丹皮散瘀通经，畅利脉络。石韦利水祛湿。厚朴行气下气消痰。黄芩清热解郁热毒邪。蜂窝祛寒热毒邪，更解瘀痰之毒。

【药理作用】本方具有保肝利胆、调节内分泌、对心脏功能所处状态呈双向调节、增加血流量、保护心脑血管、抑制血小板聚集、抑制血栓形成、降血压、降血脂、抗缺氧、抗心脑缺血、抗心律失常、改善微循环、抗纤维化、抗硬化、抗增生、抗疟原虫、抗肿瘤、抗突变、抗缺氧、抗缺血等作用。

三、疟病热证

（一）疟病热证证机

【仲景原文】师曰：阴气孤绝，阳气独发，则热而少气烦冤，手足热而欲呕，名曰瘅疟。若但热不寒者，邪气内藏于心，外舍分肉之间，令人消铄脱肉。

（第四3）

【导读】

A．疟疾热证与病变证机。①辨识疟疾热证的病变证机；②辨识疟疾的病变部位既在脏腑又在肌肤营卫。

B．疟疾热证与病证表现。①辨识疟疾的症状表现可能在表；②辨识疟疾的症状表现可能在脏腑；③辨识疟疾属于内外夹杂性病变。

【译文】

老师说：阴津损伤较明显，阳热盛实较突出，则身热，少气，心胸烦热似有冤屈难伸，手足烦热，常常想呕吐，这叫作热疟。假如疟疾仅发热而不怕冷，病变证机是邪热蕴结于血脉，在外邪气侵犯于肌肉之间，使人阴津损耗，肌肉消瘦。

【注释】

阴气孤绝：阴气，阴津；孤，突出；绝，损伤。

阳气独发：阳气，邪热；独，盛实；发，突出。

则热而少气烦冤：热，身热；烦，心胸烦乱；冤，冤屈难伸。

名曰瘅疟：瘅，热也；瘅疟，疟疾热证。

若但热不寒者：瘅疟的表现特点是只热不寒。

邪气内藏于心：邪气，温热邪气；藏，潜伏，蕴结；心，血脉。

外舍分肉之间：舍，浸淫；分肉，肌肉。

令人消铄脱肉：令，使也；消铄，消灼阴津；脱肉，肌肉消瘦。

（二）温疟证的证治

【仲景原文】温疟者，其脉如平，身无寒但热，骨节疼烦，时呕，白虎加桂枝汤主之。（第四4）

【导读】

A．温疟证与基本脉证。①辨识疟疾热证的基本脉证；②辨识疟疾热证可能出现的夹杂性症状表现。

B．白虎加桂枝汤方证。白虎加桂枝汤既是辨治疟疾热证的重要用方，又是辨治各科杂病病变证机属于郁热夹经脉不通者的重要用方。

【译文】

温疟证的表现，脉象未发生明显异常变化，身不怕冷仅怕热，骨节疼痛烦扰不宁，时有呕吐，其治可选用白虎加桂枝汤。

【注释】

温疟者：热疟，也即瘅疟。

其脉如平：脉象没有发生明显异常变化，或脉仍是疟疾之脉即弦脉。

身无寒但热：无寒，不怕冷；但热，仅怕热。

骨节疼烦：烦，心烦，疼痛烦扰不宁。

白虎加桂枝汤：既可辨治温疟证，又可辨治热痹证。

【方药组成】 白虎加桂枝汤

知母六两（18 g） 石膏碎，一斤（48 g） 甘草炙，二两（6 g） 粳米六合（18 g） 桂枝去皮，三两（9 g）

上锉，每五钱，水一盏半，煎至八分，去滓。温服，汗出愈。

【用药要点】 方中知母清热除烦，滋阴润燥，和利关节。桂枝解肌和营卫，走关节利机关，通利血脉。石膏清透肌肤骨节郁热。粳米补中益气，顾护正气。甘草益气补中，使正气极力驱除邪气，兼防寒凉药伤胃。

【药理作用】 本方具有调节汗腺分泌、调节中枢神经、调节心律、抗缺氧、抗缺血、调节水电解质代谢、调节水钠钾代谢、调节体温中枢、抗菌、抗过敏、抗病毒、抗肿瘤、抗风湿等作用。

四、阳郁牡疟证的证治

【仲景原文】疟多寒者，名曰牡疟，蜀漆散主之。（第四5）

【导读】

A. 阳郁牡疟证与病证表现。①辨识阳郁牡疟证特殊症状表现；②辨清症状表现以寒为主的病变证机是热证；③辨识疟疾必须结合舌质苔色。

B. 蜀漆散方证。蜀漆散既是辨治阳郁牡疟证的重要用方，又是辨治各科杂病病变证机属于痰热郁结证的重要用方。

【译文】

疟病的症状表现以寒为主，这样的疟疾叫作牡疟，其治可选用蜀漆散。

【注释】

疟多寒者：疟，疟病，病变证机是阳郁内结；寒，症状表现以寒为主。

名曰牡疟：牡，雄性，阳也；疟，疟病；牡疟，阳郁疟病。

【方药组成】 蜀漆散

蜀漆洗，去腥　云母烧二日夜　龙骨等分

上三味，杵为散，未发前以浆水服半钱。温疟加蜀漆半分，临发时，服一钱匕。

【用药要点】 方中蜀漆宣发郁阳，降泄痰饮，清泻邪热。龙骨化痰清热，养精神，定魂魄，逐邪气。云母泄邪涤痰，镇摄降泄，安和精神。

【药理作用】 本方具有抗疟原虫、抗病毒、抗菌、抗肿瘤、解热、降压、抗风湿、镇静、调节中枢神经、调节心律、调节腺体分泌、调节水电解质代谢、降尿酸、调节肾功能、增强机体免疫功能等作用。

第5章

辨太阴病脉证并治

概　说

太阴生理主要包括经络和脏腑的气血阴阳功能活动，经络包括手太阴肺经和足太阴脾经，脏腑包括脾和肺。脾主运化，主升清，主统血，为气血生化之本，认识太阴脾的生理功能，离不开胃，因脾与胃同居中焦，生理上相互为用，病理上相互影响，但有主次之分；肺主一身之气，主呼吸，通调水道，主宣发，主肃降，辅佐心主血脉。

太阴病理主要包括脾和肺，太阴脾的病理主要有脾气不运，清气不升，脾不统血，脾不主湿，气血生化不足；而肺的病理主要有肺气不降，宣发不及，呼吸异常，不得通调水道，水气内停等。

（1）解读太阴病本证辨证论治体系。

在认识与理解太阴病之前，必须了解几个重要问题。①什么是太阴？②什么是太阴脾与太阴肺？③脾与肺具有哪些特殊性？④脾和肺与太阴有哪些内在相互关系？⑤什么是太阴病？研究这一系列问题都直接关系到怎样才能学会《伤寒杂病论》，直接关系到怎样才能将《伤寒杂病论》中太阴病理论更好地指导临床实践。

什么叫太阴？太阴属于中医学中的特有用语。中医学为何要用太阴这个特殊名词？张仲景用太阴有何特殊意义？在学习什么叫太阴之前，已经知道什么叫太阳，太阳具有最大特性以统摄营卫而居于肌表。什么叫阳明？阳明具有阳光、温柔以统摄阳刚之气而居于胃和大肠。什么叫少阳？少阳具有阳气初升以统摄阳气升起而居于胆。什么叫太阴？根据张仲景论述太阴的特点，基本含义有 3 个方面。①太阴即月亮，以“月亮”代表阴暗中有光明，即阴中含阳。②太阴即极盛阴气，即阴以制阳。③《易》“四象之一”。艮坤为太阴。艮为山，山可化藏万物；坤为地，地可生长万物。从中医角度认识与理解“太阴”，太阴具有统摄人体之阴气，阴中含阳，阴以制阳，生长万物，化藏万物的特性，这些特性基本上代表了太阴脾和太阴肺的生理特性。

什么是太阴脾与太阴肺？研究太阴的基本概念有三，一是研究太阴脾或太阴肺的生理特性及病理变化；二是研究脾或肺与胃、肝胆、心、肾、膀胱、大肠等之间的生理关系及病理变化；三是研究太阴脾或肺经络的生理特性及病理变化。张仲景在《伤寒杂病论》中研究太阴脾或肺的重点不是研究太阴脾与太阴肺的经络。

太阴脾与太阴肺具有哪些特殊性？研究太阴脾的重点有三，一是脾为阴脏，阴中制阳，阴中含阳的生理特性；二是脾具有生化万物的生理特性；三是脾有藏血的生理特性。研究太阴肺的重点有三，一是肺为阴中含阳，阴中制阳的生理特性；二是肺主一身之气的生理特性；三是肺主宣发与肃降的生理特性。

脾和肺与太阴有哪些相互内在关系？脾和肺行使其正常的功能活动，必须具有阴中含阳、阴中制阳，生长化藏万物的生理特性。太阴统摄人体一身之阴气，阴以制阳即太阴之阴可制约阳明阳刚之气，阴中含阳即太阴脾藏血而升清，太阴肺肃降而宣发，生长化藏万物即太阴脾可生化气血，太阴肺可化藏一身之气。可见，脾之所以能主运化，主生化气血，主升清，主藏血，是因为太阴统摄脾之阴中含阳，生化万物来实现的。肺之所以能主一身之气、司呼吸、主宣发、主肃降、通调水道、主收敛，是因为太阴统摄肺之阴中含阳，化藏万物来实现的。

什么是太阴病？太阴病就是太阴脾或肺病。张仲景为何不说脾或肺病而说是太阴病？因为言太阴病具有三层含义：①追究疾病发生的根本原因，太阴病的原因是太阴没有有效地行使阴中含阳、阴以制阳，生长化藏万物以此变生为太阴病；②探求疾病发生的病变证机，太阴未能有效行使阴中含阳、阴以制阳，生长化藏万物，或太过以演变为邪热，或不及以演变为寒邪，病变的证机是太阴阴中含阳之气与邪气相斗争；③辨清疾病发生的演变规律，太阴受邪而为病既要及时调动太阴阴中之阳气以抗邪，又要调动阳明之阳气以抗邪，再由太阴统摄统一协调以抗邪。太阴阴中含阳之气在抗邪的过程中演变规律有四，一是太阴受邪积极调动阴中之阳气积极抗邪，邪气不胜阴中阳气而退散，病可不药而自愈；二是太阴受邪积极调动阴中之阳气奋起抗邪，邪气盛实，阴中之阳气未能及时将邪气退散，正邪相互斗争，并且胶结不解，病变以邪实为主；三是太阴受邪积极调动阴中之阳气，阴中之阳气若有失调未能积极抗邪于外，邪气留结太阴日久不愈，病变演变以虚实夹杂，以实为主；四是太阴受邪虽积极调动阴中之阳气和阳明之阳气以抗邪，但阴中之阳气和阳明之阳气因虚弱而未能有效地抗邪于外，邪气留结太阴日久不愈，病变演变虚实夹杂，以虚为主。可见，张仲景不言脾或肺病而言太阴病，既包含病变部位在脾或肺，又包括病变证机是正气抗邪需要调动阴中之阳气和调动阳明之阳气协调统一，更包含太阴病的演变过程中始终是以阴中之阳气与邪气相斗争为主的演变过程。

根据以上讨论的内容，太阴病病变部位在脾或肺，病变证机是以太阴统摄阴中之阳气与邪气相斗争的演变过程。辨太阴病本证就是辨太阴本身出现的疾病，结合张仲景论述太阴病本证的辨证主要是辨太阴脾或太阴肺。①太阴热证相当于当今人们所说的消化系疾病或血液系疾病或呼吸系疾病或免疫系疾病等所出现的病证表现；②太阴寒证相当于当今人们所说的消化系疾病或血液系疾病或呼吸系疾病或免疫系疾病等所出现的病证表现；③太阴虚证相当于当今人们所说的消化系疾病或血液系疾病或呼吸系疾病或免疫系疾病等所出现的病证表现；④太阴血证相当于当今人们所说的消化系疾病或血液系疾病或呼吸系疾病或免疫系疾病等所出现的病证表现；⑤太阴痰湿证相当于当今人们所说的消化系疾病或血液系疾病或呼吸系疾病或免疫系疾病等所出现的病证表现；⑥太阴气郁证相当于当今人们所说的消化系疾病或血液系疾病或呼吸系疾病或免疫系疾病等所出现的病证表现；⑦太阴痰湿证相当于当今人们所说的消化系疾病或血液系疾病或呼吸系疾病或免疫系疾病等所出现的病证表现。

（2）解读太阴病兼证辨证论治体系。

张仲景在《伤寒杂病论》中论述太阴病的辨证论治体系，既论述太阴病本证辨证论治体系，又论述太阴病与太阳阳明少阳少阴厥病相兼的辨证论治体系，尤其是论述太阴病与太阳阳明少阳少阴厥阴病相兼的特点及要点就是突出辨太阴病兼证是临床中比较难辨难治性疾病，属于疑难杂病范畴。

辨太阴病本证就是辨脾或肺病，辨太阴病兼证主要有二,一是太阴病本证之间相兼即太阴病本证与太阴病本证相兼，二是太阴病本证与太阳阳明少阳少阴厥阴病相兼。

1）太阴病本证与太阴病本证相兼。根据之前学习的内容，知道太阴病的本证主要有6个。6个基本证型中的任何一个太阴病本证都有可能与另一个太阴病本证相兼：①太阴热证与太阴寒证相兼，太阴热证与太阴虚证相兼，太阴热证与太阴血证相兼，太阴热证与太阴气郁证相兼，太阴热证与太阴痰湿证相兼；②太阴寒证与太阴虚证相兼，太阴寒证与太阴血证相兼，太阴寒证与太阴气郁证相兼，太阴寒证与太阴痰湿证相兼；③太阴虚证与太阴血证相兼，太阴虚证与太阴气郁证相兼，太阴虚证与太阴痰湿证相兼；④太阴血证与太阴气郁证相兼，太阴血证与太阴痰湿证相兼；⑤太阴气郁证与太阴痰湿证相兼等。掌握与运用太阴病本证的基本证型重点是举一反三、触类旁通，以此就能从本质上抓住张仲景论太阴病本证的重点及核心，就能从本质上执简驭繁、深入浅出、融会贯通，达到运用太阴病本证理论更好地指导临床辨治太阴病本证相兼的目的。

2）太阴病与太阳阳明少阳少阴厥病相兼。根据之前所学习的内容，凡是张仲景所说的太阴病，都包含太阴病的6个基本证型；凡是说太阴病兼证，都包含太阳阳明少阳少阴厥阴病证，辨太阳阳明少阳少阴厥阴病又有寒热虚实、气血痰等。研究太阴病与太阳阳明少阳少阴厥阴病相兼：①太阴病本证中太阴热证与太阳伤寒证相兼，太阴热证与太阳中风证相兼，太阴热证与太阳温病证相兼，太阴热证与太阳刚痉证相兼，太阴热证与太阳柔痉证相兼，太阴热证与太阳湿热痉证相兼，太阴热证与太阳风水表虚证相兼，太阴热证与太阳风水表实证相兼，太阴热证与太阳风水夹热证相兼，太阴热证与太阳风湿表虚证相兼，太阴热证与太阳寒湿表实证相兼，太阴热证与太阳湿热痹证相兼；②太阴热证与阳明病证相兼，太阴热证与太阴病证相兼，太阴热证与少阴病证相兼，太阴热证与厥阴病证相兼；③太阴热证与少阴寒证相兼，太阴寒证与少阴热证相兼，太阴寒证与少阴血证相兼；④太阴热证与少阴阳虚阴寒证相兼，太阴热证与少阴阳虚戴阳证相兼，太阴热证与少阴阳虚格阳证或伤阴证相兼，太阴热证与少阴阳虚寒湿证相兼，太阴热证与少阴阳虚水气证相兼，太阴热证与少阴阳虚便血证相兼。以此类推，就明白太阴病本证中6个基本证型中都有可能与太阳阳明少阳少阴厥阴病中的任何一个证型相兼，从这个角度研究太阴病就知道张仲景在《伤寒杂病论》中论述太阴病兼证的辨证论治体系，从而强调运用太阴病兼证的思路与方法是辨治疑难杂病的最佳切入点，对指导临床辨治各科疑难杂病具有重要理论指导性和临床实践性。另外，张仲景虽然在太阴病篇中论述条文比较少，但在太阳篇、阳明病篇、少阳病篇、少阴病篇、厥阴病篇，以及诸多杂病等篇中已有详尽论述，对此只有从《伤寒杂病论》中认真地仔细地详尽地客观地寻找理论依据，才能全面总结张仲景论述的太阴病兼证辨证论治体系。

（3）解读太阴病类似证辨证论治体系。

张仲景辨太阴病类似证的重点有二，一是论述辨太阴病类似证不同于辨太阴病本证，辨太阴病本证是认识疾病的最基本切入点，为辨太阴病类似证提供最基本最确切的鉴别要点、鉴别思路与鉴别方法，达到同中求异，辨清疾病是此而非彼；二是论述辨太阴病类似证不同于辨太阴病兼证，辨太阴病兼证是认识疾病由单一到多的渐变过程，再由简单到复杂的演变过程，强调辨治太阴病的基本思路与方法不能仅仅局限于辨太阴病，而要知道辨太阴病具有复杂性和多变性，在临床中辨治太阴病必须拓展思路，扩大认识，掌握要点，以此才能避免辨证失误和治疗差错，才能在复杂多变中掌握太阴病的演变规律和特征，以此才能做到治病用方定量心中有数，一目了然。辨太阴病类似证的重点是在辨太阴病本证基础之上能够辨清疾病的症状表现虽然有相同，但在本质上认清疾病的表现特点是有区别的，同时强调辨证不能仅仅局限于相同症状表现，更要重视辨相同症状中之不同，在不同症状之中辨清病变的主要矛盾方面，这就是张仲景在《伤寒杂病论》中辨太阴病类似证的核心与目的。如某些阳明病证即相当于当今所说的肠梗阻或食积证等有类似太阴脾病的表现，某些肝胆证即相当于当今所说的肝胆胰病变有类似太阴脾病的表现，某些心肾证即相当于当今所说的心力衰竭或肾衰有类似太阴肺病的表现等，辨太阴病类似证的核心就是提高辨清疾病真假是非的辨治能力，在辨证论治过程中具有举足轻重的指导作用。

张仲景在《伤寒杂病论》中既论述太阴病本证辨证论治体系又论述太阴病兼证辨证论治体系，还论述太阴病类似证辨证论治体系。张仲景论述太阴病本证辨证论治体系的核心是阐明辨治太阴病都必须从最基本症状表现中去辨证，尽管太阴病有其复杂多变的演变规律，但必须认清太阴病有其最基本的共有特有的症状表现，在临床中只有从太阴病最基本的症状表现中去认识，去了解，去掌握，才能抓住太阴病的病变部位及演变特点，才能为进一步针对太阴病选方用药定量提供基本的切入点和落脚点，这就是张仲景辨太阴病本证的重点及重心所在。张仲景论述太阴病兼证的核心是阐明在临床中辨治太阴病常常是复杂多变的，同时指出太阴病本证虽是临床中常见病，但与太阴病兼证相比，太阴病兼证则更为复杂多变，是临床中比较难治的疾病，所以张仲景在《伤寒杂病论》中辨太阴病兼证，既强调辨太阴病兼证的重要性又突出辨太阴病的复杂性多变性，以及难辨难治性。在临床实际中只有对太阴病兼证高度重视，了如指掌，才能化难为易，才能更好地更有效地辨治太阴疑难杂病，对此也就明白张仲景论太阴病兼证的内容实际上就是论述辨治疑难杂病。张仲景论太阴病类似证辨证论治体系的核心是突出辨治太阴病不能仅仅局限于太阴病共有症状表现，必须高度重视太阴病相同症状表现中之不同，特别是能够辨清不典型的症状表现把握病变证机的不同，达到辨治太阴病能够知此知彼，能够不为现象所迷惑，能够辨清病变证机而选择最佳治疗方药。可见，张仲景论述太阴病三大辨证论治体系即本证辨证、兼证辨证、类似证辨证，重在强调辨治太阴病的最佳切入点和最佳制高点，从而达到实现学习太阴病的目的在于指导临床辨治太阴病本证、太阴病兼证、太阴病类似证的最佳方法和最终目的。

太阴病的治疗，热证当清，寒证当温，虚证当补，实证当泻，饮证当化，其治皆当因证机而宜。

太阴病的治禁，虚证禁攻，实证禁补，但可寒热并举、攻补并用，以使方药与病变证机切切相应。

第1节　太阴病纲要

一、太阴脾病证

（一）太阴脾病证的基本脉证

【仲景原文】 太阴之为病，腹满而吐，食不下，自利益甚，时腹自痛；若下之，必胸下结硬。（273）

【导读】

A．太阴病与基本概念。①辨识太阴病属于内伤病；②辨识太阴病属于内外夹杂性病。

B．太阴病与基本脉证。辨治太阴病必须从基本脉证为切入，对此还要深入研究太阴病的症状表现并结合舌质、舌苔，才能进一步得出太阴病的病变证型。辨太阴病本证分为6大类型14个基本证型。①太阴热证有2个基本证型，太阴寒证有2个基本证型，太阴虚证有3个基本证型，太阴血证有4个基本证型，太阴痰湿证有2个基本证型，太阴气郁证有1个基本证型；②张仲景辨太阴病还详细论述太阴病兼证及太阴病类似证等诸多内容，以此深入研究太阴病，才能选择最佳治疗方药。

C．太阴脾夹杂证或类似证。①辨识太阴脾病变可能有类似可下证；②辨识太阴脾可能夹杂可下证；③辨治太阴脾病必须辨清病变证机，选用合理治疗方药。

【译文】

太阴脾患病的症状表现，腹满，呕吐，不思饮食，下利日益加重，时有腹痛；下利虽有类似寒结旁流证且不可用下法，假如用下法治疗，则可导致胸脘阻结痞硬。

【注释】

太阴之为病： 太阴，太阴脾；为，患病；病，病证表现。

食不下： 食，吃也；不下，不思饮食。

自利益甚： 自利，下利的病变证机起于脾；益，日益；甚，加重。

时腹自痛： 时，偶尔；自痛，疼痛原因源于内。

若下之： 下利的症状有类似寒结旁流证，应与之相鉴别。

必胸下结硬：必，会也，可能，可有；胸，胸胁；下，脘腹在胁之下。

（二）太阴脾湿自愈证

1．太阴脾湿注四肢自愈

【仲景原文】太阴中风，四肢烦疼，阳微阴涩而长者，为欲愈。（274）

【导读】

太阴脾湿证与病证表现。①辨识太阴脾湿困证的基本症状表现；②辨清太阴脾气恢复的脉象特点。

【译文】

太阴脾阳恢复，四肢疼痛烦扰不宁，寸脉微尺脉涩且长，这是疾病向愈的表现。

【注释】

太阴中风：太阴，太阴脾；中，和调，得到；风，阳也，引申为阳气恢复。

四肢烦疼：烦，烦扰不宁；疼，疼痛。病变证机是太阴脾气恢复，积极抗邪，正邪交争于四肢，邪气欲去且未去的表现特点。

阳微阴涩而长者：阳，寸脉；微，阳气渐渐恢复；阴，尺也；涩，经气因湿郁而尚未完全通畅；长，阳气积力恢复。

2．太阴主时为欲愈

【仲景原文】太阴病欲解时，从亥至丑上。（275）

【导读】

A．太阴主时与自然之气。人体太阴之气与自然之气之间有一定的内在关系，临床治病过程既要考虑太阴正气恢复又要考虑自然之气对人体的影响，治病用方必须知此知彼，全面考虑，统筹兼顾。

B．主时与正气恢复。①人体之气分为太阳、阳明、少阳、太阴、少阴、厥阴，其与自然界之气变化都有密切关系，各有各的主气时间，太阴病在演变及恢复过程中借用自然之气对人体太阴之气有积极促进恢复作用；②辨治太阴病难治性病变最好在其主气之时服用方药，以增强治病效果。

【译文】

太阴病趋于缓解或痊愈的时间是在亥时（晚上21点）到丑时（次日3点）之间。

【注释】

太阴病欲解时：太阴病，有太阴脾和太阴肺之分；欲，趋于；解，病证缓解或痊愈；时，太阴正气主时。

从亥至丑上：上，之内。从亥时（晚上21点）到丑时（次日3点）之间，为太阴所主之时。

（三）脾胃虚弱证治则及注意事项

【仲景原文】太阴为病，脉弱，其人续自便利，设当行大黄芍药者，宜减之，以其人胃气弱，易动故也。(280)

【导读】

A. 脾胃虚弱证与基本脉证。①辨识脾虚证的基本症状表现；②辨识病变在特定情况下，针对脾虚证可以选用寒性泻下药；③辨识脾虚证可能夹杂实证。

B. 脾胃虚弱夹杂证与用药注意事项。辨识脾虚证在特定情况下可以选用寒性泻下药，必须重视调整方药用量，做到用寒下药旨在治病而不伤正气。

【译文】

脾胃患病的表现，脉弱，下利日久不愈，假如根据病变证机是虚实夹杂，治疗应选用大黄、芍药，可用之又有弊端，对此必须酌情减少其用量，因为病人原有脾胃虚弱，用之不当极容易加重脾胃虚弱。

【注释】

太阴为病：太阴，脾也，包括胃，即脾胃患病。

其人续自便利：续，不断，持续，引申为日久；自，病因非起于外而始于内；便，大便；利，下利，腹泻。

设当行大黄芍药者：设，假如；当，应当；行，选用。病变证机是虚实夹杂。

宜减之：宜，酌情；减，减少用量。

易动故也：易，容易；动，加剧，加重；故，缘由，缘故。

（四）太阴脾虚寒证证机及治则

【仲景原文】趺阳脉微弦，法当腹满，不满者，必便难，两胠疼痛，此虚寒从下上也，当以温药服之。(第十1)

【导读】

A. 脾胃虚寒证与基本脉证。①辨别脉弦主虚证，辨识脉弦主虚证必定夹杂有寒；②辨识脾胃虚寒证，有的以腹满症状为主，有的以大便难为主，有的以疼痛为主；③辨识脾胃虚寒证有的症状表现可能相互夹杂。

B. 脾胃虚寒证与辨治方法。①针对病变证机选用方药；②酌情选用针对症状表现用药。

【译文】

趺阳脉略微弦，根据病情应有腹满，假如没有腹满，可能有大便困难，两胁及腋下疼痛，这病变证机是脾胃虚寒从下而上逆于胁及腋下，其治应当选用温热药。

【注释】

趺阳脉微弦：趺阳，阳明脉；微，略微；弦，弦脉。

法当腹满：法，根据病情；当，应当。

不满者：病证表现因人各有差异。

必便难：必，可能；便，大便；难，排便不畅。

两胠疼痛：胠，腋下。

此虚寒从下上也：下，脾胃；上，胁及腋下。

（五）腹满虚证实证的辨证

【仲景原文】病者腹满，按之不痛为虚，痛者为实，可下之。舌黄未下者，下之黄自去。（第十 2）

【导读】

A. 腹满与虚实。①辨识相同的症状表现则有不同的病变证机；②辨识寒热必须重视舌质苔色。

B. 腹痛与治法。①辨治虚证夹杂实证可以选用泻下方药；②辨识虚证可以酌情配伍泻下方药；③辨治实证因病变证机可选用泻下方药。

【译文】

病人腹满，按之不痛属于虚，疼痛属于实，实证可用下法；舌苔黄是由于没有用下法，用之则苔黄即自行消去。

【注释】

按之不痛为虚：腹满按之减轻而没有疼痛，病变证机属于虚。

痛者为实：腹满按之既满又痛，属于实证。

可下之：实证可下之，虚证也可下之，亦即实者泻之，虚者润之。

舌黄未下者：舌黄，舌苔黄；未下，未使用下法。

（六）太阴脾腹满虚寒证的辨证要点及治法

【仲景原文】腹满时减，复如故，此为寒，当与温药。（第十3）

【导读】

A. 脾胃虚弱证与辨证要点。①辨识虚证腹满与实证腹满的基本症状相同；②辨识热证腹满与寒证腹满的症状基本相同；③从舌质苔色辨清病变证机。

B. 脾胃虚弱证与治则。根据症状表现进一步辨清病变证机属于寒，其治可选用温阳散寒药。

【译文】

病人腹满时有减轻，时而又像原来一样，这病变证机属于虚寒，其治应当选用温补药。

【注释】

腹满时减：时减，有时减轻，有时加重。

复如故：复，又也；如，像也；故，原来，仍旧。

当与温药：当，应当；与，选用；温药，温补药。

（七）太阴脾实寒证的审证要点

【仲景原文】寸口脉弦，即胁下拘急而痛，其人啬啬恶寒也。（第十5）

【导读】

脉弦与寒证。①辨识太阴脾寒证的症状表现；②辨识胁下症状表现包括脘腹部位；③辨识太阴脾寒证的恶寒症状表现特点。

【译文】

寸口三部脉皆弦，即胁下脘腹拘急而疼痛，病人怕冷程度较甚。

【注释】

寸口脉弦：寸口，寸关尺三部脉。

即胁下拘急而痛：胁下，包括胁内及脘腹；拘急，急结不舒。

其人啬啬恶寒也：怕冷较甚。

（八）辨嚏别实寒证

【仲景原文】夫中寒家，喜欠，其人清涕出，发热，色和者，善嚏。（第十6）

【导读】

嚏证属实与病证表现。①辨识脾胃实寒证的基本症状表现；②辨识脾胃实寒证可能夹杂太阳病；③辨识脾胃实寒证可能有类似太阳病症状表现；④辨识脾胃实寒证可能有发热症状；⑤辨识脾胃实寒证可能夹杂郁热。

【译文】

在通常情况下，寒邪久居而不去，喜欢身体向前微倾，病人清稀鼻涕流出，发热，面色正常，经常喷嚏。

【注释】

夫中寒家： 夫，通常情况下；中，侵袭；中寒，外寒侵袭；家，久而不愈。

喜欠： 喜，喜欢；欠，身体的全部或上部向前微倾。

其人清涕出： 清涕，清稀鼻涕流出。

发热： 自觉身体发热或体温略有升高。

色和者： 色，面色；和，正常。

善嚏： 善，经常。

（九）辨嚏别虚寒证

【仲景原文】 中寒，其人下利，以里虚也，欲嚏不能，此人肚中寒。（第十7）

【导读】

嚏证属虚与病证表现。①辨识脾胃虚寒证的症状表现可能以下利为主；②辨识脾胃虚寒证可能有特殊症状表现，如喷嚏欲出而不得出。

【译文】

外寒侵袭，病人下利，这病变证机属于里虚，欲喷嚏又不能喷嚏，这是病人久有虚寒的缘故。

【注释】

中寒： 中，侵犯，侵袭。

欲嚏不能： 病变证机是正气虚弱，正气欲积力抗邪于外且又不能及时抗邪于外。

此人肚中寒： 肚，腹也；中寒，病人素体有寒，又被外寒侵犯，腹中寒气加重。

二、太阴肺病证

（一）肺痿肺痈证

【仲景原文】问曰：热在上焦者，因咳为肺痿，肺痿之病，何从得之？师曰：或从汗出，或从呕吐，或从消渴，小便利数，或从便难，又被快药下利，重亡津液，故得之。

曰：寸口脉数，其人咳，口中反有浊唾涎沫者何？师曰：为肺痿之病，若口中辟辟燥，咳即胸中隐隐痛，脉反滑数，此为肺痈。

咳唾脓血，脉数虚者，为肺痿；数实者，为肺痈。（第七1）

【导读】

A. 肺痿与病因病机。①辨识肺痿热证的病变证机；②辨识肺痿热证的病变原因，或外感，或内伤，或内外夹杂；③辨识肺痿热证的基本脉证。

B. 肺痈与基本脉证。①辨识肺痈热证的症状表现特点；②辨别肺痿热证与肺痈热证的症状表现不同。

C. 肺痈与肺痿。①辨识肺痈热证与肺痿热证的基本症状表现相同；②辨别病变证机是虚证还是实证，从脉象辨别最为重要。

【译文】

学生问： 病变证机在上焦肺，由于咳嗽而演变为肺痿，肺痿患病的主要原因有哪些？**老师说：** 或者源自汗出较多，或者源自呕吐多，或者源自阴津损伤，以及小便多，或者源自大便难又被用泻下药，总之，过度损伤阴津均可引起肺痿。

学生问： 寸部脉数，病人咳嗽，为何口中反而有浊唾涎沫？**老师说：** 这病叫肺痿；若口中干燥较甚，咳嗽，胸中隐隐疼痛，脉反而滑数，这病叫肺痈。

咳嗽，唾脓血，脉数虚者，为肺痿；若咳嗽，唾脓血，脉数实者，为肺痈。

【注释】

热在上焦者： 上焦，肺也。

因咳为肺痿： 因，由于；咳，咳嗽日久不愈；肺痿，咳嗽伴有口中浊唾涎沫。

何从得之： 何从，从哪里而来；得，患病。

或从汗出：从，由内，自内，或源自。

或从消渴：消渴，阴津损伤。

小便利数：数，小便量多。

或从便难：便，大便。

又被快药下利：快药，泻下药。

重亡津液：重，过度；亡，大伤。

口中反有浊唾涎沫者何：病变证机是肺气虚不能固摄阴津而外溢。

若口中辟辟燥：辟辟，透彻，引申为明显，严重。

咳即胸中隐隐痛：病变证机是热灼脉络。

此为肺痈：肺痈以咳嗽、气喘、咯痰、胸痛、吐脓血为主。病变证机是肺热气逆，灼伤脉络。

咳唾脓血：咳嗽伴有唾脓血。

（二）肺痈病理及其预后

【仲景原文】问曰：病咳逆，脉之，何以知此为肺痈？当有脓血，吐之则死，其脉何类？师曰：寸口脉微而数，微则为风，数则为热，微则汗出，数则恶寒，风中于卫，呼气不入，热过于营，吸而不出，风伤皮毛，热伤血脉，风舍于肺，其人则咳，口干，喘满，咽燥，不渴，多唾浊沫，时时振寒。热之所过，血为之凝滞，蓄结痈脓，吐如米粥，始萌可救，脓成则死。（第七 2）

【导读】

A. 肺痈与病变证机及症状表现。①辨识肺痈热证的基本脉证；②辨识肺痈热证脉象表现特点；③辨清肺痈热证的病变证机演变特点；④辨识肺痈病变可能夹杂太阳病变，或类似太阳病变；⑤辨识肺痈热证症状表现可能夹杂可吐证，或类似可吐证。

B. 肺痈与预后。①辨治肺痈证有类似可下证，其治不能用下法，用之必定更伤正气，预后不良；②肺痈热证可能夹杂可下证，即使病变以可下证为主，其治不能仅用下法，必须相互兼顾；③辨治肺痈热证，法当积极治疗，不可延误病情，否则，可能导致病情危重，难以救治。

【译文】

学生问：患有咳嗽气逆，诊断病人，凭什么知道病是肺痈呢？病人应有吐脓血，吐脓血者病情较危重，其脉又有哪些特征呢？**老师说：**寸口脉微而数，脉微主风邪，脉数主温热，风热多汗出，温热伤卫多怕冷，风热侵袭于卫，肺气不降，热侵袭于营，肺气不宣，风热侵袭的病证多在皮毛，温热侵袭的病证多在血脉，风热蕴结于肺，病人多咳嗽，口干，气喘，胸满，咽燥，口微渴，口吐浊唾涎沫较多，时有怕冷。温热侵扰肆虐太盛，与血相结而为瘀热，瘀热相互蕴结而为痈脓，吐出米粥样脓血，病初易于治疗，脓成则预后不良。

【注释】

病咳逆：病，患有，患病；咳，咳嗽；逆，气喘。

脉之：脉，诊断；之，病人。

何以知此为肺痈：何，什么；以，凭也；此，肺痈。

当有脓血：当，应也。病变证机是温热灼腐脉络。

吐之则死：之，脓血；死，病情危重，难以救治。

其脉何类：类，类型，特征。

寸口脉微而数：微，脉弱；数，脉速较快。

微则为风：风，风热。

数则恶寒：数，肺热；恶寒，风热侵袭于卫。病变证机是邪热蕴肺而气上逆，肆虐于卫而不固。

风中于卫：风，风热；中，侵犯；卫，卫气。

呼气不入：气能呼出而吸入不利，即肺气肃降不及。

热过于营：热，温热；过，侵袭；营，营血。

吸而不出：气能吸入而呼出不利，即肺气宣发不及。

风伤皮毛：伤，损伤，引申为病证；皮毛，肌表。

热伤血脉：伤，侵扰，引申为病证。

风舍于肺：舍，蕴结。风热既侵袭于卫，又蕴结于肺。

不渴：不，微也，即口微渴。

多唾浊沫：热伤肺气，气不固津。

时时振寒：振，摇摆，即恶寒较重。

热之所过：之，侵犯；过，肆虐太盛。

血为之凝滞：血，热与血结；凝滞，瘀热搏结。

蓄结痈脓：蓄结，蕴结，搏结；痈脓，脓中夹血。

吐如米粥：米粥，米粥样脓血。

始萌可救：始，开始；萌，刚刚开始，病初；可救，尚可救治。

脓成则死：脓，脓血；成，脓血蕴结之甚；死，预后不良。

（三）肺虚危证基本脉证

【仲景原文】 上气，面浮肿，肩息，其脉浮大，不治，又加利尤甚。（第七3）

【导读】

肺虚危证与病证表现。①辨识肺虚危证症状表现特点；②辨识肺虚危证的夹杂性病变；③辨治肺虚危证必须积极采取治疗措施。

【译文】

病人咳嗽气喘，面部水肿，抬肩呼吸，脉浮大，病情较危重，又有下利，其病情更加危重。

【注释】

上气：肺气上逆，包括咳嗽，气喘，呼吸困难。

面浮肿：包括肢体水肿。

肩息：肩，抬肩；息，呼吸。亦即呼吸困难。

其脉浮大：脉浮大无力。

又加利尤甚：加，有也；尤，特别，更加；甚，危重。

（四）肺胀实证基本脉证

【仲景原文】 上气，喘而躁者，属肺胀；欲作风水，发汗则愈。（第七4）

【导读】

肺胀与基本脉证。①辨识肺胀病的基本症状表现；②辨识肺胀病可能夹杂太阳病变；③辨识肺胀病变可能有类似太阳病变；④辨治肺胀病变必须重视选用发汗方药，但不能仅用发汗方药。

【译文】

病人咳嗽，胸满，气喘，烦躁，病变属于肺胀；肺胀可与风水证相兼，使用发汗方法，风水向愈，肺胀因之而缓解。

【注释】

上气：咳嗽，胸满。

属肺胀：属，归属；肺胀，以咳、喘、痰、满、躁为主要特征。

欲作风水：欲，可也；作，与也，合并；风水，太阳风水表虚证，或太阳风水表实证，或太阳风水夹热证。另则，作者，类似；即肺胀在其演变过程中可能类似风水证。

发汗则愈：愈，风水证向愈，并非是肺胀因发汗向愈，但肺胀可因之而缓解。

第2节　太阴病本证

一、太阴脾本证

（一）太阴脾虚寒证基本脉证

【仲景原文】夫瘦人绕脐痛，必有风冷，谷气不行，而反下之，其气必冲，不冲者，心下则痞也。（第十8）

【导读】

太阴脾虚寒证与基本脉证。①辨识脾胃虚寒证的基本症状表现；②辨识脾胃虚寒证可能夹杂太阳病变；③辨识脾胃虚寒证的症状表现可能有类似可下证；④辨识脾胃虚寒证可能夹杂可下证；⑤辨识脾胃虚寒证即使病变以可下证为主，其治不能先用下法或仅用下法；⑥辨识脾胃虚寒证的症状表现因人不同可有不同的症状表现。

【译文】

在通常情况下，瘦弱病人可有脐周疼痛，大便不通，可能是被寒冷之邪侵袭所致，医生未能审明病变证机反而用下法，下后病人正气不虚，仍能积极抗邪，假如正气虚弱，无力抗邪，邪气相结于心下，则心下痞满。

【注释】

夫瘦人绕脐痛：瘦人，虚弱的人；绕脐，脐周。

必有风冷：必，可能；有，被也；风冷，寒冷。

谷气不行：谷，饮食；行，通畅；谷气不行，饮食积滞，大便不通。

而反下之：而，你也，引申为医生；反，反而。即辨治病证要统筹兼顾，务必权衡病变证机，避免顾此失彼。

其气必冲：气，正气；必，积极；冲，抗邪。

不冲者：不，正气受伤，抗邪不及。

心下则痞也：邪气与正气相结于心下，气机阻滞不通。

（二）太阴脾虚寒证的证治

【仲景原文】 自利不渴者，属太阴，以其脏有寒故也，当温之，宜服四逆辈。（277）

【导读】

A．太阴脾虚寒证与病变证机。①辨识脾胃虚寒证下利与口不渴之间的关系；②辨识脾胃虚寒证的主要矛盾方面以寒为主；③辨识脾胃虚寒证以脾虚寒为主。

B．太阴脾虚寒证与治则。辨治脾胃虚寒证因病变轻重不同，可选用桂枝人参汤、四逆汤、四逆加人参汤、通脉四逆汤等。

【译文】

下利，口不渴，病变属于太阴，因为病人脾胃脏腑有虚寒的缘故，其治当用温补药，可选用四逆理中一类方药。

【注释】

自利不渴者：自，源自，起源于；自利，下利非因于外邪侵袭而是源于脾胃失调。

属太阴：太阴，脾也，包括胃。

以其脏有寒故也：以，因为；脏，脾胃；寒，虚寒。

当温之：温，温补药。

宜服四逆辈：四逆，四逆汤、四逆加人参汤一类；辈，包括理中丸一类。

（三）太阴脾湿热发黄证及其转归

【仲景原文】 伤寒，脉浮而缓，手足自温者，系在太阴，太阴当发身黄；若小便自利者，不能发黄，至七八日，虽暴烦下利，日十余行，必自止，以脾家实，腐秽当去故也。（278）

【导读】

A．太阴脾湿热证与基本脉证。①辨识太阴脾湿热发黄证的基本症状表现；②辨识太阴脾湿热发黄发生发展的基本演变特点；③辨识太阴发黄证与小便之间的内在演变关系。

B．太阴脾湿热证与自愈。①辨识太阴脾病变在演变过程中症状加重不一定是病情加重；②辨识太阴脾病变在演变过程中可能正气恢复而向愈，向愈之际可能出现一些特殊表现。

【译文】

感受湿热之邪，脉浮而缓，手足温和者，病变属于太阴脾，太阴脾湿热可有发黄；假如小便通畅，不能发黄，至七八日，虽有突然心烦，下利一日十余次，是正气恢复，邪不胜正从下利而自止，这是因为太阴脾气恢复，湿热积滞腐秽浊物应从大便而去的缘故。

【注释】

伤寒：湿热之邪。

虽暴烦下利：虽，虽然；暴，突然；烦，心烦，烦躁；下利，大便不成形，或溏泄。

必自止：必，可能；自，脾气恢复；止，停止。

以脾家实：以，因为；脾家，脾胃，胃包括大肠小肠；实，正气恢复充实。

腐秽当去故也：腐秽，湿热积滞浊物；当，应也。

（四）脾胃寒痛证或心胸寒痛证的证治

【仲景原文】心胸中大寒痛，呕不能饮食，腹中寒，上冲皮起，出见有头足，上下痛而不可触近，大建中汤主之。（第十14）

【导读】

A. 脾胃寒痛证与病证表现。①辨识脾胃寒痛证的基本症状表现和特殊表现；②辨识脾胃寒痛证症状表现可能有类似实证的症状；③辨识脾胃寒痛证可能夹杂心胸病变，或类似心胸病变；④辨识脾胃寒痛证的病变以寒为主。

B. 心胸寒痛证与病证表现。①辨识心胸寒痛证的基本症状表现和特殊表现；②辨识心胸寒痛证症状表现可能有类似实证的症状；③辨识心胸寒痛证可能夹杂脾胃病变，或类似脾胃病变；④辨识心胸寒痛证的病变以寒为主。

C. 大建中汤方证。大建中汤既是辨治脾胃寒痛证的重要用方，又是辨治心胸寒痛证的重要用方，还是辨治心胸脾胃虚寒夹杂病变的重要用方。

【译文】

病人心胸脘腹寒痛较甚，呕吐，不能饮食，脘腹寒气凝结，寒外攻皮肤肌肉有凸起状，按压病变部位似有头足一样硬，心胸脘腹疼痛而不可近即拒按，其治可选用大建中汤。

【注释】

心胸中大寒痛：心胸，包括脘腹；大，明显，甚也；寒，病变以寒邪为主。

腹中寒：腹，脾也，脾者，脾胃，脾胃者，脘腹。

上冲皮起：上，向外；冲，攻也；皮，皮肤肌肉；起，凸起状。

出见有头足：出，出去，引申为按压；见，病变部位；有，似也；头足，像头足一样不柔和。

上下痛而不可触近：上，心胸；下，脘腹；不可触近，疼痛拒按。

大建中汤：既可辨治心胸寒痛，又可辨治脘腹寒痛。

【方药组成】 大建中汤

蜀椒去汗，二合（5 g） 干姜四两（12 g） 人参二两（6 g）

上三味，以水四升，煮取二升，去滓。内胶饴一升，微火煎取一升半，分温再服。如一炊顷，可饮粥二升，后更服，当一日食糜，温服之。

【用药要点】 方中干姜温暖脾胃散寒，调理中焦气机。蜀椒温中散寒除湿，温中和阳。人参补益脾胃。胶饴补益气血。

【药理作用】 本方具有解除胃肠平滑肌痉挛、调节胃肠平滑肌蠕动、保护胃黏膜、抗胃肠溃疡、抗氧化、抗缺氧、增强机体免疫功能、改善肾功能、降低血中胆碱酯酶的活性、改善内脏副交感神经、对中枢神经呈双向调节、降低胃张力、降血糖、调节呼吸中枢、强心、调节心律、调节血小板聚集、促进排卵、促进精子生成及运动等作用。

（五）脾胃寒痰阳郁证的证治

【仲景原文】寒气，厥逆，赤丸主之。（第十 16）

【导读】

A. 脾胃寒痰阳郁证与特殊表现。①辨识寒痰病变的主要矛盾方面以寒为主；②辨识寒痰病变的主要矛盾方面是寒痰夹阳郁。

B. 赤丸方证。赤丸既是辨治脾胃寒痰阳郁证的重要用方，又是辨治各科杂病病变证机属于寒痰证的重要用方。

【译文】

寒气浸淫，手足厥逆，其治可选用赤丸。

【注释】

寒气：寒气浸淫肆虐，或在四肢，或在脾胃。

厥逆：手足逆冷。

赤丸：既可辨治寒郁脾胃，又可辨治寒郁四肢。

【方药组成】 赤丸

茯苓四两（12 g） 乌头炮，二两（6 g） 半夏洗，四两（12 g） 细辛一两（3 g）

上四味，末之，内真朱为色，炼蜜丸如麻子大，先食酒饮下三丸，日再夜一服；不知，稍增之，以知为度。

【用药要点】 方中乌头温通阳气，驱逐阴寒，温通气机而止痛。半夏温中醒脾，燥湿化饮，降逆止呕。茯苓渗湿健脾益气。细辛温阳化饮。酒温通血脉。朱砂宁心，并制约温热药伤阳。蜜以缓急止痛。

【药理作用】 本方具有强心、改善微循环、调节呼吸中枢、调节腺体分泌、解除平滑肌痉挛、保护胃黏膜、抗氧化、抗缺血、增强机体免疫功能、改善心肺肝肾功能、降低血中胆碱酯酶的活性、改善内脏副交感神经、对中枢神经呈双向调节、降低胃张力、降血糖、对平滑肌双向调节、镇静镇痛等作用。

（六）寒疝证

1. 寒疝证的基本脉证

【仲景原文】腹痛，脉弦而紧，弦则卫气不行，即恶寒，紧则不欲食，邪正相搏，即为寒疝。（第十 17）

【导读】

寒疝证与基本脉证。①辨识寒疝证的基本症状表现；②辨识脉象特征与症状表现之间的关系；③辨识疾病病变演变的整个过程都是正邪不断斗争的过程。

【译文】

腹痛，脉弦而紧，弦脉主卫气郁滞不温，即怕冷，紧脉主脾胃寒郁，不思饮食，正气与寒邪相搏，叫作寒疝。

【注释】

弦则卫气不行：不行，不动，不运行，即寒气凝结，卫气郁滞，不能温煦。

紧则不欲食：不欲食，病变是寒凝脾胃，浊气不降而壅滞。

邪正相搏：邪，寒邪；正，脾胃之气。

寒疝： 疝，疼痛剧烈伴有腹皮拘急凸起；寒疝，寒邪所致腹痛。

2. 实寒腹痛证及其内外夹杂性病变的证治

【仲景原文】 寒疝，腹中痛，逆冷，手足不仁，若身疼痛，灸刺诸药不能治，抵当乌头桂枝汤主之。（第十 19）

【导读】

A. 寒疝腹痛证与内外夹杂性病变。①辨识寒疝证的基本症状表现；②辨识寒疝证的症状表现可能有类似太阳病；③辨识寒疝证可能夹杂太阳病；④辨治寒疝证的最佳方法是选用方药；⑤即使选用灸刺方法最好还是与方药结合应用。

B. 乌头桂枝汤方证。乌头桂枝汤既是辨治内外夹杂性病变的重要用方，又是辨治内伤杂病病变证机属于虚寒证的重要用方。

【译文】

寒邪侵袭，腹中疼痛肌肉凸起，四肢厥逆，手足麻木不仁，在表有身体疼痛，灸法刺法及其他方药治疗效果都不如乌头桂枝汤，用乌头桂枝汤则是最佳选择。

【注释】

逆冷： 四肢厥冷，病变证机是寒遏阳气不能外达温煦。

手足不仁： 不仁，感觉不灵敏，握物似有似无。

灸刺诸药不能治： 灸，灸法熨法；刺，针刺；诸药，即乌头桂枝汤以外的温热药；不能治，治疗效果不明显。

抵当乌头桂枝汤： 抵，中流砥柱，阻挡，引申为治疗。

乌头桂枝汤： 既可辨治内外夹杂性病变，又可辨治寒凝脾胃证。

【方药组成】 乌头桂枝汤

乌头五枚（10 g） 桂枝去皮，三两（9 g） 芍药三两（9 g） 甘草炙，二两（6 g） 生姜切，三两（9 g） 大枣十二枚

上一味（乌头），以蜜二升，煎减半，去滓。以桂枝汤五合解之，得一升后，初服二合，不知，即服三合；又不知，复加至五合。其知者，如醉状，得吐者，为中病。

上五味（桂枝汤），锉，以水七升，微火煮取三升，去滓。

按： 仲景方中乌头无用量，本书引用剂量源于《医心方》。

【用药要点】 方中乌头温中逐寒，温达阳气。桂枝散寒通经，解肌散寒，

调和营卫。生姜降逆醒脾，和胃散寒。芍药益阴和营。甘草、大枣益气和脾胃。蜜，既能解乌头毒性，又能增强乌头温中缓急止痛。

【药理作用】 本方具有调节周围神经、调节中枢神经、调节胃肠平滑肌蠕动、解除胃肠平滑肌痉挛、调节支气管腺体分泌、抗菌、抗风湿、增强机体免疫功能等作用。

3. 脘腹寒痛证的证治

【仲景原文】 寒疝，绕脐痛，若发则白汗出，手足厥冷，其脉沉紧者，大乌头煎主之。（第十 17）

【导读】

A. 脘腹寒痛证与汗出。①辨识脘腹寒证的基本症状表现；②辨识寒证的症状表现可能出现汗出；③辨识寒证之汗出的病变证常夹气虚；④辨治脘腹寒痛证汗出必须重视补益正气。

B. 大乌头煎方证。①大乌头煎既是辨治脾胃寒痛证的重要用方，又是辨治各科杂病病变证机属于寒凝证的重要用方；②选用大乌头煎辨治寒夹气虚证最好与补益方药合方。

【译文】

寒邪侵袭，脐周疼痛，病以冷汗出为主，手足厥逆，病人脉沉紧者，其治可选用大乌头煎。

【注释】

绕脐痛： 绕，环绕；脐，肚脐；病变证机是寒气凝结不通。

若发则白汗出： 若，假如；发，病证发作较重；白，冷也；白汗出，即冷汗出，病变证机是阴寒太盛，阻遏阳气不能外达，营阴不得所固而外泄。

大乌头煎： 既可辨治脘腹寒痛证，又可辨治肢体寒痛证。

【方药组成】 大乌头煎

乌头熬，去皮，不㕮咀，大者五枚（15 g）

上以水三升，煮取一升，去滓。内蜜二升，煎令水气尽，取二升。强人服七合；弱人服五合。不差，明日更服，不可日再服。

【用药要点】 方中乌头温暖脾胃，驱逐阴寒，通达阳气，疏通经气，和脉止痛。蜜既缓急止痛，又减乌头毒性峻性，以增强治疗作用。

【药理作用】 本方具有保护胃黏膜、调节胃肠平滑肌蠕动、抗胃肠溃疡、抗氧化、抗缺氧、增强机体免疫功能、改善肾功能、降低血中胆碱酯酶的活性、改善内脏副交感神经、对中枢神经呈双向调节、降低胃张力、降血糖、调节呼吸中枢、强心、调节血小板聚集、调节体温中枢等作用。

（七）寒热夹虚证的证治

【仲景原文】呕而肠鸣，心下痞者，半夏泻心汤主之。（第十七10）

【导读】

寒热夹虚证与半夏泻心汤方证。①半夏泻心汤可以辨治寒热虚证以呕吐为主者；②半夏泻心汤可以辨治寒热夹虚证以下利为主者；③半夏泻心汤可以辨治寒热夹虚证以心下痞为主者；④半夏泻心汤可以辨治寒热夹虚证以心中痞为主者。

【译文】

病人呕吐，肠鸣，心下痞者，其治可选用半夏泻心汤。

【注释】

呕而肠鸣：呕，包括恶心，哕逆；肠鸣，包括大便溏泄。

心下痞者：心下，胃脘；痞，不通，包括心下疼痛。

半夏泻心汤：既能辨治痞满不痛，又可辨治痞满疼痛，更可辨治以疼痛为主。

（八）脾胃饮逆寒证的证治

【仲景原文】诸呕吐，谷不得下者，小半夏汤主之。（第十七12）

【导读】

脾胃饮逆寒证与小半夏汤方证。①运用小半夏汤是辨治寒热虚寒证以呕吐为主的重要基础用方；②运用小半夏汤是辨治寒热虚实证以不能饮食为主的重要基础用方；③运用小半夏汤辨治各科杂病必须因人因症状表现合理选用合方。

【译文】

诸多疾病均可引起呕吐，不能饮食，其治可选用小半夏汤。

【注释】

诸呕吐：诸，诸多疾病；呕吐，呕吐的病变证机属于寒饮。

谷不得下者：谷，食物；不得下，不能入胃，不思饮食。

【方药组成】 小半夏汤

半夏一升（24 g）　生姜半斤（24 g）

上二味，以水七升，煮取一升半。分温再服。

【用药要点】 方中半夏温暖降逆，化饮除湿。生姜宣畅脾胃气机，散水降逆和胃。

【药理作用】 本方具有调节水电解质代谢、调节胃肠平滑肌蠕动、保护胃肠黏膜、调节呼吸中枢、改善肺肾功能、调节支气管腺体分泌、解除支气管平滑肌痉挛、促进新陈代谢、抗胃溃疡、抗氧化、抗缺血、增强机体免疫功能、降血脂等作用。

（九）脾胃虚寒饮证以气虚为主者的证治

【仲景原文】 胃反呕吐者，大半夏汤主之。（第十七16）

【导读】

脾胃虚寒饮证与大半夏汤方证。①辨识脾胃虚寒饮证的基本症状表现以呕吐为主；②辨识脾胃虚寒饮证的基本症状表现以胃气上逆为主。

【译文】

朝食暮吐或暮食朝吐，其治可选用大半夏汤。

【注释】

胃反呕吐者： 胃反，胃气上逆，亦即朝食暮吐，暮食朝吐。

大半夏汤方证： 大半夏汤既可辨治胃气上逆证，又可辨治肺气上逆证。

【方药组成】 大半夏汤

半夏（洗完用）二升（48 g） 人参三两（9 g） 白蜜一升（60 mL）

上三味，以水一斗二升，和蜜扬之二百四十遍，煮取二升半，温服一升，余分再服。

【用药要点】 方中重用半夏温暖脾胃，燥湿化饮，降逆止呕，通阳散结。人参补益脾胃。白蜜补益中气，缓急和中。

【药理作用】 本方具有对胃肠蠕动功能呈双向调节、解除胃肠平滑肌痉挛、保护胃黏膜、抗氧化、增强机体免疫功能、改善肺肾功能、改善内脏副交感神经、对中枢神经呈双向调节、降低胃张力、降血糖、调节呼吸中枢、对胃肠平滑肌呈双向调节、强心、调节心律、改善微循环等作用。

（十）脾胃虚寒饮逆证的证治

【仲景原文】 腹中寒气，雷鸣切痛，胸胁逆满，呕吐，附子粳米汤主之。（第十10）

【导读】

A. 脾胃虚寒饮逆证与基本脉证。①辨识脾胃虚寒饮逆证的症状表现；②辨识脾胃虚寒饮逆证可能夹杂心肺肝胆病变。

B. 附子粳米汤方证。附子粳米汤既是辨治脾胃虚寒饮逆证的重要用方，又是辨治各科杂病病变证机属于虚寒饮逆证的重要用方。

【译文】

腹中寒气凝结，响声如雷，疼痛剧烈，胸胁浊气逆乱胀满，呕吐，其治可选用附子粳米汤。

【注释】

腹中寒气：中，内也；即寒从内生，寒凝不通。

雷鸣切痛：雷鸣，肠鸣响声如雷；切，甚也；切痛，疼痛剧烈。

胸胁逆满：逆，浊气逆乱横行。

附子粳米汤：既可辨治以腹痛为主，又可辨治以呕吐为主。

【方药组成】 附子粳米汤

附子炮，一枚（5 g） 半夏半升（12 g） 甘草一两（3 g） 大枣十枚 粳米半升（12 g）

上五味，以水八升，煮米熟，汤成，去滓。温服一升，日三服。

【用药要点】 方中附子温阳散寒，助阳化饮。半夏燥湿化饮，降逆醒脾。粳米补益脾胃。大枣、甘草，益气补中，顾护脾胃。

【药理作用】 本方具有解除平滑肌痉挛、保护胃黏膜、调节胃肠平滑肌蠕动、抗胃肠溃疡、抗氧化、抗缺氧、增强机体免疫功能、改善肾功能、降低血中胆碱酯酶的活性、改善内脏副交感神经、对中枢神经呈双向调节、降低胃张力、降血糖、调节呼吸中枢、强心、调节血小板聚集、调节内分泌等作用。

（十一）脾胃阳虚危证

【仲景原文】 病者痿黄，躁而不渴，胸中寒实，而利不止者，死。（第十 4）

【导读】

脾胃阳虚危证与病证表现。①辨识脾胃阳虚危证的基本症状表现；②辨识脾胃阳虚危证可能夹杂心肺病变；③辨识脾胃阳虚危证可能夹杂肾病变；④辨识脾胃阳虚危证可能夹杂寒实病变；⑤辨识脾胃阳虚危证可能夹杂诸多脏腑病变。

【译文】

病人身体痿黄，烦躁而不渴，胸中寒气阻塞，反有下利不止，病情危重，预后不良。

【注释】

病者痿黄：病变证机是阳气虚弱，不能温煦肌肤。

躁而不渴：躁，身体躁烦，病变证机是阳虚不温，寒气肆虐。

胸中寒实：胸中，脾胃病证表现在胸中；实，寒气阻结。

而利不止：而，反有。病变证机是气血虚弱，阳气欲亡，阴津下夺，病情危重，难以救治。

二、太阴肺病证

（一）肺痿证

1. 肺痿虚寒证的证治

【仲景原文】肺痿，吐涎沫而不咳者，其人不渴，必遗尿，小便数，所以然者，以上虚不能制下故也，此为肺中冷，必眩，多涎唾，甘草干姜汤以温之。若服汤已渴者，属消渴。（第七 5）

【导读】

A. 肺痿虚寒证与基本脉证。①辨识肺痿虚寒证的基本症状表现；②辨识肺痿虚寒证未必都有肺病证的咳嗽症状；③辨识肺痿虚寒证的症状表现可能有类似下焦病变；④辨识肺痿虚寒证可能夹杂下焦病变；⑤辨识肺痿虚寒证可能夹杂脾虚症状表现；⑥辨识肺痿虚寒证可能夹杂消渴病变；⑦辨识肺痿虚寒证可能因人症状表现演变为以消渴为主的病变证机。

B. 甘草干姜汤方证。甘草干姜汤既是辨治肺痿虚寒证的重要基础用方，又是辨治脾胃虚寒证的重要基础用方，还是辨治各科杂病病变证机属于虚寒证的重要基础用方。

【译文】

肺痿的表现，吐涎沫而不咳嗽，口不渴，可有遗尿，小便偏多，为何会有这样的病证呢？这是因为肺虚不能固摄于下的缘故，此是肺虚寒证，可有头晕目眩，唾液多，其治可选用甘草干姜汤以温之。若服用甘草干姜汤出现口渴甚者，病变属于消渴。

【注释】

吐涎沫而不咳者：肺气虚不能固摄阴津；不咳者，肺痿病证表现不一定都有咳嗽。

必遗尿：必，可能有；遗尿，肺虚不能固摄于下。

以上虚不能制下故也：上虚，肺气虚；制，固藏；下，小便。

此为肺中冷：冷，寒也，虚寒。

必眩：必，可有，可能；眩，头晕目眩。病变证机是肺虚不能温养于上。

多涎唾：肺气虚弱不能固摄。

若服汤已渴者：服汤，服用甘草干姜汤；已渴，又有口渴。

属消渴：消渴，阴津损伤较明显，类似消渴，应与之相鉴别。

2. 肺痿虚热证的证治

【仲景原文】大逆上气，咽喉不利，止逆下气者，麦门冬汤主之。（第七10）

【导读】

A. 肺痿虚热证与病证表现。①辨识肺痿虚热证的基本病变证机；②辨识咽喉虚热证的基本症状表现；③辨识肺痿虚热证可能夹杂咽喉病变；④辨识大逆上气的病变部位并不局限于肺；⑤辨清针对肺痿虚热证的基本治疗原则和方法。

B. 麦门冬汤方证，麦门冬汤既是辨治肺痿虚热证的重要用方，又是辨治咽喉虚热证的重要用方，还是辨治脾胃虚热证的重要用方。

【译文】

咳嗽，气喘，气上逆乱，咽喉不利，治当止逆降气，可选用麦门冬汤。

【注释】

大逆上气：大，甚也；逆，咳嗽，气喘；上气，胸中气逆满闷。

咽喉不利：阴虚不能滋养，气虚不得温养。

止逆下气：止，制止，治疗；逆，逆于上；下，降泄；气，气上逆。

【方药组成】 麦门冬汤

麦门冬七升（168 g） 半夏一升（24 g） 人参三两（9 g） 甘草二两（6 g） 粳米三合（9 g） 大枣十二枚

上六味，以水一斗二升，煮取六升，温服一升，日三夜一服。

【用药要点】 方中重用麦门冬养阴生津，滋液润燥。人参益气生津，调营和阴。粳米补益脾胃，化生阴津。大枣补益胃气，滋养脾阴。半夏开胃行津，调畅气机，降肺胃逆气，制约滋补壅滞气机。方药配伍特点是：滋阴以益气，阴得气而化，滋补以辛苦，补而不浊腻，方药相互为用，以建其功。又，麦门冬汤既滋阴又补气，所以既能治疗阴虚证，又能治疗气阴两虚证。

【药理作用】 本方具有解除支气管平滑肌痉挛、调节支气管腺体分泌、调节呼吸中枢神经、调节水电解质代谢、调节心律、调节内分泌、调节胃肠蠕动、调节周围神经、改善微循环、抗缺氧、抗缺血、抗溃疡、降血压、抗菌、抗病毒、抗过敏、保肝利胆、改善肾上腺皮质功能、增强机体免疫功能等作用。

（二）肺痈证

1．肺痈虚热证的证治

【仲景原文】 肺痈，喘不得卧，葶苈大枣泻肺汤主之。（第七 11）

【导读】

A．肺痈虚热证与病证表现。①辨识肺痈虚热证的基本症状表现；②辨清肺痈虚热证的病变证机是郁热伤气。

B．葶苈大枣泻肺汤方证。葶苈大枣泻肺汤既是辨治肺虚热气逆证的重要用方，又是辨治肺虚热水气证的重要用方。

【译文】

肺痈的表现，气喘而不得平卧，其治可选用葶苈大枣泻肺汤。

【注释】

肺痈：即肺痈虚热证。

喘不得卧：喘，咳喘；不得卧，不能平卧，卧则胸中憋气。

【方药组成】 葶苈大枣泻肺汤

葶苈子熬令黄色，捣丸如弹子大，二十枚（10 g）　大枣十二枚

上先以水三升，煮枣取二升，去枣，内葶苈，煮取一升，顿服。

按：仲景方中大枣无剂量，本书引用剂量源于《千金要方》《外台秘要》。

【用药要点】 方中葶苈子泻肺降逆，利水消痰，行皮间水气而消肿。大枣补益中气，助脾益肺。

【药理作用】 本方具有解除支气管平滑肌痉挛、调节支气管腺体分泌、增强机体免疫功能、抗过敏、抗菌等作用。

2. 肺痈虚热水逆证的证治

【仲景原文】肺痈，胸满胀，一身面目浮肿，鼻塞清涕出，不闻香臭酸辛，咳逆上气，喘鸣迫塞，葶苈大枣泻肺汤主之。（第七 15）

【导读】

A. 肺痈虚热水逆证与病证表现。①辨识肺痈虚热水逆证的基本症状表现及特殊表现；②辨识肺痈虚热水逆证可能夹杂心肾病变；③辨识肺痈虚热证可能夹杂鼻腔病变。

B. 葶苈大枣泻肺汤方证。葶苈大枣泻肺汤虽是辨治肺痈虚热水逆证的重要基础方，但在临床中辨治肺痈虚热水逆证必须重视合方治之。

【译文】

肺痈的表现，胸满胁胀，全身面目水肿，鼻塞不通，流清稀鼻涕，闻不到辛辣苦酸香臭，咳嗽，呼吸困难，气喘，喉中痰鸣，咽喉拘急不利，其治可选用葶苈大枣泻肺汤。

【注释】

胸满胀：胀，胸胁胀闷。

一身面目浮肿：病变证机是肺气不能通调水道，水气充斥于上。

鼻塞清涕出：清涕出，清稀鼻涕流出。

不闻香臭酸辛：鼻子闻不到气味。

咳逆上气：咳嗽，气喘，呼吸困难。

喘鸣迫塞：喘鸣，喉中痰鸣；迫塞，咽喉拘急不利。

葶苈大枣泻肺汤：既可辨治肺痈虚热水逆证，又可辨治鼻塞不通证。

3. 肺痈脓热证的证治

【仲景原文】咳而胸满，振寒脉数，咽干不渴，时出浊唾腥臭，久久吐脓如米粥者，为肺痈，桔梗汤主之。（第七 12）

【导读】

A. 肺痈脓热证与病证表现。①辨识肺痈脓热证基本症状表现和特殊表现；②辨识肺痈脓热证可能出现口渴，也有可能不出现口渴；③辨识肺痈脓热证，必须积极治疗，防止病情进一步发展变化。

B. 桔梗汤方证。桔梗汤虽是辨治肺痈脓热证的重要基础方，但在临床中辨治肺痈脓热证必须重视合方治之。

【译文】

咳嗽，胸满，振振怕冷，脉数，咽干微渴，时时吐出浊唾腥臭脓痰，久而久之吐脓血痰如米粥样，这是肺痈，其治可选用桔梗汤。

【注释】

振寒脉数：振，摇摆；振寒，形容怕冷之甚；脉数，肺热涌动气血。

咽干不渴：咽干，津伤；不，微也。不渴，口微渴。

时出浊唾腥臭：浊唾，黏液痰或黏液脓性痰；腥臭，血腥臭味。

久久吐脓如米粥者：久久，未能及时治疗；吐脓，吐脓血；如米粥，浊黏稠脓痰。

桔梗汤：既可辨治肺痈热证，又可辨治咽痛热证，更可辨治肺痈脓热证。

【方药组成】 桔梗汤

桔梗一两（3g） 甘草二两（6g）

上二味，以水三升，煮取一升，去滓。温分再服。（又，《金匮要略》云：上二味，以水三升，煮取一升，分温再服，则吐脓血也。）

【用药要点】 方中桔梗宣发肺气，消痰祛痰，解毒排脓。甘草清热泻火解毒，利咽喉，缓急止痛。

【药理作用】 本方具有解除支气管平滑肌痉挛、增强机体免疫功能、调节内分泌、调节代谢、抗过敏、抗病毒、抗菌等作用。

（三）肺寒痰证的证治

【仲景原文】咳逆上气，时时吐浊，但坐，不得眠，皂荚丸主之。（第七7）

【导读】

A. 肺寒痰证与病证表现。①辨识肺寒痰证的基本症状表现；②辨识肺寒痰证症状表现可能有类似心病变；③辨识肺寒痰证可能夹杂心病变。

B. 皂荚丸方证。皂荚丸既可辨治病变部位在肺，又可辨治病变部位在心，更可辨治病变部位在咽喉。

【译文】

咳嗽，气喘，胸中逆满，时有吐浊痰，不能平卧，失眠，其治可选用皂荚丸。

【注释】

咳逆上气：病变是肺气上逆而不降，病证是咳嗽、气喘、胸中逆满。

时时吐浊：病变证机是肺气不降，痰饮内生，痰随气而上逆。

但坐：但，只也，即不能平卧。

不得眠：病变是肺气不利，浊气壅滞，肆虐心神。

【方药组成】 皂荚丸

皂荚刮去皮，用酥炙，八两（24 g）

上一味，末之，蜜丸梧子大，以枣膏和汤，服三丸，日三夜一服。

【用药要点】 方中皂荚气轻宣散，通利气道，止咳平喘，除胶结顽痰。蜜、大枣，补益肺气，制约皂荚之峻性、毒性。

【药理作用】 本方具有解除支气管平滑肌痉挛、调节支气管腺体分泌、调节水电解质代谢、抗菌、抗病毒、抗过敏等作用。

（四）肺饮证

1．肺虚饮证主脉及其预后

【仲景原文】 久咳数岁，其脉弱者，可治；实大数者，死；其脉虚者，必苦冒；其人本有支饮在胸中故也，治属饮家。（第十二 34）

【导读】

A．肺虚饮证与预后。①辨识肺病变日久不愈，脉弱者预后良好；②辨识肺病变日久不愈，脉实者预后不良；③辨识脉虚与头部症状之间的关系；④辨识肺病必须辨清病变证机。

B．肺虚饮证与治法。①治病必须针对病变证机求本；②治病必须针对症状表现求标。

【译文】

咳嗽多年不愈，病人脉弱，应及时治疗，预后良好；咳嗽，脉实大数，即使积极治疗，也预后不良；病人脉虚者，可有头昏不清；病变是饮邪留结胸肺，其治可从饮邪。

【注释】

久咳数岁：久，病久；数岁，多年，数年。

实大数者：病变证机是虚，脉象表现是实，脉证不符，虚实夹杂，病情危重，难以救治。

必苦冒：必，可能；苦，痛苦不堪；冒，头如有物所蒙。

其人本有支饮在胸中故也：本，素有；支，支撑，引申为阻结不通；支饮，饮邪阻结；胸中者，胸肺。

治属饮家：属，从也；家，久病。

2. 肺饮证的证治

（1）寒饮郁肺结喉证的证治

【仲景原文】咳而上气，喉中有水鸡声，射干麻黄汤主之。（第七6）

【导读】

A. 寒饮郁肺结喉证与病证表现。①辨识寒饮郁肺结喉证的特殊表现；②辨识寒饮郁肺证可能夹杂咽喉病变。

B. 射干麻黄汤方证。射干麻黄汤既可辨治寒饮在肺，又可辨治寒饮在心，更可辨治寒饮在咽喉。

【译文】

咳嗽，气喘，呼吸不利，喉中痰鸣，其治可选用射干麻黄汤。

【注释】

咳而上气：上气，气喘，呼吸不利。

喉中有水鸡声：喉中，包括胸肺；水鸡声，喉中或胸肺有痰鸣音。

【方药组成】 射干麻黄汤

射干十三枚（9 g） 麻黄四两（12 g） 生姜四两（12 g） 细辛 紫菀 款冬花各三两（9 g） 五味子半升（12 g） 大枣七枚 半夏大者，洗，八枚（12 g）

上九味，以水一斗二升，先煮麻黄两沸，去上沫，内诸药，煮取三升，分温三服。

【用药要点】 方中麻黄宣肺温肺，化饮散寒，止咳平喘，开达气机。射干泻肺降逆，利咽散结，祛痰化饮。细辛温肺化饮，温宣肺气。款冬花宣肺化饮止咳。紫菀泻肺止咳，降逆祛痰，温化寒饮，调畅气机。生姜降逆化饮，利胸中气机。半夏醒脾燥湿化痰，温化肺中寒饮，利咽喉涤痰结。五味子收敛肺气，使肺气宣降有序，制约宣发降泄而不伤肺气。大枣补益中气，生化气血，滋荣肺气。

【药理作用】 本方具有解除支气管平滑肌痉挛、调节支气管腺体分泌、调节呼吸中枢神经、调节水电解质代谢、调节肾功能、强心、改善微循环、抗缺氧、抗缺血、抗菌、抗病毒、抗过敏、改善肾上腺皮质功能等作用。

（2）肺寒气郁夹热证的证治

【仲景原文】咳而脉浮者，厚朴麻黄汤主之。（第七8）

【导读】

A．肺寒气郁夹热证与病证表现。①辨识肺寒气郁夹热证的基本脉证；②辨识肺寒气郁夹热证可能夹杂太阳病；③辨识肺寒气郁夹热证的症状表现可能类似太阳病。

B．厚朴麻黄汤方证。厚朴麻黄汤既是辨治肺寒气郁夹热证的重要用方，又是辨治心肺寒郁夹热证的重要用方。

【译文】

病人咳嗽，脉浮，其治可选用厚朴麻黄汤。

【注释】

咳而脉浮者：咳，包括气喘、呼吸困难。

厚朴麻黄汤：既可辨治症状以咳喘为主，又可辨治症状以胸满为主。

【方药组成】厚朴麻黄汤

厚朴五两（15 g）　麻黄四两（12 g）　石膏如鸡子大（48 g）　杏仁半升（12 g）　半夏半升（12 g）　干姜二两（6 g）　细辛二两（6 g）　小麦一升（24 g）　五味子半升（12 g）

上九味，以水一斗二升，先煮小麦熟，去滓。内诸药，煮取三升，温服一升，日三服。

【用药要点】方中厚朴下气宽胸，除痰平喘，止咳降逆。麻黄宣发肺气，化饮利气。石膏清泻郁热，制约温热伤阴。杏仁肃降肺气，止咳平喘。半夏燥湿化痰除饮，杜绝痰湿之源。干姜温肺化饮。细辛温肺散寒，通阳化饮。五味子收敛肺气，防止化痰化饮药伤阴津。小麦益脾助肺，并能制约降气药不伤肺气。

【药理作用】本方具有解除支气管平滑肌痉挛、调节支气管腺体分泌、调节呼吸中枢神经、调节水电解质代谢、调节肾功能、强心、改善微循环、促进血运状态、抗缺氧、抗缺血、抗菌、抗病毒、调节骨骼肌、抗过敏、抗风湿、改善肾上腺皮质功能等作用。

（3）肺寒水气夹热证的证治

【仲景原文】咳而上气，此为肺胀，其人喘，目如脱状，脉浮大者，越婢加半夏汤主之。（第七13）

【导读】

A．肺寒水气夹热证与基本脉证。①辨识肺胀的基本症状表现；②辨识肺胀的病变证机；③辨识肺寒水气夹热证可能夹杂太阳病，或症状表现可能有类似太阳病；④辨识肺寒水气夹热证可能夹杂肝肾病变。

B．越婢加半夏汤。越婢加半夏汤既是辨治肺寒水气夹热证的重要用方，又是辨治心肾寒水夹热证的重要用方，还是辨治肺鼻寒饮夹热证的重要用方。

【译文】

咳嗽，浊气上逆，此为肺胀，病人气喘，两目凸出似脱出状，脉浮大者，其治可选用越婢加半夏汤。

【注释】

目如脱状：目，眼珠；如，似有；脱，脱出。病变证机是寒饮郁肺，郁热在经，水气肆虐，郁热水气而上溢于目。

【方药组成】 越婢加半夏汤

麻黄六两（18 g） 石膏半斤（24 g） 生姜三两（9 g） 大枣十五枚 甘草二两（6 g） 半夏半升（12 g）

上六味，以水六升，先煮麻黄，去上沫，内诸药，煮取三升，分温三服。

【用药要点】 方中麻黄宣肺散寒化饮。石膏清泻郁热。生姜散水化饮。半夏醒脾燥湿，降泄浊逆，降肺而通调水道。甘草、大枣，既补益中气，又充养肺气，更能制约寒药不凝。

【药理作用】 本方具有解除支气管平滑肌痉挛、调节支气管腺体分泌、强心、抗缺氧、抗过敏、抗菌、抗病毒、改善肾功能、改善微循环、增强机体免疫功能等作用。

（4）肺寒痰饮夹热证的证治

【仲景原文】肺胀，咳而上气，烦躁而喘，脉浮者，心下有水，小青龙加石膏汤主之。（第七 14）

【导读】

A．肺寒痰饮夹热证与病证表现。①辨识肺胀的症状表现；②辨识肺胀病变证机属于肺寒痰饮夹热；③辨识肺寒痰饮夹热证可能夹杂太阳病，或症状表现可能有类似太阳病。

B．小青龙加石膏汤方证。小青龙汤既是辨治肺寒痰饮夹热证的重要用方，又是辨治肺寒痰饮夹热证与太阳伤寒证相兼的重要用方。

【译文】

肺胀，咳嗽，呼吸困难，烦躁，气喘，脉浮者，病变证机是心肺有寒饮夹热，其治可选用小青龙加石膏汤。

【注释】

烦躁而喘：病变证机是肺气逆乱，肆虐于心，气逆于上。

心下有水：心，心肺；心下，胃脘，肺也；水，寒饮。

小青龙加石膏汤：方中石膏因郁热轻重而酌情调整其用量。

【方药组成】 小青龙加石膏汤

麻黄去节，三两（9 g） 芍药三两（9 g） 细辛三两（9 g） 干姜三两（9 g） 甘草炙，三两（9 g） 桂枝去皮，三两（9 g） 五味子半升（12 g） 半夏洗，半升（12 g） 石膏二两（6 g）

上九味，以水一斗，先煮麻黄，去沫，内诸药，煮取三升。强人服一升，羸者减之，日三服，小儿服四合。

【用药要点】 方中麻黄宣肺化饮，平喘止咳降逆。桂枝通阳化气，化饮降逆。细辛散寒温肺化饮。干姜醒脾温肺化饮。五味子收敛肺气。芍药引阳药入阴而化饮。半夏醒脾燥湿，降肺化饮。石膏既清泻郁热，又防止温燥药伤阴。甘草入肺而益气祛邪，入脾胃而培土生金。

【药理作用】 本方具有解除支气管平滑肌痉挛、调节支气管腺体分泌、调节呼吸中枢神经、调节水电解质代谢、调节肾功能、强心、改善微循环、抗缺氧、抗缺血、抗菌、抗病毒、调节骨骼肌、抗过敏、抗风湿、改善肾上腺皮质功能等作用。

（5）寒饮郁肺证的证治

【仲景原文】咳逆倚息不得卧，小青龙汤主之。（第十二 35）

【导读】

寒饮郁肺证与小青龙汤方证。①辨识寒饮郁肺证的特殊症状表现；②辨清小青龙汤既是辨治外感病病变证机属于寒饮郁肺证的重要用方，又是辨治内伤杂病病变证机属于寒饮郁肺证重要用方，还是辨治夹杂病变证机属于寒饮郁肺证的重要用方。

【译文】

咳嗽，气喘，胸闷，以手倚物呼吸，不能平卧，其治可选用小青龙汤。

【注释】

咳逆倚息不得卧：咳，咳嗽；逆，气喘，呼吸困难，胸闷；倚，倚靠，扶持；息，呼吸；倚息，以手倚物缓解呼吸困难。

（6）寒饮郁肺气冲证的证治

【仲景原文】青龙汤下已，多唾，口燥，寸脉沉，尺脉微，手足厥逆，气从小腹上冲胸咽，手足痹，其面翕热如醉状，因复下流阴股，小便难，时复冒者，与茯苓桂枝五味甘草汤，治其气冲。（第十二36）

【导读】

A. 辨识小青龙汤方证与变证。①辨识寒饮郁肺证用小青龙汤未必就能取得最佳治疗效果；②运用小青龙汤必须辨清病变证机是单一性还是复杂性，是久病还是初病；③辨识服用小青龙汤出现变化的病证；④辨清变化的病证表现的复杂性与多变性；⑤辨识寒饮郁肺气冲证的症状表现可能夹杂肾膀胱病变，或症状表现可能类似肾膀胱病变。

B. 寒饮郁肺气冲证与桂苓五味甘草汤。桂苓五味甘草汤既是辨治肺饮郁肺气冲证的重要用方，又是辨治各科杂病病变证机属于寒饮气冲证的重要用方。

【译文】

用小青龙汤治疗后，病人唾液多，口干燥，寸脉沉，尺脉微，手足厥逆，自觉气从小腹上冲胸咽，手足麻木不仁，病人面部温热如醉状，又因肺中寒饮随经气可下注于股内侧，小便困难，时有头昏不清，其治可选用桂苓五味甘草汤，治疗浊气上逆。

【注释】

青龙汤下已：青龙汤，小青龙汤；下，治病祛邪下其寒饮；已，治疗。

多唾：病变证机是寒饮上溢。

口燥：病变证机是寒遏阳气不化津。

寸脉沉：病变证机是肺气被遏。

尺脉微：病变证机是阳气被郁。

气从小腹上冲胸咽：气，浊气上逆；小腹，包括少腹浊气上冲者，逆乱；胸，心胸。

手足痹：痹，麻木不仁。

其面翕热如醉状：翕，温温；如，像也；如醉状，像醉酒人面赤一样。

因复下流阴股：复，归也，去也；下流，下注；阴股，下肢股内侧。

【方药组成】　桂苓五味甘草汤（苓桂五味甘草汤）

桂枝去皮，四两（12 g）　茯苓四两（12 g）　甘草炙，三两（9 g）　五味子半升（12 g）

上四味，以水八升，煮取三升，去滓。分三温服。

【用药要点】　方中桂枝温肺化饮，通阳下气，平喘止咳，助肺气以通调水道。茯苓健脾渗湿。五味子收敛肺气，使肺气下行以肃降，调和肺气宣降。甘草益肺气，和中气。

（7）寒饮郁肺气逆证的证治

【仲景原文】冲气即低，而反更咳，胸满者，用桂苓五味甘草汤去桂加干姜、细辛，以治其咳满。（第十二 37）

【导读】

A．寒饮郁肺气逆证与病证表现。①辨识寒饮郁肺气逆证的基本症状表现；②辨识运用桂苓五味甘草汤治疗寒饮郁肺气逆证未必就能取得预期最佳效果；③辨识变化的病变证机有轻有重，有单一的病变，也有复杂的病变，治疗必须重视选择经方合方。

B．苓甘五味姜辛汤方证。苓甘五味姜辛汤既是辨治寒饮郁肺气逆证的重要用方，又是辨治各科杂病病变证机属于寒饮气逆证的重要用方。

【译文】

浊气上逆心胸减轻，可药后又有咳嗽加重，胸满者，其治可选用桂苓五味甘草汤去桂加干姜、细辛，以治咳嗽、胸满。

【注释】

冲气即低：冲气，浊气上逆；低，减轻，好转。

而反更咳：而，可是；反，又有；更，加重。

桂苓五味甘草汤去桂加干姜、细辛（苓甘五味姜辛汤）：方因证而设，药因证而变，方药组成因病证变化而变化。

【方药组成】　苓甘五味姜辛汤

茯苓四两（12 g）　甘草三两（9 g）　干姜三两（9 g）　细辛三两（9 g）　五味子半升（12 g）

上五味，以水八升，煮取三升，去滓。温服半升，日三。

【用药要点】 方中干姜温暖肺气，散寒化饮。细辛温肺化饮，宣肺散寒。茯苓益气渗湿泻饮。五味子收敛肺气。甘草补益中气，培土生金，和调肺气。

【药理作用】 本方具有解除支气管平滑肌痉挛、调节胃肠蠕动、调节心律、抗缺氧、抗过敏、抗病毒、改善微循环等作用。

（8）寒饮郁肺呕逆证的证治

【仲景原文】 咳满即止，而更复渴，冲气复发者，以细辛、干姜为热药也。服之当遂渴，而渴反止者，为支饮也。支饮者，法当冒，冒者必呕，呕者复内半夏以去其水。（第十二38）

【导读】

A．寒饮郁肺呕逆证与症状表现。①辨识服用苓甘五味姜辛汤出现的病证表现；②辨识寒饮郁肺呕逆证渴与不渴的病变证机；③辨识寒饮郁肺呕逆证可能夹杂脾胃病变；④辨清选方用药必须重视在变化中辨治变化的病证。

B．桂苓五味甘草去桂加姜辛夏汤方证。桂苓五味甘草去桂加姜辛夏汤既可辨治寒饮郁肺呕逆证，又可辨治心肺寒饮郁结证。

【译文】

咳嗽和胸满症状解除，反而又发口渴，浊气上冲胸咽复发，这是因为细辛、干姜用量太过；服用细辛、干姜应有口渴，其口渴常常是未经治疗即止，这病证表现不是用细辛、干姜的缘故，而是饮邪阻滞所致。饮邪阻滞者，根据病变证机可有头目昏眩，头目昏眩者可能引起呕吐，根据呕吐再调整方药，加半夏以降逆燥湿化饮。

【注释】

咳满即止： 止，症状解除，但病变证机仍在。

而更复渴： 而，反而；更，又也；复，复发，发作。

冲气复发者： 冲气，即桂苓五味甘草汤主治的“气从小腹上冲胸咽”；复者，复发。

以细辛、干姜为热药也： 热药，用热药量太过。

服之当遂渴： 热药散寒，散寒之中必伤津，口渴属于正常现象，一般不必治疗，也不必大惊小怪。

而渴反止者： 渴，热药伤津之口渴，或饮水自救，或服药补救；止，口不渴。

法当冒：法，根据病变证机；当，可能；冒，头目昏眩。

冒者必呕：必，可能，即头晕目眩伴有恶心呕吐。

呕者复内半夏以去其水：内，纳也，加也；水，饮也。

【方药组成】 桂苓五味甘草去桂加姜辛夏汤

茯苓四两（12 g） 甘草二两（6 g） 细辛二两（6 g） 干姜二两（6 g） 五味子半升（12 g） 半夏半升（12 g）

上六味，以水八升，煮取三升，去滓。温服半升，日三。

【用药要点】 方中干姜温肺化饮。细辛温肺散寒，温阳化饮。半夏降逆化痰，醒脾燥湿。五味子收敛肺气。茯苓渗湿化饮，健脾和胃。甘草益气和中。

【药理作用】 本方具有解除支气管平滑肌痉挛、增强机体免疫功能、调节心律、抗菌、抗过敏、改善微循环等作用。

（9）寒饮郁肺水溢证的证治

【仲景原文】 水去呕止，其人形肿者，加杏仁主之。其证应内麻黄，以其人遂痹，故不内之。若逆而内之，必厥。所以然者，以其人血虚，麻黄发其阳故也。（第十二 39）

【导读】

A．寒饮郁肺水溢证与病证表现。①辨识服用桂苓五味甘草去桂加姜辛夏汤出现的病证表现；②辨识寒饮郁肺水溢证的症状表现；③辨清因病变证机变化而选择治疗方药。

B．服用方药与注意事项。①辨清方药在治病过程中可能出现新的病证，认清方药治病的适应证、禁忌证；②针对病变证机选用方药，用之既有弊端又有不可缺少，对此必须考虑调整用量，或选择合方用之，以减免弊端。

C．苓甘五味加姜辛半夏杏仁汤方证。苓甘五味加姜辛半夏杏仁汤既是辨治寒饮郁肺水溢证的重要用方，又是辨治心肾寒饮水溢证的重要用方。

【译文】

病人水饮之邪去，呕吐停止，可身体水肿仍在，治疗时应在前方中加杏仁。根据病证表现应加麻黄，可因病人有血虚，所以不能加麻黄。违背病变证机而加麻黄，可能引起手足厥冷，或手足麻木不仁。为何会有这种现象呢，是因为病人素有血虚，麻黄易损伤阳气阴血。

【注释】

水去呕止：水，水饮；去，祛除，消散；止，停止。

其人形肿者：形，身体；肿，水肿。

其证应内麻黄：应，根据；内，纳，用也，加也。

以其人遂痹：以，所以；遂，即也，随之；痹，血痹，亦即血虚。

若逆而内之：逆，违背病变证机。

必厥：必，可能；厥，手足厥冷，手足麻木不仁，病变证机是血虚不能滋荣。

麻黄发其阳故也：发，发泄，引申为损伤；阳，阳气，应包含阴血。

【方药组成】苓甘五味加姜辛半夏杏仁汤

茯苓四两（12 g）　甘草三两（9 g）　细辛三两（9 g）　干姜三两（9 g）　五味子半升（12 g）　半夏半升（12 g）　杏仁去皮尖，半升（12 g）

上七味，以水一斗，煮取三升，去滓。温服半升，日三。

【用药要点】方中干姜温肺散寒，通阳化饮，温畅气机。细辛散寒化饮。半夏燥湿化痰。杏仁肃降肺气平喘，通调水道消肿。五味子收敛肺气，使肺气清肃内守。茯苓渗湿，断绝饮生之源。甘草益气健脾，补肺祛痰。

【药理作用】本方具有解除支气管平滑肌痉挛、增强机体免疫功能、强心、抗炎、抗过敏、抗缺氧、改善微循环等作用。

（10）寒饮郁肺夹胃热证的证治

【仲景原文】若面热如醉，此为胃热上冲熏其面，加大黄以利之。（第十二 40）

【导读】

A. 寒饮郁肺夹胃热证与病证表现。①服用苓甘五味加姜辛半夏杏仁汤出现的症状表现；②辨识寒饮郁肺夹胃热证的特殊症状表现；③辨识寒饮郁肺夹胃热证的症状表现可能夹杂胃脘症状或腹部症状。

B. 苓甘五味加姜辛半杏大黄汤方证。苓甘五味加姜辛半杏大黄汤既是辨治寒饮郁肺夹胃热证的重要用方，又是辨治各科杂病病变证机属于寒饮夹热证的重要用方。

【译文】

寒饮郁肺证的表现，若面色红赤如醉酒色者，这是胃热上冲熏蒸于面，其治可选用前方加大黄（即苓甘五味加姜辛半杏大黄汤）以清利。

【注释】

若面热如醉：病变证机是“此为胃热上冲熏其面”，病是肺胃寒热夹杂证。

此为胃热上冲熏其面：熏，熏蒸，引申为侵扰。

【方药组成】 苓甘五味加姜辛半杏大黄汤

茯苓四两（12 g） 甘草三两（9 g） 细辛三两（9 g） 干姜三两（9 g） 五味子半升（12 g） 半夏半升（12 g） 杏仁去皮尖，半升（12 g） 大黄三两（9 g）

上八味，以水一斗，煮取三升，去滓。温服半升，日三。

【用药要点】 方中干姜温肺化饮。杏仁降逆止咳。细辛散寒化饮。半夏燥湿化饮。五味子收敛肺气，使肺气宣散而不浮越，使肺气肃降而不走泄，使肺气宣发肃降。茯苓渗湿，使水湿从小便而去，健脾益气。大黄清泻胃中邪热，使热从下去。甘草益气补肺，缓和辛热之燥烈，制大黄之峻泻。

【药理作用】 本方具有解除支气管平滑肌痉挛、增强机体免疫功能、抗菌、抗病毒、抗过敏、改善微循环、调节内分泌等作用。

（五）肺热饮夹虚证的证治

【仲景原文】脉沉者，泽漆汤主之。（第七 9）

【导读】

肺热饮夹虚证与辨治方药。①辨识肺热饮夹虚证的基本症状表现必须具备咳、喘、痰三个症状中的一个；②辨识肺热饮夹虚证必须结合舌质苔色才能进一步明确病变证机；③泽漆汤是辨治肺热饮夹虚证的重要代表方。

【译文】

肺热饮夹虚证的脉象是以沉为主，其治可选用泽漆汤。

【注释】

脉沉者：以脉沉代肺热饮夹虚证的诸多症状表现，并不局限于脉沉。

泽漆汤：研究泽漆汤方药组成，判断其主治病证特点。

【方药组成】 泽漆汤

半夏半升（12 g） 紫参（一作紫菀）五两（15 g） 泽漆以东流水五斗，煮取一斗五升，三斤（150 g） 生姜五两（15 g） 白前五两（15 g） 甘草 黄芩 人参 桂枝各三两（9 g）

上九味，吹咀，内泽漆汁中，煮取五升，温服五合，至夜尽。

【用药要点】 方中泽漆清泻肺热，止咳平喘，荡涤痰饮，散结气，开胸气。黄芩清热降泄。紫参清热解毒，祛湿化饮。半夏燥湿醒脾，化饮涤痰，降肺止逆。白前肃降肺气祛痰，降中有升。生姜宣肺散寒，降逆止咳。桂枝入肺化饮，通阳散结。人参补益肺气。甘草益气和中。

【药理作用】 本方具有解除支气管平滑肌痉挛、调节支气管腺体分泌、调节呼吸中枢神经、调节水电解质代谢、强心、调节心律、抗缺氧、抗缺血、抗菌、抗病毒、抗肿瘤、抗突变、抗过敏、抗氧化、改善微循环等作用。

（六）肺热饮夹虚轻证的证治

【仲景原文】 支饮，不得息，葶苈大枣泻肺汤主之。（第十二 27）

【导读】

A. 肺热饮夹虚轻证与病证表现。①辨识肺热饮夹虚证的症状表现特征；②辨识肺热饮夹虚证必须结合舌质苔色。

B. 葶苈大枣泻肺汤方证。葶苈大枣泻肺汤既是辨治肺热饮夹虚轻证的重要基础方，又是辨治各科杂病病变证机属于水热郁结证的重要用方，同时还必须重视用方治病最好是选择经方合方。

【译文】

肺热饮夹虚轻证的表现，呼吸困难，胸中憋闷，其治可选用葶苈大枣泻肺汤。

【注释】

支饮：支，阻结；饮，水饮之邪。

不得息：得，能也；息，呼吸。亦即呼吸困难，胸中憋闷。

葶苈大枣泻肺汤：既可辨治肺痈虚热证，又可辨治肺热饮夹虚轻证，用之必须审明病变证机。

第 3 节　太阴病兼证

一、太阴病证与太阳病证相兼的证治

【仲景原文】 太阴病，脉浮者，可发汗，宜桂枝汤。（276）

【导读】

A. 内外夹杂性病变与辨治方法。①辨识内外夹杂性病变，病以太阳病为主；②辨识内外夹杂性病变，病以太阴病比较轻者，选用桂枝汤既治表又治里。

B. 桂枝汤方证。①桂枝汤是辨治太阳中风证的重要用方；②桂枝汤是辨治各科杂病病变证机属于气血虚夹寒证的重要用方。

【译文】

太阴脾病与太阳病相兼，脉浮者，以太阳病为主，其治当发汗，可选用桂枝汤。

【注释】

太阴病：太阴，脾也，包括胃。

脉浮者：浮主表，以太阳病为主。

桂枝汤：桂枝汤既可调和营卫，又可调理脾胃，更可同时调理营卫脾胃。

二、太阴脾气滞络瘀证与太阳病证相兼的证治

【仲景原文】本太阳病，医反下之，因尔腹满时痛者，属太阴也，桂枝加芍药汤主之；大实痛者，桂枝加大黄汤主之。（279）

【导读】

A. 内外夹杂性病变与辨治方法。①辨识内外夹杂性病变，病可能以里证为主；②辨识里证可能是可下证，又可能是类似可下证；③辨识里证即使是可下证，其治不能仅用泻下方法，必须兼顾表里，避免顾此失彼；④辨识在里病变有轻有重，因人不同，病变证机不同，症状表现也不同。

B. 桂枝加芍药汤、桂枝加大黄汤方证。桂枝加芍药汤既可辨治内外夹杂性病变，又可辨治里证病变证机属于气血经脉不和证；桂枝加大黄汤既可辨治内外夹杂性病变，又可辨治里证病变证机属于气血经脉不和夹瘀热证。

【译文】

病是内外夹杂性病变，根据太阳病表现，以表证为主，医生且先用下法，病人因用下而腹满时痛，病变证机属于太阴脾络不通，其治可选用桂枝加芍药汤；若病变证机及病证表现属于大实痛，其治可选用桂枝加大黄汤。

【注释】

本太阳病：本，根据；太阳病，以太阳病为主。

医反下之：反，且也；下，在里病变是可下证，或类似可下证。

因尔腹满时痛者：因，因此；尔，下法。

属太阴也：属，属于；太阴，包括阳明胃。

大实痛者：大，甚也，明显；实，虚中夹实，病证以疼痛为主。

【方药组成一】 桂枝加芍药汤

桂枝去皮，三两（9 g） 芍药六两（18 g） 甘草炙，二两（6 g） 生姜切，三两（9 g） 大枣擘，十二枚

上五味，以水七升，煮取三升，去滓。温分三服。本云：桂枝汤，今加芍药。

【用药要点】 方中桂枝温阳益脾，通经和胃，化瘀行滞。芍药既益营缓急，又破结行滞，更能止痛。生姜温脾散滞。大枣益气和中，帅血行瘀。甘草补益中气。

【药理作用】 本方具有调节胃肠平滑肌蠕动、保护胃肠黏膜、调节消化酶、调节中枢神经、调节胃肠神经、调节心律、改善微循环、促进新陈代谢、抗胃溃疡、抗氧化、抗缺血、增强机体免疫功能、降血脂、抗抑郁焦虑、利尿等作用。

【方药组成二】 桂枝加大黄汤

桂枝去皮，三两（9 g） 芍药六两（18 g） 大黄二两（6 g） 甘草炙，二两（6 g） 生姜切，三两（9 g） 大枣擘，十二枚

上六味，以水七升，煮取三升，去滓。温服一升，日三服。

【用药要点】 方中桂枝温阳益脾，化瘀散瘀行滞。芍药通络泻瘀，缓急止痛。大黄通畅气机，泻瘀降浊。生姜温中寒散，调和脾胃，协调气机升降。大枣益气补脾。甘草补益中气。

【药理作用】 本方具有调节胃肠平滑肌蠕动、保护胃肠黏膜、调节消化酶、调节中枢神经、调节胃肠神经、调节心律、改善微循环、促进新陈代谢、抗胃溃疡、抗氧化、抗缺血、增强机体免疫功能、降血脂、抗抑郁、利尿、抗菌、抗病毒、抗过敏等作用。

第4节　太阴病类似证

一、肾阳虚寒结证类太阴脾证

【仲景原文】胁下偏痛，发热，其脉紧弦，此寒也，以温药下之，宜大黄附子汤。（第十15）

【导读】

A. 肾阳虚寒结证与病证表现。①辨识肾阳虚寒结证的特殊症状表现；②辨识阳虚寒结证的症状表现有类似太阴脾约证的症状表现；③辨识肾阳虚寒结证可能夹杂脾约证的症状表现。

B. 大黄附子汤方证。大黄附子汤既是辨治肾阳虚寒结证的重要用方，又是辨治肾阳虚寒结夹热证的重要用方。

【译文】

病人胁下及腹痛，发热，脉紧弦，病变证机属于寒，治当用温药下之，可选用大黄附子汤。

【注释】

胁下偏痛：胁下，腹也；偏痛，腹痛，包括少腹、小腹、大腹，虽类似太阴脾病证，但应与之相鉴别。

发热：体温升高，或自觉身体发热且体温正常；病变证机是正邪斗争。

以温药下之：温药，以温热药为主，且不局限于温热药。

【方药组成】大黄附子汤

大黄三两（9 g）　附子炮，三枚（15 g）　细辛二两（6 g）

上三味，以水五升，煮取二升。分温三服。若强人煮取二升半，分温三服。服后如人行四五里，进一服。

【用药要点】方中附子温壮阳气，宣通气机，散寒破阴。大黄泻下通便，制约附子温燥。细辛散寒通阳，逐寒止痛，更能监制大黄寒凉。

【药理作用】本方具有调节肠胃蠕动、解除胃肠平滑肌痉挛、改善微循环、强心、改善肺组织、调节呼吸中枢、调节血管通透性、调节去甲肾上腺素水平、调节心肾功能、清除内毒素、保肝利胆、改变血管性肠肽、增强机体免疫功能、抗菌、抗病毒、抗过敏、抗硬化等作用。

二、肝寒血虚证类太阴脾寒疝证的证治

【仲景原文】寒疝，腹中痛，及胁痛里急者，当归生姜羊肉汤主之。（第十 18）

【导读】

A. 肝寒血虚证与病证表现。①辨识肝寒血虚证的基本症状表现；②辨识肝寒血虚证可能夹杂脾胃病变，或可能类似脾胃病变。

B. 当归生姜羊肉汤方证。当归生姜羊肉汤既是辨治肝寒血虚证的重要用方，又是针对身体虚弱夹寒证的重要养生保健用方。

【译文】

寒邪侵袭，腹中疼痛及胁痛挛紧拘急，其治可选用当归生姜羊肉汤。

【注释】

寒疝：寒，寒邪；疝，以疼痛为主，非疝气之疝。

及胁痛里急者：里，肝在胁里；里急，包括脘腹拘急、挛紧、疼痛，虽有类似太阴病，但应与之相鉴别。

当归生姜羊肉汤：既可作为治病方药，又可作为养生保健方药。

【方药组成】 当归生姜羊肉汤

当归三两（9 g） 生姜五两（15 g） 羊肉一斤（48 g）

上三味，以水八升，煮取三升，温服七合，日三服。若寒多者，加生姜成一斤；痛多而呕者，加橘皮二两，白术一两；加生姜者，亦加水五升，煮取三升二合，服之。

【用药要点】 方中当归补血行血，通达经脉止痛。生姜温中散寒，调中开胃。羊肉温补气血散寒，通达经脉活血。

【药理作用】 本方具有调节中枢神经、调节周围神经、调节内分泌、调节代谢、增强机体免疫功能、抗肿瘤、调节胃肠平滑肌蠕动、保肝利胆等作用。

三、膈间水气证类太阴病的证治

【仲景原文】呕吐而病在膈上，后思水者，解，急与之；思水者，猪苓散主之。（第十七 13）

【导读】

A．膈间水气证与病证表现。①辨识膈间水气证的基本症状表现；②辨识膈间水气证的症状表现可能夹杂脾胃病变，或可能类似脾胃病变；③辨识呕吐与水气之间的内在演变关系。

B．猪苓散方证。猪苓散既是辨治膈间水气证的重要用方，又是辨治各科杂病病变证机属于水气证的重要基础用方。

【译文】

呕吐病变证机在胸膈，呕后欲饮水，病为向愈，应当急急用药治之；饮水且不解渴，其治可选用猪苓散。

【注释】

呕吐而病在膈上：呕吐，病变部位在胃脘；病，病变证机；膈上，胸膈。

后思水者：后，呕吐之后；思水，思者，欲也，即口干欲饮水。

解：病为向愈之征兆。

思水者：口干欲饮水且不欲下咽。

猪苓散：既可辨治饮停上焦证，又可辨治饮停中焦证。

【方药组成】 猪苓散

猪苓　茯苓　白术各等分

上三味，杵为散，饮服方寸匕，日三服。

【用药要点】 方中猪苓利水渗湿，泄利水气。茯苓健脾渗湿利小便。白术健脾以制水，燥湿以治水。

【药理作用】 本方具有调节心肺功能、降压、降血脂、抗过敏、镇痛、抗菌、调节内分泌、调节代谢、增强机体免疫功能等作用。

四、脏腑阳虚上逆下泄证类阳明呕利证

【仲景原文】 夫六腑气绝于外者，手足寒，上气，脚缩；五脏气绝于内者，利不禁，下甚者，手足不仁。（第十七24）

【导读】

脏腑阳虚上逆下泄证与病证表现。①辨识呕吐与下利既是脏腑病变常见症状又是阳明病常见症状；②辨识脏腑阳虚上逆下泄证症状表现可能类似阳明呕利症状；③辨识阳虚呕利证可能夹杂阳明呕利证；④辨清脏腑阳虚上逆下泄证

的病变主要矛盾方面是在脏还是腑；⑤辨清脏病变以下泄为主，腑病变以上逆为主。

【译文】

通常情况下，六腑之阳气大伤于外者，手足厥寒，气逆上冲，下肢挛急抽筋；五脏之阳气大伤于内者，大便滑脱不能自止，下利特别明显，手足麻木不仁，感觉迟钝。

【注释】

夫六腑气绝于外者：气，阳气；绝，大伤；外，病变证机在里而病证表现在外。

上气：浊气上逆。

脚缩：脚，包括小腿；缩，挛急抽筋。

五脏气绝于内者：内，内外，亦即病变证机在里，其病证表现既在外又在内。

利不禁：利，下利；禁，止也；不禁，滑脱不止。

下甚者：下，下利；甚，严重。

手足不仁：仁，知觉；不仁，麻木不仁，知觉迟钝。

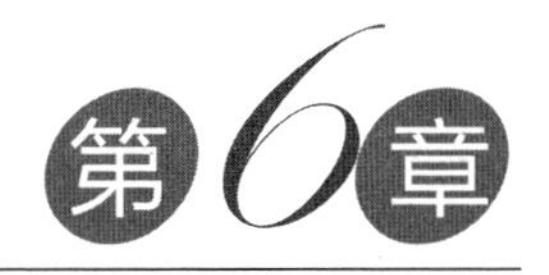

第6章 辨少阴病脉证并治

概　说

少阴生理包括经络和脏腑气血阴阳的生理功能活动，经络包括手少阴心经和足少阴肾经，脏腑包括心和肾。心主血脉，主神明，主汗，其华在面，为君主之官，对人体到统领作用；肾主藏精，内寓真阴真阳，为元气之本，对人体起激活活力的作用，心肾相互为用，以维持人体的生命活动。

（1）解读少阴病本证辨证论治体系。

在认识与理解少阴病之前，必须了解几个重要问题。①什么是少阴？②什么是少阴心少阴肾？③心与肾具有哪些特殊性？④心和肾与少阴有哪些内在相互关系？⑤什么是少阴病？研究这一系列问题都直接关系到怎样才能学会《伤寒杂病论》，直接关系到怎样才能将《伤寒杂病论》中少阴病理论更好地指导临床实践。

什么叫少阴？少阴属于中医学中的特有用语。中医学为何要用少阴这个特殊名词？张仲景用少阴有何特殊意义？在学习什么叫少阴之前，已经知道什么叫太阳，太阳具有最大特性以统摄营卫而居于肌表。什么叫阳明？阳明具有阳光、温柔以统摄阳刚之气而居于胃和大肠。什么叫少阳？少阳具有阳气初升以统摄阳气升起而居于胆。什么叫太阴？太阴具有阴中含阳以统摄阴中之阳气而居于脾肺。什么叫少阴，根据张仲景论述少阴的特点，基本含义有3个方面。①少阴即西方，以“西方”代表少阴是阳去阴来，阳中有阴。②少阴即秋季，

"秋季"代表少阴主收纳收藏。③《易》"四象之一"，离震为少阴。离为火，火代表人身之真阳；震为雷，雷代表人身阴中有真阳。从中医角度认识与理解"少阴"，少阴具有统摄人体之阳中含阴，阴中含阳，真阴真阳，主收纳收藏的特性，这些特性基本上代表了少阴心和少阴肾的基本生理特性。

什么是少阴心和少阴肾？研究少阴的基本概念有三，一是研究少阴心或肾的生理特性及病理变化，二是研究心或肾与脾胃、肝胆、肺、大肠、膀胱之间的生理关系及病理变化，三是研究少阴心或肾经络的生理特性及病理变化。张仲景在《伤寒杂病论》中研究少阴心或肾的重点不是研究少阴心与少阴肾的经络。

少阴心与少阴肾具有哪些特殊性？研究少阴心的重点有三，一是心为阳中含阴，阴中有真阳的生理特性；二是心具有阳热的生理特性；三是心具有主阴血的生理特性。研究少阴肾的重点有三，一是肾为阴中含阳，阳中有真阴的生理特性；二是肾具有藏阴精阳气的生理特性；三是肾具有气化水津的生理特性。

心和肾与少阴有哪些相互内在关系？心和肾行使其正常的功能活动，必须具有少阴统摄阴中含阳、阳中含阴，真阳真阴的生理特性。少阴统摄人体一身之真阴真阳，真阴可制约人体阳气之太过，真阳可制约人体阴气之太过。心肾为阴中含阳，阴中之阳为真阳。可见，心之所以能主阳热、主神明、主阴血，是因为少阴统摄心之阴中含阳，阳中含阴，真阴真阳来实现。肾之所以能主藏精、主水津、主气化，是因为少阴统摄肾之阴中含阳、阳中含阴、真阴真阳来实现的。

什么是少阴病？少阴病就是少阴心病或肾病。张仲景为何不说心病或肾病而说是少阴病？因为言少阴病具有三层含义。①追究疾病发生的根本原因，少阴病的原因是少阴没有有效地行使阴中含阳、阳中含阴，真阳之温热，真阴之滋润，以此变生为少阴病；②探求疾病发生的病变证机，少阴未能有效行使阴中含阳、阳中含阴，导致真阴真阳太过或不及，以此演变为邪热，或寒邪，病变的证机是少阴真阴真阳之气与邪气相斗争；③辨清疾病发生的演变规律，少阴受邪而为病既要及时调动真阳之气以抗邪，又要调动真阴之气以抗邪，再由少阴统摄统一协调真阴真阳以抗邪。少阴真阴真阳之气在抗邪的过程中演变规律有四，一是少阴受邪积极调动真阴真阳之气积极抗邪，邪气不胜真阴真阳之气而退散，病可不药而自愈；二是少阴受邪积极调动真阴真阳之气奋起抗邪，邪气盛实，真阴真阳之气未能及时将邪气退散，正邪相互斗争，并且胶结不解，病变以邪实为主；三是少阴受邪积极调动真阴真阳之气，若真阴真阳之气有失调而未能积极抗邪于外，邪气留结少阴日久不愈，病变演变以虚实夹杂，以实为主；四是少阴受邪虽积极调动真阴真阳之气以抗邪，但真阴真阳之气因虚弱而未能有效地抗邪于外，邪气留结少阴日久不愈，病变演变以虚实夹杂，以虚为主。可见，张仲景不言心或肾病而言少阴病，既包含病变部位在心或肾，又包括病变证机是正气抗邪需要调动真阴真阳之气相互协调统一，更包含少阴病的演变过程中始终是以真阴真阳之气与邪气相斗争为主的演变过程。

根据以上讨论的内容，少阴病病变的部位在心或肾，病变证机是以少阴统摄阴中含阳，阳中含阴，真阴真阳之气与邪气相斗争的演变过程。辨少阴病本证就是辨少阴本身出现的疾病，结合张仲景论述少阴病本证的辨证主要是辨少阴心或少阴肾。①少阴热证即相当于当今人们所说的循环系疾病或泌尿系疾病或精神神经系疾病或生殖系疾病或运动系疾病或内分泌系疾病或代谢系疾病等所出现的病证表现；②少阴寒证即相当于当今人们所说的循环系疾病或泌尿系疾病或精神神经系疾病或生殖系疾病或运动系疾病或内分泌系疾病或代谢系疾病等所出现的病证表现；③少阴虚证即相当于当今人们所说的循环系疾病或泌尿系疾病或精神神经系疾病或生殖系疾病或运动系疾病或内分泌系疾病或代谢系疾病等所出现的病证表现；④少阴血证即相当于当今人们所说的循环系疾病或泌尿系疾病或精神神经系疾病或生殖系疾病或运动系疾病或内分泌系疾病或代谢系疾病等所出现的病证表现；⑤少阴气郁证即相当于当今人们所说的循环系疾病或泌尿系疾病或精神神经系疾病或生殖系疾病或运动系疾病或内分泌系疾病或代谢系疾病等所出现的病证表现；⑥少阴痰湿证即相当于当今人们所说的循环系疾病或泌尿系疾病或精神神经系疾病或生殖系疾病或运动系疾病或内分泌系疾病或代谢系疾病等所出现的病证表现。

（2）解读少阴病兼证辨证论治体系。

张仲景在《伤寒杂病论》中论述少阴病的辨证论治体系，既论述少阴病本证辨证论治体系，又论述少阴病与太阳阳明少阳太阴厥阴病相兼的辨证论治体系，尤其是论述少阴病与太阳阳明少阳太阴厥阴病相兼的特点及要点就是突出辨少阴病兼证是临床中比较难辨难治性疾病，属于疑难杂病范畴。

辨少阴病本证就是辨心或肾病，辨少阴病兼证主要有二，一是少阴病本证之间相兼即少阴病本证与少阴病本证相兼，二是少阴病本证与太阳阳明少阳太阴厥病相兼。

1）少阴病本证与少阴病本证相兼。根据之前学习的内容，知道少阴病的本证主要有6个，6个基本证型中的任何一个少阴病本证都有可能与另一个少阴病本证相兼，①少阴热证与少阴寒证相兼，少阴热证与少阴虚证相兼，少阴热证与少阴血证相兼，少阴热证与少阴气郁证相兼，少阴热证与少阴痰湿证相兼；②少阴寒证与少阴虚证相兼，少阴寒证与少阴血证相兼，少阴寒证与少阴气郁证相兼，少阴寒证与少阴痰湿证相兼；③少阴虚证与少阴血证相兼，少阴肾虚证与少阴气郁证相兼，少阴虚证与少阴痰湿证相兼；④少阴血证与少阴气郁证相兼，少阴血证与少阴痰湿证相兼；⑤少阴气郁证与少阴痰湿证相兼等。掌握与运用少阴病本证的基本证型重点是举一反三、触类旁通，以此就能从本质上抓住张仲景论少阴病本证的重点及核心，就能从本质上执简驭繁，深入浅出，融会贯通，达到运用少阴病本证理论更好地指导临床辨治少阴病本证相兼的目的。

2）少阴病与太阳阳明少阳太阴厥阴病相兼。根据之前所学习的内容，凡是张仲景所说的少阴病，都包含少阴病的6个基本证型；凡是说少阴病兼证，都包含太阳阳明少阳太阴厥阴病证，辨太阳阳明少阳太阴厥阴病又有寒热虚实、气血痰等。研究少阴病与太阳阳明少阳太阴厥阴病相兼，①少阴病本证中少阴热证与太阳伤寒证相兼，少阴热证与太阳中风证相兼，少阴热证与太阳温病证相兼，少阴热证与太阳刚痉证相兼，少阴热证与太阳柔痉证相兼，少阴热证与太阳湿热痉证相兼，少阴热证与太阳风水表虚证相兼，少阴热证与太阳风水表实证相兼，少阴热证与太阳风水夹热证相兼，少阴热证与太阳风湿表虚证相兼，少阴热证与太阳寒湿表实证相兼，少阴热证与太阳湿热痹证相兼；②少阴热证与阳明病证相兼，少阴热证与少阳病证相兼，少阴热证与太阴病证相兼，少阴热证与厥阴病证相兼；③少阴热证与太阴寒证相兼，少阴热证与太阴虚证相兼，少阴热证与太阴血证相兼；少阴热证与太阴气郁证相兼，少阴热证与太阴痰湿证相兼；④少阴热证与少阴阳虚阴寒证相兼，少阴热证与少阴阳虚戴阳证相兼，少阴热证与少阴阳虚格阳或伤阴证相兼，少阴热证与少阴阳虚寒湿证相兼，少阴热证与少阴阳虚水气证相兼，少阴热证与少阴阳虚便血证相兼。以此类推，就明白少阴病本证中6个基本证型中都有可能与太阳阳明少阳太阴厥阴病中的任何一个证型相兼，从这个角度研究少阴病就知道张仲景在《伤寒杂病论》中论述少阴病兼证的辨证论治体系，从而强调运用少阴病兼证的思路与方法是辨治疑难杂病的最佳切入点，对指导临床辨治各科疑难杂病具有重要理论指导性和临床实践性。另外，张仲景虽然在少阴病篇中论述，但在太阳篇、阳明病篇、少阳病篇、太阴病篇、厥阴病篇，以及诸多杂病等篇中已有详尽论述，对此只有从《伤寒杂病论》中认真地仔细地详尽地客观地寻找理论依据，才能全面总结张仲景论述的少阴病兼证辨证论治体系。

（3）解读少阴病类似证辨证论治体系。

张仲景辨少阴病类似证的重点有二，一是论述辨少阴病类似证不同于辨少阴病本证，辨少阴病本证是认识疾病的最基本的切入点，为辨少阴病类似证提供最基本最确切的鉴别要点、鉴别思路与鉴别方法，达到同中求异，辨清疾病是此而非彼；二是论述辨少阴病类似证不同于辨少阴病兼证，辨少阴病兼证是认识疾病由单一到多的渐变过程，再由简单到复杂的演变过程，强调辨治少阴病的基本思路与方法不能仅仅局限于辨少阴病，而要知道辨少阴病具有复杂性和多变性，在临床中辨治少阴病必须拓展思路，扩大认识，掌握要点，以此才能避免辨证失误和治疗差错，才能在复杂多变中掌握少阴病的演变规律和特征，以此才能做到治病用方定量心中有数，一目了然。辨少阴病类似证的重点是在辨少阴病本证基础之上能够辨清疾病的症状表现虽然有相同，但在本质上认清疾病的表现特点是有区别的，同时强调辨证不能仅仅局限于相同症状表现，更要重视辨相同症状中之不同，在不同症状之中辨清病变的主要矛盾方面，这就是张仲景在《伤寒杂病论》中辨少阴病类似证的核心与目的。如某些太阳病证即相当于当今所说的不典型感冒或内伤夹感冒证等有类似少阴病的表现，某些脾胃证即相当于当今所说的消化系疾病或免疫系疾病有类似少阴病的表现等，某些肝胆证即相当于当今所说的抑郁焦虑疾病或免疫系疾病有类似少阴病的表现等，辨少阴病类似证的核心就是提高辨清疾病真假是非的辨治能力，在辨证论治过程中具有举足轻重的重要指导作用。

张仲景在《伤寒杂病论》中既论述少阴病本证辨治论治体系又论述少阴病兼证辨证论治体系，还论述少阴病类似证辨证论治体系。张仲景论述少阴病本证辨证论治体系的核心是阐明辨治少阴病都必须从最基本症状表现中去辨证，尽管少阴病有其复杂多变的演变规律，但必须认清少阴病有其最基本的共有特有的症状表现，在临床中只有从少阴病最基本的症状表现中去认识，去了解，去掌握，才能抓住少阴病的病变部位及演变特点，才能为进一步针对少阴病选方用药定量提供基本的切入点和落脚点，这就是张仲景辨少阴病本证的重点及重心所在。张仲景论述少阴病兼证的核心是阐明在临床中辨治少阴病常常是复杂多变的，同时指出少阴病本证虽是临床中常见病，但与少阴病兼证相比，少阴病兼证则更为复杂多变，是临床中比较难治的疾病，所以张仲景在《伤寒杂病论》中少阴病兼证，既强调辨少阴病兼证的重要性又突出辨少阴病的复杂性多变性，以及难辨难治性。在临床实际中只有对少阴病兼证引起高度重视，了如指掌，才能化难为易，才能更好地更有效地辨治少阴疑难杂病，对此也就明白张仲景论少阴病兼证的内容实际上就是论述辨治疑难杂病。张仲景论少阴病类似证辨证论治体系的核心是突出辨治少阴病不能仅仅局限于少阴病共有症状表现，必须高度重视少阴病相同症状表现中之不同，特别是能够辨清不典型的症状表现把握病变证机的不同，达到辨治少阴病能够知此知彼，能够不为现象所迷惑，能够辨清病变证机而选择最佳治疗方药。可见，张仲景论述少阴病三大辨证论治体系即本证辨证、兼证辨证、类似证辨证，重在强调辨治少阴病的最佳切入点和最佳制高点，从而达到实现学习少阴病的目的在于指导临床辨治少阴病本证、少阴病兼证、少阴病类似证的最佳方法和最终目的。少阴病治疗，虚证当补，实证当泻，热证当清，寒证当温，虚实并见或寒热同见，治当同时并用。

少阴病治禁，虚者禁泻，禁下，寒者禁清；但在特定的情况下，可兼用下法，兼用汗法，皆当因人而异。

少阴病预后，少阴寒证取决于阳气的存亡，阳存者生，阳亡者死；少阴热证取决于阴气的存亡，阴存者生，阴亡者死。

第1节 少阴病纲要

一、少阴病证

【仲景原文】少阴之为病，脉微细，但欲寐也。(281)

【导读】

A. 少阴病与基本概念。①辨识少阴病属于内伤病；②辨识少阴病属于内外夹杂性病。

B. 少阴病与基本脉证。辨治少阴病必须从基本脉证为切入，对此还要深入研究少阴病的症状表现并结合舌质、舌苔，才能进一步得出少阴病的病变证型。辨少阴病本证分为6大类型20个基本证型。①6大类型，少阴热证有3个基本证型，少阴寒证有6个基本证型，少阴虚证有4个基本证型，少阴血证有4个基本证型，少阴气郁证有1个基本证型，少阴痰湿证有2个基本证型；②张仲景辨少阴病还详细论述少阴病兼证及少阴病类似证等诸多内容，以此深入研究少阴病，才能选择最佳治疗方药。

【译文】

少阴患病的症状表现，脉微细，可精神萎靡不振，昏昏沉沉，呈似睡非睡状态。

【注释】

少阴之为病：少阴，少阴心肾；为，患病；病，病证表现。

脉微细：病变证机是心肾阴阳之气俱虚，不能温养滋荣血脉。

但欲寐：但，可是；欲，将要；寐，睡觉。

二、少阴病自愈证

(一)少阴正气欲恢复

【仲景原文】少阴中风，脉阳微阴浮者，为欲愈。(290)

【导读】

少阴病与阳气恢复。①辨识少阴阳气恢复，病为向愈；②从脉象预测疾病恢复。

【译文】

少阴阳气恢复，寸口脉微，尺脉浮，病将向愈。

【注释】

少阴中风：少阴，少阴病；中，和也，得到；风，阳也，引申为阳气。

脉阳微阴浮者：阳，寸部脉；阳微，寸口脉微，病变证机是阳气恢复尚未全恢复；阴，尺部脉；浮，浮而有力，病变证机是阳气恢复，积极抗邪于外。

（二）少阴主时者为向愈

【仲景原文】少阴病欲解时，从子至寅上。（291）

【导读】

A. 少阴主时与自然之气。人体少阴之气与自然之气之间有一定的内在关系，临床治病过程既要考虑少阴正气恢复又要考虑自然之气对人体的影响，治病用方必须知此知彼，全面考虑，统筹兼顾。

B. 主时与正气恢复。①人体之气分为太阳、阳明、少阳、太阴、少阴、厥阴，其与自然界之气变化都有密切关系，其各有各的主气时间，少阴病在演变及恢复过程中借用自然之气对人体太阴之气有积极促进恢复作用；②辨治少阴病难治性病变最好在其主气之时服用方药，以增强治病效果。

【译文】

少阴病趋于缓解或痊愈的时间是在子时（晚上23点）到寅时（次日5点）之间。

【注释】

少阴病欲解时：少阴病，有少阴心和少阴肾之分；欲，趋于；解，病证缓解或痊愈；时，少阴正气主时。

从子至寅上：上，之内，范围。从子时（晚上23点）到寅时（次日5点）之间，为少阴所主之时。

（三）少阴寒证欲解

【仲景原文】少阴病，脉紧，至七八日，自下利，脉暴微，手足反温，脉紧反去者，为欲解也；虽烦，下利，必自愈。（287）

【导读】

A. 少阴寒证与阳气恢复。①辨识少阴寒证的基本症状表现；②辨识少阴脉象特殊变化标志阳气恢复。

B. 少阴寒证与转归。①辨识少阴寒证可出现短暂症状加重；②辨识少阴寒证的症状加重必须重视脉证结合。

【译文】

少阴寒证的表现，脉紧，病至七八日，下利，脉由紧突然变为微，手足厥冷且转为温和，脉紧随之消解，这是少阴寒证将要解除；病人虽有心烦、下利，但必定会自我向愈。

【注释】

少阴病：少阴寒证。

自下利：自，病起于内；下利的病变证机是源于内在少阴阳虚生寒。

脉暴微：暴，突然；微，脉由紧转为微。病变证机是寒欲去，阳欲复，正邪斗争之征兆。

手足反温：反，且也；温，手足由厥冷转为温和。

脉紧反去者：脉紧因阳气恢复而去，脉微因阳气恢复而和缓。

虽烦：烦，热也，阳气恢复，正邪斗争。

下利：寒从下去，然则下利自止，否则病未必向愈。

三、少阴病兼证治则

（一）少阴病兼表禁单用汗法

【仲景原文】少阴病，脉细沉数，病为在里，不可发汗。（285）

【导读】

内外夹杂性病变与辨治方法。①辨识内外夹杂性病变，病变以里证为主，其治不能先用发汗方药，必须重视兼顾表里；②辨识病变即使以表证为主也不能仅用发汗方药。

【译文】

少阴病与太阳病相兼，以脉细沉数为主，病变证机以在里为主，其治不可先用汗法。

【注释】

少阴病：少阴病与太阳病相兼。

脉细沉数：其既可见于热证，又可见于寒证，应重视鉴别诊断。

病为在里：内外夹杂性病变，病变证机以在里为主。

不可发汗：以表证为次，里证得解，再治其表。

（二）少阴病兼表证或兼虚弱证禁单用汗下法

【仲景原文】少阴病，脉微，不可发汗，亡阳故也；阳已虚，尺脉弱涩者，复不可下之。（286）

【导读】

A．内外夹杂性病变与辨治方法。①辨识内外夹杂性病变，病以里证为主，其治不能先用发汗方药，必须重视兼顾表里；②辨识病变即使以表证为主也不能仅用发汗方药。

B．少阴阳虚证与症状表现。①辨识阳虚证的症状表现可能类似可下证的症状表现；②辨识阳虚证可能夹杂可下证病变；③辨治少阴类似可下证不能用下法；④辨识少阴病夹杂可下证，其治不能仅用下法。

【译文】

少阴病与太阳病相兼，脉微弱，以少阴病为主，即使以表证为主，也不可先用发汗方药，因为在里有阳气大虚；阳气虚甚，尺脉既弱又涩，即使里阳虚是可下证，也不能仅用下法。

【注释】

少阴病：少阴病与太阳病相兼。

不可发汗：阳虚较甚，避免仅用发汗药伤阳。

亡阳故也：亡，大伤，大虚。

尺脉弱涩者：弱，阳虚；涩，阳虚寒凝。

复不可下之：复，又也；不可下之，阳虚寒凝，可以用下法，但不可仅用下法，应与益气补阳药结合治疗。

第2节　少阴病本证

一、少阴病寒证

（一）少阴寒证的审证要点

【仲景原文】少阴病，欲吐不吐，心烦，但欲寐，五六日自利而渴者，属

少阴也，虚故引水自救；若小便色白者，少阴病形悉具；小便白者，以下焦虚有寒，不能制水，故令色白也。(282)

【导读】

A．少阴寒证与基本脉证。①辨识少阴寒证的基本症状表现及特殊症状表现；②辨识少阴寒证可能夹杂阳明病变，或可能有类似阳明病变。

B．少阴寒证与病变证机。①辨清少阴寒证口渴的病变证机；②辨识少阴心肾寒证的病变证机；③辨识口渴与小便之间的内在演变关系。

【译文】

少阴寒证的表现，欲呕吐而又不能吐出，心烦，精神萎靡不振，病至五六日，又下利，口渴，病变属于少阴，口渴仍是阳虚不能气化水津以自救；假如小便颜色清白，少阴寒证已具备；小便清白的病变证机是下焦阳虚夹寒，不能气化水津，所以小便颜色清白。

【注释】

少阴病：少阴寒证。

欲吐不吐：寒邪凝结，胃气上逆，欲吐者胃气上逆，又不能吐者寒邪凝结。

自利而渴：自利，下利的病机源于内而非外邪侵袭；渴，阳虚不能气化水津。

虚故引水自救：虚，下焦阳虚；引，饮也；自救，饮水以缓解口渴。

若小便色白者：白，寒也。

少阴病形悉具：病形，病变证机；悉具，诸多症状表现。

以下焦虚有寒：下焦，肾也；虚有寒，以虚为主，阳虚又生寒。

不能制水：制，蒸腾，气化；水，水津。

（二）少阴寒证主脉

【仲景原文】病人脉阴阳俱紧，反汗出者，亡阳也，此属少阴，法当咽痛而复吐利。(283)

【导读】

少阴寒证与特殊脉证。①辨识少阴寒证的基本脉证及特殊表现；②辨识少阴寒证可能进一步演变为阳虚证；③辨识少阴寒证可能夹杂阳明病或太阴病或咽喉病变。

【译文】

病人寸关尺三部脉俱紧，反有汗出者，病变证机是阳气大虚，这病变部位在少阴，根据病情应有咽痛，还有呕吐、下利。

【注释】

病人脉阴阳俱紧：阴阳，寸关尺三部脉。

反汗出：反，反有。即少阴寒证不当汗出而汗出，乃阳虚不能固摄。

亡阳也：亡，大伤，大虚。

法当咽痛而复吐利：法，根据；当，应有；复，更有。

二、少阴寒证的证治

（一）少阴阳虚阴寒证的证治

【仲景原文】少阴病，脉沉者，急温之，宜四逆汤。（323）

【导读】

少阴阳虚寒证与辨治方法。①辨识少阴阳虚阴寒证的基本脉象特点；②辨识少阴寒证，必须积极治疗，不能延误病情。

【译文】

少阴阳虚寒证的表现，脉沉者，治当急急温之，可选用四逆汤。

【注释】

少阴病：少阴阳虚寒证的表现。

脉沉者：脉沉而无力。

急温之：急，症状表现比较急；温，温补药。

（二）少阴阳虚格阳证的证治

【仲景原文】少阴病，下利清谷，里寒外热，手足厥逆，脉微欲绝，身反不恶寒，其人面色赤，或腹痛，或干呕，或咽痛，或利止脉不出者，通脉四逆汤主之。（317）

【导读】

A. 少阴阳虚格阳证与基本脉证。①辨识少阴阳虚格阳证的基本症状表现及特点；②辨识少阴阳虚格阳证可能夹杂脾胃病变。

B. 少阴阳虚格阳证与或然病证。①辨识少阴阳虚格阳证可能夹杂的病变证机；②辨识少阴阳虚变化的病变证机及症状表现，必须因人因症状调整方中用药。

C. 通脉四逆汤方证。通脉四逆汤是辨治各科常见病、多发病、疑难病及疫病的病变证机属于阴寒太盛、阳气大虚者。

【译文】

少阴阳虚格阳证的表现，泻下不消化食物，病变证机是阳浮于外而热，阳虚于内生寒，手足厥逆，脉微欲绝，身体反而不怕冷，病人面色红赤，可有腹痛，可有干呕，可有咽痛，可有下利止，脉微不出，其治可选用通脉四逆汤。

【注释】

少阴病：少阴阳虚格阳证的表现。

下利清谷：清谷，不消化食物。

里寒外热：里，寒生于内；外，假热于外。

脉微欲绝：脉微弱似有似无，病变证机是阳气大虚，无力鼓动于脉。

身反不恶寒：反，本应有怕冷且没有怕冷，病变证机是虚阳被阴寒格拒于外。

其人面色赤：虚阳被阴寒格拒于上。

或利止脉不出者：利止，不是阳气恢复下利自止，而是下利太过而无物可下自止；脉不出，阳虚无力鼓动于脉。

【方药组成】 通脉四逆汤

甘草炙，二两（6 g） 干姜三两（9 g）强人可四两（12 g） 附子生用，去皮，破八片，大者一枚（8 g）

上三味，以水三升，煮取一升二合，去滓。分温再服。其脉即出者愈。面色赤者，加葱九茎；腹中痛者，去葱，加芍药二两；呕者，加生姜二两；咽痛者，去芍药，加桔梗一两；利止脉不出者，去桔梗，加人参二两。病皆与方相应者，乃服之。

【用药要点】 方中附子温壮阳气，驱逐阴寒。干姜既助附子温阳散寒，又暖脾胃阳气。甘草补中益气，与附子、干姜相用，补气之中以补阳，温阳之中以壮阳，使附子、干姜辛热温阳而不耗散。

【药理作用】 本方具有强心、增加心肌收缩力、扩张冠状动脉、保护心肌、消除自由基、增强机体免疫功能、抗休克、调节心律、改善微循环、调节中枢神经、调节周围神经、镇痛、调节体温中枢、调节呼吸中枢、调节垂体－

肾上腺皮质功能、调节支气管平滑肌功能、调节支气管腺体分泌、抗菌、抗缺氧、抗心脑缺血、抗风湿、调节钠钾钙、调节骨骼肌、促进骨质代谢等作用。

（三）少阴阳虚阳郁证

1. 少阴阳虚阳郁证的证治

【仲景原文】少阴病，下利，白通汤主之。（314）

【导读】

A. 少阴阳虚阳郁证与下利。①辨识少阴阳虚阳郁证的常见症状表现；②辨识少阴阳虚阳郁证的基本脉证并不局限于下利，还必须结合舌质苔色。

B. 白通汤方证。白通汤既是辨治少阴阳虚阳郁证的重要用方，又是辨治少阴阳虚戴阳证的重要用方。

【译文】

少阴阳虚阳郁证的表现，下利，其治可选用白通汤。

【注释】

少阴病：少阴阳虚阳郁证的表现。

下利：大便溏泄且次数多。

白通汤：既可辨治阳虚戴阳证，又可辨治阳虚阳郁证。

【方药组成】 白通汤

葱白四茎　干姜一两（3g）　附子生，去皮，破八片，一枚（5g）

上三味，以水三升，煮取一升，去滓。分温再服。

【用药要点】 方中附子、干姜大辛大热，伍以葱白味辛而润，急通上下阴阳以交合，并使附子、干姜入阴而和阳，以愈戴阳证。

【药理作用】 本方具有强心、增加心肌收缩力、扩张冠状动脉、保护心肌、消除自由基、增强机体免疫功能、抗休克、调节心律、改善微循环、调节中枢神经、调节周围神经、镇痛、调节体温中枢、调节垂体－肾上腺皮质功能、调节支气管平滑肌功能、抗菌、抗缺氧、抗心脑缺血、抗风湿、调节骨骼肌、促进骨质代谢等作用。

2. 少阴阳虚阳郁夹热证或夹伤阴证与预后

【仲景原文】 少阴病，下利，脉微者，与白通汤；利不止，厥，逆，无脉，干呕，烦者，白通加猪胆汁汤主之；服汤，脉暴出者，死；续微者，生。（315）

【导读】

A．少阴阳虚阳郁夹热证或夹伤阴证与基本脉证。①辨识少阴阳虚阳郁证的基本脉证；②辨识少阴阳虚阳郁证的基本脉证；③辨识少阴阳虚阳郁证可能夹杂阳郁面赤症状；④辨识少阴阳虚阳郁证可能夹杂郁热症状。

B．少阴阳虚阳郁夹热证或夹伤阴证与预后转归。①根据服药情况可预测病变演变与转归；②根据脉象特点可预测病变演变与转归。

C．白通加猪胆汁汤方证。白通加猪胆汁汤既是辨治少阴阳虚阳郁夹热证的重要用方，又是辨治少阴阳虚阳郁伤阴证的重要用方。

【译文】

少阴阳虚阳郁证的表现，下利，脉微，其治可选用白通汤；假如药后下利更甚于前，神志昏厥，手足逆冷，脉按之若无，干呕，心烦者，此为少阴阳虚阳郁夹热证或夹伤阴证或服药格拒证，其治可选用白通加猪胆汁汤；服用白通加猪胆汁汤，若脉突然出现且又无者，病情危重，预后不良；若脉渐渐出现者，病情较轻，预后良好。

【注释】

少阴病：少阴阳虚阳郁证的表现。

利不止：下利更甚于前，病变证机是虚阳外越。

厥：神志昏厥。

逆：手足逆冷。

无脉：脉微而不见，按之若无。

脉暴出者：暴，突然；出，出而又没。

续微者：续，无间断，渐渐；微，平稳和缓。

【方药组成】 白通加猪胆汁汤

葱白四茎　干姜一两（3 g）　附子生，去皮，破八片，一枚（5 g）　人尿五合（30 mL）　猪胆汁一合（6 mL）

上五味，以水三升，煮取一升，去滓。内胆汁、人尿，和令相得。分温再服，若无胆，亦宜用。

【用药要点】 方中以白通汤破阴回阳，宣通上下。加人尿、猪胆汁既可引阳药入阴，使阳热药入阴而无格拒，又可防止温热燥化伤阴，更能使阴寒不与阳药相格拒。

【药理作用】 本方具有强心、增加心肌收缩力、扩张冠状动脉、保护心肌、消除自由基、增强机体免疫功能、抗休克、调节心律、改善微循环、调节中枢神经、调节周围神经、镇痛、调节体温中枢、调节垂体–肾上腺皮质功能、调节支气管平滑肌功能、调节支气管腺体分泌、抗菌、抗缺氧、抗心脑缺血、抗风湿、调节钠钾钙、调节骨骼肌、促进骨质代谢等作用。

（四）少阴阳虚水气证的证治

【仲景原文】 少阴病，二三日不已，至四五日，腹痛，小便不利，四肢沉重疼痛，自下利者，此为有水气，其人或咳，或小便利，或下利，或呕者，真武汤主之。（316）

【导读】

A. 少阴阳虚水气证与基本病证。①辨识少阴阳虚水气证的基本症状表现；②辨识少阴阳虚水气证必须重视及早医治，尽量避免病情进一步加重；③辨识少阴阳虚水气证的症状表现的复杂性及夹杂性。

B. 少阴阳虚水气证与或然病证。①辨识少阴阳虚水气证可能夹杂肺胃大肠病变；②辨识少阴阳虚水气证的症状表现可能类似肺胃大肠病变。

C. 真武汤方证。真武汤既是辨治少阴阳虚水气证的重要用方，又是辨治内伤杂病病变证机属于阳虚水气证的重要用方。

【译文】

少阴阳虚水气证的表现，二三日没有好转，至四五日病证仍在，腹痛，小便不利，四肢沉重疼痛，下利者，病变证机是阳虚水气，病人可有咳嗽，可有小便通利，可有下利，可有呕吐，其治可选用真武汤。

【注释】

少阴病：少阴阳虚水气证的表现。

二三日不已：已，病情好转或减轻。

四肢沉重疼痛：沉重，包括水肿。

自下利者：下利的病变证机属于内在阳虚而不是因于外邪侵入。

此为有水气：水气，病变证机是阳虚水气内停外溢。

或小便利：阳虚太甚，不能固摄阴津而下泄。

真武汤：既可辨治阳虚水泛证，又可辨治阳虚水湿证。

【方药组成】 真武汤

茯苓三两（9g） 芍药三两（9g） 生姜切，三两（9g） 白术二两（6g） 附子炮，去皮，破八片，一枚（5g）

上五味，以水八升，煮取三升，去滓。温服七合，日三服。若咳者，加五味子半升，细辛、干姜各一两；若小便利者，去茯苓；若下利者，去芍药，加干姜二两；若呕者，去附子，加生姜足前成半斤。

【用药要点】 方中附子壮肾阳，使水有所主，化气行水。白术健脾燥湿，使水有所制，生化气血，滋养心肾。生姜宣散，助附子温阳，是于主水之中有散水。茯苓淡渗，助白术健脾，是于制水之中以利水。芍药既可敛阴和营，又可利水气，并可引阳药入阴，更可制附子温燥之性，从而使温药温阳利水药不伤阴津。

【药理作用】 本方具有调节心功能、降血脂、改善微循环、增强心肌收缩力、改善肾功能、调节水液代谢、调节肾上腺皮质功能、调节水钠钾代谢、抗自由基、增强机体免疫功能、抗缺氧、抗缺血、抗惊厥等作用。

（五）少阴阳虚寒湿证

1. 少阴阳虚寒湿证的证治

【仲景原文】 少阴病，身体痛，手足寒，骨节痛，脉沉者，附子汤主之。（305）

【导读】

A. 少阴阳虚寒湿证与病证表现。①辨识少阴阳虚寒湿证的基本症状表现；②辨识少阴阳虚寒湿证的病变部位既可能在脏腑又可能在骨节。

B. 附子汤方证。附子汤既是辨治阳虚寒湿证的重要用方，又是辨治肌肉骨节寒湿证的重要用方。

【译文】

少阴阳虚寒湿证的表现，身体疼痛，手足寒冷，骨节疼痛，脉沉者，其治可选用附子汤。

【注释】

少阴病： 少阴阳虚寒湿证的表现。

身体痛： 全身肌肉疼痛。

骨节痛： 全身骨节疼痛。

附子汤：既可辨治阳虚寒湿证，又可辨治妊娠宫寒证。

【方药组成】 附子汤

附子炮，去皮，破八片，二枚（10 g） 茯苓三两（9 g） 人参二两（6 g） 白术四两（12 g） 芍药三两（9 g）

上五味，以水八升，煮取三升，去滓。温服一升，日三服。

【用药要点】 方中附子温肾阳，散寒湿，通筋脉，走骨节，壮阳气，暖宫寒，止疼痛。人参大补元气。白术燥寒湿，益中气。茯苓健脾益气渗湿，使湿得以下行。芍药和营血，通血痹。

【药理作用】 本方具有抗心肌缺血、抗心脑缺氧、抗血小板聚集、调节中枢神经、抗菌、增强机体免疫功能、调节心功能、调节心律、增强心肌收缩力、改善肾功能、调节水液代谢、调节肾上腺皮质功能、调节内分泌、抗自由基等作用。

2. 少阴寒湿证灸药并治

【仲景原文】 少阴病，得之一二日，口中和，其背恶寒者，当灸之，附子汤主之。（304）

【导读】

少阴寒湿证与辨治方法。①辨识少阴阳虚寒湿证的早期症状表现特点；②辨识少阴阳虚寒湿证的审证要点；③辨识少阴阳虚寒湿证既可用灸法，又可用方药，更可灸药并用。

【译文】

少阴寒湿证的表现，得病一二日，口中和，背部怕冷，其治可先用灸法，然后再用附子汤，亦可灸法与附子汤并用。

【注释】

少阴病：少阴寒湿证的表现，或少阴阳虚寒湿证的表现。

口中和：病变非阳热而为阴寒。

当灸之：当，可也；灸，应包括温针、温熨等。

附子汤：附子汤配合灸法辨治少阴寒湿证则是最佳治疗方法。

（六）少阴阳虚下利便血证

1. 少阴阳虚下利便血证的证治

【仲景原文】 少阴病，下利，便脓血者，桃花汤主之。（306）

下利，便脓血者，桃花汤主之。（第十七 42）

【导读】

A．少阴阳虚便脓血证与基本脉证。①辨识少阴阳虚便脓血证的基本脉证；②辨识少阴阳虚便脓血证还必须结合舌质苔色。

B．桃花汤方证。桃花汤是辨治少阴阳虚便脓血证的重要基础用方。

【译文】

少阴阳虚便脓血证的表现，下利，大便中夹脓血，其治可选用桃花汤。

【注释】

少阴病：少阴阳虚便脓血证的表现。

便脓血：大便中夹脓血，病变证机是阳虚不能固摄。

桃花汤：既能辨治阳虚便脓血证，又能辨治阳虚滑脱不禁证。

【方药组成】 桃花汤

赤石脂一半全用，一半筛末，一斤（48 g） 干姜一两（3 g） 粳米一升（24 g）

上三味，以水七升，煮米令熟，去滓。温服七合，内赤石脂末方寸匕，日三服。若一服愈，余勿服。

【用药要点】 方中重用赤石脂温涩固脱以止利。干姜温达中气以下填于肾。粳米补后天以益先天。

【药理作用】 本方具有抑制腺体分泌、抑制胃肠蠕动、抗溃疡、调节心律、调节中枢神经、调节内分泌、增强机体免疫功能、抗菌等作用。

2．少阴阳虚下利便血证的辨治要点

【仲景原文】 少阴病，二三日至四五日，腹痛，小便不利，下利不止，便脓血者，桃花汤主之。（307）

【导读】

少阴阳虚便脓血证与桃花汤方证。①辨识少阴阳虚便脓血证的基本症状表现；②辨识少阴阳虚便脓血证，必须及早医治，避免病情日久不愈，更加难治。

【译文】

少阴阳虚便脓血证的表现，二三日至四五日病仍未缓解，腹痛，小便不利，下利不止，大便中夹脓血，其治可选用桃花汤。

【注释】

少阴病：少阴阳虚便脓血证的表现。

二三日至四五日：疾病在其演变过程中因病程日期而不断地发展变化。

小便不利：少阴阳虚不能气化水津。

下利不止：下利滑脱不止。

（七）灸法治疗少阴寒证

1. 灸法治疗阳气暴脱证

【仲景原文】少阴病，吐利，手足不逆冷，反发热者，不死；脉不至者，灸少阴七壮。（292）

【导读】

A. 少阴阳虚暴脱证与辨治方法。①辨识少阴阳气暴脱证的基本症状表现；②辨识少阴阳气暴脱证阳气恢复的基本症状表现；③辨识少阴阳气暴脱证可能出现脉不至，必须结合症状表现才能得出正确结论。

B. 少阴阳虚暴脱证与预后。①辨识症状明显好转，脉象出现不至，结合面部气色，才能得出正确预后结论；②辨识阳气恢复可能出现脉不至，为了防止阳气再次暴脱，可选用灸法积极治疗，也可选用方药，更可选择灸药并用。

【译文】

少阴阳虚暴脱证的表现，呕吐，下利，手足温和，身体发热，预后良好；脉微不应手者，其治可选用灸法，灸少阴经七个部位的穴位。

【注释】

少阴病：少阴阳虚暴脱证的表现。

手足不逆冷：少阴阳虚暴脱证，本应手足厥冷，若手足不逆冷者，其阳气尚能和谐温煦于外。

反发热者：反，本应怕冷，但阳气尚能与阴寒相争。

不死：病情虽危重，但预后良好。

脉不至者：至，脉应手而至；不至，脉微不应指。

灸少阴七壮：灸，包括温针、温熨等方法；少阴，少阴经穴；壮，部位。亦即灸少阴经七个部位的穴。

2. 灸法治疗阳虚血少证

【仲景原文】少阴病，下利，脉微涩，呕而汗出，必数更衣，反少者，当温其上，灸之。（325）

【导读】

A．少阴阳虚血少证与基本脉证。①辨识少阴阳虚血少证的基本症状表现和特殊表现；②辨识少阴阳虚血少证可能夹杂阳明病变，或夹杂太阴脾病变。

B．少阴阳虚血少证与辨治方法。辨治少阴阳虚血少证既要温补阳气又要补血益阴，既可选用灸法又可选用方药，仅用灸法辨治少阴阳虚血少证可能有一定局限性，灸药结合治疗效果最好。

【译文】

少阴阳虚血少证的表现，下利，脉微涩，呕吐，汗出，大便必是次数多量少，其治应温补在上的穴位，可选用灸法。

【注释】

少阴病：少阴阳虚血少证的表现。

脉微涩：脉微主阳虚，脉涩主血虚。

必数更衣：必，必是；数，多次；更衣，大便。

反少者：大便量反而少。

当温其上：温，温补方法；上，百会穴等。

（八）少阴寒证预后

1．少阴寒证预后良好

（1）少阴阳虚重证手足温者可治

【仲景原文】少阴病，下利，若利自止，恶寒而蜷卧，手足温者，可治。（288）

【导读】

A．少阴阳虚重证与基本脉证。①辨识少阴阳虚重证的基本脉证；②辨识少阴阳虚重证的阳气恢复的基本表现特征。

B．少阴阳虚重证与预后。四肢为阳气之本，观察手足可知阳气恢复。

【译文】

少阴阳虚重证的表现，下利，若下利未因治而自止，怕冷，身体蜷卧，手足温和者，病情虽重，尚可救治。

【注释】

少阴病：少阴阳虚重证的表现。

若利自止：若，假如；自，不是药物治疗后下利自止，而是下利太过无物可下而自止。

手足温者：病情虽重，但阳气尚能温养。

可治：积极治疗，预后良好。

（2）少阴寒证阳气恢复者可治

【仲景原文】 少阴病，恶寒而蜷，时自烦，欲去衣被者，可治。（289）

【导读】

A．少阴寒证阳气恢复与病证表现。①辨识少阴寒证的基本脉证；②辨识少阴寒证的阳气恢复的基本表现特征。

B．少阴寒证阳气恢复与预后。心为阳气之主，观察心阳可知阳气恢复。

【译文】

少阴寒证的表现，怕冷，身体蜷卧，时有心烦身热，想去衣被且又未去衣被，此病情虽重，但预后良好。

【注释】

少阴病：少阴寒证的表现。

时自烦：时，时有；自，未因外邪而源于内在正气抗邪；烦，心烦，或烦热。

欲去衣被者：欲，想做而未做；去，减去，减少。

2．少阴病预后不良证

（1）阴盛无阳证

【仲景原文】少阴病，恶寒，身蜷而利，手足逆冷者，不治。（295）

【导读】

少阴阴盛无阳证与预后。①辨识少阴阴盛无阳证的基本症状表现；②辨识少阴阴盛无阳证的病变证机及症状表现与发生发展及变化。

【译文】

少阴阴盛无阳证的表现，怕冷，身体蜷卧，下利无度，手足逆冷者，预后不良。

【注释】

少阴病：少阴阴盛无阳证的表现。

身蜷而利：身体蜷卧而下利无度，病变证机是少阴阳气大虚，阴寒充斥内外。

（2）阳气欲脱证

【仲景原文】 少阴病，吐，利，躁，烦，四逆者，死。（296）

【导读】

少阴阳气欲脱证与预后。①辨识少阴阳气欲脱证的基本症状表现；②辨识少阴阳气欲脱证可能夹杂脾胃病变，或类似脾胃病变；③辨识少阴阴盛无阳证的病变证机及症状表现之发生发展与变化。

【译文】

少阴阳气欲脱证的表现，呕吐，下利，身躁，心烦，预后不良。

【注释】

少阴病：少阴阳气欲脱证的表现。

吐：呕吐不止，病变证机是少阴阳虚不能温煦于上。

利：下利不止，病变证机是少阴阳虚不能固摄于下。

躁：身躁不安，病变证机是阳虚欲脱于外。

烦：心烦不安，病变证机是阳虚不能守护心神。

（3）阴竭阳脱证

【仲景原文】 少阴病，下利止而头眩，时时自冒者，死。（297）

【导读】

少阴阴竭阳脱证与预后。①辨识少阴阴竭阳脱证的基本症状表现；②辨识少阴阴竭阳脱证的病变证机及症状表现之发生发展与变化。

【译文】

少阴阴竭阳脱证的表现，下利无物可下而自止，头晕目眩，时有头昏不清，预后不良。

【注释】

少阴病：少阴阴竭阳脱证的表现。

下利止而头眩：下利止，阴津欲竭而无物可下；头眩，阳气欲脱于上。

时时自冒：冒，头昏不清，亦即更甚于头晕目眩。

（4）阳绝神亡证

【仲景原文】 少阴病，四逆，恶寒而身蜷，脉不至，不烦而躁者，死。（298）

【导读】

少阴阳绝神亡证与预后。①辨识少阴阳亡神绝证的基本症状表现；②辨识少阴阳亡神绝证的病变证机及症状表现之发生发展与变化。

【译文】

少阴阳绝神亡证的表现，四肢厥逆，怕冷，身体蜷卧，脉微不应手指，无心烦且身躁，预后不良。

【注释】

少阴病：少阴阳绝神亡证的表现。

脉不至：病变证机是阳气欲绝不能鼓动血脉。

不烦而躁：不烦，心神欲竭而无所主；躁，心神躁动于外。

（5）阳亡气脱证

【仲景原文】少阴病，六七日，息高者，死。（299）

【导读】

少阴阳亡气脱证与预后。①辨识少阴阳亡气脱证的基本症状表现；②辨识少阴阳亡气脱证的病变证机及症状表现之发生发展与变化。

【译文】

少阴病阳亡气脱证的表现，于六七日左右病证不减且加重，呼吸困难，气浮越于上且不能下达，病情危重，预后不良。

【注释】

少阴病：少阴阳亡气脱证的表现。

息高者：息，呼吸，引申为呼吸困难；高，气浮于上而不下纳，亦即吸气困难。

（6）阴阳离绝证

【仲景原文】少阴病，脉微细沉，但欲卧，汗出不烦，自欲吐；至五六日，自利，复烦躁，不得卧寐者，死。（300）

【导读】

少阴阴阳离绝证与预后。①辨识少阴阴阳离绝证的基本症状表现；②针对阴阳离绝证初期必须积极治疗，防止病情进一步发展变化；③针对危重病情还需要进一步掌握少阴阴阳离绝证的病变证机及症状表现发生发展与变化。

【译文】

少阴阴阳离绝证的表现，脉微细沉，只是欲睡眠，汗出不烦，欲呕吐，病至五六日，下利，又有烦躁，不能躺卧及睡眠，病情危重，预后不良。

【注释】

少阴病：少阴阴阳离绝证的表现。

但欲卧：但，只是；卧，睡眠。

汗出不烦：汗出，阳虚不能固摄；不烦，心神无所主。

自欲吐：呕吐非因于外邪而是阳虚不能固摄于上。

自利：非因外邪侵袭而是源于阴津下陷而欲竭。

复烦躁：复，又也；烦躁，心神浮越于外。

不得卧寐者：得，能也；卧，躺卧；寐，睡眠，亦即烦躁之甚。

三、少阴热证

（一）心肾虚热证的证治

【仲景原文】少阴病，得之二三日以上，心中烦，不得卧，黄连阿胶汤主之。（303）

【导读】

A．心肾虚热证与基本脉证。①辨识少阴心肾虚热证必须积极治疗；②辨识少阴心肾虚热证的基本症状表现；③辨识少阴心肾病变证机是湿热夹阴血虚。

B．黄连阿胶汤方证。黄连阿胶汤既是辨治心肾虚热证的重要用方，又是辨治各科杂病病变证机属于湿热夹阴血虚证的重要用方。

【译文】

少阴心肾虚热证的表现，得病二三日以上，心胸烦热，失眠，其治可选用黄连阿胶汤。

【注释】

少阴病：少阴心肾虚热证的表现。

心中烦：病变证机是虚热扰心，肾阴不能滋养于心。

不得卧：卧，睡眠；不得卧，亦即失眠。

【方药组成】 黄连阿胶汤

黄连四两（12 g） 黄芩二两（6 g） 芍药二两（6 g） 鸡子黄二枚 阿胶三两（9 g）

上五味，以水六升，先煮三物，取二升，去滓。内胶烊尽，小冷，内鸡子黄，搅令相得。温服七合，日三服。

【用药要点】 方中黄连清热，使心气下交于肾。阿胶滋阴，使肾气上奉于心。黄芩清热除烦。芍药补血养阴，育肾阴。鸡子黄清热益阴。

【药理作用】 本方具有镇静、催眠、增强机体免疫功能、抗衰老、抗菌、抗过敏、调节内分泌、降血糖等作用。

（二）少阴水气夹热伤阴证的证治

【仲景原文】 少阴病，下利六七日，咳而呕渴，心烦，不得眠者，猪苓汤主之。（319）

【导读】

A．少阴水气夹热伤阴证与基本脉证。①辨识少阴水气夹热伤阴证必须积极治疗；②辨识少阴水气夹热伤阴证的基本症状表现；③辨识少阴水气夹热伤阴证可能夹杂肺胃病变。

B．猪苓汤方证。猪苓汤既是辨治少阴水气夹热伤阴证的重要用方，又是辨治少阴水气夹热伤血证的重要用方。

【译文】

少阴水气夹热伤阴证的表现，下利六七日，咳嗽，呕吐，口渴，心烦，失眠，其治可选用猪苓汤。

【注释】

少阴病：少阴水气夹热伤阴证的表现。

咳而呕渴：咳，水气上犯于肺；呕，水气浸淫于胃；渴，水气阻遏阴津而不能上承。

（三）少阴心肾阴虚内热证的证治

【仲景原文】 少阴病，下利，咽痛，胸满，心烦，猪肤汤主之。（310）

【导读】

A．少阴心肾阴虚内热证与病证表现。①辨识少阴心肾阴虚内热证的基本症状表现；②辨识心肾阴虚内热证相互夹杂的复杂症状表现。

B．猪肤汤方证。猪肤汤既是辨治心肾阴虚内热证的重要用方，又是辨治各科杂病病变证机属于阴虚内热证的重要基础用方。

【译文】

少阴心肾阴虚内热证的表现，下利，咽痛，胸满，心烦，其治可选用猪肤汤。

【注释】

少阴病：少阴心肾阴虚内热证的表现。

猪肤汤：既可辨治阴虚内热证以下利为主，又可以咽痛为主，还可辨治以胸满为主，更可辨治以心烦为主。

【方药组成】 猪肤汤

猪肤一斤（48 g）

上一味，以水一斗，煮取五升，去滓。加白蜜一升，白粉五合，熬香，和令相得，温分六服。

【用药要点】 方中猪肤润肺滋肾育阴，清解虚热，降泄虚火，益咽喉，润燥止痛。白蜜滋阴清热，生津止渴。白粉益中气，补肾气，疗下利，和阴津。

【药理作用】 本方具有调节血压、调节心律、抗心肌缺血、抗心脑缺氧、抗自由基、增强机体免疫功能、抗菌、抗过敏等作用。

（四）少阴热利便脓血证的证治

【仲景原文】少阴病，下利，便脓血者，可刺。（308）

【导读】

A．少阴热利便脓血证与基本病证。①辨识少阴热利便脓血证的基本症状表现；②辨识少阴热利便脓血证的病变证机，必须重视结合舌质苔色。

B．少阴热利便脓血证与针刺。辨治少阴热利便脓血证既可选用针刺又可选用方药，最好选择针药结合。

【译文】

少阴热利便脓血证的表现，下利，大便中夹脓血，其治可选用针刺方法。

【注释】

少阴病：少阴热利便脓血证的表现。

便脓血：病变证机是热伤血络，热腐血脉。

（五）少阴心肾郁热证

【仲景原文】 少阴病，咳而下利，谵语者，被火气劫故也，小便必难，以强责少阴汗也。（284）

【导读】

少阴心肾郁热证与病证表现。①辨识少阴心肾郁热证的基本症状表现；②辨识少阴心肾郁热证的基本症状表现可能有类似少阴心肾寒郁证；③辨识少阴心肾郁热证可能夹杂肺病变；④辨治少阴心肾郁热证必须与少阴心肾寒郁证相鉴别，选用治疗方法未能切中病变必定加重病情；⑤辨识少阴心肾郁热证可能进一步演变为少阴心肾郁热伤阴证。

【译文】

少阴心肾郁热证的表现，咳嗽，下利，谵语，病变证机是热而错用治寒的火热方法，必定小便不利且困难，这是因为误用火热方法而损伤少阴阴津。

【注释】

少阴病：少阴心肾郁热证的表现。

被火气劫故也：被，被动，引申为错用；火气，火热方法如温热药、温针、温熨等；劫，抢劫，引申为热盛伤阴夺津。

以强责少阴汗也：强，强加，强迫，引申为误用；责，损伤；汗，阴津，津液。

四、少阴胸痹证

（一）胸痹虚寒证

【仲景原文】师曰：夫脉当取太过不及，阳微阴弦，即胸痹而痛；所以然者，责其极虚也。今阳虚知在上焦，所以胸痹，心痛者，以其阴弦故也。（第九 1）

【导读】

胸痹虚寒证与基本脉证。①辨识胸痹虚寒证脉象特点；②辨识胸痹虚寒证的病变证机；③辨识胸痹虚寒证的病变部位可能是上焦心胸之胸痹；④辨识胸痹虚寒证的病变部位可能是上焦肺胸之胸痹；⑤辨识胸痹虚寒证的病变部位可能是上焦胸膜之胸痹；⑥辨识胸痹虚寒证的病变部位可能是上焦胸膈之胸痹；⑦辨识胸痹虚寒证的病变证机是虚实夹杂以虚为主。

【译文】

老师说：在通常情况下，诊脉当权衡太过（实证）与不及（虚证），寸脉微尺脉弦，即胸痹，疼痛；这是什么原因造成的？查找致病原因是极度虚弱所致。根据阳虚病变证机在上焦，所以胸痹，心痛，因为这是邪气阻滞经气脉络的缘故。

【注释】

夫脉当取太过不及：取，权衡，观察，辨别；太过，实证；不及，虚证。

阳微阴弦：阳，寸关尺三部脉寸脉；微，脉微，阳气虚弱；阴，寸关尺三部脉尺脉；弦，脉弦，邪气阻滞。

即胸痹而痛：即，则也；胸，心也，肺也，胸膜也，胸膈也；痹，痛也，闷也，痞也，拘紧，拘拘，急结；胸痹，胸痛，胸闷，胸痞，胸紧，胸急；痛，疼痛。

责其极虚也：责，追究，查找，辨清楚；极，甚也。

今阳虚知在上焦：今，根据；知，辨清楚；上焦，心也，肺也，胸膜。

以其阴弦故也：以，因为；其，病情；阴弦，邪气阻滞。

（二）胸痹实证

【仲景原文】平人无寒热，短气不足以息者，实也。（第九 2）

【导读】

胸痹实证与基本脉证。①辨识胸痹实证的基本症状表现；②辨识胸痹实证在特定的情况下可能类似正常人；③辨识胸痹实证可能夹杂太阳病，但又无明显的太阳病症状；④辨识胸痹实证的病变证机是以实为主，仍有可能夹虚。

【译文】

病人似正常人，无寒热，只是气短不足以息，病变证机属于虚实夹杂以实为主。

【注释】

平人无寒热：平人，正常，引申为貌似正常人，类似正常人。

短气不足以息者：息，呼吸。

实也：实，并非局限于实证，而是虚实夹杂证以实为主。

（三）胸痹痰瘀证的证治

【仲景原文】胸痹之病，喘息咳唾，胸背痛，短气，寸口脉沉而迟，关上小紧数，栝楼薤白白酒汤主之。（第九 3）

【导读】

A. 胸痹痰瘀证与基本脉证。①辨识胸痹痰瘀证的基本症状表现；②辨识胸痹痰瘀证的症状表现是心肺夹杂性病变；③辨识胸痹痰瘀证可能以心为主，又夹杂肺病变；④辨识胸痹痰瘀证可能以肺为主，又夹杂心病变；⑤辨识胸痹痰瘀证的脉象必须因人因症状表现而异。

B. 栝楼薤白白酒汤方证。栝楼薤白白酒汤是辨治痰瘀或在心或在肺或在胸膜或在胸膈的重要用方，在临床辨治病证中最好能够选用合方。

【译文】

胸痹的表现，气喘，呼吸困难，咳嗽，唾涎，胸背疼痛，气短，寸口脉沉而迟，关上脉小紧明显，其治可选用栝楼薤白白酒汤。

【注释】

胸痹之病：胸，包括心、肺、胸膜；痹，阻结不通；病，病证表现。

喘息咳唾：喘，病变证机在心肺；息，呼吸；喘息，呼吸困难；唾，唾涎。

关上小紧数：关，关部脉；上，部位；数，数也，引申为明显，突出。

【方药组成】 栝楼薤白白酒汤

栝楼实捣，一枚（15 g） 薤白半升（12 g） 白酒七升（注：仲景用白酒恐为未酿成的半成品，按方药用量应折算为420 mL，若用今之白酒，以30 mL为宜。）

上三味，同煮，取二升，分温再服。

【用药要点】 方中栝楼实涤痰散结，宽胸理气，和畅血脉，通达阳气。薤白涤痰散瘀，通阳止痛，行气散结。白酒行气活血，通达血脉，温煦阳气。

【药理作用】 本方具有抗缺氧、扩张冠状动脉、对心肌呈双向调节、抑制血小板聚集、改善微循环、调节心律、解除支气管平滑肌痉挛、调节支气管腺体分泌、调节胃肠蠕动、抗心脑缺血、抗氧化、抗菌、抗过敏等作用。

（四）胸痹痰瘀重证的证治

【仲景原文】 胸痹，不得卧，心痛彻背者，栝楼薤白半夏汤主之。（第九4）

【导读】

A. 胸痹痰瘀重证与基本脉证。①辨识胸痹痰瘀重证的基本症状表现；②辨识胸痹痰瘀重证是心肺胸膜夹杂性病变。

B. 栝楼薤白半夏汤方证。栝楼薤白半夏汤是辨治痰瘀或在心或在肺或在胸膜或在胸膈的重要用方，在临床辨治病证中最好能够选用合方。

【译文】

胸痹的表现，不得躺卧，心痛牵引至背部，其治可选用栝楼薤白半夏汤。

【注释】

不得卧：卧则胸中憋气。

心痛彻背：彻，通也，透也，亦即牵引，放射。

栝楼薤白半夏汤：既可辨治心病证，又可辨治肺病证，更可辨治胸膜病证。

【方药组成】 栝楼薤白半夏汤

栝楼实捣，一枚（15 g） 薤白三两（9 g） 半夏半升（12 g） 白酒一斗（50 mL）

上四味，同煮，取四升，温服一升，日三服。

【用药要点】 方中栝楼实宽胸理气，除痰散结。薤白滑利通脉，下气行气，通阳止痛，散血行瘀。半夏散结通阳，化痰降浊。白酒活血行气，通阳行瘀。

【药理作用】 本方具有抗缺氧、扩张冠状动脉、对心肌呈双向调节、抑制血小板聚集、改善微循环、调节心律、解除支气管平滑肌痉挛、调节支气管腺体分泌、调节胃肠蠕动、调节内分泌、抗心脑缺血、抗氧化、抗菌、抗过敏等作用。

（五）胸痹郁瘀痰证的证治及胸痹虚寒证的证治

【仲景原文】 胸痹，心中痞，留气结在胸，胸满，胁下逆抢心，枳实薤白桂枝汤主之；人参汤亦主之。（第九 5）

【导读】

A. 胸痹郁瘀痰证与基本脉证。①辨识胸痹郁瘀痰证的基本症状表现；②辨识胸痹郁瘀痰证的主要矛盾方面以气郁为主；③辨识胸痹郁瘀痰证是心肺胸膜胸膈夹杂性病变；④辨识胸痹郁瘀痰证夹杂胸痹虚寒证。

B. 胸痹虚寒证与基本脉证。①辨识胸痹虚寒证的基本症状表现；②辨识胸痹虚寒证的主要矛盾方面以气虚为主；③辨识胸痹虚寒证是心肺胸膜胸膈夹杂性病变；④辨识胸痹虚寒证夹杂胸痹郁瘀痰证。

C. 枳实薤白桂枝汤方证。枳实薤白桂枝汤是辨治胸痹郁瘀痰证以气郁为主的重要用方，辨治病变可能以瘀为主或以痰为主，其治必须重视调整方药用量及其合方。

D. 人参汤方证。①人参汤是辨治胸痹虚寒证以气虚为主的重要用方，辨治病变以寒为主，其治必须重视调整方药用量及其合方；②病变证机是郁瘀痰夹虚寒，其治必须选用枳实薤白桂枝汤与人参汤合方。

【译文】

胸痹证的表现，心中痞，病变证机是邪气留结在胸，胸满，胁下浊气逆行心胸，因病变证机不同，其治或选用枳实薤白桂枝汤，或可选用人参汤。

【注释】

心中痞：痞，不通，包括闷、痛。

留气结在胸：留，蕴结；留气，浊气蕴结；结，阻结。

胁下逆抢心：胁，胸胁；胁下，包括胸；逆，浊气逆行；抢，肆虐，侵扰。

枳实薤白桂枝汤：辨治胸痹以闷痛为主。

人参汤：辨治胸痹以空痛为主。

【方药组成】 枳实薤白桂枝汤

枳实四枚（4g） 厚朴四两（12g） 薤白半斤（24g） 桂枝一两（3g） 栝楼实捣，一枚（15g）

上五味，以水五升，先煮枳实、厚朴，取二升，去滓。内诸药，煮数沸，分温三服。

【用药要点】 方中栝楼实宽胸理气，涤痰通脉。薤白开胸理气，化痰通脉，活血止痛，善治痰瘀痹证。枳实行气解郁，散结除满。厚朴行气通阳，下气消痰。桂枝温达心阳，调畅气机，通调血脉，行滞散瘀。

【药理作用】 本方具有抗缺氧、扩张冠状动脉、对心肌呈双向调节、抑制血小板聚集、改善微循环、调节心律、调节血运状态、降血脂、解除支气管平滑肌痉挛、调节支气管腺体分泌、调节胃肠蠕动、抗缺氧、抗心脑缺血、抗氧化、抗菌、抗过敏等作用。

（六）胸痹饮阻证的证治及胸痹气郁痰阻证的证治

【仲景原文】胸痹，胸中气塞，短气，茯苓杏仁甘草汤主之；橘枳姜汤亦主之。（第九6）

【导读】

A. 胸痹饮阻证与基本脉证。①辨识胸痹饮阻证的基本症状表现；②辨识胸痹饮阻证与胸痹气郁痰阻证相互夹杂。

B. 胸痹气郁痰阻证与基本脉证。①辨识胸痹气郁痰阻证的基本症状表现；②辨识胸痹气郁痰阻证与胸痹饮阻证相互夹杂。

C. 茯苓杏仁甘草汤方证、橘枳姜汤方证。茯苓杏仁甘草汤是辨治胸痹饮阻证的基本用方，橘枳姜汤是辨治胸痹气郁痰阻证的基本用方，在临床治病中最好将茯苓杏仁甘草汤与橘枳姜汤合方。

【译文】

胸痹证的表现，胸中气机壅塞，短气，因病变证机不同，其治或选用茯苓杏仁甘草汤，或选用橘枳姜汤。

【注释】

胸中气塞：包括胸闷，憋气，胸满，胸痛。

短气：气息不足一息，病变证机未必以虚为主，而有以痰饮阻滞为主。

【方药组成一】 茯苓杏仁甘草汤

茯苓三两（9 g） 杏仁五十个（8.5 g） 甘草一两（3 g）

上三味，以水一斗，煮取五升。温服一升，日三服。不差，更服。

【用药要点】 方中茯苓利水渗湿，涤胸中饮邪，利胸中气机，益气健脾。杏仁肃降通调，降逆下气。甘草补益心气。

【药理作用】 本方具有抗缺氧、扩张冠状动脉、对心肌呈双向调节、抑制血小板聚集、改善微循环、调节心律、解除支气管平滑肌痉挛、调节支气管腺体分泌、调节胃肠蠕动、调节水电解质代谢、抗心脑缺血、抗氧化、抗菌、抗过敏等作用。

【方药组成二】 橘枳姜汤

橘皮一斤（48 g） 枳实三两（9 g） 生姜半斤（24 g）

上三味，以水五升，煮取二升。分温三服。

【用药要点】 方中橘皮理气行滞，化痰燥湿，降泄胸中痰浊，散结止痛。枳实行气破滞。生姜宣畅胸中气机，通畅血脉。

【药理作用】 本方具有抗缺氧、扩张冠状动脉、对心肌呈双向调节、抑制血小板聚集、改善微循环、调节心律、解除支气管平滑肌痉挛、调节支气管腺体分泌、调节胃肠蠕动、促进消化、抗溃疡、抗心脑缺血、抗氧化、抗菌、抗过敏等作用。

（七）胸痹阳虚寒湿证的证治

【仲景原文】胸痹，缓急者，薏苡附子散主之。（第九 7）

【导读】

A. 胸痹阳虚寒湿证与病证表现。①辨识胸痹阳虚寒湿证的基本症状表现及特殊表现；②辨识胸痹阳虚寒证的症状表现出现消失并不等于疾病痊愈。

B. 薏苡附子散方证。薏苡附子散既是辨治胸痹阳虚寒湿证的重要用方，又是辨治各科杂病病变证机属于阳虚寒湿证的重要用方。

【译文】

胸痹阳虚寒湿证的表现，缓则如常人，急则痛苦不堪，其治可选用薏苡附子散。

【注释】

缓急：缓，症状处于缓解期；急，病情处于发作期。

薏苡附子散：既可辨治胸痹阳虚寒湿证，又可辨治非胸痹而病变是以阳虚寒湿为主的病证表现。

【方药组成】 薏苡附子散

薏苡仁十五两（45 g） 大附子炮，十枚（80 g）

上二味，杵为散，服方寸匕，日三服。

【用药要点】 方中薏苡仁渗湿舒络，散结宽胸，缓急止痛，通痹止急。附子壮阳气，逐阴寒，除冷痰，通经脉。

【药理作用】 本方具有抗缺氧、扩张冠状动脉、对心肌呈双向调节、抑制血小板聚集、改善微循环、调节心律、调节中枢神经、调节周围神经、调节内分泌、调节胃肠蠕动、降血脂、抗心脑缺血、抗氧化、抗菌、抗肿瘤、抗突变等作用。

（八）胸痹气逆寒痰证的证治

【仲景原文】 心中痞，诸逆心悬痛，桂枝生姜枳实汤主之。（第九8）

【导读】

A. 胸痹气逆寒痰证与基本脉证。①辨识胸痹气逆寒痰证的基本症状表现；②辨识胸痹气逆寒痰证可能有夹杂性病变证机，必须结合舌质苔色。

B. 桂枝生姜枳实汤方证。桂枝生姜枳实汤是辨治胸痹气逆寒痰证的基础用方，既可辨治病变部位在心，又可辨治病变部位在胃，更可辨治病变部位在肺。

【译文】

胸痹证的表现，心中痞塞，这是邪气逆乱阻结于心，其疼痛犹如悬挂牵引拘急疼痛，其治可选用桂枝生姜枳实汤。

【注释】

心中痞：心中或闷或胀或紧或压迫感或拘急感。

诸逆心悬痛：诸，于这，这些；逆，邪气逆乱；心悬痛，形容心痛如悬挂牵掣样疼痛。

【方药组成】 桂枝生姜枳实汤

桂枝 生姜各三两（9 g） 枳实五枚（5 g）

上三味，以水六升，煮取三升。分温三服。

【用药要点】 方中桂枝温通心阳，宣畅气机，降逆散瘀，调理血脉。生姜宣散降逆，通利血脉，涤饮化痰，散瘀平冲。枳实行气化痰，行血化瘀。

【药理作用】 本方具有抗缺氧、扩张冠状动脉、对心肌呈双向调节、抑制血小板聚集、改善微循环、调节心律、解除支气管平滑肌痉挛、调节支气管腺体分泌、调节胃肠蠕动、抗心脑缺血、抗氧化、抗菌、抗过敏等作用。

（九）胸痹阳虚寒凝证的证治

【仲景原文】心痛彻背，背痛彻心，乌头赤石脂丸主之。（第九 9）

【导读】

A. 胸痹阳虚寒凝证与基本脉证。①辨识胸痹阳虚寒凝证的典型症状表现；②辨识胸痹阳虚寒凝证的夹杂性病变。

B. 乌头赤石脂丸方证。乌头赤石脂丸既可辨治病变部位在心，又可辨治病变部位在心脑。

【译文】

心痛牵引背部，背痛牵引心胸，其治可选用乌头赤石脂丸。

【注释】

心痛彻背：彻，通也，透也。心痛牵引背部，或以心痛为主，或以背痛为主。

背痛彻心：背痛牵引心胸，或以背痛为主，或以心痛为主。

【方药组成】 乌头赤石脂丸

蜀椒一两（3 g） 乌头一分（0.8 g） 附子炮，半两（1.5 g） 干姜一两（3 g） 赤石脂一两（3 g）

上五味，末之，蜜丸如桐子大，先服食一丸，日三服。不知，稍加服。

【用药要点】 方中乌头散阴寒，逐凝结，通阳气，畅脉络，破寒湿，通心气。附子温达阳气，散寒止痛，和畅经脉。蜀椒温中散寒，除湿化饮，解郁开结，温达阳气。干姜温阳逐寒，温中通脉。赤石脂益心血，敛阴气，防止温热燥化伤阴。

【药理作用】 本方具有抗缺氧、扩张冠状动脉、对心肌呈双向调节、抑制血小板聚集、改善微循环、调节心律、调节中枢神经、调节周围神经、调节内分泌、调节胃肠蠕动、降血脂、抗心脑缺血、抗氧化、抗菌、抗过敏等作用。

五、少阴出血证

【仲景原文】 少阴病，但厥，无汗，而强发之，必动其血，未知从何道出，或从口鼻，或从目出者，是名下厥上竭，为难治。（294）

【导读】

A．少阴病证与类似证。①辨识少阴病可能夹杂太阳病，或类似太阳病；②辨识少阴出血证的病变证机既可能是寒又可能是热，还有可能是寒热夹杂；③辨识少阴病夹杂太阳病，即使以太阳病为主，其治不能仅用发汗方药，必须兼顾少阴病；④辨识少阴病可能有类似太阳病，其治不能用发汗方药；⑤辨识少阴出血证的重点是辨清病变属性而不是病变部位。

B．少阴出血证与预后。出血病变属于危重性病变，辨清病变是阳气阴血俱损者，其治较难，预后较差。

【译文】

少阴病，仅有手足厥冷，无汗，似寒似热，虽有类似太阳病，如果盲目使用发汗方药，必损伤血脉，因人不同其出血部位也不尽相同，或从口鼻，或从目出，这病变证机在下是阳气虚弱而厥，在上是阴血亏虚而竭，病情较重，较难救治。

【注释】

少阴病：少阴病证有类似。

但厥：但，仅仅，仅有；厥，手足不温。

而强发之：而，如果，假如；强，强迫，引申为盲目发汗。

必动其血：必，必定；动，损伤。

未知从何道出：何，哪里；道，病变部位。

是名下厥上竭：病变证机是阳虚而厥于下，血虚而竭于上。

六、少阴惊悸证

（一）惊悸证

【仲景原文】寸口脉动而弱，动即为惊，弱则为悸。（第十六 1）

【导读】

诊脉与惊悸。①辨识相同的脉象可有不同的症状表现；②辨识不同的症状既有可能是相同病变证机又有可能是不同病变证机。

【译文】

寸口脉搏动急促而弱，脉急促多为惊，脉弱多为悸。

【注释】

寸口脉动而弱：动，急促；弱，虚弱，病变证机是虚实夹杂。

动即为惊：惊惕的脉搏动多急促。

弱则为悸：心悸的脉搏动多虚弱。

（二）饮邪凌心证的证治

【仲景原文】心下悸者，半夏麻黄丸主之。（第十六 13）

【导读】

A. 饮邪凌心证与基本脉证。①辨识病变部位在心；②辨识病变部位在脾胃；③辨识心脾胃夹杂性病变。

B. 半夏麻黄丸方证。半夏麻黄丸既是辨治饮邪凌心证的重要用方，又是辨治各科杂病病变证机属于饮停阳郁证的重要基础用方。

【译文】

心下悸动不安，其治可选用半夏麻黄丸。

【注释】

心下悸：心下，心中，病变证机是饮邪凌心，病证表现是心悸；心下，胃脘，病变证机是饮结脾胃，病证表现是胃脘悸动不安。

半夏麻黄丸：既可辨治病变部位在心，又可辨治病变部位在脾胃。

【方药组成】 半夏麻黄丸

半夏　麻黄等分

上二味，末之，炼蜜和丸小豆大，饮服三丸，日三服。

【用药要点】 方中半夏醒脾化饮，宣畅心气，降逆化痰。麻黄利水化饮，宣发阳气，温宣心气。

【药理作用】 本方具有强心、改善微循环、调节血液、对心脏机能所处状态呈双向调节、抗凝血、调节呼吸中枢、调节支气管平滑肌、调节支气管腺体分泌、降血脂、抗氧化、调节胃肠蠕动、抗缺氧、增强机体免疫功能等作用。

第3节　少阴病兼证

一、少阴病证与太阳病证相兼

（一）少阴病证与太阳病证相兼重证的证治

【仲景原文】 少阴病，始得之，反发热，脉沉者，麻黄附子细辛汤主之。（301）

【导读】

A. 内外夹杂性病变与基本脉证。①辨识少阴病夹杂太阳病变；②辨识少阴寒证的症状表现可能类似太阳病症状表现。

B. 麻黄附子细辛汤方证。麻黄附子细辛汤既是辨治少阴太阳寒证的重要用方，又是辨治少阴寒郁内结证的重要用方。

【译文】

少阴病与太阳病相兼，得病之初，反有发热，脉沉，其治可选用麻黄附子细辛汤。

【注释】

少阴病： 少阴寒证。

始得之： 少阴病与太阳病相兼，得病之初。

反发热： 反，异于常。少阴寒证不应有发热，因在表有太阳病，故发热。

麻黄附子细辛汤： 既可辨治内外夹杂性病变，又可辨治心肾寒证，更可辨治肌肉关节寒证。

【方药组成】 麻黄附子细辛汤

麻黄去节，二两（6g）　细辛二两（6g）　附子炮，去皮，破八片，一枚（5g）

上三味，以水一斗，先煮麻黄，减二升，去上沫，内诸药，煮取三升，去滓。温服一升，日三服。

【用药要点】 方中麻黄发汗解表散寒。附子温壮少阴阳气。细辛既助麻黄解表散寒，又助附子温壮阳气。

【药理作用】 本方具有抗过敏、抗氧化、抗菌、抗肿瘤、抗风湿、增强机体免疫功能、强心、调节心律、调节支气管平滑肌、调节内分泌、调节代谢、调节汗腺分泌等作用。

（二）少阴病证与太阳病证相兼轻证的证治

【仲景原文】 少阴病，得之二三日，麻黄附子甘草汤微发汗，以二三日无（里）证，故微发汗也。（302）

【导读】

A．内外夹杂性病变与辨治方法。①辨识少阴病夹杂太阳病变；②辨识少阴寒证可能有类似太阳病症状表现；③辨治少阴寒证可以选用轻微发汗方药与温里方药。

B．麻黄附子甘草汤方证。麻黄附子甘草汤既是辨治少阴寒证夹太阳病的重要用方，又是辨治少阴寒郁内结证的重要基础用方。

【译文】

少阴寒证与太阳病相兼，发病二三日，其治可选用麻黄附子甘草汤，以轻微发汗，因为相兼病证在二三日里证尚轻微，所以选用轻微发汗方法。

【注释】

少阴病：少阴病与太阳病相兼。

麻黄附子甘草汤：既可辨治内外夹杂性病变，又可辨治心肾阳虚证。

以二三日无里证：无，轻微，并非是无。

【方药组成】 麻黄附子甘草汤

麻黄去节，二两（6g） 甘草炙，二两（6g） 附子炮，去皮，破八片，一枚（5g）

上三味，以水七升，先煮麻黄一两沸，去上沫，内诸药，煮取三升，去滓。温服一升，日三服。

【用药要点】 方中麻黄发汗解表，温阳散寒，行水散水。附子温煦阳气，温化水气。甘草益气和阳，辛甘化阳补阳。

【药理作用】 本方具有抗菌、强心、调节血压、抗休克、扩张周围血管、抗心肌缺血、促进血小板聚集、降血糖、提高机体免疫功能、抑制下丘脑单胺氧化酶活性、镇痛、镇静、调节体温中枢、抗应激、调节水电解质代谢、调节肾功能等作用。

二、少阴病证与阳明病证相兼

（一）少阴热证与阳明热极证相兼的证治

【仲景原文】 少阴病，得之二三日，口燥，咽干者，急下之，宜大承气汤。（320）

【导读】

A. 内伤夹杂性病变与病证表现。①辨识少阴病夹杂阳明热结重证的病变；②辨识少阴热证的症状表现可能有类似阳明热结证的症状表现。

B. 大承气汤方证。大承气汤既是辨治阳明热结重证的重要用方，又是辨治少阴热郁内结证与阳明热结重证相兼的重要用方，还是辨治少阴郁热内结证的重要用方。

【译文】

少阴病与阳明病相兼，初得病二三日，口干，咽燥，应急急攻下，可选用大承气汤。

【注释】

少阴病： 少阴热证与阳明热极证相兼。

得之二三日： 初得病二三日。

急下之： 针对阳明热极之甚，非用急下不足以泻热。

（二）少阴热证与阳明热结旁流重证相兼的证治

【仲景原文】 少阴病，自利清水，色纯青，心下必痛，口干燥者，可下之，宜大承气汤。（321）

【导读】

内伤夹杂性病变与病证表现。①辨识少阴病夹杂阳明热结下利证的病变；②辨识少阴热证的症状表现可能有类似阳明热结下利证的症状表现；③辨识少阴热郁内结证的症状表现可能以胃痛或心痛为主；④辨识大承气汤是辨治少阴热结心痛证的重要用方。

【译文】

少阴病与阳明病相兼，泻下为清稀水，色泽青黑，胃脘腹部疼痛，口咽干燥，其治当用下法，可选用大承气汤。

【注释】

少阴病：少阴热证与阳明热结旁流证相兼。

自利清水：邪热从内而生，泻下清稀水且无粪便。

色纯青：色，大便色泽；纯青，青黑色。

心下必痛：心下，胃脘，腹部。

（三）少阴热证与阳明热结重证相兼的证治

【仲景原文】少阴病，六七日，腹胀，不大便者，急下之，宜大承气汤。（322）

【导读】

内伤夹杂性病变与病证表现。①辨识少阴病夹杂阳明热结腹胀证的病变；②辨识少阴热证的症状表现可能有类似阳明热结腹胀证的症状表现；③辨识少阴热郁内结证的症状表现可能以腹胀为主。

【译文】

少阴热证与阳明热结重证相兼，病至六七日，腹胀，不大便，应急急攻下，可选用大承气汤。

【注释】

少阴病：少阴热证与阳明热结重证相兼。

腹胀：包括腹痛。

三、少阴病证与膀胱病证相兼

【仲景原文】少阴病八九日，一身手足尽热者，以热在膀胱，必便血也。（293）

【导读】

肾膀胱病证相兼与病证表现。①辨识少阴病变与膀胱病变相互夹杂；②辨识少阴病变未能积极治疗可能加重膀胱病变；③辨识少阴膀胱病变以出血为主。

【译文】

少阴病与膀胱病相兼已八九日，全身及手足皆发热，因为病变证机在膀胱，可有小便出血。

【注释】

少阴病：少阴病与膀胱病相兼。

一身手足尽热者：一身，全身；尽，都也，皆也。

以热在膀胱：病变证机不仅在少阴，还有在膀胱。

必便血也：必，可能；便血，小便出血。

四、少阴病证与咽痛证相兼

（一）少阴病证与咽痛热证及热痰咽痛证相兼的证治

【仲景原文】少阴病二三日，咽痛者，可与甘草汤；不差者，与桔梗汤。（311）

【导读】

A．少阴病与咽痛证相兼。①辨识少阴病夹杂咽喉病变；②辨识咽喉病变有轻证重证；③辨识少阴病变有轻证重证；④辨清少阴病变可能夹杂咽喉病变，辨治必须分清主次；⑤辨治咽喉痰热证最好能够兼顾少阴。

B．甘草汤方证、桔梗汤方证。甘草汤是辨治咽喉热证的重要基础用方，桔梗汤是辨治咽喉热证较甘草汤为重的基础用方，在临床中还必须重视合方治疗。

【译文】

少阴病与咽痛证相兼的表现已二三日，以咽痛为主，其治可选用甘草汤；若用甘草汤没有明显治疗作用，可改用桔梗汤。

【注释】

少阴病二三日：少阴病与咽痛证相兼已二三日。

咽痛者：相兼病证，以咽痛为主。

不差者：用甘草汤没有达到预期治愈目的。

【方药组成】甘草汤

甘草二两（6 g）

上一味，以水三升，煮取一升半，去滓。温服七合，日二服。

【用药要点】方中甘草清热利咽，泻火解毒，消肿祛痰，缓急止痛，善治咽痛热证。

【药理作用】本方具有抗菌、镇静、调节睡眠中枢、调节体温中枢、调节心律、降血脂、抗动脉粥样硬化、增强肝脏解毒功能、抗肝损伤、利胆、抗溃疡、抑制胃酸、解除胃肠及气管平滑肌痉挛、抗氧化、抗过敏、抗病毒、增强机体免疫功能、抗肿瘤、调节支气管腺体分泌、调节水钠钾代谢、改善肾功能、调节脑垂体、抗利尿等作用。

（二）少阴病证与咽喉痰热证的证治

【仲景原文】 少阴病，咽中伤，生疮，不能语言，声不出者，苦酒汤主之。(312)

【导读】

A．少阴病与咽喉痰热证相兼。①辨识少阴病夹杂咽喉痰热证；②辨识咽喉痰热证的基本症状表现；③辨清夹杂性病变的主要矛盾方面；④辨治咽喉痰热证最好能够兼顾少阴。

B．苦酒汤方证。苦酒汤既是辨治咽喉痰热证的重要基础用方，又是辨治咽喉寒热夹痰证的基础用方。

【译文】

少阴病与咽喉痰热证相兼的表现，咽中损伤疼痛，溃烂，不能说话，发声无音，其治可选用苦酒汤。

【注释】

少阴病：少阴病与咽喉痰热证相兼。

咽中伤：伤，损伤疼痛，咽中不利。

生疮：溃烂，溃疡。

不能语言：语言，说话。

声不出者：发声无音。

【方药组成】 苦酒汤

半夏洗，碎如枣核，十四枚（5g） 鸡子去黄，内上苦酒，着鸡子壳中，一枚

上二味，内半夏，著苦酒中，以鸡子壳置刀环中，安火上，令三沸，去滓。少少含咽之。不差，更作三剂。

【用药要点】 方中半夏涤痰利咽，降逆散结，宣畅气机。苦酒泻热利咽，敛疮消肿。鸡子清清热滋阴，利咽消肿。

【药理作用】 本方具有抗菌、镇痛、降血脂、抗动脉粥样硬化、解除胃肠及气管平滑肌痉挛、抗过敏、抗肿瘤、调节支气管腺体分泌等作用。

（三）少阴病证与咽痛寒证的证治

【仲景原文】少阴病，咽中痛，半夏散及汤主之。（313）

【导读】

少阴病与咽痛寒证相兼。①辨识少阴病夹杂咽喉寒证；②辨识咽喉寒证的主要症状表现；③辨清少阴夹杂性病变以咽喉寒证为主；④辨治咽喉病变最好能够兼顾少阴。

【译文】

少阴病与咽痛寒证相兼的表现，咽中疼痛，其治可选用半夏散及半夏汤。

【注释】

少阴病：少阴病与咽痛寒证相兼。

咽中痛：病变证机是寒邪侵袭咽喉，经气郁结，脉络不利；病以口淡不渴为辨治要点。

【方药组成】 半夏散及汤

半夏洗　桂枝去皮　甘草炙

上三味，等分，各别捣筛已，合治之。白饮和，服方寸匕，日三服。若不能服散者，以水一升，煎七沸，内散两方寸匕，更煮三沸，下火令小冷。少少咽之。半夏有毒，不当散服。

【用药要点】 方中半夏通阳散结，燥湿开结，利咽散结，散寒降逆，宣泄止痛。桂枝通阳化气，开结化饮，散除风寒。甘草祛痰利咽喉，缓急止痛。

【药理作用】 本方具有调节心律、调节内分泌、降血脂、抗动脉粥样硬化、抗溃疡、抑制胃酸、解除支气管平滑肌痉挛、抗过敏、抗病毒、抗肿瘤、调节支气管腺体分泌等作用。

第4节　少阴病类似证

一、胸膈痰阻证类少阴病证及其证治

【仲景原文】 少阴病，饮食入口则吐，心中温温欲吐，复不能吐，始得

之，手足寒，脉弦迟者，此胸中实，不可下也，当吐之；若膈上有寒饮，干呕者，不可吐也，当温之，宜四逆汤。（324）

【导读】

A. 少阴阳虚证与胸膈痰阻证。①辨识少阴阳虚证的基本症状表现；②辨识胸膈痰阻证的基本症状表现；③辨识胸膈痰阻证可能有类似少阴病；④辨识少阴病的症状表现可能有类似胸膈痰阻证；⑤辨清少阴病与胸膈痰阻证之间的相同点与不同点。

B. 辨清病变证机与辨治方法。四逆汤是辨治少阴阳虚证的重要用方，瓜蒂散是辨治胸膈痰阻证的重要用方。

【译文】

胸膈痰阻证类似少阴病，病人饮食入胃即吐，心胸胃脘蕴结，气逆欲吐，且又不能吐出，患病之初，手足寒冷，脉弦迟者，这病变是胸中痰实，其治不可用下法，应选用吐法；若病变证机是胸膈中有寒饮内结，干呕者，其治不可用吐法，应用温法，可选用四逆汤。

【注释】

少阴病：胸膈痰阻证类似少阴病。

饮食入口则吐：入口，入胃；病变证机是痰阻气机，浊气不降而上逆。

心中温温欲吐：心中，心中蕴结不适，或胃中蕴结不舒；欲吐，想吐且未吐。

复不能吐：复，又也。

此胸中实：实，病变证机是实邪壅滞。

若膈上有寒饮：膈，胸膈；上，部位；寒饮，阳虚不化，寒饮内生。

二、厥阴肝寒吐利证类少阴病证的证治

【仲景原文】 少阴病，吐利，手足逆冷，烦躁欲死者，吴茱萸汤主之。（309）

【导读】

A. 少阴病与厥阴肝寒吐利证。①辨识厥阴肝寒吐利证的症状表现可能类似少阴病，或辨清少阴病可能有类似厥阴肝寒吐利证；②辨识少阴病可能夹杂厥阴肝寒吐利证；③辨识少阴病与厥阴肝寒吐证之间既有相同又有不同。

B. 吴茱萸汤方证。吴茱萸汤既是辨治厥阴肝寒证的重要用方，又是辨治阳明胃寒证的重要用方，还是辨治厥阴肝寒证夹杂少阴阳明病变的重要基础用方。

【译文】

厥阴肝寒吐利证类似少阴病的表现，呕吐，下利，手足厥冷，烦躁无可奈何，其治可选用吴茱萸汤。

【注释】

少阴病：厥阴肝寒吐利证类似少阴病。

烦躁欲死：欲死，病证表现特别重，病人痛苦不堪，难以忍受，无可奈何。若是少阴阳虚阴寒之烦躁，因心阳虚弱，神明不得阳气顾护，病人虽有烦躁，但无“欲死”表现，此为神明不得阳气所守；若是厥阴肝寒烦躁，病变证机是厥阴肝寒上逆于心，心神被扰，则烦躁欲死，病变证机是心气不虚，神明尚能内守，故有“欲死”表现。

吴茱萸汤：既可辨治厥阴寒证，又可辨治阳明寒证。

三、肝气郁滞证类少阴病证的证治

【仲景原文】 少阴病，四逆，其人或咳，或悸，或小便不利，或腹中痛，或泄利下重者，四逆散主之。（318）

【导读】

A. 少阴病与厥阴肝气郁滞证。①辨识少阴病的基本特征；②辨识厥阴肝气郁的基本症状表现；③辨识少阴病可能夹杂的病变证机及症状表现；④辨识厥阴肝气郁证可能夹杂的病变证机及症状表现；⑤辨识少阴病可能夹杂厥阴病变；⑥辨识厥阴肝气郁证可能夹杂的病变及症状表现的或然性不确定性。

B. 四逆散方证。四逆散既是辨治肝气郁滞证的重要用方，又是辨治各科杂病病变证机属于气郁证的重要用方。

【译文】

厥阳病夹杂少阴病太阴病的表现，四肢不温，病人可有咳嗽，可有心悸，可有小便不利，可有腹中疼痛，可有泄利后重，其治可选用四逆散。

【注释】

少阴病：厥阴病夹杂少阴病太阴病。

四逆：逆，手足不温，病变证机是气郁阻遏阳气而不能外达。

其人或咳：病变证机是肝气郁滞夹杂肺气不降。

或悸：病变证机是肝气郁滞夹杂心气不畅。

小便不利：病变证机是肝气郁滞夹杂膀胱气化病变。

腹中痛：病变证机是肝气郁滞，不能疏达，气机郁滞不通夹杂太阴病等病变。

泄利下重：病变证机是肝气郁滞夹杂大肠传导病变，以此而演变为泄利下重。

【方药组成】 四逆散

柴胡 枳实破，水渍，炙干 芍药 甘草炙

上四味，各十分，捣筛，白饮和，服方寸匕，日三服。咳者，加五味子、干姜各五分，并主下利；悸者，加桂枝五分；腹中痛者，加附子一枚，炮令坼；泄利下重者，先以水五升，煮薤白三升，煮取三升，去滓。以散三方寸匕，内汤中，煮取一升半，分温再服。

【用药要点】 方中柴胡既能疏肝解郁，又能升达阳气。芍药敛阴柔肝，泻肝缓急，和血通痹，固藏肝血。枳实行气破滞，解郁降逆，降泄浊气。甘草益气缓急和中。

【药理作用】 本方具有抗休克、抑制血小板聚集、对心肌呈双向调节、增强机体免疫功能、抑制平滑肌痉挛、调节心律、改善微循环、抑制血栓形成、调节胃肠平滑肌蠕动、保护胃肠黏膜、抗溃疡、保肝利胆、抗硬化、调节中枢神经、调节内分泌、调节代谢、抗肿瘤、抗突变、抗菌、镇静、抗病毒、抗过敏等作用。

第7章

辨厥阴病脉证并治

概　说

厥阴生理主要包括经络和脏腑气血阴阳的生理功能，经络包括手厥阴心包经和足厥阴肝经，脏腑主要包括厥阴肝和厥阴心包。肝主藏血，主疏泄，性喜条达，与心为子母之脏，与脾胃为土木之脏，其间有着至为密切的关系。厥阴心包，又称膻中，《灵枢·胀论》：曰“膻中者，心主之宫城也。”心包是心之外围，有保护心脏的作用。

（1）解读厥阴病本证辨证论治体系。

在认识与理解厥阴病之前，必须了解几个重要问题。①什么是厥阴？②什么是厥阴心包厥阴肝？③心包与肝具有哪些特殊性？④心包和肝与厥阴有哪些内在相互关系？⑤什么是厥阴病？研究这一系列问题都直接关系到怎样才能学会《伤寒杂病论》，直接关系到怎样才能将《伤寒杂病论》中厥阴病理论更好地指导临床实践。张仲景在《伤寒杂病论》中重点论述厥阴肝病，论述厥阴心包病证非常少，特别是辨厥阴心包病证与少阴心病证基本相同，在治疗方面与心病证没有明显区别，所以研究厥阴病重点是厥阴肝。

什么叫厥阴？厥阴属于中医学中的特有用语。中医学为何要用厥阴这个特殊名词？张仲景用厥阴有何特殊意义？在学习什么叫厥阴之前，已经知道什么叫太阳，太阳具有最大特性以统摄营卫而居于肌表。什么叫阳明？阳明具有阳光、温柔以统摄阳刚之气而居于胃和大肠。什么叫少阳？少阳具有阳气初升以统摄阳气升起而居于胆。什么叫太阴？太阴具有阴中含阳以统摄阴中之阳气而居于脾肺。什么叫少阴？少阴具有统摄真阴真阳而居于心肾。什么叫厥阴？根据张仲景论述厥阴的特点，基本含义有2个方面。①厥阴之“厥”，即发石,《说文》中“厥，发石也”，以“发石”代表厥阴是阴中用阳，用尽全力。②厥阴即极点，以“极点”代表厥阴为阴极生阳，阴阳互化。从中医角度认识与理解“厥阴”，厥阴具有统摄人体之阴中用阳，阴极生阳的特性，这些特性基本上代表了厥阴肝和厥阴心包的基本生理特性。

什么是厥阴心包和厥阴肝？研究厥阴的基本概念有三,一是研究厥阴心包或肝的生理特性及病理变化，二是研究心包或肝与脾胃、胆、心、肺、肾、大肠、小肠、膀胱之间的生理关系及病理变化，三是研究厥阴心包或厥阴肝经络的生理特性及病理变化。张仲景在《伤寒杂病论》中研究厥阴心包或肝的重点不是研究厥阴心包与厥阴肝的经络。

厥阴心包与厥阴肝具有哪些特殊性？研究厥阴心包的重点有二,一是心包为阴中之阳，阴极生阳的生理特性；二是心包具有保护心的生理特性。研究厥阴肝的重点有二,一是肝为阴中用阳，阴极生阳的生理特性；二是肝具有体阴藏血而用阳疏泄的生理特性。

心包和肝与厥阴有哪些相互内在关系？心包和肝行使其正常的功能活动，必须具有厥阴统摄阴中用阳、阴极生阳的生理特性。厥阴统摄人体一身之阴中之阳，阴极生阳，调节人体阴中用阳，阴中生阳，阴中制阳，阳气和协于阴。心包和肝为阴中用阳，阳以化阴，阴极生阳，阳以生阴。可见，心包之所以能主阳热，是因为厥阴统摄心包之阴中用阳，阴极生阳来实现。肝之所以能主藏血、主疏泄，是因为厥阴统摄肝之阴中用阳，阴极生阳来实现的。

什么是厥阴病？厥阴病就是厥阴心包病或肝病。张仲景为何不说心包或肝病而说是厥阴病？因为言厥阴病具有三层含义。①追究疾病发生的根本原因，厥阴病的原因是厥阴没有有效地行使阴中用阳、阴极生阳，以此而变生为厥阴病；②探求疾病发生的病变证机，厥阴未能有效行使阴中用阳、阴极生阳，导致阴极生阳太过或不及，以此而演变为邪热，或寒邪，病变证机是厥阴阴中生阳之气与邪气相斗争；③辨清疾病发生的演变规律，厥阴受邪而为病既要及时调动阴极生阳之气以抗邪，又要调动少阳初升之阳气以抗邪，再由厥阴统摄统一协调阴极生阳之气以抗邪。厥阴阴极生阳之气在抗邪的过程中演变规律有四，一是厥阴受邪积极调动阴极生阳之气积极抗邪，邪气不胜阴极生阳之气而退散，病可不药而自愈；二是厥阴受邪积极调动阴极生阳之气奋起抗邪，邪气盛实，阴极生阳之气未能及时将邪气退散，正邪相互斗争，并且胶结不解，病变以邪实为主；三是厥阴受邪积极调动阴极生阳之气，若阴极生阳之气有失调而未能积极抗邪于外，邪气留结厥阴日久不愈，病变演变以虚实夹杂，以实为主；四是厥阴受邪虽积极调动阴极生阳之气以抗邪，但阴极生阳之气因虚弱而未能有效地抗邪于外，邪气留结厥阴日久不愈，病变演变以虚实夹杂，以虚为主。可见，张仲景不言心包病或肝病而言厥阴病，既包含病变部位在心包或肝，又包括病变证机是正气抗邪需要调动阴极生阳之气相互协调统一，更包含厥阴病的演变过程中始终是以阴极生阳之气与邪气相斗争为主的演变过程。

根据以上讨论的内容，厥阴病病变的部位在心包或肝，研究厥阴病重点是厥阴肝，病变证机是以厥阴统摄阴中用阳，阴极生阳之气与邪气相斗争的演变过程。辨厥阴病本证就是辨厥阴本身出现的疾病，结合张仲景论述厥阴病本证主要有：①厥阴热证即相当于当今人们所说的消化系疾病或精神神经系疾病或血液系疾病或生殖系疾病或内分泌系疾病或代谢系疾病等所出现的病证表现；②厥阴寒证即相当于当今人们所说的消化系疾病或精神神经系疾病或血液系疾病或生殖系疾病或内分泌系疾病或代谢系疾病等所出现的病证表现；③厥阴虚证即相当于当今人们所说的消化系疾病或精神神经系疾病或血液系疾病或生殖系疾病或内分泌系疾病或代谢系疾病等所出现的病证表现；④厥阴血证相当于当今人们所说的消化系疾病或精神神经系疾病或血液系疾病或生殖系疾病或内分泌系疾病或代谢系疾病等所出现的病证表现；⑤厥阴气郁证即相当于当今人们所说的消化系疾病或精神神经系疾病或血液系疾病或生殖系疾病或内分泌系疾病或代谢系疾病等所出现的病证表现；⑥厥阴水气证即相当于当今人们所说的消化系疾病或精神神经系疾病或血液系疾病或生殖系疾病或内分泌系疾病或代谢系疾病等所出现的病证表现。

（2）解读厥阴病兼证辨证论治体系。

张仲景在《伤寒杂病论》中论述厥阴病的辨证论治体系，既论述厥阴病本证辨证论治体系，又论述厥阴病与太阳阳明少阳太阴少阴病相兼的辨证论治体系，尤其是论述厥阴病与太阳阳明少阳太阴少阴病相兼的特点及要点就是突出辨厥阴病兼证是临床中比较难辨难治性疾病，属于疑难杂病范畴。

辨厥阴病本证实质上就是辨心包病或肝病，辨厥阴病兼证实质上就是辨厥阴心包或肝病与太阳阳明少阳太阴少阴病相兼的辨证论治体系，厥阴病兼证主要有二，一是厥阴病本证之间相兼即厥阴病本证与厥阴病本证相兼，二是厥阴病本证与太阳阳明少阳太阴少阴相兼。张仲景在《伤寒杂病论》中厥阴病兼证重点论述厥阴肝病。

1）厥阴病本证与厥阴病本证相兼。根据之前学习的内容，知道厥阴病的本证主要有6个，6个基本证型中的任何一个厥阴病本证都有可能与另一个厥阴病本证相兼，①厥阴热证与厥阴寒证相兼，厥阴热证与厥阴虚证相兼，厥阴热证与厥阴血证相兼，厥阴热证与厥阴气郁证相兼，厥阴热证与厥阴水气证相兼；②厥阴寒证与厥阴虚证相兼，厥阴寒证与厥阴血证相兼，厥阴寒证与厥阴气郁证相兼，厥阴寒证与厥阴水气证相兼；③厥阴虚证与厥阴血证相兼，厥阴虚证与厥阴气郁证相兼，厥阴虚证与厥阴水气证相兼；④厥阴血证与厥阴气郁证相兼，厥阴血证与厥阴水气证相兼；⑤厥阴气郁证与厥阴水气证相兼等。掌握与运用厥阴病本证的基本证型重点是举一反三、触类旁通，以此就能从本质上抓住张仲景论厥阴病本证的重点及核心，就能从本质上执简驭繁，深入浅出，融会贯通，达到运用厥阴病本证理论更好地指导临床辨治厥阴病本证相兼的目的。

2）厥阴病与太阳阳明少阳太阴少阴病相兼。根据之前所学习的内容，凡是张仲景所说的厥阴病，都包含厥阴病的6个基本证型；凡是说厥阴病兼证，都包含太阳阳明少阳太阴少阴病证，辨太阳阳明少阳太阴少阴病又有寒热虚实、气血痰等。研究厥阴病与太阳阳明少阳太阴少阴病相兼，①厥阴病本证中厥阴热证与太阳伤寒证相兼，厥阴热证与太阳中风证相兼，厥阴热证与太阳温病证相兼，厥阴热证与太阳刚痉证相兼，厥阴热证与太阳柔痉证相兼，厥阴热证与太阳湿热痉证相兼，厥阴热证与太阳风水表虚证相兼，厥阴热证与太阳风水表实证相兼，厥阴热证与太阳风水夹热证相兼，厥阴热证与太阳风湿表虚证相兼，厥阴热证与太阳寒湿表实证相兼，厥阴热证与太阳湿热痹证相兼；②厥阴热证与阳明病证相兼，厥阴热证与少阳病证相兼，厥阴热证与太阴病证相兼，厥阴热证与少阴病证相兼；③厥阴热证与少阴寒证相兼，厥阴热证与少阴热证相兼，厥阴热证与少阴血证相兼；④厥阴热证与少阴阳虚阴寒证相兼，厥阴热证与少阴阳虚戴阳证相兼，厥阴热证与少阴阳虚格阳或伤阴证相兼，厥阴热证与少阴阳虚寒湿证相兼，厥阴热证与少阴阳虚水气证相兼，厥阴热证与少阴阳虚便血证相兼。以此类推，就明白厥阴病本证中6个基本证型中都有可能与太阳阳明少阳太阴少阴病中的任何一个证型相兼，从这个角度研究厥阴病就知道张仲景在《伤寒杂病论》中论述厥阴病兼证的辨证论治体系，从而强调运用厥阴病兼证的思路与方法是辨治疑难杂病的最佳切入点，对指导临床辨治各科疑难杂病具有重要理论指导性和临床实践性。另外，张仲景虽然在厥阴病篇中论述，但在太阳篇、阳明病篇、少阳病篇、太阴病篇、少阴病篇，以及诸多杂病等篇中都有论述，对此只有从《伤寒杂病论》中认真地仔细地详尽地客观地寻找理论依据，才能全面总结张仲景论述的厥阴病兼证辨证论治体系。

（3）解读厥阴病类似证辨证论治体系。

张仲景辨厥阴病类似证的重点有二，一是论述辨厥阴病类似证不同于辨厥阴病本证，辨厥阴病本证是认识疾病的最基本切入点，为辨厥阴病类似证提供最基本最确切的鉴别要点、鉴别思路与鉴别方法，达到同中求异，辨清疾病是此而非彼；二是论述辨厥阴病类似证不同于辨厥阴病兼证，辨厥阴病兼证是认识疾病由单一到多的渐变过程，再由简单到复杂的演变过程，强调辨治厥阴病的基本思路与方法不能仅仅局限于辨厥阴病，而要知道辨厥阴病具有复杂性和多变性，在临床中辨治厥阴病必须拓展思路，扩大认识，掌握要点，以此才能避免辨证失误和治疗差错，才能在复杂多变中掌握厥阴病的演变规律和特征，以此才能做到治病用方定量心中有数，一目了然。辨厥阴病类似证的重点是在辨厥阴病本证基础之上能够辨清疾病的症状表现虽然有相同，但在本质上认清疾病的表现特点是有区别的，同时强调辨证不能仅仅局限于相同症状表现，更要重视辨相同症状中之不同，在不同症状之中辨清病变的主要矛盾方面，这就是张仲景在《伤寒杂病论》中辨厥阴病类似证的核心与目的。如某些少阴病证即相当于当今所说的精神神经病变或某些心肾病变证等有类似厥阴病的表现，某些脾胃证即相当于当今所说的消化系疾病或血液系疾病有类似厥阴病的表现等，某些肾膀胱病证即相当于当今所说的泌尿系疾病或代谢系疾病有类似厥阴病的表现等，辨厥阴病类似证的核心就是提高辨清疾病真假是非的辨治能力，在辨证论治过程中具有举足轻重的重要指导作用。

张仲景在《伤寒杂病论》中既论述厥阴病本证辨证论治体系又论述厥阴病兼证辨证论治体系，还论述厥阴病类似证辨证论治体系。张仲景论述厥阴病本证辨证论治体系的核心是阐明辨治厥阴病都必须从最基本症状表现中去辨证，尽管厥阴病有其复杂多变的演变规律，但必须认清厥阴病有其最基本的共有特有的症状表现，在临床中只有从厥阴病最基本的症状表现中去认识，去了解，去掌握，才能抓住厥阴病的病变部位及演变特点，才能为进一步针对厥阴病选方用药定量提供基本的切入点和落脚点，这就是张仲景辨厥阴病本证的重点及重心所在。张仲景论述厥阴病兼证的核心是阐明在临床中辨治厥阴病常常是复杂多变的，同时指出厥阴病本证虽是临床中常见病，但与厥阴病兼证相比，厥阴病兼证则更为复杂多变，是临床中比较难治的疾病，所以张仲景在《伤寒杂病论》中论述厥阴病兼证，既强调辨厥阴病兼证的重要性又突出辨厥阴病的复杂性多变性，以及难辨难治性。在临床实际中只有对厥阴病兼证引起高度重视，了如指掌，才能化难为易，才能更好地更有效地辨治厥阴疑难杂病，对此也就明白张仲景论厥阴病兼证的内容实际上就是论述辨治疑难杂病。张仲景论厥阴病类似证辨证论治体系的核心是突出辨治厥阴病不能仅仅局限于厥阴病共有症状表现，必须高度重视厥阴病相同症状表现中之不同，特别是能够辨清不典型的症状表现把握病变证机的不同，达到辨治厥阴病够知此知彼，能够不为现象所迷惑，能够辨清病变证机而选择最佳治疗方药。可见，张仲景论述厥阴病三大辨证论治体系即本证辨证、兼证辨证、类似证辨证，重在强调辨治厥阴病的最佳切入点和最佳制高点，从而达到实现学习厥阴病的目的在于指导临床辨治厥阴病本证、厥阴病兼证、厥阴病类似证的最佳方法和最终目的。

厥阴病治疗，寒证宜温，热证宜清，虚证宜补，实证宜泻，寒热并见者，当寒热同治。

厥阴病治禁，一般禁汗、吐、下，但也有兼用者，皆当灵活用之。

第1节　厥阴病纲要

一、厥阴肝热证

【仲景原文】厥阴之为病，消渴，气上撞心，心中疼热，饥而不欲食，食则吐蚘。下之利不止。（326）

【导读】

A. 厥阴病与基本概念。①辨识厥阴病属于内伤病；②辨识厥阴病属于内外夹杂性病。

B. 厥阴病与基本脉证。辨治厥阴病必须从基本脉证为切入，对此还要深入研究厥阴病的症状表现并结合舌质舌苔，才能进一步得出厥阴病的病变证型。辨厥阴病本证分为6大类型，16个基本证型。①厥阴热证有4个基本证型，厥阴寒证有3个基本证型，厥阴虚证有2个基本证型，厥阴血证有4个基本证型，厥阴气郁证有1个基本证型，厥阴水气证有2个基本证型；②张仲景辨厥阴病还详细论述厥阴病兼证及厥阴病类似证等诸多内容，以此深入研究厥阴病，才能选择最佳治疗方药。

C. 厥阴病与类似证。①辨识厥阴病可能夹杂可下证；②辨识厥阴病的症状表现可能类似可下证；③辨治厥阴病夹杂病变，其治必须重视相互兼顾；④辨治厥阴病类似可下证不能被类似所困惑。

【译文】

厥阴肝患病的症状表现，饮水不能解渴，肝热之浊气肆虐侵扰心胸脘腹，心胸中烦热疼痛，饥而不思饮食，食则呕吐。其治若用下法，则下利不能自止。

【注释】

厥阴之为病：厥阴，厥阴肝；为，患病；病，症状表现。

消渴：消，消耗，消散；消渴，饮水不能解渴。

气上撞心：气，肝热；上，侵扰；撞，肆虐；心，心胸脘腹。

心中疼热：心胸烦热疼痛，或脘腹灼热疼痛。

饥而不欲食：病变证机是热不在胃而知饥，肝被热扰而不能疏达胃气，故饥不欲食。

食则吐蚘：蚘，蛔虫；吐蚘，肝热气逆，有蛔吐蛔，无蛔即呕吐食物。

下之利不止：下之，肝热证之不大便类似可下证，其治当从肝热且不可盲目用下法；利不止者，肝气因下而伤，泄利不能自止。

二、厥阴病自愈证

（一）厥阴肝热证欲愈

【仲景原文】厥阴病，渴欲饮水者，少少与之愈。（329）

【导读】

厥阴肝热轻证与自愈。①辨识厥阴肝热证的基本症状表现；②辨识厥阴肝热证可以酌情选用少量滋阴生津药；③辨识厥阴肝热证在病变演变过程中因正气恢复可能自行痊愈。

【译文】

厥阴肝热轻证的表现，口渴欲饮水，少少饮水以滋润，病可向愈。

【注释】

厥阴病：厥阴肝热轻证。

渴欲饮水者：仅仅是口渴欲饮水，但并非是渴欲饮水而不解渴。

少少与之愈：少少，少量饮水以滋润，多则伤阳；愈，病可向愈。

（二）厥阴肝寒证欲愈

【仲景原文】下利，有微热而渴，脉弱者，今自愈。（360）（第十七27）

【导读】

厥阴肝寒证与自愈。①辨识厥阴肝寒证的基本症状表现；②辨识厥阴肝寒证阳气恢复的特有表现。

【译文】

厥阴肝寒证的表现，下利，并有轻微发热，口渴，脉弱，根据病证表现病可自我恢复向愈。

【注释】

下利：肝寒证之下利。

有微热而渴：有，表现；微热，原之怕冷而出现轻微身热，阳气恢复；渴，原之口淡而出现口渴，阳气化阴，阴津生成尚有不足。

脉弱者：阳气渐渐恢复而未暴露于外。

今自愈：今，根据；自，正气自我恢复；愈，向愈，缓解。

（三）厥阴主时为向愈

【仲景原文】厥阴病欲解时，从丑至卯上。（328）

【导读】

A. 厥阴主时与自然之气。人体厥阴之气与自然之气之间有一定的内在关系，在临床治病过程既要考虑厥阴正气恢复又要考虑自然之气对人体的影响，治病用方必须知此知彼，全面考虑，统筹兼顾。

B. 主时与正气恢复。①人体之气分为太阳、阳明、少阳、太阴、少阴、厥阴，其与自然界之气变化都有密切关系，其各有各的主气时间，厥阴病在演变及恢复过程中借用自然之气对人体太阴之气有积极促进恢复作用；②辨治厥阴病难治性病变最好在其主气之时服用方药，以增强治病效果。

【译文】

厥阴病趋于缓解或痊愈的时间是在丑时（凌晨1点）到卯时（次日早上6点）之内。

【注释】

厥阴病欲解时：厥阴病，有厥阴肝和厥阴心包；欲，趋于；解，病证缓解或痊愈；时，厥阴正气主时。

从丑至卯上：上，之内。丑时（凌晨1点）到卯时（次日早上6点）之内，为厥阴所主之时。

（四）厥阴阳气是否恢复

1. 审脉以别阳气是否恢复

【仲景原文】厥阴中风，脉微浮，为欲愈；不浮，为未愈。（327）

【导读】

厥阴寒证与阳气恢复。①辨识厥阴寒证的基本症状表现；②辨识厥阴寒证阳气恢复的脉象特点；③辨识脉象对判断厥阴寒证具有一定临床指导意义。

【译文】

厥阴阳气恢复，脉微浮，病为向愈；若脉不浮，病为未向愈。

【注释】

厥阴中风：厥阴，厥阴病；中，得到；风，阳也，引申为阳气。

脉微浮：厥阴阳气渐渐恢复。

不浮：脉不浮，为阳气尚未恢复。

2. 辨脉判断寒利证转归

【仲景原文】下利，脉数，有微热，汗出，今自愈；设复紧，为未解。

（361）（第十七 28）

【导读】

厥阴寒证与阳气恢复。①辨识厥阴寒证的基本症状表现；②辨识厥阴寒证阳气恢复之脉象与发热汗出之间的内在演变关系。

【译文】

厥阴寒证的表现，下利，脉数，身有微热，汗出，病为向愈；假如脉数又变为原之紧脉，阳气恢复不及，寒邪未去。

【注释】

下利：肝寒证之下利。

脉数：阳气恢复，正气抗邪。

有微热：身体由原来怕冷转变为身有轻微发热，阳气恢复。

设复紧：设，假如；复，又出现；紧，脉紧，寒气盛，经脉拘急挛紧。

为未解：为，是也；未，没有；解，向愈。

三、厥阴手足厥冷证的机制

【仲景原文】凡厥者，阴阳气不相顺接，便为厥，厥者，手足逆冷者是也。（337）

【导读】

手足厥冷与病变证机。①辨识手足逆冷的基本病变证机；②辨识“厥”的症状表现不能仅仅局限于手足逆冷；③辨识“厥”的基本症状表现包括神志昏厥。

【译文】

凡是有手足厥冷和神志昏厥的表现，其病变证机都是表里阴阳之气不相协调，于是就有厥冷或昏厥，其中厥的表现就是手足逆冷。

【注释】

凡厥者：凡，诸多；厥，手足逆冷。

阴阳气不相顺接：阴，里气，包括阳气；阳，表气，阳气；相，相互；顺接，和谐，调和，亦即里之阳气能够谐和于表气。

厥者：厥包括神志昏厥和手足厥冷，此指手足厥冷。

四、厥阴病正邪相争

（一）厥阴寒证与阳气恢复

【仲景原文】伤寒，厥四日，热反三日，复厥五日，其病为进，寒多热少，阳气退，故为进也。（342）

【导读】

A．厥阴寒证与阳气恢复。①辨识厥阴寒证的病变证机是阳气弱阴寒盛；②辨治厥阴寒证的重点是积极恢复阳气以抗邪。

B．发热怕冷与正邪斗争。张仲景用数字比拟的方法阐述正邪斗争的演变过程。

【译文】

感受外邪而为寒证，怕冷较重，发热较轻，尤其是怕冷更甚于发热，这是疾病在演变过程中加重，病变证机是邪气太盛，阳气不足，所以这是疾病加重的征兆。

【注释】

伤寒：外邪侵袭随体质而演变为寒证。

厥四日：厥，邪气，怕冷；四日，与三日相比略多。

热反三日：热，正气，发热；反，且也；三日，与四日相比略少。

复厥五日：复，更也，甚也；厥五日，寒甚于前；五日，较前四日为多。

其病为进：进，演变，加重。

寒多热少：寒，邪气，怕冷；多，盛也，强也；热，正气，发热；少，不足，虚弱。

阳气退：退，向后，引申为减少，虚弱。

（二）厥阴寒证，阳复太过

【仲景原文】伤寒，先厥后发热，下利必自止，而反汗出，咽中痛者，其喉为痹；发热，无汗，而利必自止；若不止，必便脓血，便脓血者，其喉不痹。（334）

【导读】

厥阴寒证与阳气恢复。①辨识厥阴寒证阳气恢复的基本表现特征；②辨识厥阴寒证阳气恢复太过，或用温热药太过，可能导致病证发生变化；③辨识变化的病证表现因人不同则有不同的表现；④辨识变化的病证表现既可能是单一的又可能是夹杂的，临证必须因人而辨治。

【译文】

感受外邪而演变为寒证，先怕冷后发热，下利病证必是自行消除，并且又有汗出，咽中痛，这是咽喉肿胀痹阻证；发热，无汗，如果下利病证必是自行消除；假如下利病证未能自行消除，大便必定伴有脓血，如果大便中有脓血，这咽喉未有痹阻疼痛。

【注释】

伤寒：寒证因外邪侵袭所致。

先厥后发热：厥，邪气，怕冷；发热，正气，身热。

下利必自止：下利因正气恢复而自行消除；病变证机是邪气不胜正气而退散。

而反汗出：而，如果；反，不当有而有。病变证机是阳气恢复太过而为邪热迫津外泄。

其喉为痹：其，这是；喉，咽喉，病变部位在上；痹，痹阻不通。

而利必自止：而，并且；利，寒证下利；自止，阳气恢复，阴寒得散，病证解除。

必便脓血：必，必有；便脓血，大便夹脓血。病变证机是邪热下迫下注，灼伤脉络。

其喉不痹：邪热下迫而未上灼，故咽喉无痹阻。

（三）厥阴病与阳气的关系

【仲景原文】伤寒，发热四日，厥反三日，复热四日，厥少热多者，其病当愈；四日至七日，热不除者，必便脓血。（341）

【导读】

寒热与正邪。①辨识厥阴病正邪斗争的演变过程；②阳气恢复是疾病向愈的重要保障；③辨识阳气恢复太过即为邪热；④辨治厥阴病选用温热药一定要切中病变证机。

【译文】

感受外邪而为寒证，发热较明显，怕冷相对较轻，这是正气大于邪气，怕冷轻身热重，病为向愈；若阳气恢复太过，身热不能解除，可有大便中夹脓血。

【注释】

伤寒：感受寒邪引起的病证。

发热四日：发热，身热，正气抗邪；四日，约略之辞，引申为正气抗邪。

厥反三日：厥，怕冷，邪气侵入；反，邪气当盛而未盛；三日，约略之辞，引申为邪气较弱。

厥少热多者：厥少，邪气处于退却；热多，邪气处于强势。

其病当愈：当，为也。

四日至七日：标志阳气恢复趋于优势。

热不除者：热，阳气恢复太过而为邪热。

必便脓血：邪热灼伤脉络而演变为大便夹脓血。

五、厥阴病气利治则

【仲景原文】下利气者，当利其小便。（第十七31）

【导读】

气利与辨治方法。①辨识排泄大便夹杂气体声；②辨识排泄大便以气体为主；③辨治气利病变当以利小便为主，兼以行气。

【译文】

大便溏泄夹浊气矢出，其治可选用利小便的方法。

【注释】

下利气者：下利，腹中浊气频频排出；气，大便溏泄夹浊气下行，或大便因矢气而滑出。

当利其小便：利下必夹湿，治湿必利小便。

六、厥阴病治禁

（一）厥阴四逆、厥证禁下

【仲景原文】诸四逆，厥者，不可下之，虚家亦然。（330）

【导读】

四逆、厥与辨治方法。①辨识手足厥逆可能夹杂可下证，或类似可下证；②辨识神志昏厥可能夹杂可下证，或类似可下证；③辨识虚证实证都有可能出现手足厥逆，或神志昏厥；④辨识手足厥逆或神志昏厥可能夹杂可下证，即使以可下证为主，其治不能仅用下法，必须相互兼顾。

【译文】

诸多四肢逆冷，神志昏厥的病人，其治不可用下法，虚证引起的四肢逆冷，神志昏厥也不能用下法。

【注释】

诸四逆：诸，多也；四，手足；逆，逆冷。

厥：神志昏厥。

不可下之：手足厥逆、神志昏厥非属于热结、寒结、瘀结者，不可用下法。

虚家亦然：虚家者，一切虚弱性疾病久而不愈之手足逆冷和神志昏厥，亦是不能用下法。

（二）厥阴血虚厥证禁下

【仲景原文】伤寒，五六日，不结胸，腹濡，脉虚，复厥者，不可下，此亡血，下之死。（347）

【导读】

血虚厥证与类似证。①辨识厥阴血虚厥证的基本症状表现；②辨识厥阴血虚证可能类似结胸证；③辨识厥阴血虚厥证可能夹杂可下证，或类似可下证；④辨识厥阴血虚厥证，即使病变以可下证为主，其治不能仅用下法，必须兼顾血虚。

【译文】

感受外邪五六日，类似结胸证，但腹部柔软，脉虚，更有手足不温或神志昏厥，其治不能用下法，病变证机是血虚较甚，用下法则可大伤阴血，导致病证危重不治。

【注释】

伤寒：本有血虚又被外感侵袭而加重病情。

五六日：约略之辞。

不结胸：不，没有，引申为病证表现有类似结胸；结胸，以疼痛，不通为主。

腹濡：虽腹痛，但腹部柔和。

复厥者：复，又也，更也。

不可下：结胸可用下法，类似结胸则不能用下。

此亡血：亡，大伤，大虚，虚甚。

下之死：用下法更伤阴血，故预后不良。

第2节　厥阴病本证

一、厥阴肝病

（一）寒证

1. 厥阴肝寒气逆证的证治

【仲景原文】干呕，吐涎沫，头痛者，吴茱萸汤主之。（378）（第十七9）

【导读】

A. 厥阴肝寒证与基本脉证。①辨识厥阴肝寒气逆证的基本症状表现；②辨识厥阴肝寒气逆证可能夹杂阳明病变。

B. 吴茱萸汤方证。吴茱萸汤是辨治各科杂病病变证机属于寒气上逆下泄者的重要用方。

【译文】

欲吐且未吐，呕吐浊唾涎沫，头痛者，其治可选用吴茱萸汤。

【注释】

干呕：肝寒犯胃。

吐涎沫：寒水不化而上逆。

吴茱萸汤：既可辨治以呕吐为主，又可辨治以吐涎沫为主，更可辨治以头痛为主。

2. 厥阴肝寒下利证

（1）厥阴肝寒下利主证

【仲景原文】伤寒四五日，腹中痛，若转气下趣少腹者，此欲自利也。（358）

【导读】

肝寒下利证与病证表现。①辨识厥阴肝寒下利证的基本脉证；②辨识厥阴肝寒下利证随着时间推移可能加重病情；③辨识厥阴肝寒下利证可能夹杂气机郁滞病变证机。

【译文】

寒邪肆虐而为肝寒证，腹中疼痛，假如腹中转动浊气疾速直趋于下者，这是将作下利的征兆。

【注释】

伤寒四五日：阴寒从内生已四五日，或外寒侵袭致病已四五日。

腹中痛：腹，或少腹，或小腹，或脐腹。病变证机是寒气凝滞，气机阻塞不通。

若转气下趣少腹者：转，转动；下，向下；趣，疾也，快也，引申为疾速；病变证机是肝气不得疏泄条达，清气不升而转气下行。

此欲自利：欲，将要；自，病起于内。

（2）厥阴肝寒下利阳复太过证

【仲景原文】下利，脉数而渴者，今自愈；设不差，必清脓血，以有热故也。（367）（第十七29）

【导读】

肝寒下利证与阳气恢复。①辨识肝寒下利证的基本症状表现；②辨识肝寒下利证阳气恢复的表现特点；③辨识阳气恢复太过，或用温热药太过，都有可能引起病证发生变化。

【译文】

肝寒下利证的表现，脉数，口渴，这是肝寒向愈的征兆；假如脉数、口渴未能缓解且加重，可有大便中夹脓血，这是因为阳复太过而为邪热的缘故。

【注释】

下利：肝寒下利的表现是脉迟和口淡。

脉数而渴者：脉数，由脉迟变数，阳气恢复抗邪；渴，阳从阴生，阴津化生尚有不足。

今自愈：今，目前；自，疾病向愈源于机体内在阴阳调整与恢复。

设不差：设，假如；差，病愈。

必清脓血：必，可有；清，便也，大便、小便。

3. 厥阴肝寒与阳气盛弱的关系

【仲景原文】伤寒，先厥后发热而下利者，必自止，见厥复利。(331)

【导读】

厥阴肝寒证与病证表现。①辨识厥阴寒证的基本症状表现；②辨识厥阴肝寒证阳气恢复的表现特点；③辨治厥阴肝寒证必须促进阳气完全恢复，否则，肝寒证易于复发。

【译文】

感受外邪并加重厥阴肝寒证的表现，先怕冷后发热，下利，病可能向愈，假如发热，下利之后，又怕冷、下利，病未向愈。

【注释】

伤寒：本有厥阴肝寒证，又感受外邪并加重厥阴肝寒证。

先厥后发热而下利者：先厥，先有怕冷；后发热，怕冷之后即发热，怕冷是正气蓄积力量，发热是正气奋起抗邪；下利，利下之后自止，是邪气从下而去。

必自止：必，可能；自，阳气恢复源于机体内部；止，病为向愈。

见厥复利：见，假如；厥，发热之后又怕冷，阳气恢复不及；利，寒气下迫之下利。

4. 厥阴肝寒阳虚厥冷证的证治

【仲景原文】大汗，若大下利而厥冷者，四逆汤主之。(354)

【导读】

A. 阳虚寒冷证与病证表现。①辨识厥阴肝寒阳虚证的基本症状表现；②辨识厥阴肝寒阳虚证可能夹杂少阴病变，或类似少阴病变。

B. 四逆汤方证。四逆汤是辨治各科杂病病变证机属于阳虚阴寒证的重要用方。

【译文】

大汗不止，又有泻利无度，神志昏厥和手足厥冷，其治可选用四逆汤。

【注释】

大汗：大汗，汗多而不能自止，或遍身汗出如水，病变证机是阳虚不能固护。

若大下利而厥冷者：大，重也，下利更甚于前；厥，神志昏厥；冷，手足逆冷。

四逆汤：既能辨治手足厥冷，又能辨治神志昏厥。

5. 厥阴肝寒血虚证的证治

【仲景原文】手足厥寒，脉细欲绝者，当归四逆汤主之。（351）

【导读】

A. 肝寒血虚证与病证表现。①辨识厥阴肝寒血虚证的基本症状表现；②辨识手足厥阴肝寒症状表现并不局限于手足；③辨识厥阴肝寒血虚证可能夹杂少阴病变；④辨识厥阴肝寒血虚证可能有类似少阴病变。

B. 当归四逆汤方证。当归四逆汤既是辨治厥阴肝寒血虚证的重要用方，又是辨治各科杂病病变证机属于血虚夹寒的重要用方；既可辨治以疼痛为主，又可辨治以麻木为主，还可辨治以肿胀为主，更可辨治以疼痛、麻木、肿胀相互夹杂为主。

【译文】

病人手足厥冷，脉细似有似无者，其治最好选用当归四逆汤。

【注释】

手足厥寒：手足冰凉，冰凉可引起手足疼痛，麻木，肿胀。

脉细欲绝者：脉细，血虚也；脉欲绝，寒凝血脉也。

【方药组成】 当归四逆汤

当归三两（9g） 桂枝去皮，三两（9g） 芍药三两（9g） 细辛三两（9g） 甘草炙，二两（6g） 通草二两（6g） 大枣擘，二十五枚

上七味，以水八升，煮取三升，去滓。温服一升，日三服。

【用药要点】 方中当归、芍药，补血活血，缓急止痛。桂枝、细辛，温阳散寒，通经止痛。通草通利血脉，和畅经气，滑利关节。大枣、甘草，补益中气，生化气血，滋养经脉。方中用药相互为用，以奏补血活血，温经散寒，益气止痛之效。

【药理作用】 本方具有强心、调节心律、改善微循环、抗血栓形成、对心肌呈双向调节、降血脂、抗动脉硬化、调节肠胃及子宫平滑肌痉挛、调节子宫血运状态、调节子宫内膜、调节中枢神经、调节内分泌、调节代谢、抗菌、保肝利胆、抗肿瘤、抗过敏等作用。

6. 厥阴肝血虚痼寒证的证治

【仲景原文】若其人内有久寒者，宜当归四逆加吴茱萸生姜汤。（352）

【导读】

A. 肝血虚痼寒证与病变证机。①辨识厥阴肝血虚痼寒证的病变证机；②辨识厥阴肝寒血虚证必须重视积极治疗或早期治疗，不可延误病情；③从病变证机中进一步深入研究厥阴肝血虚痼寒证症状表现的复杂性和不确定性。

B. 当归四逆加吴茱萸生姜汤方证。当归四逆加吴茱萸生姜汤是辨治各科杂病病变证机属于阴寒内盛、血虚血瘀的重要用方。

【译文】

如病人在里有痼寒凝结者，其治最好选用当归四逆加吴茱萸生姜汤。

【注释】

若其人内有久寒者：内，内在脏腑；久，久而久之；寒，痼寒。

当归四逆加吴茱萸生姜汤：既可辨治内科杂病，又可辨治妇科等杂病，关键是审明病变证机。

【方药组成】 当归四逆加吴茱萸生姜汤

当归三两（9 g） 桂枝去皮，三两（9 g） 芍药三两（9 g） 细辛三两（9 g） 甘草炙，二两（6 g） 通草二两（6 g） 大枣擘，二十五枚 生姜切，半斤（24 g） 吴茱萸二升（48 g）

上九味，以水六升，清酒六升，和，煮取五升，去滓。温分五服。

【用药要点】 方中当归、芍药，补血活血，缓急止痛。桂枝、细辛、吴茱萸、生姜，温阳逐寒，通经止痛。通草通利血脉，和畅经气，滑利关节。大枣、甘草，补益中气，生化气血，滋养经脉。方中用药相互为用，以奏补血活血，温经逐寒，益气止痛之效。

【药理作用】 同当归四逆汤。

（二）热证

1. 厥阴肝热下利证

（1）肝热下利证的证治

【仲景原文】热利，下重者，白头翁汤主之。（371）（第十七 43）

【导读】

A. 肝热下利证与病证表现。①辨识厥阴肝热下利证的基本症状表现；②辨识厥阴肝热下利证可能夹杂阳明病变。

B. 白头翁汤方证。白头翁汤既是辨治厥阴肝热下利证的重要用方，又是辨治各科杂病病变证机属于湿热下注证的重要用方。

【译文】

肝热下利证的病证表现，下利，里急后重，或肛门重着下坠，其治可选用白头翁汤。

【注释】

热利：病变是邪热下迫下注；病以肛门灼热，身热为主。

下重：下，肛门；重，重着，黏滞，排便不畅。

【方药组成】 白头翁汤

白头翁二两（6 g） 黄柏三两（9 g） 黄连三两（9 g） 秦皮三两（9 g）

上四味，以水七升，煮取二升，去滓。温服一升，不愈，更服一升。

【用药要点】 方中白头翁清热解毒，凉血止利。黄连、黄柏清热燥湿，解毒止利，厚肠胃泄浊气。秦皮收涩固涩，清热解毒止利。

【药理作用】 本方具有解热、抗菌、抗霉菌、抗滴虫、抗病毒、增强机体免疫功能、调节周围神经、调节胃肠平滑肌蠕动、保护胃肠黏膜、抗溃疡等作用。

（2）肝热下利证的表现

【仲景原文】 下利，欲饮水者，以有热故也，白头翁汤主之。（373）

【导读】

肝热下利证与辨治要点。①辨识肝热下利证的最基本要点；②辨识症状表现及病变证机主要矛盾方面。

【译文】

肝热下利的表现，下利，口渴欲饮水，病变证机是邪热蕴结，消灼阴津，其治可选用白头翁汤。

【注释】

下利：肝热下利证的表现。

以有热故也：热，病变是邪热内扰下迫。

（3）肝热下利证转归

【仲景原文】 下利，脉沉弦者，下重也；脉大者，为未止；脉微弱数者，为欲自止，虽发热不死。（365）（第十七 25）

【导读】

A．肝热下利证与脉诊。①辨识肝热下利证与脉象形态之间的关系；②辨识肝热下利证与脉象强弱之间的关系；③辨识肝热下利证与发热之间的关系。

B．肝热下利证与转归。辨识肝热下利证从脉象辨发热以判断病情预后良好。

【译文】

肝热下利证的表现，下利，脉沉弦者，病以里急后重为主；脉大者，病变证机与病证表现仍在；脉微弱数者，肝热下利将要向愈，虽有发热，但预后良好。

【注释】

脉沉弦者：沉，病变证机在里；弦，肝热郁滞。

脉大者：大，邪热盛实，其病为加重。

为未止：未止，病证仍在，或加重。

脉微弱数者：微弱，减弱，减轻，亦即脉沉弦减轻；数，阳气恢复，气血和调，正气积极抗邪。

为欲自止：欲，将要；自，正气恢复；止，下利停止。

虽发热不死：病变不是阳气欲绝外越，而是正气积力恢复抗邪。

（4）厥阴肝热下利动血证

【仲景原文】下利，寸脉反浮数，尺中自涩者，必清脓血。（363）（第十七32）

【导读】

肝热下利证与便脓血。①辨识肝热下利证可能演变为大便夹脓血；②辨识肝热下利证灼伤脉络的脉象特点。

【译文】

肝热下利证的表现，下利，寸口脉反而浮数，尺部脉本来就涩，可有大便中夹脓血。

【注释】

寸脉反浮数：反，肝热下利证在通常情况下，寸部脉不会出现浮数，若有浮数脉则为反常现象；浮，邪热盛于外；数，邪热涌动气血。

尺中自涩者：尺，尺部脉；自，本来就有，病变证机源于内；涩，热伤血脉。

必清脓血：必，可能；清，大便；脓血，大便中夹血。

（5）厥阴肝热下利自愈证

【仲景原文】下利，脉反弦，发热，身汗者，自愈。（第十七30）

【导读】

肝热下利证与基本脉证。①辨识肝热下利证的基本症状表现；②辨清肝热下利证的脉象变化对疾病发展转归具有指导意义。

【译文】

肝热下利证的表现，脉不当弦而弦，身体发热，汗出，病为向愈。

【注释】

下利：肝热下利证的表现。

脉反弦：反，不当有而有；弦，正气积力抗邪。

发热：自觉身体发热而不是体温升高之发热。

身汗：身体微微汗出，乃为阳气向外透达。

自愈：自，机体自我恢复。

2. 肝热厥逆证

【仲景原文】伤寒，热少，微厥，指头寒，嘿嘿，不欲食，烦躁。数日，小便利，色白者，此热除也；欲得食，其病为愈；若厥而呕，胸胁烦满者，其后必便血。（339）

【导读】

A. 肝热厥逆证与基本脉证。①辨识肝热厥逆证的基本症状表现；②辨识肝热厥逆证可能夹杂气郁情志病变；③辨识肝热厥逆证可能夹杂脾胃病变；④辨识肝热厥逆证可能夹杂心病变。

B. 肝热厥逆证与转归。①辨识肝热厥逆证向愈的基本表现特点；②辨识肝热厥逆证未能积极治疗，病情可能进一步加重。

【译文】

感受外邪而演变为肝热厥逆证，发热较轻，厥逆较轻，仅有指头寒凉，表情沉默，不思饮食，心烦身躁。数日之后，小便由不利变为通利，由黄赤变为清白，这是邪热消退之征兆；欲饮食者，这是病为向愈之佳兆；假如手足仍厥冷，呕吐，心胸胁肋烦热满闷者，病人可有大便中夹脓血。

【注释】

伤寒：内伤病由外邪侵袭而诱发。

热少：热，症状表现为发热，病变证机是邪热；少，病情较轻。

微厥：微，轻也，少也；厥，手足厥冷。

指头寒：厥冷仅局限于手指，病变证机是阳气郁滞不能外达。

嘿嘿：表情沉默，病变证机是热扰肝气而不疏。

烦躁：病变证机是肝热内扰心神。

数日：几天后，正气恢复尚需一定的时间。

小便利：原有小便不利，肝热得解，小便转为通利。

色白者：原有小便黄赤，肝热得解，小便转为清白。

此热除也：热，肝热的病证表现与病变证机；除，解除。

欲得食：肝热得解，疏达气机，胃气通降。

若厥而呕：厥，手足不温，病变证机是阳气内郁；呕，肝气逆胃，胃气不降而上逆。

胸胁烦满者：胸，心胸；胁，胁肋；烦，热也，心烦；满，满闷。

其后必便血：其，病人；后，大便；便血，便中夹脓血。

二、厥阴心包证

（一）热伏与厥的关系

【仲景原文】伤寒病，厥五日，热亦五日；设六日，当复厥，不厥者，自愈，厥终不过五日，以热五日，故知自愈。（336）

【导读】

A．正邪斗争与病证表现。①辨识厥阴心包热证的基本症状表现；②辨识厥阴心包热证既可能出现手足厥逆又可能出现神志昏厥；③辨识厥阴心包热证正邪之间相互斗争的演变过程。

B．邪退正复与病愈。辨识厥阴心包热证，积极治疗可促进正气恢复，病可向愈。

【译文】

感受外邪而为病，怕冷五日，发热也五日；假如六日，应有怕冷，但没有怕冷，推测病为向愈，怕冷时日没有超过五日，发热没有超过五日，所以知道病为向愈。

【注释】

伤寒病：伤寒，感受外邪；病，发病。

厥五日：厥，寒也，引申为邪气；五日，约略之辞，引申为邪气致病力。

热亦五日：热，发热，引申为正气；五日，约略之辞，引申为正气积力抗邪。

设六日：设，假如；六日，约略之辞，引申为正邪相互斗争。

当复厥：当，可能；复，继续，仍有；厥，厥冷。

厥终不过五日：厥，怕冷，邪气；过，超过，越过，引申为时日；不过，没有超过。亦即邪气退却没有超过五日。

以热五日：热，发热，正气。亦即邪气退，正气复。

（二）热陷心包证

【仲景原文】伤寒，一二日至四五日，厥者必发热，前热者，后必厥，厥深者，热亦深，厥微者，热亦微。厥应下之，而反发汗者，必口伤烂赤。（335）

【导读】

A．热陷心包证与病证表现。①辨识厥阴心包热证的基本症状表现；②辨识厥阴心包热证手足厥逆和神志昏厥与发热之间的内在演变关系；③辨识厥阴心包热证的病变有轻证重证，症状也有轻重不同。

B．热陷心包证与类似证及治禁。①辨识厥阴心包热证的症状表现可能有类似可下证，其治不能用下法；②辨识厥阴心包热证可能夹杂可下证，即使以可下证为主，其治不能仅用下法，必须重视既治心包热证又治可下证；③辨识治病未能切中病变证机可能出现的病变及症状。

【译文】

外邪侵袭而发病，病初一二日延至四五日，手足厥逆，神志昏厥必伴发热，先有发热，后有手足厥冷，神志昏厥，厥的症状较重，热的病机也较重，厥的症状较轻，热的病变证机也较轻。根据病证表现与病变证机应考虑治用下法，反而用汗法，必定引起口舌生疮。

【注释】

伤寒：感受温热病邪而发病。

一二日至四五日：一二日，病之初；四五日，病在发展变化。

厥者必发热：必，必定，即厥必与热并见。

前热者：邪热是引起厥的原因，病因在前，病证表现在后。

后必厥：病证表现在病机之后。

厥应下之：厥，病变证机与病证表现；应，应当；下之，用下法辨治病证。

而反发汗者：厥的病证表现有类似表证，应与之相鉴别。

（三）热陷心包证的证治

【仲景原文】伤寒，脉滑而厥者，里有热，白虎汤主之。（350）

【导读】

A．热陷心包证与病证表现。①辨识厥阴心热证的基本症状表现；②辨识厥阴心包热证的病变证机；③辨识厥阴心包热证可能出现手足厥逆和神志昏厥。

B．白虎汤方证。白虎汤既是辨治阳明热盛证的重要用方，又是辨治厥阴心包热证的重要用方。

【译文】

邪热侵袭而演变为热陷心包证，脉滑，手足厥冷，神志昏厥，病变证机是热盛于里，其治可选用白虎汤。

【注释】

伤寒：温热病邪侵袭而为热陷心包证。

脉滑而厥者：厥，包括手足厥冷，神志昏厥。

里有热：里，心包；热，病证以身热为主，病机是邪热盛实。

白虎汤：既可辨治阳明热盛证，又可辨治热陷心包证。

三、厥阴阳郁证的证治

【仲景原文】伤寒，脉促，手足厥逆，可灸之。（349）

【导读】

A．厥阴阳郁证与病证表现。①辨识厥阴阳郁证的基本症状表现；②辨识脉促与手足厥逆之间的关系。

B．厥阴阳郁证与灸法。①辨识厥阴阳郁证可能选用灸法；②辨识厥阴阳热证不能用灸法；③辨识厥阴肝寒证可以选用灸法；④辨识厥阴阳郁证可以选用灸药并用。

【译文】

感受外邪而演变为厥阴阳郁证，脉促，手足厥冷，其治可选用灸法。

【注释】

伤寒：厥阴阳郁证的致病病因是外邪侵袭。

脉促：病变证机是阳气内郁，壅遏血脉。

手足厥逆：病变证机是阳郁而不能外达。

可灸之：灸法可温通阳气，仅用于阳郁；若阳郁化热，则不能用灸法，灸之则以热助热，热势更甚。

四、厥阴病预后

（一）阴盛阳绝证

【仲景原文】伤寒六七日，脉微，手足厥冷，烦躁，灸厥阴，厥不还者，死。（343）

【导读】

A. 阴盛阳绝证与病证表现。①辨识厥阴阴盛阳绝证必须积极治疗，不可延误病情；②辨识厥阴阴盛阳绝证的基本症状，厥既包括手足厥又包括神志昏厥。

B. 阴盛阳绝证与灸法及预后。①辨治厥阴阴盛阳绝证，用灸法治疗神志昏厥仍然不除，预后不良；②辨治厥阴阴盛阳绝证最佳既用灸法又用方药。

【译文】

厥阴阴盛阳绝证的表现，病至六七日，脉微，手足厥冷，烦躁，其治可灸厥阴经穴，灸之病证表现仍在者，病情危重，预后不良。

【注释】

伤寒六七日：伤寒，病为阴盛阳绝证，因感受外邪而加剧。

脉微：阳气欲绝。

灸厥阴：病情危重，可选用灸法，并可推测预后及转归。

厥不还者：厥，手足厥冷，神志昏厥，引申为病证表现；还，停止，消除。

（二）阴盛阳脱证

【仲景原文】伤寒，发热，下利，厥逆，躁不得卧者，死。（344）

【导读】

A．阴盛阳脱证与病证表现。①辨识厥阴阴盛阳脱证的症状表现；②辨识厥阴阳盛证与躁不得卧之间的内在演变关系。

B．阴盛阳脱证与预后。辨识厥阴阴盛阳脱证病情比较危重，即使积极治疗也很难取得最佳疗效。

【译文】

感受外邪而加剧阴盛阳脱证，自觉发热，下利不止，手足厥逆，神志昏厥，身躁不得安卧，病情危重，预后不良。

【注释】

伤寒：病为阴盛阳脱，因外邪侵袭而加剧。

发热：阳气浮越之发热，症状表现多为自觉发热。

下利：大便滑脱不禁。

厥逆：阳虚不能温煦与守护。

躁不得卧者：躁，阳气不能固守，心神浮越。

（三）阴盛阳亡证

【仲景原文】伤寒，发热，下利至甚，厥不止者，死。（345）

【导读】

A．阴盛阳亡证与病证表现。①辨识厥阴阴盛阳亡证的基本症状表现；②辨识厥阴阴盛阳亡证与神志昏厥之间的演变关系。

B．阴盛阳亡证与预后。辨识厥阴阴盛阳亡证病情比较危重，即使积极治疗也很难取得最佳疗效。

【译文】

感受外邪而加剧阴盛阳亡证，发热，下利更甚于前，手足厥冷与神志昏厥没有缓解迹象，病情危重，预后不良。

【注释】

伤寒：病为阴盛阳亡证，因感受外邪而加剧。

发热：阳既亡于内，又浮越于外。

下利至甚：至，演变，发展；甚，严重。

厥不止者：厥，既包括手足厥冷和神志昏厥，又包括阴盛阳亡。

（四）有阴无阳证

【仲景原文】伤寒，六七日，不利，便发热而利，其人汗出不止者，死；有阴无阳也。（346）

【导读】

A. 有阴无阳证与病证表现。①辨识有阴无阳证的基本症状表现；②辨识厥阴有阴无阳证必须积极治疗，不可延误病情；③辨识病变发热与汗出不止之间的演变关系。

B. 有阴无阳证与预后。辨识厥阴有阴无阳证病情比较危重，即使积极治疗也很难取得最佳疗效。

【译文】

感受外邪而加剧有阴无阳证，病至六七日，本无下利，且突然发热伴有下利，病人汗出不止，预后不良；病变证机是阴寒内盛，阳气欲无。

【注释】

伤寒：病为有阴无阳证，因感受外邪而加剧。

不利：病发之初无下利。

便发热而利：便，于是，引申为突然；发热，阳气浮越于外；利，下利不止。

其人汗出不止者：无阳以固守，汗出如水淋漓。

有阴无阳：阴，阴寒；阳，阳气。

（五）阴盛阳竭证，兼论病危当断趺阳脉

【仲景原文】下利，手足厥冷，无脉者，灸之，不温，若脉不还，反微喘者，死；少阴负趺阳者，为顺也。（362）（第十七26）

【导读】

A. 阴盛阳竭证与病证表现。①辨识厥阴阴盛阳竭证的基本症状表现；②辨识厥阴有阴无阳证可能夹杂病变；③辨识厥阴有阴无阳证可能夹杂肺病变；④辨识厥阴有阴无阳证可能夹杂少阴病变；⑤辨识厥阴有阴无阳证可能夹杂脾胃病变。

B. 阴盛阳竭证与预后。①辨识厥阴有阴无阳证辨别脉象对预测疾病转归具有重要指导意义；②辨识危重疾病，少阴阳明正气尚存，积极治疗，其预后良好。

【译文】

阴盛阳竭证的表现，下利，手足厥冷，脉微似无，其治可选用灸法，灸后手足仍厥冷，脉仍微弱，更有微微气喘，病情危重，预后不良；少阴脉若能秉承阳明之脉气，病情虽重，但预后良好。

【注释】

无脉者：无，似有似无；脉，寸关尺三部脉。

灸之：包括针灸，药灸。

不温：不仅手足不温，身体亦厥冷。

若脉不还：还，归还，引申为显现，出现。

反微喘者：反，更有；微，阳气欲竭；喘，阳气脱竭于上。

少阴负趺阳者：负，承受，禀赋；少阴，少阴心肾；趺阳，脾胃。亦即少阴心肾之气仍能得到脾胃之气充养，病情虽重，但预后良好。

（六）阳气暴脱证及其预后

【仲景原文】下利后，脉绝，手足厥冷，晬时脉还；手足温者生，脉不还者，死。（368）（第十七35）

【导读】

A. 阳气暴脱证与病证表现。①辨识厥阴阳气暴脱证的基本症状表现；②辨识厥阴阳气暴脱证辨清脉象至为重要；③辨识厥阴阳气暴脱证观察手足可判断阳气存亡。

B. 阳气暴脱证与预后。①从脉象判断预后；②从手足辨别预后。

【译文】

阳气暴脱证的表现，下利后仍利，脉仍微而不见，手足仍厥冷，时而脉微应指；手足温和，预后良好，脉仍没有恢复迹象，预后不良。

【注释】

下利后：后，止也，亦即下利自止。

脉绝：绝，无也，微弱不见。

晬时脉还：晬，一天；时，偶尔；还，脉微应指。

脉不还者：还，出现，又有。

（七）真脏脉脱证

【仲景原文】伤寒，下利，日十余行，脉反实者，死。（369）

【导读】

A. 真脏脉脱证与病证表现。①辨识真脏脉脱证的基本症状表现；②辨识真脏脉脱证必须积极治疗。

B. 真脏脉脱证与预后。凡是辨别危重证，辨清脉象无柔和之象，其预后不良。

【译文】

感受外邪而加剧病情，真脏脉脱，下利，每日下利十余次，脉不虚反而实者，病情危重，预后不良。

【注释】

伤寒：病为真脏脉欲脱，感受外邪而加剧。

下利：病变证机是阳气不固，清气下陷。

日十余行：行，次数。

脉反实者：下利比较重，正气因下利而虚，脉因之而虚，脉没有出现虚反而为实，脉证不符，病情危重。

（八）邪实正虚证难治

【仲景原文】发热而厥，七日下利者，为难治。（348）

【导读】

A. 邪实正虚证与病证表现。①辨识疾病演变的整个过程就是正邪斗争的整个过程；②辨识疾病症状未能减轻还在加重，标志病情比较重，治疗比较难。

B. 邪实正虚证与预后。如出现厥证，预后不良。

【译文】

邪实正虚证的表现，发热，手足厥冷，神志昏厥，病于七日左右又加剧下利，病情危重，预后不良。

【注释】

发热而厥：发热，正邪斗争之发热，多为全身发热。阳气暴露之发热，多为面部发热。

第3节　厥阴病兼证

一、厥阴病证与太阳病证相兼

（一）内外夹杂性病变，治当先里

【仲景原文】下利，腹胀满，身体疼痛者，先温其里，乃攻其表。温里，宜四逆汤；攻表，宜桂枝汤。（372）（第十七36）

【导读】

内外夹杂性病变与辨治方法。①辨识内外夹杂性病变，病以里证为主；②辨识厥阴病下利可能夹杂脾肾病变；③辨识复杂多变的病变，其治最好选用四逆汤与桂枝汤合方。

【译文】

厥阴病证与太阳病证相兼的表现，下利，腹胀满，身体疼痛，以里证为主，其治可先温其里，然后再治表证。温里可选用四逆汤，解表可选用桂枝汤。

【注释】

先温其里：先，以里证为主；温，确立治法是温补；里，厥阴。

乃攻其表：乃，然后；攻，治也。

（二）内外夹杂性病变，不可攻表

【仲景原文】下利清谷，不可攻表，汗出必胀满。（364）

下利清谷，不可攻其表，汗出必胀满。（第十七33）

【导读】

内外夹杂性病变与辨治方法。①辨识内外夹杂性病变，病以里证为主；②辨治内外夹杂性病变即使以表证为主，其治不能仅用发汗方药，最好既治表又治里。

【译文】

内外夹杂性病变的表现，以下利清谷为主，其治不能先用汗法，假如先用汗法可能引起脘腹胀满。

【注释】

下利清谷：泻下无度且伴有不消化的食物。

不可攻表：攻，治也。

汗出必胀满：汗出，发汗；必，可有。

（三）厥阴阳虚阴寒厥逆证的证治

【仲景原文】大汗出，热不去，内拘急，四肢疼，又下利，厥逆而恶寒者，四逆汤主之。（353）

【导读】

A．阳虚阴寒厥逆证与病证表现。①辨识厥阴阳虚阴寒厥逆证的基本症状表现；②辨识厥阴阳虚阴寒厥逆证可能夹杂少阴病变；③辨识厥阴阳虚阴寒厥逆证可能夹杂太阳病变。

B．四逆汤方证。四逆汤是辨治各科杂病病变证机属于阳虚阴寒的重要用方。

【译文】

厥阴阳虚阴寒厥逆证的表现，大汗出，身热仍在，腹内拘急，四肢疼痛，更增下利，手足逆冷，神志昏厥，手足厥逆，全身怕冷，其治可选用四逆汤。

【注释】

大汗出：汗出淋漓不止。

热不去：热，阳气浮越之热，或仅有自觉发热，或体温略有升高；去，消散，解除。

内拘急：内，腹内；拘急，包括疼痛。

又下利：又，更也，增也。

厥逆而恶寒者：厥，神志昏厥；逆，手足逆冷。

四逆汤：既可辨治少阴阳虚阴寒证，又可辨治厥阴阳虚阴寒证。

二、厥阴病证与阳明病证相兼

（一）厥阴病与阳明热结证相兼的证治

【仲景原文】下利，谵语者，有燥屎也，宜小承气汤。（374）（第十七 41）

【导读】

A．相兼病证与病变证机。①辨识厥阴病的基本症状表现；②辨识阳明病的基本症状表现；③辨清内伤夹杂性病变的主要矛盾方面；④辨治内伤夹杂性病变即使以阳明为主，其治最好也能相互兼顾。

B．小承气汤方证。小承气汤是辨治各科疾病病变证机属于郁热结的重要用方。

【译文】

厥阴病与阳明病相兼，以阳明热结旁流，谵语为主，病变证机是邪热与糟粕相结，其治可选用小承气汤。

【注释】

下利：利下清水臭秽且无粪便。

有燥屎也：燥屎，乃邪热与糟粕阻结。

（二）厥阴肝热证与阳明热郁证相兼的证治

【仲景原文】下利后，更烦，按之心下濡者，为虚烦也，宜栀子豉汤。（375）（第十七44）

【导读】

A．相兼病证与病证表现。①辨识厥阴肝热证的基本症状表现；②辨识阳明热郁证的基本症状表现；③辨识厥阴阳明夹杂性病变的症状表现。

B．栀子豉汤方证。栀子豉汤是辨治各科疾病病变证机属于郁热内扰的重要用方。

【译文】

厥阴肝热证与阳明热郁证相兼，下利后，又有胸胁脘腹烦闷，按压胃脘部柔软，病变证机是无形邪热，其治可选用栀子豉汤。

【注释】

下利后：原有下利，经治疗后，下利病证解除。

更烦：更，又有；烦，胸胁烦热，脘腹烦闷。

按之心下濡者：心下，脘腹；濡，柔软。

为虚烦：虚，无形之热；烦，热也。

（三）厥阴病证与阳明寒证相兼

1．相兼证、除中证及阳复太过证

【仲景原文】伤寒，始发热六日，厥反九日而利。凡厥利者，当不能食，今反能食者，恐为除中。食以索饼，不发热者，知胃气尚在，必愈；恐暴热来出而复去也。后三日脉之，其热续在者，期之旦日夜半愈。所以然者，本发热六日，厥反九日，复发热三日，并前六日，亦为九日，与厥相应，故期之旦日夜半愈。后三日脉之而脉数，其热不罢者，此为热气有余，必发痈脓也。（332）

【导读】

A．内伤夹杂性病变与病证表现。①辨识厥阴病与阳明病相互夹杂的症状表现；②辨识内伤夹杂性病变属于阳虚阴寒；③辨识内伤夹杂性寒证阳气恢复；④辨识内伤夹杂性病变，必须辨清疾病演变是阳气恢复还是阳气暴脱；⑤辨清阳气恢复与阳气暴脱之间症状表现的不同；⑥辨清正邪斗争的不断演变过程。

B．阳气恢复与病证表现。①辨识阳气恢复太过则为邪热；②辨治阳虚寒证用温热药必须切中病变证机，用药太过亦为邪热。

C．辨识除中证。辨识内伤夹杂性病变，从饮食情况可辨清病变轻重，以及预后转归。

D．疾病向愈与周期。辨识内伤夹杂性病变，其在演变过程中可能与自然阳气变化有着一定内在演变关系。

【译文】

感受外邪加剧厥阴病证与阳明病证，病初发热较轻，怕冷较重，并有下利。在多数情况下，怕冷与下利并见，病人应有不思饮食，目前反而能饮食，这病证表现疑似除中证。对此可使病人食用面饼一类食物，若不发热或轻微发热者，判断阳明胃气仍在，病可向愈；担心病人突然大热且又消失。之后，观察病情三日，病人仍有轻微发热，推测可能在明天夜半向愈。之所以会有这种情况，是因为原来发热较轻，怕冷较重，又发热趋于明显，根据原来发热较轻，目前发热明显，发热与怕冷程度相等，所以推测病人明天夜半向愈。之后，又观察三日，病人脉数不解，持续发热不除，这是阳气恢复太过而为邪热，可能引起痈脓。

【注释】

伤寒：厥阴寒证与阳明寒证相兼因感受外邪而加重。

始发热六日：始，病初；发热，正邪斗争；六日，约略之辞，引申为正气抗邪。

厥反九日而利：厥，怕冷，邪气胜；反，反而；利，下利。

凡厥利者：凡，多数。

当不能食：当，应有。

今反不能食：今，目前；反，反而。

恐为除中：恐，疑似；除中，病名，即胃气败绝，病以暴食为主。

食以索饼：食，吃也；以，用也；索饼，面食一类食物。

不发热者：不，轻微。

知胃气尚在：知，判断，推测。

恐暴热来出而复去也：恐，担心；暴，突然；热，大热；来出，出现；复，又也；去，消失。

后三日脉之：后，之后；脉，观察；之，病情。

其热续在者：热，饮食后之发热；续，不间断；引申为正气恢复而抗邪。

期之旦日夜半愈：期，推测；之，病人；旦日，明天。夜半，为少阴厥阴主时，少阴者，心肾；厥阴者，肝、心包。心肝肾之阳气生于夜半，阳气生则正气旺，正气旺盛能积力抗邪，邪不胜正病可向愈；亦即阳明胃气恢复有借肝肾之气相助。

亦为九日：原来正气虽抗邪，但没有邪气致病力强，随着正气渐渐恢复，正邪力量对比基本相当，再借助自然之阳气抗邪，病可向愈。

与厥相应：正气与邪气力量对比。

其热不罢者：热，阳复太过而为邪热。

此为热气有余：热气，邪热；余，太过。

2. 相兼证类似证

【仲景原文】伤寒，脉迟，六七日，而反与黄芩汤彻其热，脉迟为寒，今与黄芩汤复除其热，腹中应冷，当不能食，今反能食，此名除中，必死。（333）

【导读】

A. 厥阴肝寒证与阳明胃寒证相兼。①辨识内伤夹杂性病变的基本症状表现；②辨识内伤夹杂性病变，必须积极治疗，不可延误病情；③辨识内伤夹杂性病变可能夹杂阳热症状；④辨识内伤夹杂性病变可能有类似阳热症状；⑤辨识内伤夹杂性病变，审明病变证机主次，即使病变有阳热，其治不能仅用清热方药，必须相互兼顾。

B. 除中证与预后。①辨识除中证的基本要点和核心准则；②辨识暴食多少可进一步有效判断疾病预后。

【译文】

感受外邪而加重厥阴肝寒证与阳明胃寒证相兼，脉迟，于六七日未见好转，假如用黄芩汤清其热，脉迟为寒，当前又用黄芩汤清其热，腹中寒冷加剧，本应不能饮食，目前反而又能食，这是除中证，病情危重，难以救治。

【注释】

伤寒：感受外邪而加重厥阴肝寒证与阳明胃寒证相兼。

脉迟：病变证机有寒证，也有热证。

而反与黄芩汤彻其热：而，假如；黄芩汤，病证表现有类似黄芩汤方证；彻，治疗；热，假热。

今与黄芩汤复除其热：今，当前，目前；复，又也；除，治也。

腹中应冷：腹，脘腹；冷，寒冷。

今反能食：病变证机是阳气欲脱，阳气暴露，犹如回光返照。

三、厥阴病证与少阳病证相兼的证治

【仲景原文】呕而发热者，小柴胡汤主之。(379)(第十七15)

【导读】

A. 内伤夹杂性病变与病证表现。①辨识厥阴病的基本症状表现；②辨识少阳病的基本症状表现；③辨识内伤夹杂性病变的主次矛盾方面。

B. 小柴胡汤方证。小柴胡汤是辨治各科杂病病变证机属于寒热夹虚夹郁的重要用方。

【译文】

厥阴病证与少阳病证相兼，以呕吐，发热为主，其治可选用小柴胡汤。

【注释】

呕而发热：病变证机既可见于少阳，又可见于厥阴。

小柴胡汤：既可辨治以少阳为主，又可辨治以厥阴为主。

四、厥阴病证与太阴病证相兼的证治

【仲景原文】伤寒六七日，大下后，寸脉沉而迟，手足厥逆，下部脉不至，喉咽不利，唾脓血，泄利不止者，为难治，麻黄升麻汤主之。(357)

【导读】

A. 内伤夹杂性病变与病证表现。①辨识厥阴病的基本症状表现；②辨识太阴病的基本症状表现；③辨识内伤夹杂性病变可能夹杂少阴病变；④辨识内伤夹杂性病变可能夹杂可下证，其治不能仅用下法；⑤辨识内伤夹杂性病变可能有类似可下证，其治不能用下法。

B. 麻黄升麻汤方证。麻黄升麻汤是辨治各科杂病病变证机属于寒热虚实夹杂者的重要用方，既可辨治上热下寒证，又可辨治上寒下热证。

【译文】

感受外邪而加重厥阴病与太阴病相兼，病已六七日，病证表现类似可下证而用下法治疗，寸部脉沉而迟，手足厥冷，尺部脉伏而不见，咽喉不利，唾脓血，泻利不止，病情较重，治疗较难，其治可选用麻黄升麻汤。

【注释】

伤寒六七日：伤寒，感受外邪而加重相兼病证。

大下后：相兼病证类似可下证，用下法可加重病证表现。

寸脉沉而迟：寸脉，寸部脉。

下部脉不至：下部，尺部脉，或趺阳脉或太溪脉。

喉咽不利：包括咽喉疼痛。

唾脓血：咳吐脓血。

泄利不止：大便溏泄不止。

为难治：病情危重，比较难治。

【方药组成】 麻黄升麻汤

麻黄去节，二两半（7.5 g） 升麻一两一分（3.7 g） 当归一两一分（3.7 g） 知母十八铢（2.2 g） 黄芩十八铢（2.2 g） 葳蕤十八铢（2.2 g） 芍药六铢（0.8 g） 天门冬去心，六铢（0.8 g） 桂枝去皮，六铢（0.8 g） 茯苓六铢（0.8 g） 甘草炙，六铢（0.8 g） 石膏碎，绵裹，六铢（0.8 g） 白术六铢（0.8 g） 干姜六铢（0.8 g）

上十四味，以水一斗，先煮麻黄一两沸，去上沫，内诸药，煮取三升，去滓。分温三服。相去如炊三斗米顷，令尽，汗出愈。

【用药要点】 方中重用麻黄发越郁阳。升麻升发阳气。石膏清热，并制约温热药发越太过。当归益肝血，活血脉。芍药养肝阴，补肝体。知母清肝热，养阴津。黄芩清解郁热。葳蕤滋肝阴。天门冬养肝阴。白术健脾益气，化生阴血。干姜温脾散寒。茯苓渗湿健脾益气。桂枝温补阳气。甘草益气和中。

【药理作用】 本方具有调节呼吸中枢、调节腺体分泌、改善微循环、调节心律、降压、调节中枢神经、调节周围神经、调节内分泌、增强机体免疫功能、对平滑肌功能呈双向调节、调节胃肠蠕动、保肝利胆、抗惊厥、解热、抗菌、抗肿瘤等作用。

五、厥阴病证与少阴病证相兼的证治

【仲景原文】下利清谷，里寒外热，汗出而厥者，通脉四逆汤主之。（370）（第十七45）

【导读】

A. 内伤夹杂性病变与病证表现。①辨识厥阴病的基本症状表现；②辨识少阴病的基本症状表现；③辨识厥阴少阴夹杂性病变的症状表现。

B. 通脉四逆汤方证。通脉四逆汤既是辨治厥阴寒证的重要用方，又是辨治少阴寒证的重要用方。

【译文】

下利夹杂不消化食物，病变证机在里是阳虚阴寒，在外是阳气浮越假热，汗出，手足厥冷，其治可选用通脉四逆汤。

【注释】

下利清谷：清谷，大便中夹杂有不消化食物。

里寒外热：里寒，病变证机与病证表现是阳虚寒证；外热，即症状表现是假热。

汗出而厥者：厥，手足厥冷，神志昏厥。

第4节　厥阴病类似证

一、厥冷证类厥阴病

（一）脏厥证及蛔厥证类厥阴病

【仲景原文】伤寒，脉微而厥，至七八日肤冷，其人躁无暂安时者，此为脏厥，非蛔厥也。蛔厥者，其人当吐蛔，今病者静而复时烦者，此为脏寒。蛔上入其膈，故烦，须臾复止，得食而呕，又烦者，蛔闻食臭出，其人常自吐蛔。蛔厥者，乌梅丸主之；又主久利。（338）

【导读】

A．蛔厥证与脏厥证。①辨识厥阴病的症状表现可能有类似少阴病，或夹杂少阴病变；②辨识蛔厥证的症状表现可能有类似厥阴病，或夹杂厥阴病变；③辨识内伤多种病变证机相互夹杂；④辨识少阴阳虚阴寒证的症状表现；⑤辨识蛔厥证基本症状表现及病变证机；⑥辨识久病下利的病变证机可能是太阴少阴厥阴相互夹杂。

B．乌梅丸方证。乌梅丸既是辨治蛔厥证的重要用方，又是辨治寒热虚实夹杂证的重要用方。

【译文】

感受外邪而加重脏厥证，脉微欲无，手足厥冷或神志昏厥，病至七八日全身肌肤冰冷，病人烦躁且无休止，这样的病证称为脏厥，不是蛔厥证。蛔厥证的表现，病人可有吐蛔，当前病人表现是时而安静时而烦躁，这是脾胃有寒。蛔虫内扰上逆膈间（胆道），所以烦躁，在较短时间内又趋于缓解，饮食后可有呕吐，烦躁，病变证机是蛔因食而动，所以病人可有吐蛔或呕吐。蛔厥者，其治可选用乌梅丸；并且能辨治寒热夹杂之久利。

【注释】

伤寒：脏厥证因感受外邪而加重。

脉微而厥：厥，或神志昏厥，或手足厥冷。

至七八日肤冷：至七八日，疾病在演变发展过程中；肤冷，全身肌肤；冷，冰冷，冰凉。

其人躁无暂安时者：躁，心神不得所主而躁扰；无暂安时，脏气欲绝且无恢复现象。

此为脏厥：脏，心也，肾也；厥，阳气欲竭，阴寒充盛。

非蛔厥也：非，不是；蛔厥，蛔虫内扰引起的手足厥冷或神志昏厥。

其人当吐蛔：当，可有；吐蛔，蛔内扰而上逆。

今病者静而复时烦者：今，目前，当前；静，症状表现趋于缓解，亦即安静；复，又也；烦，烦躁，发作。

此为脏寒：脏，脾胃，肠胃；寒，阴寒内盛。

蛔上入其膈：上，逆行；入，窜行；膈，膈下，即胆道。

须臾复止：须臾，时间较短；复，又也；止，症状表现趋于缓解。

得食而呕：得食，饮食。

又烦者：又，再次；烦，烦躁，发作。

又主久利：又，还也；主，治也；久利，寒热夹杂之久利。

【方药组成】 乌梅丸

乌梅三百枚（500 g） 黄连十六两（48 g） 细辛六两（18 g） 干姜十两（30 g） 当归四两（12 g） 黄柏六两（18 g） 桂枝去皮，六两（18 g） 人参六两（18 g） 附子炮，去皮，六两（18 g） 蜀椒出汗，四两（12 g）

上十味，异捣筛，合治之，以苦酒渍乌梅一宿，去核，蒸之五斗米下，饭熟捣成泥，和药令相得，内臼中，与蜜，杵二千下。丸如梧桐子大。先食饮，服十丸，日三服。稍加至二十丸，禁生冷、滑物、食臭等。

【用药要点】 柯琴于《伤寒来苏集》说："蛔得酸则静，得辛则伏，得苦则下。"方中重用乌梅，苦酒之酸以安蛔。黄连、黄柏苦能下蛔。蜀椒、细辛、附子、干姜、桂枝之辛，辛能伏蛔。人参、当归之甘，蛔得甘则动，动则蛔退出于膈。蜜甘缓而诱蛔以食药，并能调和诸药。

方中乌梅泻肝之热，收肝之逆气。黄连、黄柏，清泄内热。人参、当归，益气补血。附子、细辛、干姜、桂枝、蜀椒，通达阳气，使邪热有泄路。

【药理作用】 本方具有麻醉蛔虫、保肝、促进胆汁分泌、调节胃肠神经、调节胃肠平滑肌蠕动、保护胃肠黏膜、抗溃疡、抗菌、抗疲劳、抗缺氧、增强机体免疫功能、抗氧化、抗自由基、抗缺血等作用。

（二）膀胱关元冷结证类厥阴病及其鉴别

【仲景原文】 病者手足厥冷，言我不结胸，小腹满，按之痛者，此冷结在膀胱关元也。（340）

【导读】

膀胱关元冷结证与基本表现。①辨识膀胱关元冷结证的基本症状表现；②辨识膀胱关元冷结证的症状表现可能有类似厥阴病；③辨识膀胱关元冷结证可能夹杂心肺病变。

【译文】

病人手足厥冷，诉说病情虽有疼痛但不是结胸，小腹满，按之疼痛，这是寒冷相结在膀胱关元部位。

【注释】

言我不结胸：言，诉说；我，自己；结胸，疼痛；不结胸，应与结胸证相鉴别。

小腹满：辨结胸的病变部位并不局限于胸中，更有在少腹者，亦称之为结胸。

按之痛：以满为主，按之则痛，或以满痛为主，按之疼痛加重。

此冷结在膀胱关元也：冷结，寒冷相结；膀胱关元，病变部位概念。

（三）胸膈痰阻证类厥阴病及其证治

【仲景原文】病人手足厥冷，脉乍紧者，邪结在胸中，心下满而烦，饥不能食者，病在胸中，当须吐之，宜瓜蒂散。（355）

【导读】

A．胸膈痰阻证与基本表现。①辨识胸膈痰阻证的基本症状表现；②辨识胸膈痰阻证的症状表现可能有类似厥阴病；③辨识胸膈痰阻证可能夹杂脾胃病变；④辨识胸膈痰阻证可能夹杂心肺病变；⑤辨识胸膈痰阻证的基本治疗原则及方法。

B．瓜蒂散方证。瓜蒂散是辨治各科杂病病变证机属于痰阻食积毒物证的重要用方。

【译文】

病人手足厥冷，时而脉紧，病变证机是痰邪相结在胸膈，心胸脘腹胀满，心烦郁闷，饥不能饮食，病变部位在胸膈，其治当用吐法，可选用瓜蒂散。

【注释】

脉乍紧者：乍，时有时无；乍紧，有时脉紧，有时正常。

邪结在胸中：邪，痰邪；胸中，胸膈。

心下满而烦：心下，胃脘，脘腹，心中；满，满闷；烦，心烦，烦闷。

饥不能食者：病变证机是痰气阻结，阻遏胃气；胃脘支结满闷，舌苔厚腻。

（四）脾胃阳郁水气证类厥阴病及其证治

【仲景原文】伤寒，厥而心下悸，宜先治水，当服茯苓甘草汤；却治其厥，

不尔，水渍于胃，必作利也。(356)

【导读】

A. 脾胃阳郁水气证与基本表现。①辨识脾胃阳郁水气证的基本症状表现；②辨识脾胃阳郁水气证的症状表现可能有类似厥阴病；③辨识脾胃阳郁水气证的基本治疗思路与方法。

B. 茯苓甘草汤方证。茯苓甘草汤是辨治各科杂病病变证机属于阳郁水气证的重要用方。

【译文】

感受外邪而加重脾胃阳郁水气证，手足厥冷，心下悸或心悸，其治当通阳利水，可选用茯苓甘草汤；假如先治病人手足厥冷，没有从水气辨治，水气浸淫肆虐于肠胃，可引起下利。

【注释】

伤寒：脾胃阳郁水气证因感受外邪而加重。

厥而心下悸：厥，手足厥冷；心下悸，心中悸，或胃脘悸动不安。

宜先治水：宜，应当；水，阳郁水气。

茯苓甘草汤：既可辨治以胃为主之胃脘悸动，又可辨治以心为主之心中悸动。

却治其厥：却，反而；厥，症状表现而非病变证机。

不尔：不，没有；尔，水气。

水渍于胃：渍，浸淫，肆虐。

必作利也：必，可有；作，引起，发生。

二、吐利证类厥阴病

（一）胃热脾寒证类厥阴病及其证治

【仲景原文】伤寒，本自寒下，医复吐下之，寒格，更逆吐下；若食入口即吐，干姜黄连黄芩人参汤主之。(359)

【导读】

A. 胃热脾寒证与病证表现。①辨识胃热脾寒证的基本症状表现；②辨识厥阴病的基本症状表现；③辨识胃热脾寒证症状表现可能有类似厥阴病。

B. 辨干姜黄连黄芩人参汤方证。干姜黄连黄芩人参汤是辨治各科杂病病变证机属于寒热夹虚证的重要用方。

【译文】

感受外邪而加重胃热脾寒证，根据病变证机原有胃热脾寒，病证表现类似可吐证或可下证，医生且多次用吐下方药，导致寒与热相格拒，这是多次违背病变证机而用吐下方法所引起的；假如饮食入胃即呕吐者，其治可选用干姜黄连黄芩人参汤。

【注释】

伤寒：感受外邪而加重胃热脾寒证。

本自寒下：本，根据；自，病变证机起源于内；寒下，包括热在上。

医复吐下之：复，多次。亦即胃热脾寒证类似可吐证或可下证。

寒格：寒与热相格拒。

更逆吐下：更，多次；逆，违背；吐，吐法；下，下法。

若食入口即吐：口，胃也。

【方药组成】 干姜黄连黄芩人参汤

干姜　黄连　黄芩　人参各三两（9 g）

上四味，以水六升，煮取二升，去滓。分温再服。

【用药要点】 方中黄连、黄芩，清热降逆，燥湿和中。干姜温暖脾胃散寒。人参补益脾胃。

【药理作用】 本方具有茯苓甘草汤：既可辨治以胃为主之胃脘悸动，又可辨治以心为主之心中悸动。调节胃肠平滑肌蠕动、保护胃肠黏膜、强心、改善心脑血管、改善微循环、调节呼吸中枢、调节腺体分泌、解除平滑肌痉挛、抗胃溃疡、抗氧化、抗缺血、增强机体免疫功能、改善心肺肝肾功能、对中枢神经呈双向调节、降血压、降血脂、降血糖、镇静、镇痛、抗菌、抗病毒、抗过敏、抗风湿、增强促进骨质代谢等作用。

（二）少阴阳虚阴寒证类厥阴病及其证治

【仲景原文】 呕而脉弱，小便复利，身有微热，见厥者，难治，四逆汤主之。（377）（第十七 14）

【导读】

A．少阴阳虚阴寒证与病证表现。①辨识少阴阳虚阴寒证的基本症状表现；②辨识厥阴病的基本症状表现；③辨识少阴阳虚阴寒证的症状表现可能有类似厥阴病。

B．四逆汤方证。四逆汤是辨治各科杂病病变证机属于阳虚阴寒证的重要用方。

【译文】

少阴阳虚阴寒证类似厥阴病的表现，呕吐，脉弱，小便通利，身体轻微发热，手足厥逆或神志昏厥者，病较难治，可选用四逆汤。

【注释】

呕而脉弱：呕，病变证机在少阴，病证表现在阳明胃。

小便复利：复，恢复；即小便原之不利变为通利。

身有微热：热，症状表现，病变证机是寒，热是假热。

见厥者：见，出现。

（三）痈脓证类厥阴病及其治禁

【仲景原文】呕家有痈脓者，不可治呕，脓尽自愈。（376）

夫呕家有痈脓，不可治呕，脓尽自愈。（第十七1）

【导读】

痈脓证与治禁。①辨识脾胃痈脓证的基本症状表现；②辨识厥阴病的基本症状表现；③辨识脾胃痈脓证的症状表现可能有类似厥阴病；④辨识脾胃痈脓证的基本治疗原则和方法。

【译文】

呕吐夹杂痈脓，不能仅局限于治呕吐，应当治痈脓，则病可向愈。

【注释】

呕家有痈脓：呕家，久治不愈之呕吐；有，出现，表现；痈脓，呕吐物中夹有痈脓。

不可治呕：不能仅局限于治呕，应既治痈脓又治呕吐。

脓尽自愈：尽，溃散，消散；脓尽，痈脓消散。

（四）少阴阳虚阳郁证类厥阴病及其鉴别

【仲景原文】 下利，脉沉而迟，其人面少赤，身有微热，下利清谷者，必郁冒汗出而解，病人必微厥，所以然者，其面戴阳，下虚故也。(366)(第十七34)

【导读】

少阴阳虚阳郁证与病证表现。①辨识少阴阳虚阳郁证的基本症状表现及病变证机；②辨识厥阴病的基本症状表现；③辨识少阴阳虚阳郁证的症状表现可能有类似厥阴病；④辨识少阴阳虚阳郁证因正气恢复可行向愈；⑤辨识少阴阳虚阳郁证可能进一步演变发展为少阴阳虚戴阳证。

【译文】

少阴阳虚阳郁证的表现，脉沉而迟，病人面色略夹红赤，身体轻微发热，下利伴有不消化食物，病至于此，头昏目眩如物所蒙，病证表现可随汗出而愈，病人可仍有轻微手足厥冷或神志昏厥，之所以有这种情况，是因为病人面色轻微红赤，下焦虚阳浮越于上的缘故。

【注释】

其人面少赤：少，轻微；赤，红也，病变证机是虚阳浮越较轻。

身有微热：热，自觉发热。

必郁冒汗出而解：必，可能；郁冒，头昏目眩如物所蒙；汗出，郁冒本无汗，今汗出者，阳气恢复而欲通畅。

病人必微厥：微厥，手足厥冷较轻或神志昏厥较轻，病变证机是阳气积力恢复抗邪而不及于清阳。

其面戴阳：戴，上也，面也；阳，热也，红也。

下虚故也：下虚，肾虚。

三、哕证类厥阴病

（一）胃中寒冷证类厥阴病

【仲景原文】 伤寒，大吐，大下，之极虚，复极汗者，其人外气怫郁，复与之水，以发其汗，因得哕，所以然者，胃中寒冷故也。(380)

【导读】

胃中寒冷哕证与与辨治方法。①辨识内外夹杂性病变，在里可能是可下证，或类似可下证；②辨识内外夹杂性病变，在里可能是可吐证，或类似可吐证；③辨识内外夹杂性病变即使以里证为主，其治不能仅用治里方法；④辨识内外夹杂性病变即使以表证为主，其治不能仅用治表方法；⑤辨识阳明胃寒证的基本症状表现；⑥辨识厥阴病的基本症状表现；⑦辨识阳明胃寒证的症状表现可能有类似厥阴病；⑧辨识阳明病的病变证机及症状表现。

【译文】

感受外邪而加重胃中寒冷证，可病证表现类似可吐证而治用大吐，类似可下证而治用大下，导致病人极度虚弱，病证表现又有类似太阳病而治用大汗法，病人阳气浮越而郁于外且又类似热证，又用水法治疗，使病人汗出，更伤胃阳而有哕逆，所以有这种病情，是因为病人胃中虚冷的缘故。

【注释】

伤寒：胃中寒冷证因感受外邪而诱发或加重。

大吐：病证有类似可吐证，应与之相鉴别。

大下：病证有类似可下证，应与之相鉴别。

之极虚：之，病人；极虚，大虚。

复极汗者：复，又也；极汗，大汗。

其人外气怫郁：外气，阳气浮越；怫郁，郁结。

复与之水：复，又也；与，用也；之，病人；水，用水法治疗。

因得哕：因，因此。

（二）哕证类厥阴病

【仲景原文】 伤寒，哕而腹满，视其前后，知何部不利，利之则愈。（381）（第十七7）

【导读】

哕证与辨治方法。①辨识阳明胃气上逆的基本症状表现；②辨识阳明大肠之气上逆的基本症状表现；③辨识厥阴病的基本症状表现；④辨识阳明之气上逆的症状表现可能有类似厥阴病；⑤辨识阳明病变相互夹杂的病变证机及症状表现；⑥辨识阳明之气上逆的基本治疗思路与方法。

【译文】

感受外邪而加重病情，哕逆，腹满，根据病证表现务必辨清病变在大肠还是在膀胱，然后辨清病变部位而采取相应治疗方药。

【注释】

伤寒：原有病证因感受外邪而加重。

哕而腹满：哕，病变证机在下焦或大肠或膀胱。

视其前后：视，根据；其，病证表现；前，前阴，膀胱；后，大肠，肛门。

知何部不利：知，辨清；何部，病变部位；利，通也；不利，不通。

利之则愈：利，疏通，通下。

第8章

辨百合狐蜮阴阳毒疮痈脉证并治

概　说

百合病，即心肺阴虚证，辨百合病属于脏腑兼证辨证论治。辨心肺阴虚证，因心主血与神明，肺朝会百脉与呼吸，所以心肺阴虚证有诸多病证表现，故称之为百合病。

狐蜮病，以狐代表病证表现的多变性和隐蔽性，以蜮代表病证表现的浸淫性、顽固性，其病证表现特点是以口、眼、前后阴溃烂为主，又有将毒邪浸淫腐蚀咽喉病证为主者称为蜮，前后二阴病证为主者称为狐。

阴阳毒，专指火热毒邪侵入血分，病以热毒血证而有阳郁者称之为阳毒；而无阳郁者称之为阴毒。

疮痈，辨疮证主要指外科病证，辨痈则有内痈和外痈，内痈主要指肺痈和肠痈，肺痈辨证论治详见太阴病脉证并治中肺痈辨证内容，而本章主要讨论肠痈的辨证论治。

第1节　百合病证治

一、心肺阴虚内热证

【仲景原文】论曰：百合病者，百脉一宗，悉致其病也。意欲食，复不能食，常默默，欲卧不能卧，欲行不能行，欲饮食，或有美时，或有不用闻食臭时，如寒无寒，如热无热，口苦，小便赤，诸药不能治，得药则剧吐利，如有神灵者，身形如和，其脉微数。

每溺时头痛者，六十日乃愈；若溺时头不痛者，淅然者，四十日愈；若溺快然，但头眩者，二十日愈。

其证或未病而预见，或病四五日而出，或病二十日或一月微见者，各随证治之。（第三 1）

【导读】

A．心肺阴虚内热证与病变证机。①辨识心肺内伤夹杂性病变症状表现的复杂性与多变性；②辨识心肺内伤夹杂性病变可能夹杂脾胃病变；③辨识心肺夹杂性病变可能类似太阳病；④辨识心肺内伤夹杂性病变，可能因服用方药加重病情；⑤辨识心肺内伤夹杂性病变有时以阴虚为主，有时以郁热为主；⑥辨识心肺内伤夹杂性病变有时病人如同正常人。

B．心肺阴虚内热证与向愈日期。①辨识心肺内伤夹杂性病变因病变轻重可以有不同的病愈日期；②辨识心肺内伤夹杂性病变因病情轻重不同，可能出现病愈之前的特殊症状表现。

C．心肺阴虚内热证与先兆症状。①辨识心肺内伤夹杂性病变可能出现伏而不见的特殊症状；②辨治病变必须重视因人因症状表现而随时调整用方及合方。

【译文】

经典理论曰：心肺阴虚内热证的病变证机，全身血脉汇聚统领于心肺，心肺阴虚内热是其致病原因。意念中想饮食，且又不能饮食，常常表情沉默，想睡觉又不能睡觉，想活动又不能活动，想饮食，可有时饮食香甜可口，可有时不愿闻到食物气味，似有寒冷且又不怕寒冷，似有发热且又没有发热，口苦，小便色赤，诸多其他方药都不能治疗，用药则可有剧烈上吐下利，似有幽灵鬼怪在作祟，身体状态如同正常人，其脉略微数。

每次小便时伴有头痛，病愈日期可在六十日左右，若小便时没有头痛，淅淅怕冷，病愈日期可在四十日左右，若小便时身体爽快自如，仅有头晕目眩，病愈日期可在二十日左右。

病证表现有时在未病之前就有先兆症状，或者病证于四五日而趋于明显，或者病于二十日或一个月才轻微出现，其治应随病证表现而采取相应措施。

【注释】

百合病：百，多也；合，聚合，汇聚；病，症状表现。

百脉一宗：百脉，心肺之脉，心主血脉，肺朝百脉；一，整体，全身；宗，统领。

悉致其病也：悉，全也，都也；致，引起；病，症状表现。

意欲食：意，意念；欲，想也。

复不能食：复，又也；食，饮食。

常默默：默默，表情沉默，或情绪低落。

欲卧不能卧：卧，睡觉。

欲行不能行：行，活动。

或有美时：或，可能；美时，饮食香甜可口。

或有不用闻食臭时：用，愿意；食臭，饮食气味。

如寒无寒：如，好像，似有；寒，怕冷。

诸药不能治：诸，多种；药，非百合知母汤一类的方药。

得药则剧吐利：得药，服用方药；吐，呕吐；利，下利。

如有神灵者：如，好像，似有；神灵，幽灵鬼怪。

身形如和：身形，身体状态；如，如同；和，往常一样。

其脉微数：微，不是脉微之微，而是略微之微。

每溺时头痛者：溺，小便；时，伴有。

六十日乃愈：正气恢复，邪气消退，需要一定的时间。

淅然：淅淅怕冷的样子。

若溺快然：快然，身体爽快。

其证或未病而预见：证，病证表现；未，没有；病，疾病；预见，先兆症状。

或病四五日而出：出，出现，病证表现。

各随证治之：各，各个；随，根据；证，病证表现与病变证机。

二、心肺阴虚内热证的治法

【仲景原文】百合病，见于阴者，以阳法救之；见于阳者，以阴法救之。见阳攻阴，复发其汗，此为逆；见阴攻阳，乃复下之，此亦为逆。（第三9）

【导读】

心肺阴虚内热证与辨治方法。①辨识心肺阴虚证以阴津损伤为主的辨治方法；②辨识心肺阴虚证以郁热为主的辨治方法；③辨识心肺阴虚内热证可能夹杂太阳病，即使以太阳病为主，其治不能仅用汗法方药；④辨识心肺阴虚内热证的症状表现可能有类似太阳病，其治不能用发汗方药；⑤辨识心肺阴虚内热证可能夹杂可下证，即使以可下证为主，其治不能仅用下法方药；⑥辨识心肺阴虚内热证的症状表现可能有类似可下证，其治不能用下汗方药；⑦辨识心肺阴虚内热证可能夹杂太阳病和可下证，其治必须重视全面兼顾，避免顾此失彼。

【译文】

心肺阴虚内热证，诊察病证以阴虚为主，根据病变证机应当选用制阳退热方药；诊察病证表现以虚热为主，根据病变证机应当选用清热滋阴方药。诊察病证以阳热为主而从阴虚治之，又因类似太阳病而使用发汗方药，这是因治疗引起病证发生变化；诊察以阴虚为主而从阳热，又因类似可下证而使用泻下方药，这也是因治疗引起病证发生变化。

【注释】

百合病：百，多也；合，聚合，汇聚；病，症状表现。亦即心肺阴虚内热证的表现。

见于阴者：见，诊察，观察；阴，心肺阴虚内热证以阴虚为主。

以阳法救之：治疗虚热证应选用滋阴药，但在用滋阴时可酌情配伍温阳药，以此才能取得治疗效果。

见于阳者：见，诊察，观察；阳，心肺阴虚内热证以虚热为主。

以阴法救之：治疗心肺虚热证应选用清退虚热药，但在用清退虚热时可酌情配伍滋阴药，以此才能取得治疗效果。

见阳攻阴：见，诊察；阳，心肺阴虚内热证以热为主；攻，治疗；阴，滋阴药。

复发其汗：复，又也；发其汗，心肺阴虚内热证有类似太阳病，类似证不能使用发汗药，用之则导致病证发生变化。

此为逆：逆，因治疗引起病证发生变化，亦即治疗上的错误。

见阴攻阳：见，诊察；攻，治疗；阳，清退热药。

乃复下之：乃，然后；复，又也；下之，心肺阴虚内热证类似可下证，误用下法则会引起病证发生变化。

三、心肺阴虚证以肺热为主的证治

【仲景原文】百合病，发汗后者，百合知母汤主之。（第三2）

【导读】

A．心肺阴虚证与辨治方法。①辨识百合病的基本症状表现；②辨识百合病可能夹杂太阳病；③辨识百合病的症状表现可能有类似太阳病；④辨识内外夹杂性病变即使以太阳病为主，其治不能仅用发汗方药。

B．百合知母汤方证。百合知母汤是辨治各科杂病病变证机属于阴虚内热证的重要基础用方。

【译文】

心肺阴虚证的表现，有类似太阳病且不可用发汗方药，或与太阳病相兼，即使以太阳病为主，也不能仅用发汗方药，用药必须兼顾心肺阴虚内热证，以心肺阴虚内热证为主，其治可选用百合知母汤。

【注释】

发汗后者：心肺阴虚证有类似太阳病，或与太阳病证相兼，使用汗法所引起的病证表现。

【方药组成】 百合知母汤

百合擘，七枚（14 g） 知母切，三两（9 g）

上先以水洗百合，渍一宿，当白沫出，去其水，更以泉水二升，煎取一升，去滓。别以泉水二升煎知母，取一升，去滓。后合和，煎取一升五合，分温再服。

【用药要点】 方中百合滋阴润肺，养阴清心，除烦安神。知母清热泻火，滋阴润燥。

【药理作用】 本方具有降血糖、保护肾上腺皮质功能、调节内分泌、解除支气管痉挛、调节支气管腺体分泌、调节中枢神经、抗缺氧、抗过敏、增强机体免疫功能、抗衰老等作用。

四、心肺虚热气逆夹湿证的证治

【仲景原文】 百合病，下之后者，滑石代赭汤主之。（第三3）

【导读】

A. 心肺虚热气逆夹湿证与辨治方法。①辨识百合病的基本症状表现；②辨识百合病可能夹杂可下证；③辨识百合病的症状表现可能有类似可下证；④辨识百合病可能夹杂可下证，即使病变以可下证为主，其治不能仅用下法，必须重视兼顾百合病。

B. 滑石代赭汤方证。滑石代赭汤是辨治各科杂病病变证机属于阴虚夹湿证的重要用方。

【译文】

心肺虚热气逆夹湿证的表现，有类似可下证且不可用泻下方药，或与可下证相兼，即使以可下证为主，也不能仅用泻下方药，用药必须兼顾心肺虚热气逆夹湿证，以心肺虚热气逆夹湿证为主，其治可选用滑石代赭汤。

【注释】

下之后者： 心肺阴虚证有类似可下证，或与可下证相兼，使用下法所引起的病证表现。

滑石代赭汤： 既可辨治以阴虚为主，又可辨治以湿为主，但必须因病变证机而酌情调整用量。

【方药组成】 滑石代赭汤

百合擘，七枚（14g） 滑石碎，绵裹，三两（9g） 代赭石碎，绵裹，如弹丸大一枚（15g）

上先以水洗百合，渍一宿，当白沫出，去其水，更以泉水二升，煎取一升，去滓。别以泉水二升煎滑石、代赭，取一升，去滓。后合和，重煎，取一升五合，分温服。

【用药要点】 方中百合滋心肺之阴而清虚热。滑石清心肺之热而利湿。代赭石清泻胃中郁热，降逆下行。

【药理作用】本方具有降血糖、保护肾上腺皮质功能、调节内分泌、降压、调节水电解质代谢、调节水钠代谢、调节周围神经、抗缺氧、抗过敏、增强机体免疫功能、抗衰老等作用。

五、心肺阴血虚证的证治

【仲景原文】百合病，吐之后者，用后方（百合鸡子汤）主之。（第三4）

【导读】

A. 心肺阴虚证与辨治方法。①辨识百合病的基本症状表现；②辨识百合病可能夹杂可吐证；③辨识百合病的症状表现可能有类似可吐证；④辨识百合病夹杂可吐证，即使病变以可吐证为主，其治不能仅用吐法，必须重视兼顾百合病。

B. 百合鸡子汤方证。百合鸡子汤是辨治各科杂病病变证机属于阴血虚证的重要用方。

【译文】

心肺阴血虚证的表现，有类似可吐证且不可用涌吐方药，或与可吐证相兼，即使以可吐证为主，也不能仅用涌吐方药，用药必须兼顾心肺阴血虚证，以心肺阴血虚证为主，其治可选用百合鸡子汤。

【注释】

吐之后者：心肺阴虚证有类似可吐证，或与可吐证相兼，使用吐法而引起的病证表现。

用后方主之：用，使用；后方，即百合鸡子汤。

百合鸡子汤：既可辨治以阴虚为主，又可辨治以血虚为主。

【方药组成】百合鸡子汤

百合擘，七枚（14 g） 鸡子黄一枚

上先以水洗百合，渍一宿，当白沫出，去其水，更以泉水二升，煎取一升，去滓。内鸡子黄，搅匀，煎五分，温服。

【用药要点】方中百合滋养心肺，清退虚热。鸡子黄清虚热，养血滋阴。

【药理作用】本方具有调节造血功能、保护肾上腺皮质功能、调节内分泌、降压、调节中枢神经、抗缺氧、抗过敏、增强机体免疫功能、抗衰老等作用。

六、心肺阴虚证以血热为主的证治

【仲景原文】百合病，不经吐下发汗，病形如初者，百合地黄汤主之。（第三 5）

【导读】

A．心肺阴虚证与辨治方法。①辨识百合病的基本症状表现；②辨识百合病可能夹杂可下证，或可吐证，或太阳病；③辨识百合病的症状表现可能有类似可下证，或可吐证，或汗证；④辨识百合病可能夹杂可下证，或可吐证，或太阳病，即使病变以可下证或可吐证或太阳病为主，其治不能仅用下法或吐法或汗法，必须重视兼顾百合病。

B．百合地黄汤方证。百合地黄汤是辨治各科杂病变证机属于阴虚血热证的重要用方。

【译文】

心肺阴虚证的表现，虽有类似可吐证、可下证、可汗证，但未因类似证而用吐下汗方药，病变证机与病证表现未发生其他异常变化，审明病变证机是以心热为主，其治可选用百合地黄汤。

【注释】

不经吐下发汗：不经，没有使用；吐，病证有类似可吐证，未用吐法治疗；下，病证有类似可下证，未用下法治疗；发汗，病证有类似可汗证，未用发汗治疗。

病形如初者：病形，病证表现；如初，病变证机未发生其他变化。

百合地黄汤：既可辨治心肺阴虚证，又可辨治阴血虚证。

【方药组成】百合地黄汤

百合擘，七枚（14 g）　生地黄汁一升（80 mL）

上先以水洗百合，渍一宿，当白沫出，去其水，更以泉水二升，煎取一升，去滓。内地黄汁，取其一升五合，分温再服。中病，勿更服，大便当如漆。

【用药要点】方中百合滋心肺之阴，清心肺之热。生地黄汁入心而清热凉血，入肺而养阴生津，善清血中之虚热。

【药理作用】本方具有调节血糖、保护肾上腺皮质功能、调节内分泌、降压、促进睾丸生精、促进排卵、调节中枢神经、抗缺氧、抗过敏、增强机体免疫功能、抗衰老等作用。

七、心肺阴虚内热证的证治

【仲景原文】百合病，一月不解，变成渴者，百合洗方主之。(第三6)

【导读】

A．心肺阴虚证与辨治方法。①辨识百合病的基本症状表现；②辨治百合病当积极治疗，不可延误病情；③辨治百合病既可内治又可外治，内外结合效果最好。

B．百合洗方方证。百合洗方是辨治各科杂病病变证机属于阴虚证的重要基础用方，运用百合洗方一定不能局限于外用。

【译文】

心肺阴虚证的表现，逾月不解，以口渴为主，其治可选用百合洗方。

【注释】

百合病：心肺阴虚证。

一月不解：一月，逾一个月；不解，病证表现与病变证机仍在。

变成渴者：变，演变；成，表现；渴，以口渴为主。

【方药组成】 百合洗方

百合一升(24 g)

上以百合一升，以水一斗，渍之一宿，以洗身，洗已，食煮饼，勿以盐豉也。

【用药要点】 方中重用百合以滋心肺之阴，清心肺之热，益心肺之气，以解心肺阴虚内热证。

【药理作用】 本方具有调节血糖、保护肾上腺皮质功能、调节内分泌、降压、调节中枢神经、抗缺氧、抗过敏、增强机体免疫功能、抗衰老、调节支气管腺体分泌、解除支气管痉挛、抗氧化、抗肿瘤等作用。

八、心肺阴虚证以热为主的证治

【仲景原文】百合病，渴不差者，用后方(栝楼牡蛎散)主之。(第三7)

【导读】

A．心肺阴虚证与病证表现。①辨识百合病的基本症状表现；②辨识百合病在病变过程中可能演变为夹杂阴津损伤不固证。

B. 栝楼牡蛎散方证。栝楼牡蛎散既是辨治心肺阴虚证的基础方，又是辨治阴津损伤不固证重要基础方，还是辨治各科杂病病变证机属于阴津损伤不固证的重要用方。

【译文】

心肺阴虚证的表现，以口渴为主，经久不愈，其治可选用栝楼牡蛎散。

【注释】

渴不差者：渴，阴津损伤；不差，经久不愈。

用后方主之：用，使用；后方，栝楼牡蛎散。

【方药组成】 栝楼牡蛎散

栝楼根　牡蛎熬，各等分

上为细末，饮服方寸匕，日三服。

【用药要点】 方中栝楼根清热生津润燥，养阴止渴。牡蛎软坚散结，泻热益阴。

【药理作用】 本方具有调节血糖、保护肾上腺皮质功能、调节内分泌、降压、调节中枢神经、抗缺氧、抗过敏、抗菌、抗病毒、增强机体免疫功能、抗衰老、抗肿瘤等作用。

九、心肺阴虚夹湿证的证治

【仲景原文】百合病，变发热者，百合滑石散主之。（第三8）

【导读】

A. 心肺阴虚证与病证表现。①辨识心肺阴虚夹湿证的基本症状表现；②辨识心肺阴虚夹湿证可能夹杂太阳病，或类似太阳病。

B. 百合滑石汤方证。百合滑石散是辨治各科杂病病变证机属于阴虚夹湿证的重要用方。

【译文】

心肺阴虚证的表现，病证演变以发热为主，其治可选用百合滑石散。

【注释】

百合病：心肺阴虚证的表现。

变发热者：变，演变；发热，症状以发热为主。

百合滑石散：辨治心肺阴虚夹热证，可因病变主次而可酌情调整方药用量。

【方药组成】 百合滑石散

百合炙，一两（3g） 滑石三两（9g）

上为散，饮服方寸匕，日三服。当微利者，止服，热则除。

【用药要点】 方中百合滋心肺，清虚热。滑石清热利湿，一滋一利，滋不助湿，利不伤阴。

【药理作用】 本方具有调节血糖、保护肾上腺皮质功能、调节内分泌、降压、调节中枢神经、抗缺氧、抗过敏、调节水电解质代谢、保护肾功能、增强机体免疫功能、抗衰老、抗肿瘤等作用。

第2节 狐蜮病证治

一、湿热疫毒证的证治

【仲景原文】 狐蜮之为病，状如伤寒，默默欲眠，目不得闭，卧起不安，蚀于喉为蜮，蚀于阴为狐，不欲饮食，恶闻食臭，其面目乍赤、乍黑、乍白；蚀于上部则声喝（一作嗄），甘草泻心汤主之。（第三10）

【导读】

A. 湿热疫毒证与病证表现。①辨识狐蜮病的基本症状表现；②辨识狐蜮病的症状表现可能有类似太阳病；③辨识狐蜮病可能夹杂脾胃病变；④辨识狐蜮病可能夹杂心肝病变；⑤辨识狐蜮病病变部位不同，症状表现也不尽相同。

B. 甘草泻心汤方证。甘草泻心汤是辨治各科杂病病变证机属于寒热夹虚证的重要用方。

【译文】

湿热疫毒证的表现，有类似太阳病，表情沉默，思欲睡眠，目不能闭合，睡卧站立烦躁不宁，病以咽喉为主者称为蜮，以阴部为主者称为狐，不思饮食，不愿闻到食物气味，病人面目时而红赤，时而暗黑，时而苍白；以咽部口腔症状为主者则声音嘶哑，其治可选用甘草泻心汤。

【注释】

狐𧏾之为病：狐，狡猾，引申为病证表现变化多端；𧏾，病以溃烂为主。

状如伤寒：状，症状表现；如，像也；伤寒，外感太阳病。

默默欲眠：默默，表情沉默；欲，思欲；眠，睡眠。

目不得闭：目，目疾；不得闭，不能闭合睡眠。

卧起不安：卧，躺卧；起，站立；不安，烦躁不宁。

蚀于喉为𧏾：蚀，侵袭；于，在也；喉，咽喉。

蚀于阴为狐：阴，阴部，前后二阴。

不欲饮食：湿热浸扰脾胃，浊气不降。

恶闻食臭：恶，不欲，厌恶；闻，嗅觉；食臭，食物气味。

其面目乍赤、乍黑、乍白：以邪热为主多面赤，以湿邪为主多面白，以湿热蕴结为主多面黑。

蚀于上部则声喝：上部，咽喉，口腔；声，说话声音；喝，喝水音，引申为咽喉声音嘶哑。

二、湿热下注证的证治

【仲景原文】蚀于下部则咽干，苦参汤洗之。（第三11）

【导读】

A. 湿热疫毒证与特殊表现。①辨识湿热疫毒证的病变部位具有相互夹杂性；②辨治湿热疫毒证必须重视内外结合的治疗方法。

B. 苦参汤方证。苦参汤是辨治各科杂病病变证机属于湿热浸淫证的重要基础用方。

【译文】

湿热疫毒侵袭阴部，病证可有咽喉干燥，其治可选用苦参汤。

【注释】

蚀于下部则咽干：蚀，湿热侵袭；下部，前后二阴；咽干，湿热在下，浊热上攻，消灼阴津。

苦参汤：既可辨治湿热下注证，又可辨治湿热外浸证，更可作为辨治湿热证的基础方。

【方药组成】 苦参汤

苦参十两（30 g）（方药及用量引自《经方辨治疑难杂病技巧》。）

上一味，以水二斗半，煮取一斗半，去滓。熏洗，分早晚。（用法引自《经方辨治疑难杂病技巧》。）

【用药要点】 方中苦参燥湿泄浊，清热解毒，使湿热毒邪从小便而去，又能杀虫疗恶疮，除下部湿蚀。

【药理作用】 本方具有抗病毒、抗菌、抗肿瘤、抗过敏、调节心律、抗心肌缺血、增加冠状动脉血流量、降血脂、降尿酸、利尿、调节中枢神经、抗辐射、调节腺体分泌、解除支气管平滑肌痉挛等作用。

三、寒湿疫毒证的证治

【仲景原文】蚀于肛者，雄黄熏之。（第三 12）

【导读】

A. 寒湿疫毒证与病证表现。①辨识寒湿疫毒证的病变部位既可能在下又可能在上；②辨治寒湿疫毒证既可外治又可结合内服。

B. 雄黄熏方方证。雄黄熏方是辨治各科杂病病变证机属于寒湿疫毒证的重要用方。

【译文】

湿毒侵袭肛门，其治可选用雄黄熏方。

【注释】

蚀于肛者：肛，肛门，肛门溃烂，包括前阴症状。

【方药组成】 雄黄熏方

雄黄二两（6 g）（用量引自《经方辨治疑难杂病技巧》。）

上一味，为末，筒瓦二枚合之，烧，向肛熏之。

【用药要点】 方中雄黄解毒疗疮，燥湿止痒，杀虫驱邪，蠲诸痰疾，善主皮肤诸疾湿毒。

【药理作用】 本方具有抗菌、抗病毒、抗溃疡、抗肿瘤、抗血吸虫等作用。

四、虚湿瘀证的证治

【仲景原文】病者脉数，无热，微烦，默默，但欲卧，汗出，初得之三四

日，目赤如鸠眼；七八日，目四眦黑；若能食者，脓已成也，赤豆当归散主之。（第三13）

【导读】

A. 虚湿瘀证与病证表现。①辨识虚湿瘀证的基本症状表现；②辨识虚湿瘀证可能夹杂心肝病变；③辨识虚湿瘀证必须及早医治，不可延误病情。

B. 赤小豆当归散方证。赤小豆当归散是辨治虚湿瘀证的重要基础用方。

【译文】

病人脉数，没有发热，轻微心烦，表情沉默，仅欲躺卧，汗出，病初三四日，目红赤如斑鸠眼目；病情演变至七八日，眼目四周为黑色；若病人饮食尚可，病已溃烂成脓，其治可选用赤小豆当归散。

【注释】

病者脉数：正气积极抗邪。

无热：没有发热症状。

微烦：正虚邪扰于心。

默默：湿浸淫肆虐神明。

但欲卧：但，仅仅；欲，想也；卧，湿困壅滞气机。

汗出：湿浊淫于外。

初得之三四日：初得之，虚湿瘀证初期；三四日，病程日期较短。

目赤如鸠眼：目赤，目红；如，像也；鸠，斑鸠；鸠眼，眼睛色泽鲜红。

七八日：虚湿瘀证发展演变多日不愈。

目四眦黑：目，眼目；四眦，四周；黑，色泽晦暗。

若能食者：湿浊浸淫上下，脾胃之气未被侵扰。

脓已成也：湿浊药品结，灼腐阴血变生为脓。

【方药组成】 赤小豆当归散

赤小豆浸，令芽出，曝干，三升（72 g） 当归十两（30 g）

上二味，杵为散，浆水服方寸匕，日三服。

【用药要点】 方中赤小豆清热解毒，散恶血而止血，补血和经，渗湿排脓。当归补血活血，使瘀血得去，新血得生。

【药理作用】 本方具有增强机体免疫功能、调节胃肠平滑肌蠕动、促进造血功能、促进血小板聚集、抗自由基损伤、抗衰老、抗疲劳、改善微循环、抗溃疡、抗过敏等作用。

第3节 阴阳毒证治

一、毒热阳郁证的证治

【仲景原文】 阳毒之为病，面赤斑斑如锦纹，咽喉痛，唾脓血，五日可治，七日不可治，升麻鳖甲汤主之。（第三14）

【导读】

A．毒热阳郁证与病证表现。①辨识毒热阳郁证的基本症状表现；②辨识毒热阳郁证必须积极治疗，不可延误病情，否则病情更加难治。

B．升麻鳖甲汤方证。升麻鳖甲汤是辨治各科杂病病变证机属于毒热阳郁证的重要用方。

【译文】

毒热阳郁证的表现，面色红赤成片状，犹如红中夹淡黄色的彩色条纹，咽喉疼痛，咯唾脓血，应及早从医可治，迁延时日难治，可选用升麻鳖甲汤。

【注释】

阳毒之为病：阳，热也；阳毒，毒热阳郁证；病，病证表现。

面赤斑斑如锦纹：面赤，面色红赤；斑斑，色红赤成片状；锦纹，红中夹淡黄色的彩色条纹。

唾脓血：病变证机是湿热灼腐脉络。

五日可治：五日，约略之辞，即病程时间较短，治病宜早不宜晚。

七日不可治：七日，约略之辞，即病程时间较长，病重邪深较难治。

【方药组成】 升麻鳖甲汤

升麻二两（6 g） 当归一两（3 g） 蜀椒炒，去汗，一两（3 g） 甘草二两（6 g） 雄黄研，半两（1.5 g） 鳖甲炙，手指大一枚（10 g）

上六味，以水四升，煮取一升。顿服之。老小再服，取汗。

【用药要点】 方中升麻清热凉血，化瘀解毒，透达郁阳。鳖甲入血清热，入络散结，软坚消肿止痛。当归养血活血。蜀椒解郁结，通阳气，使热毒因阳通而散。雄黄攻毒解毒。甘草清热泻火而解百毒。

【药理作用】 本方具有调节造血功能、改善微循环、增强机体免疫功能、抗氧化、改善心肝肺肾功能、调节周围神经、调节内分泌、调节代谢、抗病毒、抗菌、抗过敏等作用。

二、热毒血证的证治

【仲景原文】阴毒之为病，面目青，身痛如被杖，咽喉痛，五日可治，七日不可治，升麻鳖甲汤去雄黄蜀椒主之。（第三 15）

【导读】

A. 热毒血证与病证表现。①辨识热毒血证的基本症状表现；②辨识热毒血证必须积极治疗，不可延误病情，否则病情更加难治。

B. 升麻鳖甲去雄黄蜀椒汤方证。升麻鳖甲去雄黄蜀椒汤是辨治各科杂病病变证机属于热毒血证的重要用方。

【译文】

热毒血证的表现，面目色泽青紫，身体疼痛如用拐杖毒打一样，咽喉疼痛，应及早从医可治，迁延时日难治，可选用升麻鳖甲汤去雄黄蜀椒主之。

【注释】

阴毒之为病：阴，血也；阴毒，热毒蕴结在血。

面目青：面目，面色目色；青，色泽青紫。

身痛如被杖：如，像也；被，用也；杖，拐杖，泛指木棒等物。

【方药组成】 升麻鳖甲去雄黄蜀椒汤

升麻二两（6 g） 当归一两（3 g） 甘草二两（6 g） 鳖甲炙，手指大一枚（10 g）

上四味，以水四升，煮取一升。顿服之。老小再服，取汗。

【用药要点】 方中升麻清热解毒，凉血散瘀。鳖甲软坚散结，化瘀和阴。当归补血和阴，活血化瘀。甘草泻火解毒，清热泻邪，并调和诸药。

【药理作用】 本方具有调节造血功能、改善微循环、增强机体免疫功能、抗氧化、调节心律、改善心肝肺肾功能、调节周围神经、调节内分泌、调节代谢、抗菌、抗过敏等作用。

第4节　疮痈证治

一、疮痈证

【仲景原文】诸浮数脉，应当发热，而反洒淅恶寒，若有痛处，当发其痈。（第十八1）

导读、译文和注释详见第2章中第十八1条。

二、痈脓证的审证要点

【仲景原文】师曰：诸痈肿，欲知有脓无脓，以手掩肿上，热者为有脓，不热者为无脓。（第十八2）

【导读】

痈脓证与病证表现。①辨识痈脓证的基本辨证要点；② 辨识痈肿用手触诊的重要作用；③辨识痈肿必须进一步分为脓性痈肿和非脓性痈肿。

【译文】

老师说：诸多痈肿病证，欲辨清病变是否有脓无脓，可用手轻轻按压痈肿上，如果痈肿局部发热者为有脓，未有发热者为无脓。

【注释】

诸痈肿：诸，多也；痈，红肿热痛。

欲知有脓无脓：欲，想也；知，辨清；有脓，痈肿化为脓；无脓，痈肿未化为脓。

以手掩肿上：以，用也；掩，轻轻按压。

热者为有脓：热，痈肿局部有发热。

三、肠痈寒湿夹郁热证的证治

【仲景原文】肠痈之为病，其身甲错，腹皮急，按之濡如肿状，腹无积聚，身无热，脉数，此为肠内有痈脓，薏苡附子败酱散主之。（第十八3）

【导读】

A．肠痈寒湿夹郁热证与病证表现。①辨识肠痈夹郁热证的基本症状表现；②辨识肠痈寒湿夹热证因人不同，有的以腹中积聚为主，有的可能没有腹中积聚。

B. 薏苡附子败酱散方证。薏苡附子败酱散是辨治各科杂病病变证机属于寒湿夹郁热证的重要基础用方。

【译文】

肠痈病的表现，病人身体肌肤粗糙不荣，右少腹肌肉拘急，用手按压病变部位柔软且似囊肿状物，腹中没有积聚，身体也没有发热，脉数，这是肠内有痈脓的缘故，其治可选用薏苡附子败酱散。

【注释】

肠痈之为病：肠痈，肠中有痈肿，亦即似阑尾炎；病，病证表现。

其身甲错：其，病人；身，身体肌肤；甲错，肌肤枯皱粗糙。

腹皮急：腹，右少腹；皮，肌肤；急，拘急。

按之濡如肿状：之，右少腹；濡，柔软；如，像也，似也；肿状，囊肿状物。

腹无积聚：腹中虽有囊肿状物，但不是腹中积聚，应与腹中积聚相鉴别。

身无热：身体没有发热症状。

【方药组成】 薏苡附子败酱散

薏苡仁十分（30 g） 附子二分（6 g） 败酱五分（15 g）

上三味，杵为末，取方寸匕，以水二升，煎减半，顿服，小便当下。

【用药要点】 方中薏苡仁消肿毒，利血气，祛湿邪，排痈脓。附子温通阳气，散寒破滞，通达经气。败酱草排脓破血，消痈排脓，祛瘀止痛。

【药理作用】 本方具有调节胃肠蠕动、强心、改善微循环、对心脑血管呈双向调节、增强机体免疫功能、抗缺氧、抗炎、抗过敏、抗病毒、抗菌等作用。

四、肠痈瘀热证的证治

【仲景原文】肠痈者，少腹肿痞，按之即痛如淋，小便自调，时时发热，自汗出，复恶寒，其脉迟紧者，脓未成，可下之，当有血；脉洪数者，脓已成，不可下也；大黄牡丹汤主之。（第十八 4）

【导读】

A. 肠痈瘀热证与病证表现。①辨识肠痈瘀热证的基本症状表现；②辨识肠痈瘀热证在不同的阶段可有不同的症状表现及脉象；③辨识肠痈瘀热证可能夹杂可下证，其治不能仅用下法，但可兼用下法。

B. 大黄牡丹汤方证。大黄牡丹汤是辨治各科杂病病变证机属于瘀热内结证的重要用方。

【译文】

肠痈瘀热证的表现，少腹肿胀痞结，按之疼痛似小便热涩刺痛，小便无异常变化，时有发热，自汗出，又恶寒，其脉迟紧者，尚未成痈脓，其治可用下法，病变证机是瘀热；脉洪数者，痈脓已成，其治不可用下法；肠痈瘀热证脓未成者，其治可选用大黄牡丹汤。

【注释】

肠痈者：肠痈瘀热证。

少腹肿痞：少腹，右少腹；肿，囊肿状物；痞，痞塞不通。

按之即痛如淋：如，像也，似也；淋，小便热涩刺痛。

小便自调：病变在肠不在膀胱，小便正常。

时时发热：正气奋起抗邪则发热，故时有发热。

自汗出：里热迫津外泄。

复恶寒：阳气被瘀热阻滞而不能外达。

脓未成：瘀热蕴结而尚未化脓。

当有血：当，应有；有，是也；血，血与热结而为瘀热。

脉洪数者：热盛迫血动血。

不可下也：不能用下法，可用清热解毒凉血类方药。

【方药组成】 大黄牡丹汤

大黄四两（12 g） 牡丹一两（3 g） 桃仁五十个（8.5 g） 瓜子半升（12 g） 芒硝三合（8 g）

上五味，以水六升，煮取一升，去滓。内芒硝，再煎沸。顿服之。有脓当下，如无脓，当下血。

【用药要点】 方中大黄、芒硝，清泻热毒郁结，攻逐瘀腐痈肿。牡丹散血中郁热，泻血中瘀血。桃仁破血散瘀，下瘀生新。瓜子清利大肠，排脓解毒，散瘀结，泻浊物。

【药理作用】 本方具有增强胃肠蠕动、改善微循环、对血管呈双向调节、增强机体免疫功能、抗缺氧、抗菌、抗病毒、抗过敏、抗病原微生物等作用。

五、伤科证及亡血证与鉴别

【仲景原文】问曰：寸口脉浮微而涩，法当亡血，若汗出。设不汗者云何？答曰：若身有疮，被刀斧所伤，亡血故也。（第十八5）

【导读】

伤科与伤血。①辨识血虚证的基本症状表现；②辨识血虚证因人不同可有不同的症状表现；③辨识伤科的基本症状表现；④辨识伤科是引起血虚的主要原因之一。

【译文】

学生问：寸部脉浮微而涩，根据病证表现应是血虚，血虚常常伴有汗出。假如病人没有汗出这又是为什么呢？**老师说：**假如身体有疮疡，被刀斧所伤，这是伤科引起血的病变。

【注释】

法当亡血：法，根据病证表现；当，应有；亡血，伤血。

若汗出：若，假如伴有。

设不汗者云何：设，假如；不汗，没有汗出；云，叫作也；何，什么。

若身有疮：疮，痈疡，疮疡，亦即伤科病变。

被刀斧所伤：刀斧，金属类器械所伤。

亡血故也：亡血，伤血，应与血虚相鉴别。

六、伤科、疡科、妇科血瘀气郁证的证治

【仲景原文】病金疮，王不留行散主之。（第十八6）

【导读】

A. 病金伤与症状表现。①辨识伤科的基本症状表现；②辨识疮疡科的基本症状表现。

B. 王不留行散方证。王不留行散既是辨治伤科病变的重要用方，又是辨治疮疡科的重要用方，还是辨治各科杂病病变证机属于寒热瘀夹郁证的重要用方。

【译文】

伤科及疮疡是由刀刃所伤，其治可选用王不留行散。

【方药组成】 王不留行散

王不留行八月八采，十分（30 g） 蒴藋细叶七月七采，十分（30 g） 桑东南根白皮三月三采，十分（30 g） 甘草十八分（54 g） 川椒除目及闭口，去汗，三分（9 g） 黄芩二分（6 g） 干姜二分（6 g） 厚朴二分（6 g） 芍药二分（6 g）

上九味，桑根皮以上三味烧灰存性，勿令灰过；各别杵筛，合治之，为散，服方寸匕。小疮即粉之，大疮但服之，产后亦可服。如风寒，桑根勿取之。前三物皆阴干百日。

【用药要点】 方中王不留行宣通血脉，活血化瘀，通达经气，消除肿痛，通畅脉络。蒴藋细叶活血化瘀，消肿痛，通经理血，疗瘀伤，散瘀散结，下恶血。桑东南根白皮主伤中脉绝，主金伤。黄芩凉血和阴，清热止血。干姜温通血脉。芍药通络养血。川椒温运血脉，通阳化瘀。厚朴下气理气。甘草益气和中。

【药理作用】 本方具有促进骨折愈合、促进骨质代谢、调节肌肉神经、增加血流量、保护心脑血管、抑制血小板聚集、抑制血栓形成、降血压、降血脂、改善微循环、抗纤维化、抗硬化、抗增生、抗肿瘤、抗缺氧、抗缺血、镇痛、镇静、抗惊厥、解热、抗菌等作用。

七、火毒热证的转归

【仲景原文】 浸淫疮，从口流向四肢者，可治；从四肢流来入口者，不可治。（第十八7）

导读、释文和注释详见第1章中第一12条。

八、湿热郁毒证的证治

【仲景原文】 浸淫疮，黄连粉主之。（第十八8）

【导读】

A. 湿热郁毒证与病变部位。①辨识肌肤营卫湿热郁毒证的基本症状表现；②辨识脏腑气血湿热郁毒证的基本症状表现。

B. 黄连粉方方证。黄连粉方是辨治各科杂病病变证机属于湿热郁毒证的重要基础用方。

【译文】

毒热浸淫肌肤之疮疡，其治可选用黄连粉方。

【方药组成】 黄连粉

黄连十两（30 g）（注：方药用量乃编者所加，仲景原方无剂量。）

上一味，研末为散，和水内服二两半。亦可外用涂患处，剂量斟酌用之。（注：方药用量乃编者所加，仲景原方无剂量。）

【用药要点】 方中黄连清心泻热，燥湿解毒，善于治疗毒热在肌肤营卫脏腑。

【药理作用】 本方具有抗菌、抗真菌、抗病毒、抗过敏、调节水电解质代谢、解热、降血糖、降血脂、抗氧化、降压、对心脏功能所处状态呈双向调节、对血小板呈双向调节、抗胃溃疡、利胆、抗缺氧、增强机体免疫功能等作用。

九、胃热痈证的证治

【导读】

排脓散是辨治胃热痈证的重要基础代表方。

【方药组成】 排脓散（第十八 9）

枳实十六枚（16 g） 芍药六分（18 g） 桔梗二分（6 g）

上三味，杵为散，取鸡子黄一枚，以药散与鸡子黄相等，揉和令相得，饮和服之，日一服。

【用药要点】 方中枳实苦寒清热，理气调血，消痈排脓。芍药泻血中瘀热，祛瘀而生新。桔梗宣达气机。鸡子黄顾护胃气而和中气。

【药理作用】 本方具有调节胃肠平滑肌蠕动、保护胃肠黏膜、调节消化酶、调节胃肠神经、促进新陈代谢、抗胃溃疡、抗氧化、增强机体免疫功能、降血脂、抗抑郁、抗菌、抗病毒等作用。

十、胃寒痈证的证治

【导读】

排脓汤是辨治胃寒痈证的重要基础代表方。

【方药组成】 排脓汤（第十八 10）

甘草二两（6 g） 桔梗三两（9 g） 生姜一两（3 g） 大枣十枚

上四味，以水三升，煮取一升。温服五合。日再服。

【用药要点】 方中甘草解毒排脓，益气扶正。生姜温胃散寒。桔梗排胃中痈脓。大枣、甘草，益气和中。

【药理作用】 本方具有调节胃肠平滑肌蠕动、保护胃肠黏膜、调节消化酶、调节胃肠神经、促进新陈代谢、解除支气管平滑肌痉挛、抗胃溃疡、抗氧化、抗缺血、增强机体免疫功能、降血脂、抗菌、抗病毒等作用。

第9章

辨中风历节血痹虚劳病脉证并治

概 说

中风，风有内风与外风，内风为大风，外风为贼风。中风，即以风为主引起的病理病证，辨中风主要有中络、中经、中腑、中脏，中经络病证较轻，而中脏腑病证则较重。

历节，专指以风邪为主侵袭筋骨关节肌肉之间，病以筋骨关节肌肉疼痛为主，辨历节主要有风寒湿和风湿热等。又，肝主筋，肾主骨，故历节病理病证往往与肝肾相关。

血痹，特指肌肤营卫气血不足，又被风邪侵袭所引起的病理病证。指出血痹与痹证虽有相同，但有本质不同；痹证与历节虽有不同，但其本质则相同，而血痹与历节则有其本质不同。

虚劳，即一切虚弱性疾病，凡是虚弱性疾病，病久而不愈者，统称为虚劳。又，辨虚劳，其病变证机主要在气血阴阳，涉及诸多脏腑病证，指出辨虚劳既要辨病变部位，又要辨病变属性。

第1节 中风证治

一、中风及痹证与鉴别

【仲景原文】夫风之为病，当半身不遂，或但臂不遂者，此为痹。脉微而数，中风使然。（第五1）

【导读】

中风证与痹证。①辨识风的病变有内风和外风；②辨识内风为中风，外风为痹；③辨识内风与外风既有相同症状表现又有不同症状表现。

【译文】

在通常情况下，风邪引起的病证表现，常常有半身不遂，或者仅仅是肩臂活动不利，这叫作痹证。假如脉微而数，这是风从内生所致。

【注释】

夫风之为病：外风侵袭而引起的病证，或是风从内生而引起的病证。

当半身不遂：外风内风均可引起半身活动不利。

或但臂不遂者：但，仅仅；臂，肩臂；不遂，活动不利。

此为痹：痹，痹阻不通，或疼痛。

脉微而数：微，主虚；数，主风主热。

中风使然：中风，风从内生；使，导致，引起；然，这样的病证。

二、邪中经络脏腑及病理

【仲景原文】寸口脉浮而紧，紧则为寒，浮则为虚，寒虚相搏，邪在皮肤；浮者血虚，络脉空虚，贼邪不泻，或左或右；邪气反缓，正气即急，正气引邪，㖞僻不遂。

邪在于络，肌肤不仁；邪在于经，即重不胜；邪入于腑，即不识人；邪入于脏，舌即难言，口吐涎。（第五2）

【导读】

A．正气虚弱与邪气侵入。①辨识中风的基本概念分为中络、中经、中腑、中脏；②辨识中风的基本条件既有内在正气虚弱又有外邪侵入；③辨识中风的基本症状表现及病变证机。

B. 中经络、中脏腑与病证表现。①辨清中络、中经、中腑、中脏的基本症状表现各有不同；②辨识中络、中经、中腑、中脏之间既有各自特点又有相互联系。

【译文】

寸口脉浮而紧，脉紧主寒邪侵袭，脉浮主正气虚弱，寒邪与正气相互搏结，寒邪侵袭病变部位在皮肤；脉浮多主血虚，络脉营卫之气虚弱，邪气留结而不去，或侵犯左侧或侵犯右侧；邪气所致肌肤筋脉缓纵而不用且似正常，正气即急奋起抗邪御外，正气牵引邪气相争于一侧，则口眼㖞斜，活动受限。

邪气侵袭络脉，肌肤麻木不仁；邪气侵袭经脉，即身体沉重不能胜任；邪气侵袭于腑，即神志不清；邪气侵袭于脏，舌头僵硬，语言不利，口吐涎沫。

【注释】

紧则为寒：脉紧主寒邪侵袭。

浮则为虚：浮，脉浮无力，主正气虚弱。

寒虚相搏：寒，寒邪；虚，正气。寒邪与正气相互搏结。

邪在皮肤：邪气侵袭病变部位在肌表，病情较浅。

浮者血虚：浮，脉浮，浮而无力。

络脉空虚：空虚，营卫之气虚弱。

贼邪不泻：贼，虚邪贼风；贼邪，风变为邪；不泻，不除。

或左或右：邪气侵袭因人不同，侵袭的病变部位也不尽相同。

邪气反缓：邪气所侵袭的病变部位出现筋脉缓纵不收。

正气即急：急，急急，迅速。即正气即刻奋起抗邪。

正气引邪：引，牵引。

㖞僻不遂：㖞，歪斜；僻者，偏了一侧；不遂者，活动不利。

邪在于络：病邪侵袭肌表络脉，病情较轻。

肌肤不仁：邪气侵入引起肌肤麻木不仁。

邪在于经：病邪侵袭肌表经脉，病情较重。

即重不胜：即，遂即；重，沉重；不胜，不能行使正常活动功能。

邪入于腑：病邪侵入于腑脏。

即不识人：即，时间比较短；识，识别；不识人，神志不清。

邪入于脏：病邪侵袭于脏腑。

舌即难言：舌，舌僵硬不灵活；难言，语言不利。

口吐涎：气虚不能固摄阴津而外溢。

三、心脾不足、痰风内生证的证治

【仲景原文】侯氏黑散：治大风，四肢烦重，心中恶寒不足者。（第五11）

【导读】

A．心脾不足、痰风内生证与病证表现。①辨识心脾不足、痰风内生证的基本症状表现；②辨识心脾不足、痰风内生证的多种相互夹杂性的病变证机。

B．侯氏黑散方证。侯氏黑散方是辨治痰风夹寒夹热夹虚的重要用方，根据病变证机主次变化可酌情调整方中用药用量。

【译文】

侯氏黑散主治病证：风从心生，四肢烦困沉重，心中恶寒的病变证机是正气不足，固护不及。

【注释】

侯氏黑散：根据侯氏黑散方药组成权衡其功用及主治证型。

治大风：大风，大与小相对而言，即风生于内在心则为大风，风从外侵而在表则为贼风。“大风”即心脾不足，痰风内生证。

心中恶寒不足：心中，心胸；恶寒，心胸怕冷；不足，正气不足，固护不及。

【方药组成】 侯氏黑散

菊花四十分（120 g） 白术十分（30 g） 细辛三分（9 g） 茯苓三分（9 g） 牡蛎三分（9 g） 桔梗八分（24 g） 防风十分（30 g） 人参三分（9 g） 矾石三分（9 g） 黄芩五分（15 g） 当归三分（9 g） 干姜三分（9 g） 川芎三分（9 g） 桂枝三分（9 g）

上十四味，杵为散，酒服方寸匕，日一服，初服二十日，温酒调服，禁一切鱼肉、大蒜，常宜冷食，自能助药力，在腹中不下也，热食即下矣，冷食自能助药力。

【用药要点】 方中人参安精神，定魂魄，止惊悸，除邪气，开心益智，补脾益气。白术健脾益气，生化气血，滋荣心脾。牡蛎潜阳平熄内风，软坚散结消痰。防风透风于外。茯苓健脾益心，安神定志。当归养血补心脾。菊花清利头目醒神。矾石燥湿化痰，善治风痰。桂枝通阳化瘀，通达经气。干姜温脾阳，益心阳。细辛温阳化饮，温通经气。桔梗宣畅气机，化痰祛痰。黄芩制约温热药，不伤阴津。川芎行血中之气。酒能活血行气。

【药理作用】本方具有增加冠状动脉血流量、提高心肌耗氧量、抗心肌缺血、降血压、降血脂、解热、抗菌、抗病毒、抗自由基、抗过敏、抗氧化、调节睡眠中枢、调节内分泌、增强机体免疫功能、抗衰老、抗溃疡、调节内分泌、调节胃肠蠕动等作用。

四、风中肌肤营卫气血及心气不足证

【仲景原文】寸口脉迟而缓，迟则为寒，缓则为虚；营缓则为亡血，卫缓则为中风。邪气中经，则身痒而瘾疹；心气不足，邪气入中，则胸满而短气。（第五3）

【导读】

风中肌肤营卫气血与症状表现。①从脉象辨识病变证机；②辨识外风侵入的根本原因是内在正气虚弱；③辨识风中肌肤营卫的病变证机及症状表现；④辨识风中心胸的病变证机及症状表现。

【译文】

寸口脉迟而缓，脉迟多主寒滞，脉缓多主正虚；营虚多血虚，卫虚易被外邪侵袭。邪气侵袭于经脉，则身体痛痒，皮肤瘾疹；心气虚弱，邪气侵入而发病，则胸满，短气。

【注释】

寸口脉迟而缓：迟，一息不足四至；缓，脉体形态缓纵。

迟则为寒：寒，外寒侵袭。

缓则为虚：虚，营卫气血虚。

营缓则为亡血：缓，缓缓，引申为虚弱；营缓，营虚；亡血，血虚。

卫缓则为中风：卫缓，卫虚；中风，风邪侵袭。

邪气中经：邪气，外邪；中，侵袭；经，经脉。

则身痒而瘾疹：身痒，外邪侵袭肌肤营卫；瘾疹，皮肤疹团瘙痒时隐时起。

心气不足：不足，失调，并非局限于虚弱。

邪气入中：入，侵入；中，发病。

五、肝热动风证的证治

【仲景原文】风引汤：除热、瘫、痫。（第五12）

【导读】

A. 肝热动风证与病证表现。①辨识郁热内生的基本症状表现特点；②辨识瘫痪的基本症状表现；③辨识癫痫的基本症状表现。

B. 风引汤方证。风引汤是辨治各科杂病病变证机属于郁热生风证的重要用方。

【译文】

风引汤的功用：治疗热证、瘫痪、癫痫。

【注释】

风引汤：根据风引汤方药组成权衡其功用及主治证型。

除热：除，治疗，解除；热，热证。

瘫：瘫痪，病变证机属于热。

痫：癫痫，病变证机属于热。

【方药组成】 风引汤

大黄四两（12 g） 干姜四两（12 g） 龙骨四两（12 g） 桂枝三两（9 g） 甘草二两（6 g） 牡蛎二两（6 g） 寒水石六两（18 g） 滑石六两（18 g） 赤石脂六两（18 g） 白石脂六两（18 g） 紫石英六两（18 g） 石膏六两（18 g）

上十二味，杵，粗筛，以韦囊盛之，取三指撮，井花水三升，煮三沸。温服一升。

【用药要点】 方中寒水石清热益阴，制阳熄风。牡蛎平肝潜阳和阴。石膏清热生津，制阳和阴。龙骨平肝潜阳，镇惊安神。紫石英治癫痫，定惊悸。赤石脂养心和肝，益血荣阴，补精生水，制阳亢风动。白石脂养心刑肝，补肾涵木。大黄泻热存阴，制阳熄风。滑石清热。桂枝通阳。干姜温阳。甘草益气和中。

【药理作用】 本方具有镇静、抑制骨骼肌兴奋、促进血小板聚集、降低血管壁的通透性、抗菌、抗病毒、抗过敏、增强机体免疫功能、调节中枢神经、调节周围神经、调节体温中枢、调节胃肠平滑肌蠕动、保护胃肠黏膜、抗溃疡等作用。

六、心虚热发狂证的证治

【仲景原文】防己地黄汤：治病如狂状，妄行，独语不休，无寒热，其脉浮。（第五13）

【导读】

A. 心虚热发狂证与病证表现。①辨识心虚热发狂证的基本症状表现；②辨识心虚热发狂证的病变证机具有复杂多变性。

B. 防己地黄汤方证。防己地黄汤是辨治心虚热发狂证的重要用方，又是辨治心虚热阳郁证的重要用方。

【译文】

防己地黄汤的功用：治疗疾病发作如狂状，身体行动不能自我控制，一人独自言语不休，没有发热恶寒，病人脉浮。

【注释】

防己地黄汤：根据防己地黄汤方药组成权衡其功用及主治证型。

治病如狂状：狂，狂躁不宁。

妄行：妄，为所欲为，无所控制；行，活动，行动。

独语不休：独语，一人独自言语；不休，重复无休止。

【方药组成】 防己地黄汤

防己一钱（1.5 g） 桂枝三钱（4.5 g） 防风三钱（4.5 g） 甘草二钱（3 g）

上四味，以酒一杯，浸之一宿，绞取汁，生地黄二斤，㕮咀，蒸之如斗米饭久，以铜器盛其汁，更绞地黄汁，和，分再服。（仲景用量一钱似一钱匕，应用时可在原用量基础上乘以3倍。）

【用药要点】 方中防己清热降泄通窍。生地黄清热定狂安神，养阴生津凉血。防风疏散透邪于外。桂枝温阳通经，通调阴阳。酒能通行经脉，行气活血。甘草益气和中。

【药理作用】 本方具有降血脂、降血压、调节中枢神经、增强免疫功能、强心、保护肾功能、调节血糖、抗菌、抗病毒等作用。

七、肾虚头痛证治

【导读】

头风摩散是辨治肾虚头痛证的重要基础代表方。

【方药组成】 头风摩散（第五 14）

大附子炮，一枚（8 g）　盐等分

上二味，为散，沐了，以方寸匕，已摩疾上，令药力行。

【用药要点】 方中附子温肾阳，逐寒气，通经气，止疼痛。盐能走筋脉，通血脉，畅经气，散结气。

【药理作用】 本方具有强心、抗休克、调节血压、调节心律、抗心肌缺血、抗心脑缺氧、调节血小板聚集、增强心肌收缩力、改善肾功能、调节体温中枢、调节内分泌、调节血管、降血糖、降血脂、镇痛、镇静、抗应激、抗溃疡、调节水液代谢、调节肾上腺皮质功能、利尿、抗自由基、增强机体免疫功能、调节中枢神经、改善周围神经、抗菌、抗病毒、抗过敏等作用。

第 2 节　历节证治

一、寒湿历节证机

【仲景原文】 寸口脉沉而弱，沉即主骨，弱即主筋，沉即为肾，弱即为肝。汗出入水中，如水伤心，历节黄汗出，故曰历节。（第五 4）

【导读】

A. 历节病变证机与肝肾。①辨识寒湿历节证的病变部位在肾的基本症状表现；②辨识寒湿历节证的病变部位在肝的基本症状表现；③辨识寒湿历节证，肝肾夹杂的病变证机及症状表现。

B. 黄汗与历节。①辨识黄汗证与历节证的致病原因有其相同性；②辨识黄汗证与历节证症状表现既有共性又有个性。

【译文】

寸口脉沉而弱，脉沉主病变在骨，弱脉主病变在筋，脉沉主病位在肾，脉弱主病位在肝。又，汗出之时入水中洗浴，似水邪伤及血脉，关节疼痛，汗出色泽偏黄，这样的病叫作历节。

【注释】

沉即主骨：骨，骨节间病变。

弱即主筋：筋，筋脉间病变。

沉即为肾：肾，骨节间病变可从肾治。

弱即为肝：肝，筋脉间病变可从肝治。

汗出入水中：汗出，正在出汗之时；入水中，进入水中洗浴。

如水伤心：如，似也；水，水邪；心，血脉。

历节黄汗出：历节，关节筋脉疼痛；黄汗，汗出色黄。

二、湿热历节证机

【仲景原文】趺阳脉浮而滑，滑则谷气实，浮则汗自出。（第五5）

【导读】

湿热历节证与病证表现。①辨识湿热历节证的基本脉象特点；②辨识湿热历节证的病变证机及其演变特点。

【译文】

趺阳脉浮而滑，脉滑主正气充实并能积极抗邪，脉浮主湿热熏蒸津液则汗自出。

【注释】

趺阳脉浮而滑：趺阳脉，又称冲阳脉。仲景诊脉部位之一，即足背胫前动脉搏动处，属足阳明胃经，当今诊脉以寸口为主。

滑则谷气实：谷气，正气；实者，充实。

浮则汗自出：病变证机非因正气虚弱不固，乃因湿热熏蒸。

三、阴血虚历节证机

【仲景原文】少阴脉浮而弱，弱则血不足，浮则为风，风血相搏，即疼痛如掣。（第五6）

【导读】

阴血虚历节证与病证表现。①辨识阴血虚历节证的病变证机；②辨识阴血虚历节证的症状表现。

【译文】

少阴脉浮而弱，脉弱主血不足，脉浮主风邪，风邪侵袭于血并与之相结，即关节疼痛如牵拉一样。

【注释】

少阴脉浮而弱：心阴，心肾。

弱则血不足：弱，脉弱；血不足，血虚。

浮则为风：浮，脉浮；风，风邪为患。

风血相搏：风血，风邪侵袭于血；相搏，风与血相互阻结不通。

即疼痛如掣：掣，牵拉。

四、阳虚痰湿历节证

【仲景原文】盛人脉涩小，短气，自汗出，历节痛，不可屈伸，此皆饮酒汗出当风所致。（第五7）

【导读】

A．阳虚痰湿历节证与基本脉证。①辨识阳虚痰湿历节证的基本症状表现；②辨识病变证机的复杂性与确立治疗的兼顾性。

B．阳虚痰湿历节证与致病原因。①辨识饮酒既可伤阳又可伤阴，既可生痰又可伤阴；②辨识饮酒汗出必须避免受风受凉，否则是引起诸多疾病的重要原因。

【译文】

肥胖之人脉涩小，气短不足一息，汗自出，关节疼痛，不能屈伸，这些病证表现是因饮酒汗出又被风邪侵袭所致。

【注释】

盛人脉涩小：盛，非强盛之盛，而是肥胖之人。

历节痛：历节，骨节，关节。

此皆饮酒汗出当风所致：此，这；当，被；风，风邪侵袭。

五、肝肾两伤历节证

【仲景原文】味酸则伤筋，筋伤则缓，名曰泄；咸则伤骨，骨伤则痿，名曰枯；枯泄相搏，名曰断泄；营气不通，卫气独行，营卫俱微，三焦无所御，四属断绝，身体羸瘦，独足肿大，黄汗出，胫冷；假令发热，便为历节也。（第五9）

【导读】

A. 饮食与历节。①辨识饮食五味既不可太过又不可不及，久而久之，是引起历节的重要原因；②辨识饮食五味太过或不及可因脏腑不同则有不同的历节病变证机；③辨识历节病变涉及诸多脏腑病变及症状表现。

B. 历节与黄汗。①辨识历节病变与黄汗病变既有相同又有不同，辨证必须同中求异；②辨识黄汗病变有寒有热，更有寒热夹杂。

【译文】

饮食酸味太过则损伤筋脉，筋脉损伤则行动迟缓，这样的病证称为筋泄；咸味太过则损伤骨节，骨节损伤则骨节痿弱失司，这样的病证称为骨枯；骨枯与筋泄相互为病，这样的病证称为断泄即筋弛纵骨痿弱；营气壅滞不与卫气相通，卫气不与之相和，营卫之气俱虚弱，三焦不能协调职司脏腑之气充荣营卫，四肢筋骨犹如断绝分离，身体消瘦，唯独足部肿大，汗出色黄，小腿冰冷；假令发热，这是历节。

【注释】

味酸则伤筋：味酸，酸味太过；筋，筋脉。

筋伤则缓：缓，行动迟缓，筋脉缓纵。

名曰泄：泄，损伤，迟缓不用。

咸则伤骨：咸，咸味太过；骨，骨节。

骨伤则痿：痿，痿弱不用。

名曰枯：枯，痿弱，枯痿，失荣。

枯泄相搏：枯泄，骨节痿弱，筋脉迟缓；相搏，筋骨为病，相互影响。

名曰断泄：断，分离，不相连；泄，筋脉缓纵不用。

营气不通：不通，不与卫气相通。

卫气独行：独行，卫气不能与营相和。

营卫俱微：微，虚弱。

三焦无所御：御，主管，职司。

四属断绝：四,四肢；属，关节；断，分离；绝，不相连接。

独足肿大：独，唯独；足，脚。

黄汗出：汗出色黄。

胫冷：胫，小腿，从膝盖到脚跟的一段。

便为历节也：便，即，就；历节，病以疼痛为主。

六、历节证治

（一）阳虚热郁痹证的证治

【仲景原文】诸肢节疼痛，身体魁羸，脚肿如脱，头眩，短气，温温欲吐，桂枝芍药知母汤主之。（第五8）

【导读】

A. 阳虚热郁痹证与病证表现。①辨识阳虚热郁痹证的基本症状表现；②辨识阳虚郁热痹证病变证机的复杂性和症状表现的夹杂性。

B. 桂枝芍药知母汤方证。桂枝芍药知母汤是辨治各科杂病病变证机属于阳虚郁热证的重要用方。

【译文】

全身诸多关节疼痛，肢体关节肿大且肌肉消瘦，足及小腿肿大麻木犹如脱离肢体一样，头晕目眩，气短不足一息，心中蕴结欲呕吐，其治可选用桂枝芍药知母汤。

【注释】

诸肢节疼痛：诸，多；肢，肢体；节，关节。

身体魁羸：魁，关节肿大；羸，肌肉消瘦。

脚肿如脱：脚，足，小腿；肿，肿大；如，犹如；脱，脱离，脱散。

温温欲吐：温温，心中蕴结。

桂枝芍药知母汤：辨阳虚与郁热，审明病变轻重，酌情调整方药用量，使方药能够切中病变证机与病证表现。

【方药组成】 桂枝芍药知母汤

桂枝四两（12 g） 芍药三两（9 g） 甘草二两（6 g） 麻黄二两（6 g） 生姜五两（15 g） 白术五两（15 g） 知母四两（12 g） 防风四两（12 g） 附子炮，二枚（10 g）

上九味，以水七升，煮取二升。温服七合，日三服。

【用药要点】 方中桂枝温经通阳，利血脉，化瘀滞，散寒气，调营卫。芍药养血柔筋脉，养阴清热。知母清热除烦，滋阴润燥，和利关节。麻黄宣发毛窍，通利关节。附子温阳散寒，驱逐阴寒。防风祛风散寒，胜湿止痛。生姜散寒祛风。白术祛风湿，健脾益气。甘草益气和关节。

【药理作用】 本方具有抗风湿、抗菌、抗过敏、抗病毒、抗氧化、抗缺血、抗缺氧、改善微循环、增强机体免疫功能、强心、调节心律、促进造血功能、解除支气管平滑痉挛、调节支气管腺体分泌、调节中枢神经、调节周围神经、调节内分泌、调节水电解质代谢、降血脂等作用。

（二）寒湿夹虚痹证的证治

【仲景原文】 病历节，不可屈伸，疼痛，乌头汤主之。（第五10）

乌头汤方：治脚气疼痛，不可屈伸。（第五10）

【导读】

A. 寒湿夹虚痹证与病证表现。①辨识寒湿夹虚痹证的基本症状表现；②辨识寒湿夹虚证的病变证机在脏腑气血，针对病变部位的不确定性和疗效的确切性；③辨识疼痛的病变部位具有广泛性和特殊性。

B. 乌头汤方证。乌头汤是辨治各科杂病病变证机属于寒湿夹虚证的重要用方。

【译文】

患有历节病，关节僵硬不能屈伸，疼痛，其治可选用乌头汤。

乌头汤方药功用：可主治关节肿胀疼痛或肌肉溃烂，不能屈伸。

【注释】

病历节：病，患病；历，以疼痛为主。

不可屈伸：关节僵硬、不柔和。

乌头汤方：既可辨治骨节寒证，又可辨治筋脉寒证。

治脚气疼痛：治，主治；脚，足，小腿；脚气，指肿胀，麻木，溃烂病变。

【方药组成】 乌头汤

麻黄三两（9g） 芍药三两（9g） 黄芪三两（9g） 甘草炙，三两（9g） 川乌㕮咀，以蜜二升，煎取一升，即出乌头，五枚（10g）

上五味，㕮咀四味，以水三升，煮取一升，去滓。内蜜煎中，更煎之。服七合。不知，尽服之。

【用药要点】 方中乌头逐寒湿痹，除关节痛，温达气机，通行血脉。黄芪益气固表，补益营卫。麻黄宣发营卫，通理气机，驱散风寒，通利关节。芍药养血补血，缓急止痛。甘草补益中气。

【药理作用】 本方具有抗风湿、抗菌、抗过敏、抗病毒、抗氧化、抗缺血、抗缺氧、改善微循环、增强机体免疫功能、强心、调节心律、促进造血功能、解除支气管平滑痉挛、调节支气管腺体分泌、调节中枢神经、调节周围神经、调节内分泌、调节代谢等作用。

七、湿毒脚气冲心证的证治

【仲景原文】 *矾石汤：治脚气冲心。*（第五 15）

【导读】

A．辨识矾石汤方证。矾石汤是辨治湿毒蕴结证的重要基础用方。

B．脚气与特殊表现。①辨识湿毒脚气证的基本症状表现；②辨识湿毒脚气证的病变演变特点。

【译文】

矾石汤的功用，治脚气湿毒上逆，浸淫肆虐于心胸。

【注释】

矾石汤： 根据矾石汤方药组成权衡其功用与主治证型。

治脚气冲心： 脚气，脚溃烂，足肿胀，小腿肿胀；冲，上逆，浸淫；心，以心悸、气喘为主。

【方药组成】 矾石汤

矾石二两（6 g）

上一味，以浆水一斗五升，煎三五沸，浸脚良。

【用药要点】 方中矾石解毒杀虫，泻湿止痒，善解湿毒，虫蚀脚肿。浆水煎煮矾石，增强清热解毒，利湿止痒作用。

【药理作用】 本方具有对蛋白合成呈双向调节、促进血小板聚集、抗阴道滴虫、抗菌、防腐等作用。

八、肾阴阳俱虚脚气证的证治

【仲景原文】崔氏八味丸：治脚气上入，少腹不仁。（第五16）

【导读】

A. 辨识肾气丸（崔氏八味丸）方证。肾气丸是辨治各科杂病病变证机属于阴阳俱虚夹湿证的重要用方。

B. 脚气与特殊表现。①辨识肾阴阳俱虚脚气证病变部位及特点；②辨识肾阴阳俱虚脚气证的症状表现的变化性和不确定性。

【译文】

肾气丸的功用，可治脚气上浸，少腹急结或胀满或疼痛。

【注释】

崔氏八味丸：崔氏，姓氏；八味，八味药所组成；崔氏八味丸，以崔氏命名由八味药组成的方剂。崔氏八味丸又名肾气丸。

治脚气上入：脚气，寒湿夹热毒；上入，上淫侵扰肆虐。

少腹不仁：少腹，包括小腹；仁，相和，相近；不仁，不和，或拘急，或胀满，或疼痛。

【方药组成】 肾气丸（崔氏八味丸、八味肾气丸）

干地黄八两（24 g） 薯蓣（即山药）四两（12 g） 山茱萸四两（12 g） 泽泻三两（9 g） 茯苓三两（9 g） 牡丹皮三两（9 g） 桂枝一两（3 g） 附子炮，一两（3 g）

上八味，末之，炼蜜和丸，梧子大，酒下十五丸，加至二十五丸，日再服。

【用药要点】 方中重用干地黄滋补肾阴，填精益髓。附子温壮阳气，助阳化气。山药补脾益气。桂枝温阳通阳。山茱萸强健筋骨固精。泽泻泻干地黄之滋腻，使补不壅。茯苓既助山药益气，又渗利山药壅滞。牡丹皮既清热养阴，又制约温热药不伤阴。

【药理作用】 本方具有抗衰老、改善微循环、调节肾上腺、调节内分泌、调节中枢神经、调节糖代谢、抗突变、降低脑组织过氧化水平、抗动脉硬化、调节血压、调节心律、抗心脑缺血、抗心脑缺氧、抗自由基、增强机体免疫功能、抗过敏等作用。

第3节　气血虚痹证治

一、气血虚痹证的病因病机及基本脉证

【仲景原文】问曰：血痹病从何得之？师曰：夫尊荣人骨弱肌肤盛，重因疲劳汗出，卧不时动摇，加被微风，遂得之。但以脉自微涩，在寸口关上小紧，宜针引阳气，令脉和紧去则愈。（第六1）

【导读】

A．气血虚痹证与致病原因。①辨识气血虚痹证的致病原因是内外相互夹杂；②辨识气血虚痹证的基本症状表现。

B．气血虚痹证与辨治方法。①针对病变证机选用温阳益气方药或针刺；②辨治气血虚痹证既要温补阳气又要补血养血。

【译文】

学生问：血痹病的致病原因有哪些？老师说：在通常情况下，养尊处优的人貌似强壮而本质上则是脏腑之气虚弱，更因劳累过度汗出，睡眠时不时有身体转动而不得安宁，又被微弱的外风侵袭，即为气血虚痹证。只是由于原来脉就微涩，在关部脉略微紧，其治宜用针刺或采用激活阳气的方法促进阳气抗邪，使脉气调和，邪气祛除，病可向愈。

【注释】

血痹病从何得之：血痹病，血虚又被风邪侵袭；何，哪些；得，致病原因。

夫尊荣人骨弱肌肤盛：尊，养尊；荣，处优；骨弱，脏腑虚弱；肌肤盛者，外表貌似强壮。

重因疲劳汗出：重，更；疲劳，过度劳累。

卧不时动摇：卧，睡眠；不时，时不时；动摇，身体转动。

加被微风：加，又也；微风，微弱的风邪。

但以脉自微涩：但，只是；以，由于；自，原来。亦即血痹病的致病病因主要是起源于内。

在寸口关上小紧：关上，关部脉；小，略微；紧，紧脉。

宜针引阳气：针，针刺，针对；引，激活；阳气，促进阳气奋起抗邪。

令脉和紧去则愈：令，使；脉和，脉气调和自如；紧，以紧代邪气，亦即紧非言脉而言邪气。

二、气血营卫虚痹证的证治

【仲景原文】 血痹，阴阳俱微，寸口关上微，尺中小紧，外证身体不仁，如风痹状，黄芪桂枝五物汤主之。（第六2）

【导读】

A. 气血营卫虚痹证与基本脉证。①辨识气血营卫虚痹证的基本症状表现；②辨识气血营卫虚痹证的症状表现可能有类似太阳病，或夹杂太阳病。

B. 黄芪桂枝五物汤方证。黄芪桂枝五物汤是辨治各科杂病病变证机属于气血虚夹寒的重要用方。

【译文】

血痹的病变证机，气血营卫俱虚，寸口、关部脉微弱，尺部脉略微紧，外在表现以身体麻木不仁为主，并有身体疼痛，其治可选用黄芪桂枝五物汤。

【注释】

血痹：血虚又被风邪侵扰引起的病证。

阴阳俱微：阴阳，气血，营卫。

寸口关上微：寸口，寸部脉；关上，关部脉；上，部位。

尺中小紧：尺中，尺部脉；小，略微。

外证身体不仁：外证，身体外在表现；不仁，麻木不仁。

如风痹状：如，像，类似；风痹，以关节肌肉疼痛为主。

黄芪桂枝五物汤：既可辨治病变部位在营卫气血，又可辨治病变部位在脏腑，其病变证机是气血虚弱。

【方药组成】 黄芪桂枝五物汤

黄芪三两（9 g） 芍药三两（9 g） 桂枝三两（9 g） 生姜六两（18 g） 大枣十二枚

上五味，以水六升，煮取二升。温服七合，日三服。

【用药要点】 方中黄芪补气益卫。桂枝温达阳气，通畅气血。芍药养血补血，敛阴和营。生姜温通阳气，散寒通经。大枣益气补中，生化气血。

【药理作用】本方具有增强机体免疫功能、促进造血功能、调节心律、抗自由基损伤、抗衰老、抗疲劳、改善微循环、调节中枢神经、调节内分泌、调节代谢、抗过敏等作用。

第4节 虚劳证治

一、虚劳证基本特征

（一）虚劳主脉

【仲景原文】夫男子平人，脉大为劳，极虚亦为劳。（第六3）

【导读】

虚劳与类似正常人。①辨识虚劳证的基本症状表现；②辨识虚劳证有时可能类似正常人，但脉象有本质不同；③辨识虚劳证必须重视辨别脉象特征。

【译文】

在通常情况下，男子（包括女子）虚弱疾病外表如同正常人，根据其脉大无力可辨为虚劳，极度虚弱亦是虚劳的常见表现。

【注释】

夫男子平人：男子，包括女子在内；平人，正常人，类似正常人。

脉大为劳：脉大，脉大而无力；劳，虚弱性疾病，久而不愈称为劳。

极虚亦为劳：极虚，脉极度虚弱。

（二）虚劳望诊

【仲景原文】男子面色薄者，主渴及亡血，卒喘悸，脉浮者，里虚也。（第六4）

【导读】

虚劳与病变证机。①辨识虚劳病变证机的复杂性与特殊性；②辨识虚劳证的基本症状表现；③望诊对辨治虚劳证具有重要指导意义；④辨识脉浮主虚主里证。

【译文】

男子（包括女子）面色无光泽，病变证机是津亏及血虚，即有气喘、心悸，脉浮者，病变证机是心肺虚弱。

【注释】

男子面色薄者：薄，淡薄，无光泽。

主渴及亡血：主，病变证机；渴，阴津损伤；亡血，血虚。

卒喘悸：卒，突然，即有；喘，气喘；悸，心悸。

脉浮者：浮，脉浮而无力。

里虚也：里，心肺。

（三）阴血虚伤阳劳证

【仲景原文】男子，脉虚、沉、弦，无寒热，短气，里急，小便不利，面色白，时目瞑，兼衄，少腹满，此为劳使之然。（第六5）

【导读】

阴血虚伤阳劳证与病证表现。①辨识虚劳证因人不同，可有不同的脉象；②辨识虚劳证的病变证机有阳虚，有血虚，有阴虚夹热，有其相互夹杂；③辨识虚劳证的症状表现的复杂性与典型性。

【译文】

男子（包括女子），脉虚，或脉沉，或脉弦，无寒热，气短不足一息，胸胁脘腹拘急，小便不利，面色萎白或苍白，或时有畏光闭目，可有衄血，少腹胀满，这是虚劳的病证表现。

【注释】

沉：脉沉。

弦：脉弦，既主虚证，也主实证，当因人而辨。

无寒热：无，没有；寒热，偏义词复用，重在寒，即阴虚病证表现本无恶寒症状。

面色白：阴血虚以血虚为主，面色以萎白或苍白为主。

时目瞑：阴血虚以虚热为主，两目常有闭目畏光。

兼衄：兼，可能有；衄，出血。

少腹满：少腹，包括小腹。

此为劳使之然：此，这；劳，虚劳；使，引起，导致。

（四）阴血虚伤阳劳证与季节的辨证关系

【仲景原文】劳之为病，其脉浮大，手足烦，春夏剧，秋冬瘥，阴寒精自

出，酸削不能行。（第六6）

【导读】

A．阴血虚伤阳劳证与病证表现。①辨识阴血虚伤阳劳证的基本症状表现；②辨识阴血虚伤阳伤阴劳证的基本症状表现；③辨识阴阳俱虚夹杂性病变的症状表现。

B．虚劳与季节变化。辨识阴血虚伤阳伤阴劳证与季节变化有一定内在关系。

【译文】

虚劳的病证表现，脉浮大无力，手足烦热，春夏症状加重，秋冬趋于缓解，伤及阳气则阴精不能固藏，肢体酸楚不能正常活动。

【注释】

劳之为病：劳，虚劳；病，病证表现。

其脉浮大：浮大，浮大无力，病变证机是阴血虚弱，虚阳浮越于外。

手足烦：烦，烦热，病变证机是阴虚不制阳，阳化为热，热郁四肢。

春夏剧：春夏为阳生，阳化为热而伤阴，阴血虚于春夏加剧。

秋冬瘥：秋冬为阴，阴能制阳热，秋冬为阴，手足烦热得以缓解。

阴寒精自出：病变证机是阴血虚而伤阳，阳虚不能固精，则精自出。

酸削不能行：病变证机是阳虚不温，阴虚不滋，肢体软弱不用。

（五）虚劳与生育

【仲景原文】 男子，脉浮弱而涩，为无子，精气清冷。（第六7）

【导读】

不育与虚劳。①辨识男子虚劳证的基本症状表现；②辨识男子虚劳证与生育之间的内在关系；③辨清阳虚、阴虚、阴阳俱虚的病变证机；④辨治男子虚劳证，必须有针对性地选用治疗方药。

【译文】

虚劳男子（包括女子），脉浮弱而涩，多为不育症，阴精清稀，阳气虚弱而生寒。

【注释】

为无子：无，没有；子，子女；无子，不育症。

精气清冷：精，阴精；气，阳气；清，清稀；冷，寒。

（六）虚劳盗汗证

【仲景原文】男子平人，脉虚弱细微者，喜盗汗出也。（第六9）

【导读】

阳虚与盗汗。①辨识阴虚盗汗的基本病变证机及症状表现；②辨识阳虚盗汗的基本病变证机及症状表现；③辨清阴阳俱虚盗汗的病变证机及症状表现。

【译文】

男子（包括女子）貌似正常人，其脉虚弱且细微，常盗汗出。

【注释】

脉虚弱细微者：虚弱，阳虚；细微，阳虚之甚。

喜盗汗出也：喜，常常，常有；盗汗，夜间汗出。

（七）虚劳夹痰证

【仲景原文】人年五六十，其病脉大者，痹侠背行，若肠鸣，马刀侠瘿者，皆为劳得之。（第六10）

【导读】

虚劳与年龄。①辨识虚劳夹痰证发病可能与年龄段有一定的内在关系；②辨识虚劳夹痰证的基本症状表现；③辨识虚劳夹痰证的病变部位可能在脏腑，也有可能在肌肤营卫。

【译文】

人到五六十左右，脉浮无力，麻木或疼痛的部位在胸背腰骶，肠鸣，腋下夹有痰核瘿瘤瘰疬，这皆是虚劳患有的病。

【注释】

人年五六十：年，年龄；五六十，五六十左右。

其病脉大者：其，病人；病，患病；脉大，脉大无力。

痹侠背行：痹，麻木，疼痛；侠，夹有；背，胸背腰骶；行，病变部位。

马刀侠瘿者：马刀，腋下；瘿，痰核瘿瘤瘰疬。

（八）阳虚虚劳证

【仲景原文】脉沉小迟，名脱气，其人疾行则喘喝，手足逆寒，腹满，甚则溏泄，食不消化也。（第六11）

【导读】

阳虚虚劳与症状表现。①辨识阳虚虚劳证的基本症状及脉象特点；②辨识阳虚虚劳证的病变部位可能在肺或在脾或肺脾相互夹杂。

【译文】

脉沉小迟，病变证机是正气虚脱，病人若快速行走有张口呼吸，手足逆冷，脘腹胀满，严重者可有大便溏泄不止，饮食不能消化。

【注释】

脉沉小迟：沉小迟皆无力。

名脱气：名，主也；脱气，正气虚脱。

其人疾行则喘喝：疾行，快速行走；喘喝，张口呼吸。

甚则溏泄：甚，严重；溏泄，大便溏泄不止。

食不消化也：食，饮食；不消化，大便中夹有不消化食物。

（九）肝肾精血亏虚证证机

【仲景原文】脉弦而大，弦则为减，大则为芤，减则为寒，芤则为虚，虚寒相搏，此名为革；妇人则半产漏下，男子则亡血失精。（第六12）

【导读】

肝肾虚劳与男科妇科病证。①辨识肝肾虚劳证的脉象特点及病变证机；②辨识肝肾虚劳证的病变证机是虚寒以寒为主；③辨识肝肾虚劳证可因男女不同则有不同的症状表现；④辨识肝肾内伤夹杂性病变部位具有广泛性和不确定性。

【译文】

脉弦而大，弦为精血亏虚，大为脉形中空，精血亏虚多主寒，脉形中空多主虚，精血亏虚与阴寒相互搏结，这样的脉形叫作革脉；女子可能有半产漏下，男子可能有血虚少精。

【注释】

脉弦而大：脉轻按则弦大，重按则中空无力。

弦则为减：弦，弦脉；减，少也，精血亏虚。

大则为芤：大，大脉；芤，脉形外硬且中空虚。

减则为寒：精血亏虚而生寒。

芤则为虚：芤脉多主虚弱病变证机。

虚寒相搏：虚，正气不足，精气亏虚；寒，阴寒内生。

此名为革：脉浮取则硬，重按中空无力，叫作革脉。

妇人则半产漏下：半产，流产；漏下，月经经久不止。

男子则亡血失精：亡血，血虚；失，丢失；失精，遗精，精伤。

二、虚劳证治

（一）心肾虚寒不固证及其相关辨证

【仲景原文】 夫失精家，少腹弦急，阴头寒，目眩，发落，脉极虚芤迟，为清谷，亡血，失精。脉得诸芤动微紧，男子失精，女子梦交，桂枝加龙骨牡蛎汤主之。（第六8）

【导读】

A. 心肾虚寒不固证与症状表现。①辨识心肾虚寒不固证的基本症状；②辨识心肾虚寒不固证的脉象特点；③辨识心肾虚寒不固证男女之间有各自的特殊症状表现；④辨识心肾虚寒不固证可能夹杂脾胃病变，或夹杂肝脾病变。

B. 桂枝加龙骨牡蛎汤方证。桂枝加龙骨牡蛎汤是辨治各科杂病病变证机属于虚寒不固证的重要用方。

【译文】

在通常情况下，阴精亏损久而不愈，少腹弦急，阴部寒冷，目眩，头发脱落，脉虚弱且伴有芤迟，病变证机多是肾阳虚弱，阴津损伤，阴精亏损。如果脉是芤动微紧并见，更主男子遗精，女子梦交，其治可选用桂枝加龙骨牡蛎汤。

【注释】

失精家：失精，阴精亏损，或遗精；家，经久不愈。

少腹弦急：弦急包括疼痛、胀满、拘紧、挛急等。

阴头寒：阴头，或泛指男女阴部，或指男子阴茎。

发落：发，头发；落，脱落。

脉极虚芤迟：极，非常明显；芤迟，脉形中空虚弱且非常明显。

为清谷：清谷，原为泻下不消化食物，引申为肾阳虚弱，不能温化水谷。

亡血：亡，损也，阴血损伤亏虚。

失精：失，损失，亏损；精，精血，阴精。

脉得诸芤动微紧：得，出现；诸，可有多种脉象形态并见，或单独；动，脉搏动较明显；微，微脉；紧，脉紧。

男子失精：失精，遗精，或阴精亏损。

女子梦交：梦交，梦中有性生活。

【方药组成】桂枝加龙骨牡蛎汤

桂枝　芍药　生姜各三两（各9g）　甘草二两（6g）　大枣十二枚　龙骨　牡蛎各三两（各9g）

上七味，以水七升，煮取三升。分温三服。

【用药要点】方中桂枝温补心阳而下固于肾。牡蛎固涩肾气，敛精止遗。芍药收敛阴气，补血育阴，和畅血脉。生姜宣通上下，交通阴阳，温阳散寒。龙骨安神定志，使神明收藏于下以固肾精。大枣、甘草益气和中。

【药理作用】本方具有调节睡眠中枢、调节内分泌、增强机体免疫功能、抗衰老、抗溃疡、抗菌、抗过敏、调节心律、抗氧化、调节胃肠蠕动等作用。

（二）气血虚夹寒生热证的证治

【仲景原文】虚劳里急，悸，衄，腹中疼，梦失精，四肢痠疼，手足烦热，咽干，口燥，小建中汤主之。（第六13）

【导读】

A．气血虚夹寒生热证与基本症状。①辨识气血虚夹寒生热证的基本症状表现；②辨识气血虚夹寒生热证可能夹杂阴虚病变；③辨识气血虚夹寒生热证的病变部位可能夹心、夹肾、夹脾胃；④辨识气血虚夹寒生热证的病变证机是以气血虚演变为热的症状表现。

B．小建中汤方证。小建中汤是辨治各科杂病病变证机属于气血虚夹寒生热的重要用方。

【译文】

气血虚弱，胸胁脘腹拘急，心悸，衄血，腹中疼痛，梦中有性生活，四肢痠楚疼痛，手足烦热，咽喉干燥，其治可选用小建中汤。

【注释】

虚劳里急：虚劳，气血虚弱；里，胸胁脘腹之内在脏腑；急，拘急挛紧。

悸：心悸，或胃中筑筑然悸动不安。

衄：出血。

腹中疼：腹，包括胃脘。

梦失精：虚热内扰。

手足烦热：烦，烦扰不宁；热，自觉发热。

（三）脾胃虚寒证以气虚为主的证治

【仲景原文】 虚劳里急，诸不足，黄芪建中汤主之。（第六14）

【导读】

A. 脾胃虚寒证与症状表现。①辨识脾胃虚寒证是日久不愈；②辨清脾胃虚寒证的基本症状表现特点；③辨识脾胃虚寒证的病变证机以虚为主；④辨识虚劳的病变部位并不局限于脾胃，可能在肝、在肺、在肾、在心，或脏腑之间病变相互夹杂。

B. 黄芪建中汤方证。黄芪建中汤是辨治各科杂病病变证机属于气血虚夹寒证的重要用方。

【译文】

脾胃虚寒证以气虚为主的表现，脘腹拘急或疼痛，病变证机是气血虚弱，寒从内生，其治可选用黄芪建中汤。

【注释】

虚劳里急： 虚劳，脾胃虚寒；里急，脘腹脾胃。

诸不足： 诸，多；不足，虚弱。亦即脾胃虚寒可引起诸多病证表现。

黄芪建中汤： 凡是虚寒以气虚为主，均可选择黄芪建中汤，不能局限于脾胃。

【方药组成】 黄芪建中汤

桂枝去皮，三两（9 g） 甘草炙，二两（6 g） 芍药六两（18 g） 生姜切，三两（9 g） 大枣擘，十二枚 胶饴一升（70 mL） 黄芪一两半（4.5 g）

上七味，以水七升，煮取三升，去滓。内饴，更上微火消解。温服一升，日三服。呕家，不宜用建中汤，以甜故也。气短，胸满者，加生姜；腹满者，去枣，加茯苓一两半；及疗肺虚损不足，补气加半夏三两。

【用药要点】 方中黄芪补益脾胃，建立中气，生化气血。胶饴补脾之虚，缓脾之急，建立中气，善于补血。芍药养血补血，缓急止痛。桂枝温阳化气。生姜温暖脾胃。大枣、甘草，补益脾胃，和合中气。

【药理作用】 本方具有保护胃黏膜、调节胃肠平滑肌蠕动、抗胃肠溃疡、抗氧化、抗缺氧、增强机体免疫功能、改善肾功能、降低血中胆碱酯酶的活性、改善内脏副交感神经、对中枢神经呈双向调节、降低胃张力、降血糖、调节呼吸中枢、强心、调节血小板聚集、促进排卵、促进精子生成及运动等作用。

（四）肾阴阳俱虚腰痛证的证治

【仲景原文】虚劳，腰痛，少腹拘急，小便不利者，八味肾气丸主之。（第六15）

【导读】

A. 肾阴阳俱虚证与症状表现。①辨识肾阴阳俱虚证的基本症状表现；②辨清肾阴阳俱虚腰痛证症状表现的特殊性；③辨识肾阴阳俱虚证小便异常的双重性。

B. 肾气丸方证。肾气丸既是辨治各科杂病病变证机属于阴阳俱虚证重要用方，又是辨治阴阳俱虚夹湿证的重要用方。

【译文】

肾阴阳俱虚证的表现，腰痛，少腹拘急或疼痛，小便不利，其治可选用肾气丸。

【注释】

虚劳：肾阴阳俱虚证。

腰痛：包括腰椎、肾、男科、妇科诸多病变引起的腰痛。

少腹拘急：少腹，包括小腹；拘急，包括疼痛胀满。

小便不利：包括小便少、小便不爽。

肾气丸：既可辨治病变部位在肾，又可辨治病变部位在头、在胸等。

（五）阴阳气血俱虚证或与太阳病证相兼的证治

【仲景原文】虚劳，诸不足，风气百疾，薯蓣丸主之。（第六16）

【导读】

A. 阴阳气血俱虚证与症状表现。①辨识阴阳气血俱虚证的基本症状表现；②辨识阴阳气血俱虚证可能夹杂太阳病；③辨识阴阳气血俱虚证可能因感受太阳病而加重。

B. 薯蓣丸方证。薯蓣丸既是辨治阴阳气血俱虚证的重要用方，又是辨治阴阳气血俱虚夹太阳病的重要用方。

【译文】

阴阳气血俱虚，营卫脏腑均虚弱的情况下，外邪导致的诸多病证，其治可选用薯蓣丸。

【注释】

虚劳：阴阳气血俱虚证。

诸不足：诸，气血阴阳营卫脏腑；不足，虚弱。

风气百疾：风气，泛指外邪；百疾，诸多病证表现。

【方药组成】薯蓣丸

薯蓣三十分（90 g）　当归　桂枝　曲　干地黄　豆黄卷各十分（各30 g）　甘草二十八分（84 g）　人参七分（21 g）　川芎　芍药　白术　麦门冬　杏仁各六分（18 g）　柴胡　桔梗　茯苓各五分（15 g）　阿胶七分（21 g）　干姜三分（9 g）　白蔹二分（6 g）　防风六分（18 g）　大枣百枚为膏

上二十一味，末之，炼蜜为丸，如弹子大，空腹酒服一丸，一百丸为剂。

【用药要点】方中重用山药（薯蓣）健脾益气，化阴助阳。人参大补元气，安神定志。白术健脾益气，燥湿和中。茯苓健脾益气，渗利湿浊。干地黄滋补阴血，兼清虚热。当归养血生新，活血化瘀。白芍补血敛阴，益脾通络。川芎走上达下，行血理气。阿胶补血化阴。干姜温阳散寒。麦冬滋阴清热。杏仁肃降肺气。桂枝、防风，解肌散邪，调和营卫。白蔹清热解毒。桔梗清宣肺气。豆黄卷清热解表，并利湿邪。柴胡调理气机。曲（神曲）健脾和胃消食。五灵脂、蒲黄，活血化瘀。大枣、甘草，补益中气，并调和诸药。

【药理作用】本方具有调节内分泌、调节腺体分泌、调节中枢神经、调节周围神经、调节胃肠蠕动、调节心律、调节支气管腺体分泌、调节水电解质代谢、调节水钠钾代谢、调节造血功能、改善血液运行状态、调节心肝肾肺功能、调节骨代谢、增强机体免疫功能、抗心脑缺血、抗缺氧、抗自由基、抗衰老、抗氧化、抗肿瘤、抗突变、抗菌、抗病毒、抗过敏、抗风湿等作用。

（六）心肝阴血虚失眠证的证治

【仲景原文】虚劳，虚烦，不得眠，酸枣仁汤主之。（第六17）

【导读】

A. 心肝阴血虚证与病证表现。①辨识心肝阴血虚证的基本症状表现；②辨清心肝阴血虚证日久不愈的难治性；③辨清心肝阴血虚证病变证机的虚实夹杂性以虚为主。

B. 酸枣仁汤方证。酸枣仁汤既是辨治心肝阴血虚证的重要用方，又是辨治心肝肾阴血虚证的重要用方。

【译文】

心肝阴血虚证的表现，心烦，不得眠，其治可选用酸枣仁汤。

【注释】

虚劳：心肝阴血虚证。

虚烦：虚，阴血虚；烦，心胸烦热，或手足心热。

不得眠：失眠。

酸枣仁汤：既可辨治心肝阴血虚之失眠，又可辨治心肝阴血虚之耳鸣、头晕。

【方药组成】 酸枣仁汤

酸枣仁二升（48 g）　甘草一两（3 g）　知母二两（6 g）　茯苓二两（6 g）　川芎二两（6 g）

上五味，以水八升，煮酸枣仁，得六升，内诸药，煮取三升，分温三服。

【用药要点】 方中酸枣仁补血益肝，舍魂安神。茯苓健脾益气，宁心安神。川芎行血和血。知母清热除烦，滋阴退热。甘草益气和中。

【药理作用】 本方具有调节中枢神经、调节周围神经、抗惊厥、升高白细胞、改善甲状腺功能、增强机体免疫功能、调节心律、调节内分泌、调节代谢等作用。

（七）肝瘀脉阻夹虚证的证治

【仲景原文】 五劳，虚极羸瘦，腹满，不能饮食，食伤，忧伤，饮伤，房室伤，饥伤，劳伤，经络营卫气伤，内有干血，肌肤甲错，两目黯黑，缓中补虚，大黄䗪虫丸主之。（第六 18）

【导读】

A. 肝瘀脉阻夹虚证与致病原因。①辨识肝瘀脉阻夹虚证的基本症状表现；②辨识肝瘀脉阻夹虚证的致病原因有内伤、有外伤、有情志伤、有房室伤等；③辨识肝瘀脉阻夹虚证的病变证机是虚实夹杂；④辨治肝瘀脉阻夹虚证的基本原则以泻实为主，补益为次。

B. 大黄䗪虫丸方证。大黄䗪虫丸是辨治各科杂病病变证机属于瘀阻脉络夹虚证的重要用方，以泻实为主，兼以补益。

【译文】

肝瘀脉阻夹虚证，因素体虚弱消瘦，腹满，不能饮食，致病原因可能有饮食所伤，忧虑所伤，饮酒所伤，房室所伤，饥饿所伤，过劳所伤，经络营卫气所伤，内有瘀血阻滞，肌肤粗糙，两目黯黑，治病重在泻实，缓在补虚，若能相互兼顾，则能取得预期治疗效果，其治可选用大黄䗪虫丸。

【注释】

五劳：原指五种致病原因，此特指肝瘀脉阻夹虚证。

虚极羸瘦：虚极，病证表现有类似极度虚弱；羸瘦，形体消瘦。

食伤：饮食失衡所伤。

忧伤：忧虑太过所伤。

饮伤：饮酒太过所伤。

房室伤：性生活太过所伤。

饥伤：饥饿日久所伤。

劳伤：身心劳累过度所伤。

经络营卫气伤：经络，气血。气血营卫病变日久不愈所伤。

内有干血：内，肝也；干，干燥化热；干血，瘀热。

肌肤甲错：甲错，粗糙。

两目黯黑：两目，两目四周；黯黑，面色乌黑无泽。

缓中补虚：急则泻实，缓则补虚，即治实兼补虚。

【方药组成】 大黄䗪虫丸

大黄蒸，十分（7.5 g） 黄芩二两（6 g） 甘草三两（9 g） 桃仁一升（24 g） 杏仁一升（24 g） 芍药四两（12 g） 干地黄十两（30 g） 干漆一两（3 g） 虻虫一升（24 g） 水蛭百枚（200 g） 蛴螬一升（24 g） 䗪虫半升（12 g）

上十二味，末之，炼蜜和丸小豆大，酒饮服五丸，日三服。

【用药要点】 方中大黄下瘀血，破症瘕积聚，化瘀消症，推陈致新，调中化食，通达气机，和利血脉。䗪虫化瘀血，破血痹，攻坚积。桃仁活血祛瘀，破血消症。虻虫逐瘀血，消症瘕，通利血脉。水蛭逐瘀血，破症瘕积聚。蛴螬活血通络，逐瘀破积。干漆破日久凝结至血，削年深坚结之积，善解瘀血内积坚硬。芍药养血活血，通络缓急，使瘀去新生。干地黄滋阴生血。杏仁肃降肺气，通调气机。黄芩清血中之郁热。甘草益气和中。

【药理作用】 本方具有保肝利胆、降酶、抗胃肠粘连、改善微循环、抗血栓形成、降血脂、抗动脉硬化、抗休克、抑制血小板聚集、对心肌呈双向调节、增强机体免疫功能、抑制胃肠平滑肌痉挛、调节心律、调节胃肠平滑肌蠕动、保护胃肠黏膜、抗溃疡、调节中枢神经、调节内分泌、调节代谢作用，抗突变、抗肿瘤、抗过敏等作用。

（八）肾阳虚失精证的证治

【导读】

天雄散是辨治肾阳虚失精证的重要基础代表方。

【方药组成】 天雄散（第六 19）

天雄炮，三两（9g） 白术八两（24g） 桂枝六两（18g） 龙骨三两（9g）

上四味，杵为散，酒服半钱匕。日三服。不知，稍增之。

【用药要点】 方中天雄益阳，强筋骨而固肾精。龙骨逐邪气，安心神。桂枝温阳通经，温壮阳气。白术益气健脾和中。

【药理作用】 本方具有促进男子生精、促进女子排卵、对平滑肌双向调节、改善微循环、促进造血功能、调节心律、调节中枢神经、调节内分泌、增强机体免疫功能、抗惊厥等作用。

第10章 辨痰饮水气病消渴淋病脉证并治

概 说

痰饮，一是广义痰饮，二是狭义痰饮。广义痰饮包括有形之痰饮和无形之痰饮；狭义痰饮，专指有形之痰饮。有形之痰饮，辨证比较容易；无形之痰饮，辨证则比较难。又，有形之痰饮，其病变部位往往在肺，或在咽喉，病变证机有寒有热；而无形之痰饮，其病变部位常常在心、在脾、在肝、在肾，或在六腑，或在肌肤经脉关节筋骨，病变证机有寒有热有虚有实。

水气，一是有形之水气，二是无形之水气；有形之水气如肢体水肿等，而无形之水气大多在脏腑；又，无论有形之水气，还是无形之水气，其病理变化往往与脏腑气化水气功能失常有关，因此，辨治水气病证尽管涉及诸多方面，但都要尽可能兼顾脏腑之气。辨治水气病理病证既要考虑到脏腑之气，又要重视辨寒热虚实。

黄汗证，是以汗色黄为主要病证表现，辨黄汗证主要有湿热黄汗和寒湿黄汗，确立治疗方药必须根据病变证机而设立。

消渴证，一是火热灼阴，二是水气内停，三是阴阳两虚。辨消渴证的病变证机往往涉及诸多脏腑，因此，辨治消渴证既要考虑到心肺，又要考虑到脾胃，还要考虑到肝肾，但有主次不同，确立方药务必与病变证机切切相应。

淋病，是以小便不利为主，而小便不利则是一个主要症状，其病变证机常常涉及诸多脏腑，所以，辨治淋病，必须懂得病变证机虽不尽在膀胱与尿道，但不离乎膀胱与尿道。

第1节 痰饮证治

一、痰饮病证

（一）痰饮病证的证型

【仲景原文】问曰：夫饮有四，何谓也？师曰：有痰饮，有悬饮，有溢饮，有支饮。（第十二1）

【导读】

痰饮与基本类型。①辨识痰饮病变的基本证型；②辨识痰饮病变部位不同，症状表现不同，但其基本病变证机相同。

【译文】

学生问：在通常情况下，饮的病变有四，各是什么？**老师说：**有痰饮，有悬饮，有溢饮，有支饮。

【注释】

有痰饮：痰饮既有广义狭义之分，又有无形有形之别。

有悬饮：饮邪悬挂在胁部。

有溢饮：饮邪溢于肌肤。

有支饮：饮邪支结于肺或肠胃。

（二）四种饮证

【仲景原文】问曰：四饮何以为异？师曰：其人素盛今瘦，水走肠间，沥沥有声，谓之痰饮；饮后水流在胁下，咳唾引痛，谓之悬饮；饮水流行，归于四肢，当汗出而不汗出，身体疼重，谓之溢饮；咳逆倚息，短气，不得卧，其形如肿，谓之支饮。（第十二2）

【导读】

A. 痰饮与病证表现。①辨识痰饮证的症状表现；②辨识痰饮证的病变部位在胃肠。

B. 悬饮与病证表现。①辨识悬饮证的症状表现；②辨识悬饮证的病变部位在胁下。

C. 溢饮与病证表现。①辨识溢饮证的症状表现；②辨识溢饮证的病变部位在四肢肌肤。

D. 支饮与病证表现。①辨识支饮证的症状表现；②辨识支饮证的病变部位在心肺。

【译文】

学生问：四种饮邪有哪些不同？**老师说：**病人以往肥胖现在且消瘦，水饮之邪浸淫肆虐于肠间，肠中沥沥有水声，这样的病证称谓痰饮；饮入之水不能走于水道且偏渗流于胁下，咳唾牵引胁下疼痛，这样的病证称谓悬饮；饮入之水不能气化且溢流，浸淫于四肢，应当汗出又没有汗出，身体疼痛沉重，这样的病证称谓溢饮；咳嗽，气喘，呼吸困难即倚物呼吸，气短不足一息，不能平卧，形体如肿胀，这样的病证称谓支饮。

【注释】

四饮何以为异：四饮，痰饮、悬饮、溢饮、支饮四种饮。

其人素盛今瘦：素，以往；盛，肥胖；今，目前，现在；瘦，形体消瘦。

水走肠间：走，浸淫肆虐。

沥沥有声：沥沥，水声，肠间有水声。

饮后水流在胁下：饮，饮水不得气化而为水饮之邪；流，浸淫肆虐；下，部位，处所。

咳唾引痛：咳，咳嗽；唾，吐唾液；引，牵引。

饮水流行：饮水不得气化而浸淫肆虐。

归于四肢：归，浸淫。

当汗出而不汗出：水饮之邪应从汗出而未能从汗出。

咳逆倚息：咳，咳嗽；逆，气喘；倚息，呼吸困难，亦即两手倚物而呼吸。

不得卧：呼吸困难，不能平卧。

其形如肿：形，身体；肿，浮肿，水肿。

二、痰饮证的基本治法

【仲景原文】病痰饮者，当以温药和之。（第十二15）

【导读】

痰饮与温药。①辨识痰饮有广义和狭义之分；②辨治一切痰饮病变都必须选用温热药；③辨治痰饮必须结合病变属性酌情配伍用药。

【译文】

患病是痰饮，其治当以温性药以调之和之。

【注释】

病痰饮者：病，患病；痰饮，包括痰饮、悬饮、溢饮、支饮四种。

当以温药和之：寒痰者治以温，痰热者治以寒伍以温，以此才能达到最佳治疗效果。

三、五脏水饮证

（一）心水饮证

【仲景原文】水在心，心下坚筑，短气，恶水，不欲饮。（第十二3）

【导读】

心水饮证与基本脉证。①辨识心水气证的基本症状表现；②辨识心水气证的病变可能夹杂脾胃病变。

【译文】

水饮之邪在心，心中坚硬筑筑然，气短不足一息，不欲饮水，口不思饮。

【注释】

水在心：水，水饮之邪。

心下坚筑：下，里也，内也；心下，心中；坚筑，坚硬筑筑然。

短气：水饮阻滞气机。

恶水：恶，厌恶。

不欲水：欲，思念。

（二）肺水饮证

【仲景原文】水在肺，吐涎沫，欲饮水。（第十二4）

【导读】

肺水饮证与基本脉证。①辨识肺水气证的基本症状表现；②辨识肺水气证的病变可能夹杂脾胃病变。

【译文】

水饮之邪在肺，咯吐清稀痰涎，渴欲饮水。

【注释】

水在肺：水饮之邪。在，蕴结。

吐涎沫：吐，咯吐；涎沫，痰涎。

欲饮水：病变证机是痰饮蕴结于肺，口干咽燥仅思念饮水且不欲多饮。

（三）脾水饮证

【仲景原文】水在脾，少气，身重。（第十二5）

【导读】

脾水饮证与基本脉证。①辨识脾水气证的基本症状表现；②辨识脾水气证的病变可能夹杂心肾病变。

【译文】

水饮之邪在脾，少气乏力，身体沉重。

【注释】

水在脾：水饮之邪浸淫于脾。

少气：水饮阻滞气机而不能化气。

身重：病变证机是水饮壅遏，气机郁滞，饮浊充斥。

（四）肝水饮证

【仲景原文】水在肝，胁下支满，嚏而痛。（第十二6）

【导读】

肝水饮证与基本脉证。①辨识肝水气证的基本症状表现；②辨识肝水气证的病变可能夹杂郁瘀病变。

【译文】

水饮之邪在肝，胁下支结满闷，因喷嚏而加剧胁痛。

【注释】

胁下支满：胁下，胁里；支，支结不畅；满，满闷。

嚏而痛：嚏，喷嚏；痛，胁里疼痛。

（五）肾水饮证

【仲景原文】水在肾，心下悸。（第十二7）

【导读】

肾水饮证与基本脉证。①辨识肾水气证的基本症状表现；②辨识肾水气证的病变可能夹杂心脾胃病变。

【译文】

水饮之邪在肾，可有心下悸。

【注释】

心下悸：病变证机是肾水上逆而凌于心，以心中悸为主，辨心悸不能仅局限于心。

四、留饮证

（一）心下留饮证

【仲景原文】夫心下有留饮，其人背寒冷如手大。（第十二8）

【导读】

心胃留饮与病证表现。①辨识心胃留饮证的基本症状表现；②针对病变证机必须辨清病变是阳虚还是阳郁。

【译文】

在通常情况下，心胃有留饮蕴结，病人可有背部寒冷如手大小。

【注释】

夫心下有留饮：心下，心中，胃脘；留饮，饮邪留滞蕴结，日久不愈。

其人背寒冷如手大：背寒冷，只有背部怕冷，其他部位不明显；如手大，即手掌大小。

（二）胁下留饮证

【仲景原文】留饮者，胁下痛引缺盆，咳嗽则辄已。（第十二9）

【导读】

肺肝留饮与病证表现。①辨识留饮病变部位可能在肝；②辨识留饮病变部位可能在肺；③辨识留饮病变部位可能是肝肺夹杂。

【译文】

肺肝有留饮蕴结，胁下疼痛牵引缺盆，疼痛因咳嗽而加重。

【注释】

留饮者：留饮蕴结在肺肝。

胁下痛引缺盆：胁下，肝也；引，牵引；痛引缺盆，疼痛牵引到缺盆。

咳嗽则辄已：病变证机是水饮内结，经气郁滞，脉络壅阻，胸胁因咳嗽气逆而加重疼痛。

（三）胸中留饮证

【仲景原文】胸中有留饮，其人短气而渴，四肢历节痛，脉沉者，有留饮。（第十二10）

【导读】

胸中留饮与病证表现。①辨识胸中留饮证的基本症状表现；②辨识胸中留饮证还必须进一步辨清寒热虚实；③辨识胸中留饮证病变部位可能在四肢。

【译文】

胸中有留饮蕴结，病人气短不足一息，口渴，四肢关节疼痛，脉沉者，这样的称谓留饮蕴结。

【注释】

胸中有留饮：胸中，心胸，胸肺。

其人短气而渴：病变证机是水饮内结，阻遏气机，遏制水津，津不滋荣；短气，饮阻气机；渴，水津被遏，津不得上承。

四肢历节痛：历节，关节。

（四）膈间痰饮证

【仲景原文】膈上病痰，满喘咳吐，发则寒热，背痛，腰疼，目泣自出，其人振振身瞤剧，必有伏饮。（第十二11）

【导读】

膈间痰饮证与病证表现。①辨识膈间痰饮证的基本症状表现；②辨识膈间痰饮证可能夹杂太阳病，或类似太阳病症状表现；③辨识膈间痰饮证病变部位可能在骨节。

【译文】

胸膈间病变是痰饮阻滞，胸满，气喘，咳嗽，呕吐，病证发作时有恶寒发热，背部疼痛，腰痛，目泪自溢，身体肌肉颤动加剧，可能是伏饮留结不去。

【注释】

膈上病痰：膈，胸膈；上，部位；病，患病；痰，病变证机是以痰为主。

满喘咳吐：满，心胸满闷；喘，气喘；咳，咳嗽；吐，呕吐。

发则寒热：发者，病证发作；寒热，恶寒发热，病变是正邪斗争。

目泣自出：眼泪自行溢出，病变证机是痰饮内结，浊饮上溢。

其人振振身瞤剧：瞤，身体颤动不稳。病变证机是痰饮内盛，肆虐经脉，经筋被痰饮所浸淫。

必有伏饮：痰饮伏结，日久不除。

五、饮证与饮水的关系

【仲景原文】夫病人饮水多，必暴喘满。凡食少饮多，水停心下；甚者则悸，微者短气。（第十二 12）

【导读】

饮水与饮证。①辨识脾肺水饮证的基本症状表现；②辨识心脾水饮证的基本症状表现；③辨识心肺水饮证的基本症状表现；④辨识脏腑水饮相互夹杂性症状表现及病变证机。

【译文】

在通常情况下，病人饮水多，可引起突发性气喘胸满。凡是饮食少而饮水多，可有水停留结胃脘；甚者可有心悸或胃脘悸动筑筑然，较轻者可有气短不足一息。

【注释】

夫病人饮水多：病人，患有水气内停的病人；饮水多，水遏阳气不能气化水津而为口渴。

必暴喘满：必，可能；暴，突然；喘满，水饮上逆胸肺。

凡食少饮多：食少，病变部位在脾胃；饮多，气机不能气化水津。

水停心下：心下，心中，胃脘。

甚者则悸：悸，心悸，胃脘悸动。

微则短气：微，与甚相对而言；短气，浊气壅滞，不足一息。

六、饮证脉象

（一）弦脉主虚证

【仲景原文】脉双弦者，寒也，皆大下后善虚；脉偏弦者，饮也。（第十二 12）

【导读】

寒饮夹虚证与弦脉。①辨识脉弦是虚寒证的病变证机是以寒为主；②辨识寒饮夹虚证的病变证机及症状表现。

【译文】

寸关尺三部脉皆弦，病因病机是寒邪内结，脉弦是因用大下方药引起正气虚弱的缘故；脉或左或右弦者，病变证机是饮邪留结。

【注释】

脉双弦者：双，左右手寸关尺三部脉。

寒也：病因是寒邪侵袭；病变证机是寒邪内结。

皆大下后善虚：皆，左右手脉皆弦；大下后，当用下而不当用大下；善者，导致。

脉偏弦者：或左手或右手寸关尺脉弦。

（二）饮证主脉

【仲景原文】脉浮而细滑，伤饮。（第十二19）

【导读】

诊脉与伤饮。①辨识饮邪内伤证的基本症状表现；②辨识脉象可进一步了解饮邪内伤。

【译文】

脉浮而细滑者，病变证机是饮邪所伤。

【注释】

脉浮而细滑：浮，正气积极抗邪；细，饮邪阻滞气血；滑，饮邪内盛。

伤饮：病因是饮邪所伤，病变证机是饮邪留结。

（三）饮证与季节的关系

【仲景原文】脉弦数，有寒饮，冬夏难治。（第十二20）

【导读】

脉数与寒证。①辨识寒饮证既可能是数脉又可能是现迟脉；②辨识寒饮证的基本症状表现；③辨识寒饮证的治疗与季节变化有一定内在关系。

【译文】

脉弦数者，病变证机是寒饮内结，此病冬夏难治。

【注释】

脉弦数：弦，饮结；数，寒盛夹阳虚。

有寒饮：病因是寒饮，病变证机是寒饮蕴结。

冬夏难治：寒饮冬治，寒气内外皆盛，辨治较难；寒饮夏治，夏季阳热伤阴，温热药伤阴，阴伤又不利于化饮，治疗较难。

（四）悬饮证主脉

【仲景原文】脉沉而弦者，悬饮内痛。（第十二21）

【导读】

诊脉与悬饮。①辨识悬饮证的基本症状表现；②辨识悬饮证的脉象特征；③辨识悬饮证因人不同可有不同的症状表现及脉象。

【译文】

脉沉而弦者，诊病是悬饮，以胸胁疼痛为主。

【注释】

悬饮内痛：悬饮，饮邪留结在胸胁；内痛，病以胸胁疼痛为主。

七、肺饮证

【仲景原文】肺饮不弦，但苦喘短气。（第十二13）

【导读】

肺饮证与基本脉证。①辨识肺饮证在多数情况下脉象因人不同可有不同表现；②辨识肺饮证的基本症状表现。

【译文】

肺饮证，脉不弦，可有气喘短气又特别痛苦。

【注释】

肺饮不弦：肺饮者，饮邪留结在肺；不弦者，不是弦脉。

但苦喘短气：但，可是；苦，非常痛苦，特别重。

八、肺支饮证

【仲景原文】支饮亦喘而不能卧，加短气，其脉平也。（第十二14）

【导读】

肺支饮证与基本脉证。①辨识肺支饮证的基本症状表现；②辨识肺饮证的脉象有时正常，有时不正常；③辨识肺饮证可能夹杂正气虚弱。

【译文】

支饮有诸多，病变在肺者，也有以气喘不能平卧为主，更有短气不足一息，病人脉是平常之支饮脉。

【注释】

支饮亦喘而不得卧：支饮，病变部位有在肺、在胃、在肠等；亦，也有；不得卧，不得平卧，病变证机是饮邪支结于肺。

加短气：加，更有。

其脉平也：平，辨支饮脉象未有明显异常变化，或是辨支饮证其脉象病初与病发展没有发生明显变化。

九、痰饮证的证治

（一）胃脘痰饮证的证治

【仲景原文】心下有痰饮，胸胁支满，目眩，苓桂术甘汤主之。（第十二 16）

【导读】

A．胃脘痰饮证与基本脉证。①辨识胃脘痰饮证的基本症状表现；②辨识胃脘痰饮证可能夹杂心肝肺病变。

B．苓桂术甘汤方证。苓桂术甘汤是辨治各科杂病病变证机属于痰饮夹虚夹寒证的重要用方。

【译文】

胃脘有痰饮蕴结，胸胁支结胀满，头晕目眩，其治可选用苓桂术甘汤。

【注释】

心下有痰饮：心下，或病变部位在胃脘，或病变部位在心胸。

胸胁支满：支，支结；满，胀满。

目眩：即头晕目眩。

（二）胃脘痰饮证及肾阴阳俱虚痰饮证的证治

【仲景原文】夫短气有微饮，当从小便去之，苓桂术甘汤主之；肾气丸亦主之。（第十二 17）

【导读】

A. 苓桂术甘汤方证。①辨识胃脘痰饮证的基本症状表现；②辨识肾阴阳俱虚证的基本症状表现；③辨识胃脘痰饮证与肾阴阳俱虚证相互夹杂；④辨治内伤夹杂性病变，确立治疗方法必须重视相互兼顾，避免顾此失彼。

B. 肾气丸方证。肾气丸是辨治各科杂病病变证机属于阴阳俱虚夹湿证的重要用方。

【译文】

在通常情况下，短气的病变证机是饮邪微结，阻滞气机，其治当采用利小便的方法，可选用苓桂术甘汤，亦可选用肾气丸。

【注释】

夫短气有微饮：微饮，饮邪与正虚相较，正虚为甚，饮结为微；短气是由饮邪阻结所致。

当从小便去之：从，采用；去，利也；之，饮邪。

苓桂术甘汤：既可辨治胃脘痰饮证，又可辨治病变部位不在胃脘，只要其病变证机属于气虚痰饮者。

肾气丸：既可辨治微饮病变证机属于阴阳俱虚者，又可辨治阴阳俱虚非有微饮者。

（三）大肠饮结证的证治

【仲景原文】病者脉伏，其人欲自利，利反快，虽利，心下续坚满，此为留饮欲去故也，甘遂半夏汤主之。（第十二18）

【导读】

A. 大肠饮结证与病证表现。①辨识大肠饮结证的基本症状表现；②辨识大肠饮结证的病变证机是痰饮夹虚，胶结不化。

B. 甘遂半夏汤方证。甘遂半夏汤是辨治各科杂病病变证机属于痰饮夹虚证的重要用方。

【译文】

病人以脉伏为主，常有欲大便，大便溏泄急迫爽快，下后腹中舒服，病人虽有下利，可心下仍坚硬满闷，这是饮邪留结欲去而未去的缘故，其治可选用甘遂半夏汤。

【注释】

脉伏：病变证机是痰饮胶结，阻遏经脉，经气郁滞。

其人欲自利：其人，病人；欲，想也；自利，大便。

利反快：利，大便溏泄，亦即下利；快，急迫爽快，腹中舒服。

虽利：利，下利。

心下续坚满：心下，胃脘；续，仍然；坚，坚硬；满，满闷。

此为留饮欲去故也：留饮欲去，留饮所致的症状表现将要解除，亦即下利虽能减轻病证表现，但不能从根本上消除病变证机。

【方药组成】甘遂半夏汤

甘遂大者，三枚（5g） 半夏以水一升，煮取半升，去滓，十二枚（24g） 芍药五枚（15g） 甘草炙，如指大一枚（3g）

上四味，以水二升，煮取半升，去滓。以蜜半升，和药汁煎服八合。顿服之。

【用药要点】方中甘遂降逆，攻逐饮邪，善行肠间经隧之饮邪。半夏醒脾燥湿，化饮降逆，宣畅气机。芍药补血益阴缓急。甘草益气和中。蜜性甘缓，益气和中，缓和甘遂与甘草之相反，并调和诸药。

【药理作用】本方具有调节水钠代谢、调节内分泌、调节胃肠蠕动、调节心律、调节肾功能、抗菌、抗病毒、抗过敏、利尿等作用。

（四）悬饮证的证治

【仲景原文】病悬饮者，十枣汤主之。（第十二22）

【导读】

十枣汤与悬饮证。①辨识悬饮证的基本症状表现；②辨识悬饮证夹杂性病变证机。

【译文】

病证表现是悬饮病，根据其病变证机，其治可选用十枣汤。

【注释】

病悬饮者：病，病证表现；悬饮，饮邪留结在胸胁。

十枣汤：既可辨治悬饮证，又可辨治水气内结证，旨在攻逐水气。

（五）肺水夹悬饮证主脉及证治

【仲景原文】咳家，其脉弦，为有水，十枣汤主之。（第十二32）

【导读】

A. 悬饮证与咳家。①辨识肺水气证的基本症状表现；②辨识肺水夹悬饮证的症状表现。

B. 十枣汤方证。十枣汤既是辨治悬饮证的重要用方，又是辨治水气内结证的重要用方。

【译文】

病人久咳不止，以脉弦为主，这病变证机是水饮蕴结，其治可选用十枣汤。

【注释】

咳家：咳，肺系疾病，或非肺系疾病所引起的咳嗽；家，或久治不愈。

其脉弦：弦脉主实证，病虽久不愈，但病变证机仍以实为主。

为有水：为，这也；有，是也；水，水饮。

十枣汤：病变水气内结无处不至，凡属于实者，皆可用十枣汤。

（六）肺水夹悬饮证的证治及预后

【仲景原文】夫有支饮家，咳烦，胸中痛者，不卒死，至一百日或一岁，宜十枣汤。（第十二33）

【导读】

肺水夹悬饮证与病证表现。①辨识肺水气证的基本症状表现；②辨识悬饮证的基本症状表现；③辨识肺水夹悬饮证的复杂病变证机；④辨识肺水夹悬饮证必须及早医治，不可延误病情；⑤辨识肺水夹悬饮证虽然病变证机比较复杂，但在病变过程中因正气积极恢复，加上合理选用治疗方药，病可向愈。

【译文】

在通常情况下，有的悬饮证类似支饮且久治不愈，咳嗽，心烦，胸中痛，此病虽重但近期尚不危及生命，可延至一百日或一年，其治可选用十枣汤救治。

【注释】

夫有支饮家：有，悬饮有类似支饮；家，久治不愈。

咳烦：咳，咳嗽；烦，心烦，或形容咳嗽非常剧烈。

胸中痛：病变证机是饮结胸中，脉络阻塞，经气不通。

不卒死：病情不会在近期内危及生命。

至一百日或一岁：疾病在其演变过程中应积极采取有效治疗措施，防止疾病进一步发展与变化。

（七）溢饮夹热证及溢饮寒证的证治

【仲景原文】病溢饮者，当发其汗，大青龙汤主之；小青龙汤亦主之。（第十二 23）

【导读】

A．溢饮夹热证与大青龙汤方证。①辨识溢饮夹热证的基本症状表现；②辨识溢饮夹热证的病变证机是内外夹杂性病变；③大青龙汤既是辨治表寒里热证的重要用方，又是辨治溢饮夹热证的重要用方。

B．溢饮证与小青龙汤方证。①辨识溢饮寒证的基本症状表现；②辨识溢饮寒证的病变证机是内外夹杂性病变；③小青龙汤既是辨治表里俱寒证的重要用方，又是辨治表里俱寒夹虚证的重要用方。

【译文】

病证以肌肤水肿为主，其治当用发汗方药，可选用大青龙汤，亦可选用小青龙汤。

【注释】

病溢饮者：病证以肌肤水肿为主，病变证机有的以外为主，有的以里为主。

当发其汗：治疗水肿的基本原则应以发汗为主。

（八）膈间阳郁热饮夹虚证及膈间阳郁饮结重证的证治

【仲景原文】膈间支饮，其人喘满，心下痞坚，面色黧黑，其脉沉紧，得之数十日，医吐下之不愈，木防己汤主之；虚者即愈，实者三日复发，复与不愈者，宜木防己汤去石膏加茯苓芒硝汤主之。（第十二 24）

【导读】

A．膈间阳郁热饮夹虚证与症状表现。①辨识膈间阳郁热饮夹虚证的基本症状表现；②辨识膈间阳郁热饮夹虚证可能夹杂心病变；③辨识膈间阳郁热饮夹虚证可能夹杂肺病变；④辨识膈间阳郁热饮夹虚证可能夹杂心肺病变；⑤辨识膈间阳郁热饮夹虚证可能夹杂可吐证，或类似可吐证；⑥辨识膈间阳郁热饮夹虚证可能夹杂可下证，或类似可下证；⑦辨识膈间阳郁热饮夹虚证可能夹杂可吐证，可以用吐法但不能仅用吐法，类似可吐证不能用吐法；⑧膈间阳郁热饮夹虚证可能夹杂可下证，可以用下法但不能仅用下法；⑨辨识膈间阳郁热饮夹虚证虽经治疗，但未能取得预期治疗目的，病变可因治因正气等诸多因素而发生变化；⑩辨识变化的病证表现，必须选用灵活的方法治疗。

B. 木防己汤方证。木防己汤是辨治各科杂病病变证机属于膈间阳郁热饮夹虚证的重要用方。

C. 木防己去石膏加茯苓芒硝汤方证。木防己去石膏加茯苓芒硝汤是辨治各科杂病病变证机属于膈间阳郁热饮内结夹虚证的重要用方。

【译文】

膈间阳郁热饮夹虚证的表现，病人气喘，胸满，心中痞塞坚硬，面色黯黑，脉沉紧，患病已有数十日，医生用吐下方法不能达到治疗目的，其治可选用木防己汤；病证表现解除者为向愈，病证表现减轻又于三日左右复发者，更有病证没有缓解者，其治可选用木防己汤去石膏加茯苓芒硝汤。

【注释】

膈间支饮：支饮留结在膈间，亦即膈间阳郁热饮夹虚证。

心下痞坚：心下，心中；痞，痞塞不通；坚，坚硬。

面色黧黑：面色黯黑，病变证机是阳郁而不能温煦，热饮而肆虐充斥于面。

得之数十日：得，患病；数，多个；十日，约略之辞。

医吐下之不愈：医，医生；吐，病有类似可吐证；下，病有类似可下证，应与之相鉴别。

虚者即愈：病变证机与病证表现得以解除。

实者三日复发：实，虽经治疗但病证仍在；三日，约略之辞；复发，病变证机仍在。

复与不愈者：复，更也；与，病证表现。

【方药组成一】 木防己汤

木防己三两（9 g） 石膏十二枚鸡子大（48 g） 桂枝二两（6 g） 人参四两（12 g）

上四味，以水六升，煮取二升。分温再服。

【用药要点】 方中木防己降泄清热，通利水道。桂枝辛温宣散，温通阳气，畅达经气，气化水饮。石膏清泻郁热。人参益气，以疗胸膈气虚。

【药理作用】 本方具有调节心功能、调节心律、抗心脑缺氧、抗心脑缺血、改善微循环、促进血液循环、降压、降血脂、抗过敏、镇痛、抗菌、对血小板呈双向调节、抗肿瘤、抗矽肺、增强机体免疫功能等作用。

【方药组成二】 木防己去石膏加茯苓芒硝汤

木防己二两（6 g） 桂枝二两（6 g） 人参四两（12 g） 芒硝三合（9 g） 茯苓四两（12 g）

上五味，以水六升，煮取二升，去滓。内芒硝，再微煎。分温再服，微利则愈。

【用药要点】 方中木防己降泄宣散，清热化饮。桂枝通阳化气。人参益气健脾补中。茯苓渗湿利饮，通利水道。芒硝软坚散结，消散水饮热结。

【药理作用】 同木防己汤。

（九）脾虚饮逆证的证治

【仲景原文】 心下有支饮，其人苦冒眩，泽泻汤主之。（第十二 25）

【导读】

A. 脾虚饮逆证与病证表现。①辨识脾虚饮逆证的基本症状表现；②脾虚饮逆证可能夹杂心病变；③辨识脾虚饮逆证可能夹杂头部清阳症状。

B. 泽泻汤方证。泽泻汤是辨治各科杂病病变证机属于脾虚饮逆证的重要用方。

【译文】

脾虚饮逆的病变证机是支饮留结，病人头晕目眩，昏昏沉沉且痛苦不堪，其治可选用泽泻汤。

【注释】

心下有支饮： 心下，病变部位在脾胃，或病变部位在心中。

苦冒眩： 苦，痛苦不堪；冒，昏昏沉沉；眩，头晕目眩。

泽泻汤： 既可辨治病变在胃脘，又可辨治病变在头部，但病变证机必须是饮邪阻滞。

【方药组成】 泽泻汤

泽泻五两（15 g） 白术二两（6 g）

上二味，以水二升，煮取一升。分温再服。

【用药要点】 方中泽泻渗利水湿，泻饮止眩，通浊和中。白术健脾升清，燥湿化饮，疏理脾胃，升清降浊。

【药理作用】 本方具有调节水电解质代谢、对中枢神经呈双向调节、抗氧化、抗缺血、增强机体免疫功能、改善心肺肝肾功能、调节胃肠平滑肌蠕动、保护胃肠黏膜、强心、调节心律、改善心脑血管、改善微循环、调节呼吸中枢、调节腺体分泌、促进新陈代谢、解除平滑肌痉挛、抗胃溃疡、增强促进骨质代谢等作用。

（十）阳明热结支饮证的证治

【仲景原文】支饮，胸满者，厚朴大黄汤主之。（第十二 26）

【导读】

A. 阳明热结支饮证与病证表现。①辨识阳明热结支饮证的基本症状表现；②辨识阳明热结支饮证可能夹杂心肺病变。

B. 厚朴大黄汤方证。厚朴大黄汤是辨治各科杂病病变证机属于热结支饮夹气滞证的重要用方。

【译文】

阳明热结支饮证的表现，脘腹胸胁胀满，其治可选用厚朴大黄汤。

【注释】

支饮：饮邪支结留结胸中，或饮邪留结在脘腹。

胸满：包括胁肋脘腹胀满。

厚朴大黄汤：既可辨治以热结支饮证为主，又可辨治以热结气滞证为主。

【方药组成】 厚朴大黄汤

大黄六两（18 g） 厚朴一尺（30 g） 枳实四枚（4 g）

上三味，以水五升，煮取二升。分温再服。

【用药要点】 方中厚朴行气宽胸，降泄浊逆，化饮消痰，通降气机。大黄荡涤肠胃，攻下饮结。枳实理气，除胸脘腹痰癖，逐水饮，破结气。

【药理作用】 本方具有调节肠胃蠕动、解除胃肠平滑肌痉挛、改善微循环、调节内分泌、改善肺组织、调节呼吸中枢、调节血管通透性、调节心肾功能、调节去甲肾上腺素水平、清除内毒素、保肝利胆、改变血管性肠肽、增强机体免疫功能、抗菌、抗病毒、抗过敏、抗硬化、抗溃疡等作用。

（十一）脾胃饮逆寒证

1. 脾胃饮逆寒证症状

【仲景原文】先呕却渴者，此为欲解。先渴却呕者，为水停心下，此属饮家。

呕家本渴，今反不渴者，以心下有支饮故也，此属支饮。（第十七2）

【导读】

脾胃饮逆寒证与症状表现。①辨识脾胃饮逆寒证的基本症状表现；②辨识脾胃饮逆寒证渴与呕之间的演变关系；③辨识脾胃饮逆寒证的病变证机；④脾胃饮逆寒证可能夹杂心病变。

【译文】

病人呕吐后即口渴，这可能是疾病向愈之佳兆。口渴后即呕吐，这是因水饮停留在胃脘，病变证机属于饮邪支结。

呕吐日久不愈，病本有口渴，且现在口不渴，这是因胃脘有支饮留结不去的缘故。

【注释】

先呕却渴者：先，呕吐在前；却，口渴在后，亦即呕吐之后津液被伤则有口渴。

此为欲解：呕吐之后，饮邪得去，病为向愈。

先渴却呕者：先，口渴在前；后，呕吐在后，亦即饮水之后有呕吐，这是水饮留结不去的缘故。

为水停心下：停，留结不去；心下，胃脘。

此属饮家：饮家，饮邪留结久而不愈。

呕家本渴：呕家，呕吐日久不愈；本，本来。

今反不渴者：今，目前；现在。

以心下有支饮故也：以，因为；心下，胃脘；支饮，饮邪支结。

此属支饮：支饮，水饮之邪留结，胃脘支结不舒。

2. 脾胃饮逆寒证的证治

【仲景原文】呕家本渴，渴者为欲解，今反不渴，心下有支饮故也，小半夏汤主之。（第十二28）

【导读】

A. 脾胃饮逆寒证与症状表现。①辨识脾胃饮逆寒证的基本症状表现；②辨识脾胃饮逆寒证的病变证机；③辨识脾胃饮逆寒证可能夹杂心病变。

B. 小半夏汤方证。小半夏汤是辨治各科杂病病变证机属于寒饮气逆证的重要用方。

【译文】

呕吐日久不止，本有口渴，口渴为饮邪将要祛除，目前反而没有口渴，这是脾胃饮邪留结不去的缘故，其治可选用小半夏汤。

【注释】

渴者为欲解：渴，饮邪得去，津液欲复。

今反不渴：寒饮浸淫肆虐，水津气化被遏制。

（十二）大肠水结证的证治

【仲景原文】腹满，口舌干燥，此肠间有水气，已椒苈黄丸主之。（第十二29）

【导读】

A. 大肠水结证与症状表现。①辨识大肠水结证的基本症状表现；②辨识大肠水结证的病变证机；③辨识大肠水结证可能夹杂肝病变；④辨识大肠水结证可能夹杂脾病变。

B. 已椒苈黄丸方证。已椒苈黄丸既可辨治病变在肠胃，又可辨治病变在肝脾，更可辨治病变在心肾，还是辨治各科杂病病变证机属于痰饮水气郁热证的重要用方。

【译文】

病人腹满，口舌干燥，病变证机是肠间水气阻滞，气不化津，其治可选用已椒苈黄丸。

【注释】

腹满：以腹部满闷不通为主，或以腹部胀满为主。

口舌干燥：病变证机是水饮内结，水饮阻遏阳气而不能气化水津，水津因之而不得上承。

肠间有水气：水气，水饮留结。

【方药组成】 已椒苈黄丸

防已　椒目　葶苈熬　大黄各一两（各3g）

上四味，末之，蜜丸如梧子大，先食，饮服一丸，日三服。稍增，口中有津液。渴者，加芒硝半两。

【用药要点】 方中防已清利湿热，利大小便。椒目利水化饮，消除胀满。葶苈子通调水道，利水消肿，破坚逐饮。大黄泻热通便。以蜜为丸，补益中气，缓和药性，导饮不伤正。

【药理作用】 本方具有强心、利尿、抗菌、抗过敏、利尿、解除支气管平滑肌痉挛、调节支气管腺体分泌、调节内分泌等作用。

（十三）脾胃支饮水逆证的证治

【仲景原文】 卒呕吐，心下痞，膈间有水，眩悸者，小半夏加茯苓汤主之。（第十二30）

【导读】

A. 脾胃支饮水逆证与病证表现。①辨识脾胃支饮水逆证的基本症状表现；②辨识脾胃支饮水逆证的病变证机；③辨识脾胃支饮水逆证可能夹杂心头病变。

B. 小半夏加茯苓汤方证。小半夏加茯苓汤是辨治脾胃支饮水逆证的重要用方。

【译文】

病人突然呕吐，胃脘痞闷，膈间有水饮留结，头晕目眩，心悸，其治可选用小半夏加茯苓汤。

【注释】

卒呕吐： 卒，突然。

心下痞： 心下，或胃脘痞塞，或心胸痞闷。

膈间有水： 病变证机是饮停心下，且上逆侵扰胸膈。

眩悸者： 眩，头晕目眩；悸，心悸。

小半夏加茯苓汤： 既是辨治脾胃支饮水逆证的基础方，又是辨治一切痰饮水逆寒证的基础代表方。

【方药组成】 小半夏加茯苓汤

半夏一升（24 g）　生姜半斤（24 g）　茯苓三两（9 g）

上三味，以水七升，煮取一升五合。分温再服。

【用药要点】 方中半夏燥湿化湿，降泄和中。生姜宣畅气机，透散水气。茯苓渗湿健脾益气，利水气，伐饮邪，使水饮之邪从小便而去。

【药理作用】 本方具有调节水电解质代谢、调节胃肠平滑肌蠕动、保护胃肠黏膜、调节呼吸中枢、改善肺肾功能、调节支气管腺体分泌、解除支气管平滑肌痉挛、促进新陈代谢、抗胃溃疡、抗氧化、抗缺血、增强机体免疫功能、降血脂等作用。

（十四）脾胃饮逆寒重证的证治

【仲景原文】先渴后呕，为水停心下，此属饮家，小半夏加茯苓汤主之。（第十二41）

【导读】

A．脾胃饮逆寒重证与病证表现。①辨识脾胃饮逆寒重证的基本症状表现；②辨识脾胃饮逆寒重证的病变证机；③辨识脾胃饮逆寒重证可能夹杂心病变。

B．小半夏加茯苓汤方证。小半夏加茯苓汤既是辨治脾胃饮逆寒重证的重要用方，又是辨治脾胃饮逆寒证夹心肺病变的重要用方。

【译文】

口渴在前，呕吐在后，病变证机是水饮之邪停留在胃脘，这属于饮邪留结日久不去的缘故，其治可选用小半夏加茯苓汤。

【注释】

先渴后呕：渴，口渴不欲多饮，多饮则呕吐，病变证机是水饮内停，阻遏气机，气不化津，津不上承，渴欲饮水，以水助水，水气内盛，胃气不降，浊气上逆。

为水停心下：水，水饮之邪；停，蕴结肆虐；心下，胃脘。

（十五）下焦水气证的证治

【仲景原文】假令瘦人脐下有悸，吐涎沫而癫眩，此水也，五苓散主之。（第十二31）

【导读】

A．下焦水气证与病证表现。①辨识下焦水气证的基本症状表现；②辨识下焦水气证夹上焦水气证的病变；③辨识下焦水气证可能夹杂癫痫病变。

B．五苓散方证。五苓散是辨治各科杂病病变证机属于水气郁结证的重要用方。

【译文】

假如形体消瘦的人脐下悸动不安，呕吐涎沫，神志不清，头晕目眩，这病变证机是水气侵扰肆虐的缘故，其治可选用五苓散。

【注释】

假令瘦人脐下有悸：假令，假如；瘦人，形体消瘦之人；脐下，肚脐以下，亦即部位概念；悸，悸动，筑筑然，不安。

吐涎沫而癫眩：吐涎沫，下焦水气上泛上溢；癫，精神错乱，引申为神志不清；眩，头晕目眩。

此水也：此，这；水，病变证机是水气内停而肆虐侵扰上下内外。

第2节　水气证治

一、水气证及其鉴别

【仲景原文】师曰：病有风水、有皮水、有正水、有石水、有黄汗。风水，其脉自浮，外证骨节疼痛，恶风；皮水，其脉亦浮，外证胕肿，按之没指，不恶风，其腹如鼓，不渴，当发其汗；正水，其脉沉迟，外证自喘；石水，其脉自沉，外证腹满，不喘；黄汗，其脉沉迟，身发热，胸满，四肢头面肿，久不愈，必致痈脓。（第十四1）

【导读】

A．风水与基本脉证。①辨识风水证的基本症状表现；②辨识风水证可能夹杂骨节病变；③辨识风水证可能夹杂脏腑病变。

B．皮水与基本脉证。①辨识皮水证的基本症状表现；②辨识皮水证可能夹杂肝脾病变；③辨识皮水证的病变证机可能是内外夹杂。

C．正水与基本脉证。①辨识正水证的基本症状表现；②辨识正水证的病变部位在肺；③辨识正水证的病变证机可能夹杂肾病变。

D．石水与基本脉证。①辨识石水证的基本症状表现；②辨识石水证的病变部位在肾；③辨识石水证的病变证机可能夹杂肝脾病变。

E．黄汗与基本脉证。①辨识黄汗证的基本症状表现；②辨识黄汗证的病变部位比较复杂广泛；③辨识黄汗证可能夹杂太阳病，或类似太阳病；④辨识黄汗证的症状表现可能夹杂痈疡病变。

【译文】

老师说：病有风水，有皮水，有正水，有石水，有黄汗。风水的病证表现，病人脉浮，外在病证有骨节疼痛，怕风；皮水的病证表现，病人脉亦浮，外在病证有水肿，按之凹陷没指，不怕风，腹大如鼓状，口不渴，其治当发其汗；正水的病证表现，病人脉沉迟，外在病证有气喘；石水的病证表现，病人脉沉，外在病证有腹满，但无气喘；黄汗的病证表现，病人脉沉迟，身体发热，胸满，四肢及头面水肿，日久不愈，可有痈脓。

【注释】

病有风水：风，善于上行；风水，眼睑水肿。

有皮水：皮，皮肤肌肉；皮水，水气在脾，皮肤肌肉水肿，按之凹陷没指。

有正水：正，肺，亦即水气在肺。

有石水：石，肾，亦即水气在肾。

有黄汗：病以汗出色黄为主。

外证骨节疼痛：外证，在外的病证表现，在里也有水气的病变证机与病证表现。

外证胕肿：胕，浮肿。

按之没指：按压水肿部位，水肿凹陷淹没手指。

其腹如鼓：腹，腹大；鼓，如鼓状。

久不愈：久治不愈。

必致痈脓：必，可能；致，有；痈，痈肿；脓，脓肿。

二、水气证主证

（一）皮水证主证

【仲景原文】渴而不恶寒者，此为皮水。（第十四4）

【导读】

皮水热证与基本脉证。①辨识皮水证的基本脉证；②辨识风水夹热证的病变证机及症状表现。

【译文】

口渴，不恶寒者，这是皮水热证的基本表现。

【注释】

渴而不恶寒者：渴，病变证机属于邪热伤津；不恶寒，里有郁热，蒸透于外。

此为皮水：皮水，以皮肤水肿为主。

（二）黄汗证主证

【仲景原文】 身肿而冷，状如周痹，胸中窒，不能食，反聚痛，暮躁不得眠，此为黄汗，痛在骨节。（第十四4）

【导读】

黄汗证与症状表现。①辨识黄汗证的基本症状表现及特殊表现；②辨识黄汗证夹杂历节证，或类似历节证；③辨识黄汗证夹杂心病变，或类似心病变；④辨识黄汗证夹杂脾胃病变，或类似脾胃病变。

【译文】

病人身体肿胀，怕冷，症状表现类似全身肌肉关节痹证，胸中窒塞不通，不能饮食，更有疼痛固定不移，傍晚烦躁不得睡眠，这是黄汗证的表现，疼痛病变部位在骨节。

【注释】

身肿而冷：身肿，身体肿胀；冷，周身怕冷。

状如周痹：状，症状表现；如，像，类似；周痹，全身肌肉关节疼痛。

胸中窒：胸中气机阻塞不通。

反聚痛：反，更有；聚，凝聚，固定不移。

暮躁不得眠：暮，傍晚；躁，烦躁。

痛在骨节：痛，疼痛病变部位；骨节，筋脉骨节。

（三）肺胀证主证

【仲景原文】 咳而喘，不渴者，此为脾胀，其状如肿，发汗即愈。（第十四4）

【导读】

肺胀与症状表现及辨治方法。①辨识肺胀的基本症状表现；②辨识脾胀的基本症状表现；③辨识肺胀可能夹杂脾胀的基本症状表现；④辨识肺胀的症状表现可能类似脾胀；⑤辨识肺胀与脾胀的基本症状可能出现水肿，其治都必须选用发汗方药，但不能仅仅用发汗方药。

【译文】

咳嗽，气喘，口不渴，这个病证表现可能夹杂脾胀的症状表现。症状表现似有身体水肿，其治可选用发汗方药，然则病可向愈。

【注释】

脾胀： 脾胀的基本症状表现是脘腹胀满。

其状如肿： 状，症状表现；肿，水肿。

发汗即愈： 发汗，使用发汗方药；愈，向愈，或病情缓解。

（四）水气里证禁汗

【仲景原文】然诸病此者，渴而下利，小便数者，皆不可发汗。（第十四4）

【导读】

水气里证与症状表现及治禁。①辨识水气里证的基本症状表现；②辨识水气里证的症状表现可能有类似太阳病，其治不能用发汗方药；③辨识水气里证可能夹杂太阳病，其治不能仅用发汗方药。

【译文】

如此诸多疾病有水气里证者，口渴，下利，小便频数，其治都不能仅用发汗方药。

【注释】

然诸病此者： 然，如此；诸，诸多；此，水气病。

渴而下利： 渴，口渴不欲多饮；下利，饮邪下注。

小便数者： 小便次数多，或小便量多。

皆不可发汗： 水气病出现水肿，其治可用发汗方药，若病以里证为主，当以治里为主，不能仅用发汗方药，但可酌情配伍发汗药。

三、脾胃水气证

（一）脾胃水气寒证

【仲景原文】趺阳脉当伏，今反紧，本自有寒，疝瘕，腹中痛，医反下之，下之即胸满，短气。（第十四6）

【导读】

脾胃水气寒证与病证表现及治禁。①辨识脾胃水气寒证的基本症状表现；②辨识脾胃水证可以用下法，但不能仅用下法；③辨识脾胃水气证的病变证机是因寒而变生水气；④辨治必须全面兼顾，不可顾此失彼，否则会加重病情或引起新的病证。

【译文】

脾胃水气寒证，在通常情况下，趺阳脉应以伏为主，现在反而以紧为主，根据病变证机是素体有寒，疝气瘕聚，腹中痛，医生且用下法，下后出现胸满，短气。

【注释】

趺阳脉当伏：趺阳脉，足阳明之脉；当，应也；伏，脉伏而不见。

今反紧：今，目前，现在；紧，脉紧。

本自有寒：本，根据；自，起源于内，素体。

疝瘕：疝，集聚；瘕，时聚时散。

医反下之：脾胃水气寒证类似可下证，且不可用下。

下之即胸满：下之，用下法而损伤正气；胸满，气伤而壅滞。

（二）脾胃水气热证

【仲景原文】趺阳脉当伏，今反数，本自有热，消谷，小便数，今反不利，此欲作水。（第十四7）

【导读】

脾胃水气热证与病证表现。①辨识脾胃水气热证的基本症状表现；②辨识脾胃水气证可能有类似消渴病变，或夹杂消渴病变。

【译文】

脾胃水气热证，在通常情况下，趺阳脉应以伏为主，现在反而以数为主，根据病变证机是素体有热，饮食易饥，小便频数，可目前小便反而不利，这将要演变为水气病证。

【注释】

今反数：今，目前，现在；反，反于常；数，脉数。

本自有热：本，根据；自，起源于内，素体。

消谷：饮食易饥。

小便数：小便量多且次数也多。

今反不利：现在小便不是多而是不利，亦即病不是消渴，而是水气热证。

此欲作水：此，这也；欲，将要；作，演变；水，水气病变。

四、水气证证机

（一）水气热证证机

【仲景原文】寸口脉浮而迟，浮脉则热，迟脉则潜，热潜相搏，名曰沉；趺阳脉浮而数，浮脉即热，数脉即止，热止相搏，名曰伏；沉伏相搏，名曰水；沉则脉络虚，伏则小便难，虚难相搏，水走皮肤，即为水矣。（第十四8）

【导读】

水气热证与病变证机及脉象特点。①辨识水气热证的基本脉象；②辨识里水热证的脉象特点与病变证机；③辨识里水热证夹杂皮水的病变证机；④辨识里水热证的症状表现可能有类似皮水病变。

【译文】

寸关尺三部脉浮而迟，脉浮主邪热侵扰，脉迟主水气潜藏，邪热侵扰与水气潜藏相互搏结，叫作水气潜藏热证；趺阳脉浮而数，脉浮主邪热侵扰，脉数主水气留结，邪热侵扰与水气留结相互搏结，叫作水气隐伏热证；水气潜藏与水气隐伏相互搏结，叫作水气潜伏热证；水气邪热潜藏浸淫肌肤脉络，水气邪热隐伏阻遏气机，则可演变为小便不利，水气浸淫肌肤脉络与小便不利互为因果，水气溢于皮肤而为水肿，这是水气热证。

【注释】

浮脉则热：热，邪热。

迟脉则潜：潜，水气潜藏。

热潜相搏：邪热与水气相互搏结潜藏。

名曰沉：沉，水气潜藏。

数脉即止：止，水气停留。

热止相搏：邪热与水气相搏。

名曰伏：伏，隐伏。

沉伏相搏：沉，水气潜藏；伏，水气隐伏。

名曰水：水，水气潜伏热证。

沉则脉络虚：虚，水气所居之处谓之虚。

虚难相搏：虚，肌肤脉络受邪；难，小便难。

水走皮肤：水气浸淫肌肤。

（二）肠间水气寒证证机

【仲景原文】寸口脉弦而紧，弦则卫气不行，即恶寒，水不沾流，走于肠间。（第十四9）

【导读】

肠间水气寒证与脉象特点。①辨识肠间水气寒证的基本症状表现；②辨识肠间水气寒证可能夹杂营卫病变；③辨识肠间水气寒证的症状表现可能有类似营卫病变；④辨识肠间水气寒证的病变证机以水为主。

【译文】

寸关尺三部脉弦而紧，脉弦主卫气不能固护肌肤，则恶寒；水津不能滋润游溢脏腑经脉，而偏走于肠间。

【注释】

弦则卫气不行：不行，或卫气不能固护肌肤，或不能气化水津。

水不沾流：沾，浸润，引申为滋润；流，运行，周流。

走于肠间：走，浸淫，亦即水气浸淫；肠间，大肠、小肠之间。

（三）少阴水气寒证证机

【仲景原文】少阴脉紧而沉，紧则为痛，沉则为水，小便即难。（第十四9）

【导读】

少阴水气寒证与症状表现及脉象特点。①辨识少阴水气寒证的基本症状表现；②辨识少阴水气寒证的脉象特点；③辨识少阴水气寒证的病变可能夹杂肺脾病变。

【译文】

少阴心肾之脉紧而沉，脉紧主疼痛，脉沉主水气，小便即困难。

【注释】

少阴脉紧而沉：少阴，心肾；脉，心肾之脉。

紧则为痛：紧，脉紧；痛，心痛，腰痛。

沉则为水：沉，脉沉；水，水气内停。

小便即难：难，小便不利，小便少。

五、水气主脉及预后

【仲景原文】脉得诸沉，当责有水，身体肿重；水病脉出者，死。（第

十四10）

【导读】

水气病与预后。①辨识水气病的基本症状表现；②辨识水气危重证与脉象之间的内在关系。

【译文】

疾病的脉象形态都会出现沉脉，此辨证求机应是水气内停，身体肿胀沉重；若水气内停之脉不是沉而是浮，其病情较重，预后不良。

【注释】

脉得诸沉：得，出现，显现；诸，很多，并非所有；沉，沉伏。

当责有水：当，应当；责，根源，引申为辨证求机；水，水气内停。

身体肿重：肿，水肿；重，沉重。

水病脉出者：水病，水气内停之病；脉出，脉由沉而演变浮者，但水气病变没有减轻。

六、脾肾水气证

（一）脾肾水气实证

【仲景原文】夫水病人，目下有卧蚕，面目鲜泽，脉伏，其人消渴；病水，腹大，小便不利，其脉沉绝者，有水，可下之。（第十四11）

【导读】

脾肾水气实证与特殊脉证。①辨识脾肾水气实证的基本症状表现；②辨识脾肾水气实证的病变证机在里，水气症状表现在外；③辨识脾肾水气实证可能夹杂消渴，或症状表现类似消渴；④辨识脾肾水气实证可能夹杂可下证，其治可以用下法，但不能仅用下法。

【译文】

在通常情况下，水气病人，眼睑下部水肿如蚕状，面目色泽光亮，脉沉伏，病人口渴比较明显；患有水气内停，腹部胀大，小便不利，脉沉伏不见，病变证机是水气，其治可选用下法。

【注释】

夫水病人：夫，在通常情况下；水病人，患有水气浸淫病变的人。

目下有卧蚕：目下，下眼睑；有，如也；卧蚕，像蚕卧之状。

面目鲜泽：鲜泽，光泽，光亮。

脉伏：水气郁遏血脉。

其人消渴：口渴比较重，应与消渴病相鉴别。

病水：病，患病；水，水气病变。

其脉沉绝者：绝，脉伏而不见。

（二）脾肾水气虚证

【仲景原文】问曰：病下利后，渴饮水，小便不利，腹满因肿者，何也？答曰：此法当病水，若小便自利及汗出者，自当愈。（第十四12）

【导读】

脾肾水气虚证与特殊病证。①辨识脾肾水气虚证的基本症状表现；②辨识脾肾水气证口渴与小便不利之间的关系；③辨识脾肾水气虚证之正气恢复，病可向愈。

【译文】

学生问：病人下利后，出现口渴饮水，不便不利，胀满伴有四肢水肿，这是为什么？**老师说：**根据病证表现应是患有水气，假如小便自利及汗出，这是机体阴阳恢复，病可向愈。

【注释】

病下利后：病，水气病人；下利，大便溏泄；后，之后的病证。

渴饮水：下利伤津，则渴欲饮水。

小便不利：水气内停。

腹满因肿者：腹满，腹部胀满；因，伴有；肿，四肢水肿。

此法当病水：法，根据；当，应当；病，病变证机与病证表现；水，水气浸淫内外上下。

若小便自利及汗出者：小便自利，水气从小便而泄；汗出，水气从汗而泄。

自当愈：自，机体阴阳。

七、五脏水气证

（一）心水气证

【仲景原文】心水者，其身重而少气，不得卧，烦而躁，其人阴肿。（第十四13）

【导读】

心水气证与基本脉证。①辨识心水气证的基本症状表现；②辨识心水气证可能夹杂肾病变，或类似肾病变。

【译文】

心水气证的表现，身体沉重，少气乏力，不得躺卧，心烦身躁，病人阴部水肿。

【注释】

心水者：水，水气病变在心。

其身重而少气：身重，水气浸淫而困扰；少气，水气阻滞气机而不得运行。

不得卧：水气内盛而壅遏气机。

烦而躁：水气浸淫侵扰心神。

其人阴肿：阴肿，前阴肿胀，辨治阴肿的病变证机不局限于肾，更有心水气而下注者。

（二）肝水气证

【仲景原文】肝水者，其腹大，不能自转侧，胁下腹痛，时时津液微生，小便续通。（第十四14）

【导读】

肝水气证与基本脉证。①辨识肝水气证的症状表现；②辨识肝水气证的病变证机；③辨识肝水气证的基本治疗原则是通利小便。

【译文】

肝水气证的表现，病人腹大，不能自主转侧活动，胁下及腹痛，正气不断恢复并能渐渐化生阴津，小便由不利转变为渐渐通畅。

【注释】

肝水者：水，水气病变在肝。

不能自转侧：自，自主，转侧，身体正常活动。

胁下腹痛：下，里也，内也；胁下，胁里；腹痛，胁里腹痛。

时时津液微生：时时，不断，连续；津液，化生水津；微，渐渐；生，化生阴津。

小便续通：续，渐渐；通，通畅。

（三）肺水气证

【仲景原文】肺水者，其身重，小便难，时时鸭溏。（第十四15）

【导读】

肺水气证与基本脉证。①辨识肺水气证的基本症状表现；②辨识肺水气证可能夹杂脾肾病变。

【译文】

肺水气证的表现，病人身体肿胀，小便不利，大便溏泄有时像鸭便一样。

【注释】

肺水者：水，水气病变在肺。

其身重：重，沉重，困重。

小便难：难，不利，不通。

时时鸭溏：鸭，像鸭；溏，大便溏泄。

（四）脾水气证

【仲景原文】脾水者，其腹大，四肢苦重，津液不生，但苦少气，小便难。（第十四16）

【导读】

脾水气证与基本脉证。①辨识脾水气证的基本症状表现；②辨识脾水气证的病变证机；③辨识脾水气证可能夹杂肾病变。

【译文】

脾水气证的表现，病人腹部胀大，四肢沉重痛苦不堪，水津不得所化，可有非常明显的气短不足一息，小便不利。

【注释】

脾水者：水，水气病变在脾。

四肢苦重：苦，痛苦不堪；重，沉重，困重。

津液不生：津液，水津；生，化生，气化。

但苦少气：但，可；苦，非常明显。

小便难：病变证机是脾气不能运化水津，水津郁结而不得下行。

（五）肾水气证

【仲景原文】肾水者，其腹大，脐肿，腰痛，不得溺，阴下湿如牛鼻上汗，其足逆冷，面反瘦。（第十四17）

【导读】

肾水气证与基本脉证。①辨识肾水气证的基本症状表现；②辨识肾水气证可能夹杂脾病变；③辨识肾水气证可能夹杂阳气虚弱。

【译文】

肾水气证的表现，病人腹部胀大，肚脐凸肿，腰痛，不能小便，阴部潮湿像牛鼻上汗珠一样，足部厥冷，面部肌肉消瘦。

【注释】

肾水者：水，水气病变在肾。

脐肿：脐，肚脐；肿，凸肿，肿大。

不得溺：溺，小便。

阴下湿如牛鼻上汗：阴，前后二阴；湿，潮湿；牛鼻，像牛鼻；上，部位；汗，汗珠。

其足逆冷：逆，厥也。

面反瘦：病变证机是水气在肾，肾精不能上奉于面。

八、水气病的治疗原则

【仲景原文】师曰：诸有水者，腰以下肿，当利小便；腰以上肿，当发汗乃愈。（第十四18）

【导读】

水气病与基本治则。①辨识水气病的基本症状表现；②辨识水气病的基本治疗方法；③辨治水气病最佳方法是发汗兼顾利小便，或利小便兼顾发汗。

【译文】

老师说：所有水肿病证，腰以下肿者，其治可采用利小便方法；腰以上肿者，可使用发汗方法，病可向愈。

【注释】

诸有水者：诸，所有；水，水肿。

腰以下肿：病变是腰以下肿比较明显。

当利小便：当，应也；利，通利。

腰以上肿：病变是腰以上肿比较明显。

当发汗乃愈：乃，可也。

九、水气证机与肾脾胃的关系

【仲景原文】 师曰：寸口脉沉而迟，沉则为水，迟则为寒，寒水相搏；趺阳脉伏，水谷不化，脾气衰则鹜溏，胃气衰则身肿；少阳脉卑，少阴脉细，男子则小便不利，妇人则经水不通，经为血，血不利则为水，名曰血分。（第十四19）

【导读】

水气证与病证表现。①辨识水气病的基本脉象特征；②辨识水气夹寒证的病变证机；③辨识水气病与肾脾胃之间的演变关系，辨治必须全面考虑肾脾胃；④辨识水气病在男子的基本症状表现；⑤辨识水气病在女子的基本症状表现；⑥辨识水气病与血之间的演变关系；⑦辨治水气病在特定情况可以考虑选择治血的方药以增强疗效。

【译文】

老师说： 寸关尺三部脉沉而迟，脉沉是水气内盛，脉迟为寒气凝结，水气与寒气相结而为病；趺阳脉伏而不见，饮食不能消化，脾气虚弱甚者则大便溏泄，胃气虚弱甚者则身体肿胀；少阳脉沉而小，少阴脉细，男子小便不利，女子经血不通，经脉以血为主，血不利则可演变为水气症状表现，这样的水气病是由血病引起的。

【注释】

沉则为水： 则，即；为，是；水，水气病。

迟则为寒： 寒，寒邪。

水谷不化： 水谷，饮食；不化，不消化。

脾气衰则鹜溏： 衰，虚弱较甚；鹜，鸭；溏，大便溏泄。

胃气衰则身肿： 衰，虚弱较甚；肿，身体肿胀。

少阳脉卑： 卑，沉小。

经水不通： 不通，闭经，或经量少。

经为血： 经，月经；血，血液。

血不利则为水： 血液运行不畅则可演变为水气症状表现。

名曰血分： 分，脉；血分，病变证机在血脉。

十、妇人水病血病的辨证要点

【仲景原文】问曰：病有血分、水分，何也？师曰：经水前断，后病水，名曰血分，此病难治；先病水，后经水断，名曰水分，此病易治。何以故？去水，其经自下。（第十四20）

【导读】

血病证与水气病及治疗和预后。①辨识血病的基本症状表现；②辨识水气病的基本症状表现；③辨识血病与水气病之间的演变关系；④辨识治血与治水之间的主次关系；⑤辨治复杂多变的病变证机，必须重视相互兼顾，避免顾此失彼。

【译文】

学生问：病有的是血病证，有的是水气病证，其症状表现有哪些不同？**老师说：**女子月经不至，后又有水气病证，这样的病叫作血病，此病较难治；先有水气病，后又有女子经血断绝，这样的病叫作水气病，此病较易治。凭什么知道水气病容易治呢？因为水气病得去，女子经血随之而通畅。

【注释】

病有血分：血分，血病证。

水分：即血分，水气病证。

经水前断：女子月经不至在水气病证之前，亦即月经病在前，水气病在后。

名曰血分：分，病证表现。

此病难治：难治，不是不能治疗，而是比较难治。

先病水：先，之前；病水，患水气病。

后经水断：后，经血异常在水气病证之后。

名曰水分：水分，水气病证。

此病易治：水气病证与血病证相较，水气病治疗较易。

何以故：何，什么；以，凭，依据；故，依据。

去水：去，解除；水，水气为病。

其经自下：经，经血；自，机体恢复；下，月经通畅。

十一、水气病证候特点、辨治失误、病理特征及治疗大法

【仲景原文】问曰：病者苦水，面目身体四肢皆肿，小便不利，脉之，不言水，反言胸中痛，气上冲咽，状如炙肉，当微咳喘，审如师言，其脉何类？

师曰：寸口脉沉而紧，沉为水，紧为寒，沉紧相搏，结在关元，始时尚微，年盛不觉，阳衰之后，营卫相干，阳损阴盛，结寒微动，肾气上冲，喉咽塞噎，胁下急痛，医以为留饮而大下之，气击不去，其病不除。后重吐之，胃家虚烦，咽燥欲饮水，小便不利，水谷不化，面目手足浮肿。又与葶苈丸下水，当时如小差，食饮过度，肿复如前，胸胁苦痛，象若奔豚，其水扬溢，则浮咳喘逆。当先攻击冲气，令止，乃治咳，咳止，其喘自差。先治新病，病当在后。（第十四 21）

【导读】

水气病与病证表现。①辨识水气病的基本症状表现；②辨识水气病可能出现以疼痛为主的症状表现；③辨识水气病的病变证机是水气逆乱；④辨识水气病的基本脉象特征；⑤辨识水气病与年龄变化有一定的内在关系；⑥辨识水气病的病变证机与阳虚阴寒之间的内在关系；⑦辨识水气病的病变证机可能夹杂气机逆乱；⑧辨识水气病可能夹杂可下证，或可能有类似可下证；⑨辨识水气病可能夹杂可吐证，或类似可吐证；⑩辨识水气病可能夹杂奔豚病变，或类似奔豚病变；⑪ 辨识水气病可能夹杂肝肺病变；⑫ 辨治水气病变，可以用下法但不能仅用下法，可以用吐法但不能仅用吐法，只有相互兼顾，才能取得预期治疗效果；⑬ 辨识水气病必分清久病新病，久病当补泻结合，新病重在泻，兼以补。

【译文】

学生问：病人水气病证特别明显，面目身体四肢皆出现水肿，小便不利，诊断病证表现，病人并没有说水肿症状，反而强调胸中疼痛，气上冲咽喉，症状表现似有烧烤的肉粘贴在咽喉一样，伴有轻微咳嗽、气喘，病人症状表现果然像老师所说的一样，其脉形态有哪些表现特点？

老师说：寸关尺三部脉沉而紧，沉主水气，紧主寒邪，水气与寒邪相互搏结，病变部位在关元，病初病变尚且较轻，年壮时没有明显症状表现，阳气减弱之后，营卫不相协调，阳气损伤，阴寒充盛，寒气渐渐加重，肾中浊气上逆，

喉咽窒塞似有物阻，胁下拘急疼痛，医生以为病变是留饮而用下法大泻之，水气病变被下药所攻且不能完全被消除，病证表现也未能被解除。病有类似吐证，医生又改用吐法治疗，吐后肠胃因吐而更加虚弱，烦闷不舒，咽喉干燥欲饮水，小便不利，饮食不消化，面目手足水肿。医生对此又改用葶苈丸攻逐水气，当时用药似有病情略有减轻，饮食若有太过，导致病变恢复原有水肿症状，胸胁剧烈疼痛，病如奔豚状，水气浸淫肆虐并溢于肌肤，脉浮，咳嗽，气喘，浊气上冲。当先治疗气上冲，冲气得除，再治咳嗽，咳嗽解除，病人气喘随之亦解除。确立基本治疗原则应先治新发病，再治原有病变病证。

【注释】

病者苦水：苦，特别明显；水，水气病变。

脉之：脉，诊断；之，病人。

不言水：不，没有；言，陈述。

反言胸中痛：反，反而；言，强调，说出。

气上冲咽：气，浊气；冲，上逆。

状如炙肉：状，症状表现；如，像；炙肉，烧烤的肉。

当微咳喘：当，伴有。

审如师言：审，结果；师，老师；言，说的话。

其脉何类：类，表现特点。

沉紧相搏：沉，水气；紧，寒邪。即水气与寒邪相互搏结。

结在关元：结，水与寒相结；关元，病变部位。

始时尚微：始，病初；时，当时，当初；尚，尚且；微，病情较轻。

年盛不觉：年盛，年青身体强壮；不，没有；觉，症状表现。

阳衰之后：衰，减弱，虚弱。

营卫相干：营，营气，营血；卫，卫气；干，不相协调。

阳损阴盛：阳，阳气；损，损伤，减少；阴，寒也；盛：充盛。

结寒微动：结，水与寒相结；寒，病变以寒为主；微，渐渐；动，加重。

肾气上冲：肾气，肾中浊气；冲，浊气上逆。

喉咽塞噎：塞，喉咽窒塞不利；噎，似有物阻。

胁下急痛：急，拘急，或疼痛剧烈。

医以为留饮而大下之：医，医生；以，观察病情；为，误为；留饮，饮邪留结顽固不化。

气击不去：气，水气病变；击，泻下方药。

后重吐之：重，又也，重复。

胃家虚烦：胃家，大肠、小肠皆属于胃家；虚，因下而虚弱；烦，胃中烦闷。

咽燥欲饮水：因下而伤阴津。

水谷不化：水谷，饮食；不化，不能消化。

又与葶苈丸下水：又，更用；葶苈丸，泻水之方药。

当时如小差：当时，当初；如，似有；小，略微；差，病情减轻。

食饮过度：过度，太过，太多。

肿复如前：肿，水肿；复，复原；如，像也；前，先前。

象若奔豚：象，症状表现；若，如也；奔豚，病以气上冲为主。

其水扬溢：水，水肿；扬，浸淫肆虐；溢，溢于肌肤。

则浮咳喘逆：浮，脉浮；逆，浊气上冲。

当先攻击冲气：攻击，治疗；冲气，浊气上逆。

令止：令，使；止，病证解除。

其喘自差：自，身体内在阴阳自行恢复。

先治新病：新，新感的病。

病当在后：病，先有的病；当，应当；后，后治，与新感病相比而言。

【方药组成】 葶苈丸

葶苈子二斤（100 g）（编者注：仲景原书无用量，此处为编者所加。）

上一味，捣碎，以蜜为丸，共为二十丸，温服一丸，日三服。

【用药要点】 方中葶苈子泻肺降逆，利水消肿。

【药理作用】 本方具有解除气管平滑肌痉挛、调节支气管腺体分泌、调节心律、抗菌、调节水电解质代谢、改善微循环等作用。

十二、水气证的证治

（一）阳郁水气热证的证治

【仲景原文】 里水者，一身面目黄肿，其脉沉，小便不利，故令病水。假如小便自利，此亡津液，故令渴也；越婢加术汤主之。（第十四5）

【导读】

A．阳郁水气热证与症状表现。①辨识阳郁水气热证的基本症状表现；②辨清阳郁水气热证的病变证机在里，症状在内外；③辨识阳郁水气热证的病变证机可能夹杂阴津损伤；④辨识阳郁水气热证口渴与阴津损伤之间的异同。

B．越婢加术汤方证。越婢加术汤是辨治各科杂病病变证机属于阳郁水气热证的重要用方。

【译文】

在里是阳郁水气热证，全身上下面目水肿，色泽偏黄，病人脉沉，小便不利，有水气病变证机。假如小便自利，这不是水气从下而去，而是阴津从下而泄，所以有口渴；其治可选用越婢加术汤。

【注释】

里水者：里，脾胃；水，水气病变。

一身面目黄肿：一身，全身上下；黄，肌肤发黄；肿，水肿。

故令病水：故，所以；令，有也。

此亡津液：亡，损伤；津液，阴津。

【方药组成】越婢加术汤

麻黄六两（18 g）　石膏半斤（24 g）　生姜三两（9 g）　大枣十五枚　甘草二两（6 g）　白术四两（12 g）

上六味，以水六升，先煮麻黄去沫，内诸药，煮取三升，分温三服。恶风加附子一枚，炮。

【用药要点】方中麻黄发越脾胃郁阳，行散水气。石膏清透脾胃阳郁之热。白术健脾燥湿，运化水湿，杜绝水湿变生之源。生姜宣散，调理脾胃气机，发越郁阳。大枣、甘草，补中益气，和中补脾，并调和诸药。

【药理作用】本方具有对胃肠平滑肌呈双向调节、调节支气管腺体分泌、解除支气管平滑肌痉挛、调节腺体分泌、调节胃肠蠕动、抗自由基、降低心肌收缩力、调节内分泌、调节中枢神经、增强机体免疫功能等作用。

（二）阳郁水气热证及脾胃阳郁水气寒证的证治

【仲景原文】*里水，越婢加术汤主之；甘草麻黄汤亦主之。*（第十四25）

【导读】

A．里水证与症状表现。①辨识里水证的基本症状表现；②辨识里水证的病变证机及病变部位。

B. 越婢加术汤方证。越婢加术汤辨治里水证的病变证机是阳郁水气夹热夹虚证。

C. 甘草麻黄汤方证。甘草麻黄汤既是辨治里水证病变证机属于寒水证的重要用方，又是辨治太阳营卫水气证病变证机属于寒水证的重要用方。

【译文】

在里有阳郁水气热证和脾胃阳郁水气寒证，其治因病变证机不同，可分别选用越婢加术汤、甘草麻黄汤。

【注释】

里水：里，脾胃；水，水气病变。

越婢加术汤：根据其方药组成，以主治阳郁水气热证为主。

甘草麻黄汤：根据其方药组成，以主治脾胃阳郁水气寒证为主。

【方药组成】 甘草麻黄汤

甘草二两（6 g） 麻黄四两（12 g）

上二味，以水五升，先煮麻黄，去上沫，内甘草，煮取三升。温服一升。重覆汗出，不汗，再服。慎风寒。

【用药要点】 方中甘草补中益气，调和脾胃。麻黄发越脾胃郁阳，宣畅脾胃气机。

【药理作用】 本方具有强心、改善微循环、调节呼吸中枢、调节腺体分泌、解除平滑肌痉挛、保护胃黏膜、抗氧化、抗缺血、增强机体免疫功能、改善心肺肝肾功能、改善内脏副交感神经、对中枢神经呈双向调节、对平滑肌双向调节、调节水电解代谢等作用。

（三）脾虚水气证的证治

【仲景原文】 皮水为病，四肢肿，水气在皮肤中，四肢聂聂动者，防己茯苓汤主之。（第十四 24）

【导读】

A. 脾虚水气证与病证表现。①辨识脾虚水气证的基本症状表现；②辨识脾虚水气证的病变证机既在脾又在肌肤营卫；③辨识脾虚水气证必须重视四肢症状表现。

B. 防己茯苓汤方证。防己茯苓汤是辨治各科杂病病变证机属于气虚水气证的重要用方。

【译文】

脾虚水气证的表现，四肢水肿，水气肆虐浸淫皮肤之中，四肢肌肉筋脉轻微颤动，其治可选用防己茯苓汤。

【注释】

皮水为病：皮水，水气浸淫充斥在皮肤之中，病变证机是脾虚不能运化水津而为水气。

四肢肿：肿，水肿，沉重。

水气在皮肤中：水气，病变证机；皮肤，病变部位。

四肢聂聂动者：聂聂，轻微；动，颤动。

防己茯苓汤：既可辨治病以水肿为主，又可辨治病以肌肉蠕动为主。

【方药组成】 防己茯苓汤

防己三两（9g） 黄芪三两（9g） 桂枝三两（9g） 茯苓六两（18g） 甘草二两（6g）

上五味，以水六升，煮取二升，分温三服。

【用药要点】 方中黄芪补气健脾，行水利尿。防己降逆利湿，散水。桂枝助脾阳化饮。茯苓渗湿利水。甘草益气健脾。

【药理作用】 本方具有利尿、抗脂肪肝、保肝利胆、降压、改善微循环、调节胃肠平滑肌蠕动、保护胃肠黏膜、调节水电解质代谢、促进新陈代谢、抗胃溃疡、抗氧化、抗缺血、增强机体免疫功能、降血脂、抗过敏等作用。

（四）少阴心肾阳虚水气证的证治

【仲景原文】 水之为病，其脉沉小，属少阴；浮者为风，无水虚胀者为气。水，发其汗即已。脉沉者，宜麻黄附子汤；浮者宜杏子汤。（第十四26）

【导读】

A. 心肾阳虚水气证与基本脉证。①辨识少阴心肾阳虚水气证的基本症状表现及脉象；②辨识少阴心肾阳虚水气证可能夹杂太阳病；③辨识少阴心肾阳虚水气证可能夹杂气虚或气郁病变；④辨治少阴心肾阳虚水气证的基本原则，既要重视选用发汗方药，又要重视选用降泄方药，更要重视选用发汗方药与降泄方药相结合的治疗基本准则。

B. 麻黄附子汤方证。麻黄附子汤既是发汗方又是温阳方，更是辨治内外夹杂病变属于阳虚的重要用方。

C. 杏子汤方证。杏子汤既是降利肺气方，又是降泄水气方。

【译文】

水气病证的表现，病人脉沉小，病变证机属于少阴；脉浮者为风邪侵扰，没有水气病变而有肌肤肿胀者为气虚不运。水气病变在表，使用发汗方法病可向愈。脉沉者，可选用麻黄附子汤；脉浮者，可选用杏子汤。

【注释】

水之为病：水，水气病变；病，病证表现。

属少阴：属，归属；少阴，心肾。

浮者为风：浮，脉浮；风，风邪，辨风邪有寒有热等不同。

无水虚胀者为气：无水，浮肿的病变证机不是水气为患；虚，有邪者为实，无邪者为虚；胀，肿胀；气，气虚不运。

水：病变部位在表。

发其汗即已：已，病可向愈，症状解除。

【方药组成一】 麻黄附子汤

麻黄去节，三两（9g） 甘草二两（6g） 附子炮，去皮，一枚（5g）

上三味，以水七升，先煮麻黄，去上沫，内诸药，煮取二升半。温服八分，日三服。

【用药要点】 详见麻黄附子甘草汤。

【方药组成二】 杏子汤

杏仁五两（15g）（编者注：仲景原书无用量，此处为编者所加。）

上一味，以水八升，煮取三升，温分三服。

【用药要点】 方中杏仁肃降肺气，通调水道，化痰消肿。

【药理作用】 本方具有解除气管平滑肌痉挛、调节支气管腺体分泌、抗菌、调节腺体分泌、调节水中钠钾代谢、扩张血管等作用。

（五）瘀郁水气证的证治

【仲景原文】*厥而皮水者，蒲灰散主之。*（第十四27）

【导读】

A. 瘀郁水气证与病证表现。①辨识瘀郁水气证的基本症状表现；②辨识瘀郁水气证的病变部位可能在肝，或在肾，或在心，或在肺，或在脾，或脏腑间相互夹杂；③辨识瘀郁水气证的症状表现既可能在脏腑又可能在肌肤营卫，以及症状表现相互夹杂。

B．蒲灰散方证。蒲灰散是辨治各科杂病病变证机属于瘀郁水气证的重要用方。

【译文】

手足厥冷，病变证机是水气浸淫充斥肌肤，其治可选用蒲灰散。

【注释】

厥而皮水：厥，手足厥冷；皮水，水肿病变部位在肌表。

蒲灰散：既可辨治以瘀血为主，又可辨治以水气为主，务必审明病变证机与调整用量。

（六）阳虚寒饮凝结证的证治

【仲景原文】气分，心下坚大如盘，边如旋杯，水饮所作，桂枝去芍药加麻黄附子细辛汤主之。（第十四31）

【导读】

A．阳虚寒饮凝结证与症状表现。①辨识阳虚寒饮凝结证的基本症状表现；②辨识阳虚寒饮凝结证可能夹杂气郁或气虚病变；③辨清“气分”与“水饮所作”之间的夹杂病变。

B．桂枝去芍药加麻黄附子细辛汤方证。桂枝去芍药加麻黄附子细辛汤既可辨治阳虚饮结寒饮证，又可辨治太阳中风证与阳虚寒饮证相兼。

【译文】

阳虚寒饮凝结证的表现，胃脘坚硬大如盘状，其形犹如圆形杯子周边一样，病变证机是寒水凝结，其治可选用桂枝去芍药加麻黄附子细辛汤。

【注释】

气分：气，症状表现虽以坚硬为主，但病变证机不是在血而是在气，在气者因寒气凝结水饮。

心下坚大如盘：心下，胃脘；坚，坚硬不柔和；如，像；盘，存放物品的扁而浅的器皿。

边如旋杯：边，周边；旋杯，旋转，引申为圆形杯子。

水饮所作：作，引起的，即病证表现是由水饮所引起的。

【方药组成】 桂枝去芍药加麻黄附子细辛汤

桂枝三两（9g） 生姜三两（9g） 甘草二两（6g） 大枣十二枚 麻黄二两

（6g）　细辛二两（6g）　附子炮，一枚（5g）

上七味，以水七升，煮麻黄，去上沫，内诸药，煮取二升，分温三服。当汗出，如虫行皮中，即愈。

【用药要点】 方中桂枝温胃助阳，通达气机，散寒消凝。生姜散寒宣通，温胃降逆。麻黄宣散阴寒凝结，通调中焦气机，利水化饮，通阳开结。细辛温阳散寒，化饮通结。附子温壮阳气，逐寒散寒。大枣、甘草，补益中气，并调和诸药。

【药理作用】 本方具有强心、改善微循环、调节心律、调节胃肠平滑肌蠕动、保护胃肠黏膜、调节呼吸中枢、调节水电解质代谢、解除支气管平滑肌痉挛、调节支气管腺体分泌、促进新陈代谢、抗胃溃疡、抗氧化、抗缺血、增强机体免疫功能、降血脂等作用。

（七）脾气虚气滞热证的证治

【仲景原文】 心下坚，大如盘，边如旋盘，水饮所作，枳术汤主之。（第十四32）

【导读】

A. 脾气虚气滞热证与症状表现。①辨识脾气虚气滞热证的基本症状表现；②辨识脾气虚气滞热证的病变证机是虚实夹杂；③辨识脾气虚气滞热证可能夹杂水气病变。

B. 枳术汤方证。枳术汤是辨治各科杂病病变证机属于气虚气滞证的重要基础用方。

【译文】

胃脘坚硬，其形状大小如盘状，犹如圆形杯子周边一样，病变证机是气虚夹水饮所致，其治可选用枳术汤。

【注释】

心下坚： 心下，胃脘；坚，坚硬不柔和。

大如盘： 大，大小形状。

水饮所作： 水饮，气虚夹水饮。

【方药组成】 枳术汤

枳实七枚（7g）　白术二两（6g）

上二味，以水五升，煮取三升，分温三服，腹中软即当散也。

【用药要点】 方中枳实行气散气，开结除滞，清热和中，化饮消痞。白术健脾益气，燥湿化饮，行水开结。

【药理作用】 本方具有调节胃肠平滑肌蠕动、保护胃肠黏膜、调节消化酶、调节胃肠神经、调节心律、促进新陈代谢、抗胃溃疡、抗氧化、抗缺血、增强机体免疫功能、降血脂、抗抑郁、利尿等作用。

第3节 黄汗证的证治

一、湿热黄汗证的证治

【仲景原文】 问曰：黄汗之为病，身体重，发热，汗出而渴，状如风水，汗沾衣，色正黄如柏汁，脉自沉，何从得之？师曰：以汗出入水中浴，水从汗孔入得之，宜芪芍桂酒汤主之。（第十四28）

【导读】

A. 湿热黄汗证与基本脉证。①辨识湿热黄汗证的基本症状表现；②辨识湿热黄汗证的症状表现可能有类似风水病变；③辨识湿热黄汗证的病变证机是错综复杂；④辨识湿热黄汗证与寒湿黄汗证及湿热黄汗证相互夹杂的症状表现及病变证机。

B. 芪芍桂酒汤方证。芪芍桂酒汤既是辨治寒湿黄汗夹热证的重要用方，又是辨治寒湿黄汗夹热夹虚证的重要用方。

【译文】

学生问： 黄汗证的表现，身体沉重，发热，汗出而渴，病证表现类似风水，汗浸润粘连衣服，色泽鲜黄如柏汁一样，脉自沉，这样的病起源是由哪些原因引起的？**老师说：** 这是因为汗出之时入水中洗浴，水从汗孔侵袭而引起的病证表现，其治可选用芪芍桂酒汤。

【注释】

黄汗之为病： 黄汗，湿热黄汗；病，病证表现。

身体重： 湿热壅滞气机。

状如风水： 状，症状表现；如，犹如；风水，以眼睑水肿为主；湿热黄汗证也可出现眼睑水肿。

汗沾衣：沾，浸润粘连；衣，衣服。

色正黄如柏汁：色，色泽；正，鲜明，鲜亮；柏汁，黄柏之汁液。

脉自沉：自，原来，本来。

何从得之：何，哪些；从，起源；得，引起。

以汗出入水中浴：汗出，汗出之时；入水中浴，在水中洗浴。

水从汗孔入得之：汗孔，毛窍，毛孔。

【方药组成】 芪芍桂酒汤

黄芪五两（15 g） 芍药三两（9 g） 桂枝三两（9 g）

上三味，以苦酒一升，水七升，相和，煮取三升，温服一升。当心烦，服至六七日乃解。若心烦不止者，以苦酒阻故也。

【用药要点】 方中黄芪益气固表。重用苦酒（食醋）清泄湿热。桂枝通经散邪，通达腠理，和畅营卫。芍药泄热和营。

【药理作用】 本方具有调节腺体分泌、调节周围神经、调节心律、改善微循环、解热、抗病毒、抗菌、抗过敏、调节内分泌、增强免疫功能等作用。

二、寒湿黄汗证及湿热黄汗证的证治

【仲景原文】 黄汗之病，两胫自冷；假令发热，此属历节；食已汗出，又身常暮盗汗出者，此劳气也；若汗出已反发热者，久久其身必甲错，发热不止者，必生恶疮。

若身重，汗出已辄轻者，久久必身瞤，瞤即胸中痛，又从腰以上必汗出，下无汗，腰髋弛痛，如有物在皮中状，剧者不能食，身疼重，烦躁，小便不利，此为黄汗，桂枝加黄芪汤主之。（第十四29）

【导读】

A．寒湿黄汗证及湿热黄汗证与病证表现。①辨识寒湿黄汗证的基本症状表现；②辨识湿热黄汗证的基本症状表现；③辨识湿热历节的基本症状表现；④辨识虚劳证的基本症状表现；⑤辨识湿热黄汗证可能演变为湿热痈疮证；⑥辨识湿热黄汗证可能夹杂湿热痈疮证；⑦辨识寒湿黄汗证可能夹杂心胸病变；⑧辨识寒湿黄汗证可能夹杂肾骨节病变；⑨辨识寒湿黄汗证可能夹杂太阳病变；⑩辨识寒湿黄汗证可能夹杂脾胃病变。

B. 桂枝加黄芪汤方证。桂枝加黄芪汤既是辨治寒湿黄汗证的重要用方，又是辨治营卫虚弱证的重要用方。

【译文】

黄汗证的表现，两腿胫部冰凉；假如发热，这叫作历节病；饮食后出汗，身体又常在晚上盗汗，这叫作虚劳病；假如汗出后反而又发热者，久而久之病人身体肌肤粗糙，发热不能自止，可能演变为疮疡。

假如身体沉重，汗后病证减轻，久而久之身体可有筋脉颤抖或肌肉蠕动，髋部及胸中疼痛，病人又有腰以上汗出，腰以下无汗，腰髋持续疼痛，并似有虫状物在皮肤中行走，甚者不能饮食，身体疼痛，烦躁，小便不利，这就是黄汗，其治可选用桂枝加黄芪汤。

【注释】

黄汗之病：黄汗，以汗出色黄为主；病，病证表现。

两胫自冷：胫，两小腿；自，病起于内而非外在寒湿。

此属历节：属，归属，叫作；历节，病名，病以关节疼痛为主。

食已汗出：食已，饮食之后。病变证机是寒湿浸淫肌肤营卫，食则脾胃之气聚于内而不能滋荣营卫，营卫固护不及。

又身常暮盗汗出者：又，又有；常，经常，常常；暮，晚上；盗汗出，睡眠中汗出。

此劳气也：劳气，气阴两伤且日久不愈。

若汗出已反发热者：若，假如；汗出已，汗出停止；发热，寒湿郁久化热。

久久其身必甲错：久久，久而久之；必，可有；甲错，肌肤粗糙。

发热不止：寒湿郁久化热较甚。

必生恶疮：必，可能；生，演变；恶疮，疮疡。

若身重：寒湿壅滞气机。

汗出已辄轻者：辄轻，寒湿从汗而缓解。

久久必身瞤：久久，疾病演变时间较久；身瞤，或筋脉颤抖，或肌肉蠕动。

髋即胸中痛：髋，髋部肌肉关节；即，及也。

又从腰以上必汗出：正气积力抗邪于外，邪欲从外散。

下无汗：寒湿郁结而不能外出。

腰髋弛痛：弛，连续，持续。

如有物在皮中状：如，似也；物，虫状物；皮中状，在皮中行走。

此为黄汗：这是寒湿黄汗证及湿热黄汗证。

【方药组成】桂枝加黄芪汤

桂枝三两（9g） 芍药三两（9g） 甘草二两（6g） 生姜三两（9g） 大枣十二枚 黄芪二两（6g）

上六味，以水八升，煮取三升，温服一升，须臾，饮热稀粥一升余，以助药力，温服，取微汗；若不汗，更服。

【用药要点】方中桂枝温阳化气，散寒祛湿，调畅营卫。黄芪益气固表。芍药益营和营敛阴。生姜宣散营卫中之寒湿。甘草、大枣，益气充荣营卫。

【药理作用】本方具有保肝利胆、调节内分泌、调节腺体分泌、调节心律、调节支气管平滑肌、调节中枢神经、调节周围神经、调节血液运行状态、改善微循环、增强机体免疫功能、对体温呈双向调节、对汗腺呈双向调节、对肠胃呈双向调节、抗菌、抗病毒、抗过敏、镇静、镇痛等作用。

第4节　辨类似证

阳虚寒厥血少证类水气证

【仲景原文】师曰：寸口脉迟而涩，迟则为寒，涩则血不足。趺阳脉微而迟，微则为气，迟则为寒。寒气不足，则手足逆冷；手足逆冷，则营卫不利；营卫不利，则腹满胁鸣相逐；气转膀胱，营卫俱伤；阳气不通即身冷，阴气不通即骨疼；阳前通则恶寒，阴前通则痹不仁；阴阳相得，其气乃行，大气一转，其气乃散；实则失气，虚则遗尿，名曰气分。（第十四30）

【导读】

阳虚寒厥血少证与症状表现。①辨识阳虚寒厥血少证的基本脉象特征；②辨识阳虚寒厥血少证的基本症状表现；③辨识阳虚寒厥血少证可能夹杂营卫病变；④辨识阳虚寒厥血少证可能夹杂脾胃病变；⑤辨识阳虚寒厥血少证可能夹杂肾膀胱病变；⑥辨识阳虚寒厥血少证的病变证机是阴阳之气不通；⑦辨识阳虚寒厥血少证可能夹杂气郁或气虚病变；⑧辨识阳虚寒厥血少证症状表现可能有类似水气证；⑨辨治阳虚寒厥血少证的基本方法是调补阴阳气血；⑩辨识阳虚寒厥血少证必须重视调和阴阳之气。

【译文】

老师说：寸关尺三部脉迟而涩，脉迟主寒邪，脉涩主血虚。趺阳脉微而迟，脉微主正气虚，迟主寒邪侵扰。寒因阳气不足而浸淫充斥，则手足厥冷；手足厥冷，则营卫之气运行不利；营卫运行不利，则脘腹胀满胁下肠鸣相互侵扰；寒气浸淫膀胱，营卫之气因寒邪侵袭而伤；阳气因寒邪阻遏则身冷，阴精因寒邪凝滞则骨痛；阳气在通畅之前则怕冷，阴气在通畅之前则肌肤麻木不仁；阴阳之气若能相互为用，其气得以运行畅通，阴阳之气相互协调一致，乃可布散全身；正气恢复太过而失去正常之气的协调功能则为邪气，正气恢复不及则可出现遗尿，这叫作气分病证。

【注释】

迟则为寒：脉迟主寒邪。

涩则血不足：不足，虚弱。即脉涩主血虚。

微则为气：微，脉微；气，气虚。

寒气不足：寒，寒邪；气，阳气；不足，阳气不足。即寒因阳气不足而浸淫。

则营卫不利：营自行脉中，卫自行脉外，营卫不相协调。

则腹满胁鸣相逐：腹，包括脘腹；胁鸣，包括胸中痰鸣，腹中肠鸣；相逐，相互侵扰。

气转膀胱：气，寒气；转，侵袭；膀胱，部位概念。

营卫俱伤：营卫因寒气侵袭而伤。

阳气不通即身冷：阳气不通，阳气因寒邪阻遏不通。

阴气不通即骨疼：阴气，阴精；骨疼，骨节关节疼痛。

阳前通则恶寒：阳，阳气；前，阳气不通之前；通，运行，通畅。

阴前通则痹不仁：阴，阴精；前，阴精不行之前；痹，麻也，痛也；不仁，感觉障碍。

阴阳相得：相，相互；得，为用。

其气乃行：气，阴阳之气；行，运行，通畅，游溢。

大气一转：大气，阴阳之气；一，一致；转，运行，周流不息。

其气乃散：气，阴阳之气；散，布散，运行。

实则失气：实，正气恢复太过则为实邪；失气，失去了正常之气的运行功能。

虚则遗尿：虚，正气恢复不及。

名曰气分：气，与血相对而言，即病不在血分。

第5节　消渴淋病证治

一、消渴证

（一）厥阴肝热消渴证

【仲景原文】厥阴之为病，消渴，气上冲心，心中疼热，饥而不欲食，食即吐。下之不肯止。（第十三1）

导读、译文和注释详见326条。

（二）上焦、中焦消渴证及证机

【仲景原文】寸口脉浮而迟，浮即为虚，迟即为劳；虚则卫气不足，劳则营气竭。

趺阳脉浮而数，浮即为气，数即消谷而大坚；气盛则溲数，溲数即坚，坚数相搏，即为消渴。（第十三2）

【导读】

A．上焦消渴证与基本脉证。①辨识上焦消渴的基本脉象特征；②辨识上焦消渴的基本病变证机；③辨识上焦消渴的病变可能夹杂营卫病变。

B．中焦消渴热证与基本脉证。①辨识中焦消渴的基本病变证机；②辨识中焦消渴的基本症状表现；③辨识中焦消渴的病变证机以热为主。

【译文】

寸关尺三部脉浮而迟，脉浮主正虚，脉迟主劳伤；虚则卫气因之而虚弱，劳则营气因之而虚衰。

趺阳脉浮而数，脉浮主邪气实，脉数主消谷易饥，大便干结；邪实则小便数，小便数则大便坚硬干结，大便干结与小便数相互影响，这叫作消渴。

【注释】

浮即为虚：浮，脉浮而无力。

迟即为劳：劳，正气因劳而伤。

虚则卫气不足：虚，正气虚弱；不足者，虚弱。

劳则营气竭：劳，劳伤；竭，虚衰。

浮即为气：气，邪气实。

数即消谷而大坚：数，小便数；消谷，饮食易饥；大，甚；坚，大便干结。

气盛则溲数：气，邪气；盛，热；溲，小便；数，小便多。

溲数即坚：溲，小便；数，多；坚，大便坚硬，病变证机是水津偏渗水道而不能滋润肠道。

坚数相搏：坚，大便坚硬；数，小便频数；相搏，相互影响。

（三）中焦消渴热证的证候特点

【仲景原文】跌阳脉数，胃中有热，即消谷引食，大便必坚，小便即数。（第十三8）

【导读】

中焦消渴热证与基本脉证。①辨识中焦消渴热证的基本脉象；②辨识中焦消渴热证的病变证机及症状表现。

【译文】

跌阳脉数，胃中有邪热，就消谷易饥，大便必定坚硬，小便必定频数。

【注释】

胃中有热：胃，包括脾；热，郁热内盛。

消谷引食：消谷，饮食易饥；引食，虽饮食但仍然饥饿。

大便必坚：必，必定。

小便即数：病变证机是邪热内盛，逼迫津液而偏渗水道。

（四）消渴证治

1. 肾阴阳俱虚消渴证的证治

【仲景原文】男子消渴，小便反多，以饮一斗，小便一斗，肾气丸主之。（第十三3）

【导读】

A. 阴阳俱虚证与基本脉证。①辨识肾阴阳俱虚消渴证的基本症状表现；②辨识肾阴阳俱虚证虽然以男子偏多，但女子消渴病也比较多。

B. 肾气丸方证。肾气丸是辨治各科杂病病变证机是阴阳俱虚夹湿证的重要用方。

【译文】

男子消渴病的表现，小便且增多，饮水也多，小便亦多，其治可选用肾气丸。

【注释】

男子消渴：男子，包括女子。

小便反多：本有阴虚，其小便本应量少，且因病变证机有阳虚，故小便且多。

以饮一斗：以，用也；一斗，形容饮水多。

小便一斗：一斗，形容小便多。

肾气丸：既可辨治病变部位以肾为主，又可辨治病变部位非以肾为主且有阴阳俱虚者。

2. 水气不利消渴证的证治

【仲景原文】脉浮，小便不利，微热，消渴者，宜利小便、发汗，五苓散主之。（第十三4）

渴欲饮水，水入则吐者，名曰水逆，五苓散主之。（第十三5）

导读、译文和注释详见71条、74条。

3. 脾胃津伤消渴证的证治

【仲景原文】渴欲饮水不止者，文蛤散主之。（第十三6）

【导读】

A. 脾胃津伤消渴证与病证表现。①辨识脾胃津伤消渴证的基本症状表现；②辨识脾胃津伤消渴证可能是上焦心肺病变；③辨识脾胃津伤消渴证可能夹杂下焦肝肾病变。

B. 文蛤散方证。文蛤散是辨治脾胃津伤消渴证的重要基础用方，但在临床治病中必须重视合方用之。

【译文】

口渴虽饮水多，但不能解渴，其治可选用文蛤散。

【注释】

渴欲饮水不止者：不止，渴因饮水而不能缓解，病变证机是阴津被热所伤而不得滋润。

文蛤散：既可辨治脾胃津伤消渴证，又可辨治湿郁营卫证。

4. 阳明胃热津气两伤证的证治

【仲景原文】渴欲饮水，口干舌燥者，白虎加人参汤主之。（第十三12）

导读、译文和注释详见222条。

5. 阴虚水气证的证治

【仲景原文】脉浮，发热，渴欲饮水，小便不利者，猪苓汤主之。（第十三13）

导读、译文和注释详见223条。

6. 肾虚水气证的证治

【仲景原文】小便不利者，有水气，其人苦渴，栝楼瞿麦丸主之。（第十三10）

【导读】

A. 肾虚水气证与基本脉证。①辨识肾虚水气证的基本症状表现；②辨识肾虚水气证的水气内停与口渴之间的演变关系。

B. 栝楼瞿麦丸方证。栝楼瞿麦丸是辨治各科杂病病变证机属于气虚水气的重要用方。

【译文】

肾虚水气证的表现，小便不利，病变证机是水气内停，并有口渴特甚，其治可选用栝楼瞿麦丸。

【注释】

有水气：水气，病变证机。

其人苦渴：病变证机是肾气虚弱，不能气化阴津，阴津损伤，不能上承，病变证机以虚为主，或病证表现是饮水较多；或水气内停，阻遏阴津不能布行，病变证机以水气为主，病证表现特点是虽口渴且饮水不多。

【方药组成】 栝楼瞿麦丸

栝楼根二两（6g） 茯苓三两（9g） 薯蓣三两（9g） 附子炮，一枚（5g） 瞿麦一两（3g）

上五味，末之，炼蜜丸，梧子大，饮服三丸，日三服。不知，增至七八丸，以小便利，腹中温为知。

【用药要点】 方中附子温肾阳，助气化，使水有所主。栝楼根润燥养阴，生津止渴。瞿麦降泄渗湿，通利小便。薯蓣益气养阴，补益肾气，健脾和胃。茯苓渗湿利水。

【药理作用】 本方具有改善肾功能、调节肾上腺皮质功能、调节水液代谢、抗自由基、增强机体免疫功能、强心、抗菌等作用。

二、淋病证

（一）淋病证脉证

【仲景原文】淋之为病，小便如粟状，小腹弦急，痛引脐中。（第十三7）

【导读】

淋病与基本脉证。①辨识淋病的基本症状表现；②辨识淋病的病变部位可能在肾，也可能在膀胱，还有可能是肾膀胱夹杂病变。

【译文】

淋病的表现，小便如淘米水状，小腹弦紧拘急疼痛，其疼痛牵引肚脐周围。

【注释】

淋之为病：淋，淋病；病，病证表现。

小便如粟状：粟，米也；如粟状，小便混浊如淘米水状。

小腹弦急：小腹，包括少腹；弦急，包括胀满，疼痛，挛急，拘急等。

痛引脐中：引，牵引；脐中，脐周。

（二）淋证治禁

【仲景原文】淋家，不可发汗，发汗则必便血。（第十三9）

导读、译文、注释详见84条。

（三）淋病证治即论膀胱瘀湿证、膀胱瘀湿热轻证及膀胱气虚湿热证的证治

【仲景原文】小便不利，蒲灰散主之；滑石白鱼散、茯苓戎盐汤并主之。

（第十三 11）

【导读】

A. 蒲灰散方证。①辨识瘀湿证的基本症状表现；②蒲灰散是辨治各科杂病病变证机属于瘀湿水气证的重要用方。

B. 滑石白鱼散方证。①辨识瘀湿证的基本症状表现，临证必须辨清病变轻重主次；②滑石白鱼散是辨治各科杂病病变证机属于瘀湿水气证的重要用方。

C. 茯苓戎盐汤方证。①辨识膀胱气虚湿热证的基本症状表现；②茯苓戎盐汤是辨治各科杂病病变证机属于气虚湿热证的重要用方。

【译文】

根据小便不利的病变证机，其治可选用蒲灰散，或选用滑石白鱼散，或选用茯苓戎盐汤。

【注释】

蒲灰散：主治病变证机以瘀为主，病证以刺痛为主。

滑石白鱼散：主治病变证机以瘀湿为主，病证以痛重为主。

茯苓戎盐汤：病变证机以气虚湿热为主，病证以下重为主。

【方药组成一】 蒲灰散

蒲灰七分（21 g） 滑石三分（9 g）

上二味，杵为散，饮服方寸匕，日三服。

【用药要点】 方中蒲灰（蒲黄）既能活血化瘀，又能利尿祛湿，更能通淋止痛止血。滑石通窍利小便，通淋祛湿热。

【药理作用】 本方具有调节水液代谢、抗血小板聚集、改善微循环、对心脑血管呈双向调节、抗氧化、改善肾功能、降血脂、增强机体免疫功能、抗缺氧、抗菌等作用。

【方药组成二】 滑石白鱼散

滑石二分（6 g） 乱发烧，二分（6 g） 白鱼二分（6 g）

上三味，杵为散，饮服方寸匕，日三服。

【用药要点】 方中滑石清膀胱热结，利膀胱湿聚，通利小便，止淋涩痛。乱发活血化瘀，利窍祛湿。白鱼利水散瘀，长于利水。

【药理作用】 本方具有调节水液代谢、调节内分泌、改善微循环、对心脑血管呈双向调节、抗氧化、改善肾功能、降血脂、增强机体免疫功能、抗缺氧、抗菌等作用。

【方药组成三】 茯苓戎盐汤

茯苓半斤（24 g） 白术二两（6 g） 戎盐弹丸大一枚（15 g）

上三味（注：上三味之后用法乃《四部备要》补注），先将茯苓、白术煎成，入戎盐煎，分三服。

【用药要点】 方中茯苓淡渗而利小便，通窍而泄淋浊，祛湿而利气机。白术健脾益气燥湿，使水湿得以运化。戎盐（青盐）味咸气寒，入少阴肾以治实热，善利膀胱湿热，通肾窍而主小便不利，泄湿热而止溺血。

【药理作用】 本方具有调节胃肠蠕动、调节水液代谢、调节内分泌、调节呼吸中枢、解除平滑肌痉挛、改善微循环、降血糖、降血脂、降尿酸、改善肾功能、增强机体免疫功能、抗缺氧、抗菌、抗病毒等作用。

第11章 辨吐衄下血胸满瘀血病脉证并治

概 说

出血，包括衄血、呕血、咯血、咳血、尿血以及大便下血等，其病变部位有在上在下在内在外等，病变证机有寒热虚实，辨治出血，虽是一个症状，但在确立治疗原则与方法时，必须做到既要治本，又要治标。

瘀血，既有有形之瘀血所引起的病理病证，又有无形之瘀血所引起的病理病证，尤其是无形之瘀血是通过分析病证表现特点而得出的诊断结论。在临床中无论是辨有形之瘀血，还是辨无形之瘀血，都要辨清瘀血病变证机是寒还是热。

一、出血证的基本特征

（一）衄血望诊

【仲景原文】师曰：夫脉浮，目睛晕黄，衄未止；晕黄去，目睛慧了，知衄今止。（第十六 2）

【导读】

A．衄血与基本脉证。①辨识衄血的基本症状表现；②辨识望诊对辨识衄血具有重要指导作用。

B．衄血与预后转归。通过望诊可以预测衄血预后及转归。

【译文】

老师说：在通常情况下，脉浮，目睛周围光圈模糊晦黄，衄血病证仍未解除；目睛周围光圈模糊晦黄消失，目睛视物清晰，推测衄血目前即可痊愈。

【注释】

目睛晕黄：目睛，眼睛；晕，发光体周围的模糊光圈；黄，晦黄，暗黄。

衄未止：衄，出血；未止，病证仍在。

晕黄去：去，消失。

目睛慧了：慧，清晰，明了。

知衄今止：知，推测；今，目前；止，消失。

（二）衄证与季节的关系

【仲景原文】又曰：从春至夏衄者，太阳；从秋至冬衄者，阳明。（第十六3）

【导读】

衄血与太阳阳明及四季变化。①辨识衄血与四季变化相关；②辨识衄血可能夹杂太阳病变，辨治衄血结合太阳主气选用治疗方药；③辨识衄血可能夹杂阳明病变，辨治衄血结合阳明主气选用治疗方药。

【译文】

老师又说：从春季到夏季有衄血，可从太阳辨治；从秋季到冬季有衄血者，可从阳明辨治。

【注释】

又曰：曰，老师说。

太阳：太阳主表，从春季到夏季衄血，其治可从太阳透发止衄。

阳明：阳明主里，从秋季到冬季衄血，其治可从阳明通泄止衄。

（三）太阳病证与阴虚火旺证相兼，禁单用汗法

【仲景原文】衄家，不可发汗，汗出必额上陷脉紧急，直视不能眴，不得眠。（第十六4）

导读、译文和注释见86条。

（四）血证辨证特点

【仲景原文】病人面无色，无寒热；脉沉弦者，衄；浮弱手按之绝者，下血；烦咳者，必吐血。（第十六5）

【导读】

出血与辨治思路。①辨识血虚证的基本症状表现；②辨识衄的脉象特征；③辨识下血的脉象特征；④辨识吐血病变证机可能夹杂心肺病变；⑤辨识出血病变不能仅仅凭借脉象，必须脉证结合。

【译文】

病人面部无光泽，没有恶寒发热；其脉沉弦者，可有衄血；假如脉浮弱，以手重按之伏而不见，可有下血；假如心烦，咳嗽者，可有吐血。

【注释】

病人面无色：面，颜面；色，光泽。

无寒热：病人衄血有类似太阳病，应与之相鉴别。

脉沉弦者：虚热郁结于内。

浮弱手按之绝者：浮弱，脉浮弱；按，重按；绝，伏而不见。

下血：包括大便出血和小便出血。

烦咳：病变部位在心肺。

必吐血：必，可有；吐血，病变部位在胃，亦即衄血病变部位并不局限于心肺，更有在脾胃。

（五）吐血预后

【仲景原文】夫吐血，咳逆上气，其脉数而有热，不得卧者，死。（第十六6）

【导读】

吐血证与预后。①辨识吐血的病变部位在胃；②辨识吐血的病变部位在肺；③辨识吐血的病变部位在肺胃；④辨识吐血的病变部位在心；⑤辨识吐血的病变证机是热；⑥辨识吐血病变夹杂心肺胃积热者，病情较危重，预后不良。

【译文】

在通常情况下，吐血，咳嗽，气喘，气上冲，病人脉数的病变证机是邪热，不能躺卧，此病情较重，预后不良。

【注释】

夫吐血：病变部位在胃。

咳逆上气：病变部位在肺。

其脉数而有热：脉数，病变证机是邪热蕴结肺胃。

不得卧：病变部位在心，亦即出血的病变部位在心肺胃，病情较复杂多变。

（六）吐血与饮酒的辨证关系

【仲景原文】夫酒客咳者，必致吐血，此因极饮过度所致也。（第十六7）

【导读】

饮酒与肺胃出血。①辨识酒毒湿热证的基本症状表现；②辨识肺病吐血与饮酒之间的内在关系；③辨识胃病吐血与饮酒之间的内在关系；④过度饮酒是诱发或引起疾病的重要原因。

【译文】

在通常情况下，经常饮酒之人有咳嗽，可能引起吐血，这是因为饮酒太过所引起的肺胃病证。

【注释】

夫酒客咳者：酒客，经常饮酒之人；咳，酒热伤肺。

必致吐血：必，可有；吐血，饮酒太过可引起胃热吐血，并不局限于肺热咯血。

此因极饮过度所致也：极饮，极度饮酒；过度，饮酒用量太过。

（七）精血亏虚劳证

【仲景原文】寸口脉弦而大，弦则为减，大则为芤，减则为寒，芤则为虚，寒虚相击，此名曰革，妇人则半产漏下，男子则亡血。（第十六8）

导读、译文和注释详见第六12条。

（八）太阳病证与气血虚弱证相兼，禁单用汗法

【仲景原文】亡血，不可发其汗，发汗则寒慄而振。（第十六9）

导读、译文和注释详见87条。

二、出血证的证治

（一）阳虚吐血证的证治

【仲景原文】吐血不止者，柏叶汤主之。（第十六14）

【导读】

A．阳虚吐血与病证表现。①辨识脾胃阳虚吐血证的基本症状表现；②辨

识脾胃阳虚吐血证可能有夹杂性病变。

B. 柏叶汤方证。柏叶汤既是辨治阳虚吐血证的重要用方，又是辨治阳虚吐血夹热证的重要用方。

【译文】

吐血不能自止者，其治可选用柏叶汤。

【注释】

吐血不止者：病变证机是阳虚不能固摄脉络。

【方药组成】 柏叶汤

柏叶　干姜各三两（9 g）　艾三把（15 g）

上三味，以水五升，取马通汁一升，合煮取一升。分温再服。

【用药要点】 方中干姜温中助阳，通脉止血。艾叶温经散寒，调经止血。柏叶止血，并监制干姜、艾叶温热太过而动血。马通汁引药入阴而止血。

【药理作用】 本方具有促进血小板聚集、改善微循环、增强机体免疫功能、抗氧化、改善心肝肺肾功能、调节内分泌、调节代谢、抗疲劳等作用。

（二）脾胃阳虚出血证的证治

【仲景原文】下血，先便后血，此远血也，黄土汤主之。（第十六 15）

【导读】

A. 内脏出血与病证表现。①辨识脾胃阳虚出血证的基本症状表现；②辨识脾胃阳虚出血证可能有夹杂性病变。

B. 黄土汤方证。黄土汤既是辨治阳虚出血证的重要用方，又是辨治阳虚出血夹血虚夹郁热证的重要用方。

【译文】

出血，先大便后出血，这是内脏出血，其治可选用黄土汤。

【注释】

下血：大便出血。

先便后血：病变部位在内脏，病变证机是阳虚不固，即先大便后出血。

此远血也：远，病变部位远离肛门，即内脏出血。

【方药组成】 黄土汤

甘草三两（9 g）　干地黄三两（9 g）　白术三两（9 g）　附子炮，三两（9 g）　阿胶三两（9 g）　黄芩三两（9 g）　灶心黄土半斤（24 g）

上七味，以水八升，煮取三升。分温二服。

【用药要点】方中灶心黄土温中暖脾，收敛固涩，摄血止血。附子温壮阳气。白术健脾益气，气以摄血。阿胶养血滋阴，益血止血。干地黄补血益血。黄芩止血，制约附子、灶心黄土温热药不伤阴血。甘草益气补中。

【药理作用】本方具有调节胃肠平滑肌蠕动、保护胃黏膜、抗溃疡、促进血小板聚集、调节造血功能、改善微循环、增强机体免疫功能、抗氧化、改善心肝肺肾功能、调节内分泌、调节代谢、抗疲劳、抗过敏等作用。

（三）虚湿瘀出血证的证治

【仲景原文】下血，先血后便，此近血也，赤小豆当归散主之。（第十六16）

【导读】

A. 虚湿瘀出血与病证表现。①辨识虚湿瘀出血证的基本症状表现；②辨识虚湿瘀出血证可能有夹杂性病变。

B. 赤小豆当归散方证。赤小豆当归散是辨治各科杂病病变证机属于虚湿瘀出血证的重要用方。

【译文】

出血，先出血后大便，这是肛门病变出血，其治可选用赤小豆当归散。

【注释】

下血：大便出血。

先血后便：病变部位在肛门周围，病变证机是湿热损伤脉络，即先出血后大便。

此近血也：近，病变部位近在肛门周围，即肛门周围病变出血。

（四）血热出血证的证治

【仲景原文】心气不足，吐血，衄血，泻心汤主之。（第十六17）

【导读】

A. 血热出血与病机病证。①辨识心气不足证的基本症状表现；②辨识心阴气不足证的基本症状表现；③辨识血热出血证的基本症状表现；④辨识血热出血证可能夹杂心气不足证，可能夹杂心阴气不足证；⑤辨识血热出血证夹杂性病变的主要矛盾方面在血热出血证，其治最佳方法是既清血热又兼顾夹杂病变。

B. 泻心汤方证。泻心汤既是辨治血热出血证的重要用方，又是辨治各科杂病病变证机属于湿热证的重要用方。

【译文】

心气不足，或心阴气不足，并有吐血，衄血，其治可选用泻心汤。

【注释】

心气不足：心气，心中之气，心中之阴气；不足，亏损，即病变证机是凡缺不足，或心阴损而生热，以热为主。

吐血：病变部位在阳明胃。

衄血：病变部位具有不确定性，但病变证机是热。

【方药组成】 泻心汤

大黄二两（6 g） 黄连 黄芩各一两（3 g）

上三味，以水三升，煮取一升。顿服之。

【用药要点】 方中大黄泻热降泄，凉血止血。黄连泻热解毒，凉血止血。黄芩清热凉血。

【药理作用】 本方具有抑制胃酸、保护胃黏膜、抗溃疡、调节血小板聚集、改善微循环、增强机体免疫功能、降血糖、降血脂、抗氧化、改善心肾功能、抗菌、抗病毒、抗过敏等作用。

三、瘀血证

（一）瘀血证主证

【仲景原文】 病人胸满，唇痿，舌青，口燥，但欲漱水不欲咽，无寒热，脉微大来迟，腹不满，其人言我满，为有瘀血。（第十六 10）

【导读】

瘀血证与病证表现。①辨识瘀血证的基本症状表现；②辨识瘀血证症状表现可能类似太阳病变；③辨识瘀血证的病变部位具有不确定性，即辨识瘀血证的核心是辨病变属性而不是辨病变部位。

【译文】

病人胸满，唇萎缩无光泽，舌质青紫，口干咽燥，仅欲漱水且不欲下咽，无恶寒发热，脉略微大而迟，脘腹未有胀满，可病人自觉胀满，这是有瘀血病变。

【注释】

病人胸满：包括胸痛。

唇痿：痿，唇肌萎缩，或唇无光泽。

舌青：青，舌青紫，或舌紫斑。

但欲漱水不欲咽：但，仅仅；漱水，口腔含水；不欲咽，所饮之水不欲咽下。

无寒热：瘀血证有类似太阳病，应与之相鉴别。

脉微大来迟：微，略微，非言脉微；来，伴随。

腹不满：没有腹满的症状表现。

其人言我满：其人，病人；言我满，病人自我感觉脘腹胀满。

为有瘀血：病变证机是瘀血阻滞。

（二）瘀血证治则

【仲景原文】*病者如热状，烦满，口干燥而渴，其脉反无热，此为阴伏，是瘀血也，当下之。*（第十六11）

【导读】

瘀血证与辨治原则。①辨识瘀血证的基本症状表现；②辨识瘀血证的病变证机以热为主；③辨识瘀血证可能夹杂阴虚病变，或类似阴虚病变；④辨识瘀血证可能夹杂可下证，或类似可下证；⑤辨清瘀血证的基本治疗原则之一可以用下法，但辨治瘀血证方法并不局限于下法。

【译文】

病人自觉发热且体温正常，心烦，胸满，或腹满，口舌干燥伴有口渴，病人脉不数，此病变部位在阴血，病变证机是瘀血，其治可选用下法。

【注释】

病者如热状：如，好像，似有；热状，发热的症状。

烦满：烦，心烦；满，胸满或腹满，病变证机是瘀血阻滞。

口干燥而渴：病变证机是瘀血阻遏阳气而不气化水津。

其脉反无热：热，发热，引申为发热之脉数；无热，脉不数。

此为阴伏：阴，阴血；伏，瘀血伏结。

是瘀血也：病变证机是瘀血阻滞。

当下之：辨治瘀血的基本原则是使用下法。

第12章

辨奔豚转筋狐疝蚘虫病脉证并治

概 说

奔豚，是以气上冲为主而命名的病证。辨奔豚病变部位与病变证机有在肝在肾等，在肝多为热证，在肾多为寒证。

转筋证，是以筋脉拘急，或挛紧，或抽搐为主，其病变证机主要有风痰动筋与湿热动筋，辨治转筋证，既要舒达筋脉，又要祛除病邪，且不可顾此失彼。

狐疝证，专指阴狐疝气，狐疝辨证比较容易，但治疗比较难。

蚘（蛔）虫证，特指肠中寄生虫，或蚘上入膈即胆道蛔虫症所致的病证表现，其治或安蛔，或杀蛔。

第1节 奔豚证证治

一、奔豚证及相关病证

【仲景原文】师曰：病有奔豚，有吐脓，有惊怖，有火邪，此四部病，皆从惊发得之。师曰：奔豚病，从少腹起，上冲咽喉，发作欲死，复还止，皆从惊恐得之。（第八1）

【导读】

A．奔豚、吐脓、惊怖、火邪与致病原因。①辨识奔豚、吐脓、惊怖、火邪的常见致病原因；②辨识奔豚、吐脓、惊怖、火邪的病变证机可能夹杂气机逆乱的症状表现。

B．奔豚病与基本脉证。①辨识奔豚病的基本症状表现；②辨识奔豚病病变证机的复杂性及症状表现的特殊性。

【译文】

老师说：疾病有奔豚，有吐脓血，有惊怖，有火热为邪，这四种病，其致病原因都是精神受到突然刺激而紧张不安引起的。**老师接着进一步说：**奔豚病的表现是气从少腹起，上冲咽喉，病证发作时苦痛欲死，病证缓解又如正常人一样，此致病原因源于惊恐。

【注释】

病有奔豚：奔豚，疾病名称。

有吐脓：脓，脓血。

有惊怖：惊，精神刺激致紧张不安；怖，恐惧不安；惊怖，亦即精神病中的恐惧症。

有火邪：火邪，情志疾病，郁而化热。

此四部病：部，种类；病，病证表现。

皆从惊发得之：惊，精神刺激；发，诱发，发作；得，患病。

从少腹起：起，浊气上冲之源始。

上冲咽喉：冲，上逆；咽喉，包括心胸部位。

发作欲死：欲死，苦痛不堪，难以忍受。

复还止：复，又；还，如；止，病证缓解。

二、奔豚证的证治

（一）肝热气逆证的证治

【仲景原文】奔豚，气上冲胸，腹痛，往来寒热，奔豚汤主之。（第八2）

【导读】

A．肝热气逆证与基本脉证。①辨识肝热气逆证的基本症状表现；②辨识肝热气逆证可能夹杂心胸病变，或类似心胸病变；③辨识肝热气逆证可能夹杂脾胃病变，或类似脾胃病变。

B. 奔豚汤的方证。奔豚汤既是辨治肝热气逆证的重要用方，又是辨治肝热血虚证的重要用方。

【译文】

肝热气逆证之奔豚的表现，浊气上冲心胸，腹痛，往来寒热，其治可选用奔豚汤。

【注释】

气上冲胸：浊气从少腹上逆心胸。

腹痛：包括胃痛、心痛、胸痛等。

往来寒热：病变证机是热扰肝气，浸淫营卫，营卫不得肝气疏达而郁蒸，以此演变为寒热。

【方药组成】 奔豚汤

甘草　川芎　当归各二两（6 g）　半夏四两（12 g）　黄芩二两（6 g）　生葛五两（15 g）　芍药二两（6 g）　生姜四两（12 g）　甘李根白皮一升（24 g）

上九味，以水二斗，煮取五升。温服一升，日三夜一服。

【用药要点】 方中当归补血活血。芍药养肝血，敛肝气，柔肝缓急。甘李根白皮清肝热，降逆气，泄奔豚。半夏降逆下气，降浊气上冲。生姜降逆宣散，调理气机而和升降。川芎理血行气。生葛降逆升清。黄芩清热降泄。甘草益气和中。

【药理作用】 本方具有调节内分泌、调节代谢、调节中枢神经、调节周围神经、调节心律、保肝利胆、增强机体免疫功能、抗菌、抗过敏等作用。

（二）心肾寒气上冲证的证治

【仲景原文】 发汗后，烧针令其汗，针处被寒，核起而赤，必发奔豚，气从少腹上至心，灸其核上各一壮，与桂枝加桂汤主之。（第八 3）

导读、译文和注释详见 117 条。

（三）肾虚水气证的证治

【仲景原文】 发汗后，脐下悸者，欲作奔豚，茯苓桂枝甘草大枣汤主之。（第八 4）

导读、译文和注释详见 65 条。

第2节 转筋狐疝证的证治

一、转筋证的证治

（一）风痰动筋证的证治

【仲景原文】 病人常以手指臂肿动，此人身体瞤瞤者，藜芦甘草汤主之。（第十九2）

【导读】

A．风痰动筋证与基本脉证。①辨识风痰动筋证的基本症状表现；②辨识风痰动筋证的病变部位具有复杂性和多变性。

B．藜芦甘草汤方证。藜芦甘草汤是辨治各科杂病病变证机属于风痰证的重要基础用方。

【译文】

病人经常有手指臂肿胀颤动，并有身体筋脉肌肉蠕动振颤，其治可选用藜芦甘草汤。

【注释】

病人常以手指臂肿动： 肿，肿胀；动，颤动，颤抖，病变证机是风痰走窜经脉，筋脉被风痰所浸淫。

此人身体瞤瞤者： 风痰肆虐经脉，走窜上下。

藜芦甘草汤： 是辨治一切风痰内扰外淫的重要基础方。

【方药组成】 藜芦甘草汤

藜芦 3 g　甘草 6 g（注：藜芦甘草汤原方用药阙如，现根据方名用药略做分析。）

以水三升，煮取一升五合，分二服，温服之（仲景原方无用量及用法）。

【用药要点】 方中藜芦涌吐风痰，甘草益气和中，二者相互为用，以奏其功。

【药理作用】 本方具有调节中枢神经、调节周围神经、调节脑细胞、调节心肺肝肾功能、调节代谢、调节内分泌、降压、降血脂、抗过敏、镇痛、抗菌、抗疲劳、抗肿瘤、抗突变、解除平滑肌痉挛、解除骨骼肌痉挛、增强机体免疫功能等作用。

（二）湿热动筋证的证治

【仲景原文】转筋之为病，其人臂脚直，脉上下行微弦，转筋入腹者，鸡屎白散主之。（第十九 3）

导读、译文和注释详见太阳病类似辨治。

二、肝寒狐疝证的证治

【仲景原文】阴狐疝气者，偏有大小，时时上下，蜘蛛散主之。（第十九 4）

【导读】

A. 肝寒狐疝证与基本脉证。①辨识肝寒狐疝证的基本症状表现；②辨识肝寒狐疝证的夹杂性病变证机。

B. 蜘蛛散方证。蜘蛛散是辨治肝寒狐疝证的重要基础用方。

【译文】

阴囊疝气，时大时小，时有时无，其治可选用蜘蛛散。

【注释】

阴狐疝气：狐，狡猾，隐藏，引申为病证变化不定；疝气，腹股沟斜疝，亦即阴囊疝气。

偏有大小：偏，偏于一侧；大小，大小形态不固定。

时时上下：上，引申为没有疝气；下，引申为有疝气。

蜘蛛散：既可辨治肝寒狐疝证，又可辨治肝经寒滞且无疝气者。

【方药组成】 蜘蛛散

蜘蛛熬焦，十四枚　桂枝半两（1.5 g）

上二味，为散，取八分一匕，饮和服。日再服，蜜丸亦可。

【用药要点】 方中蜘蛛破除结滞，疏通经气，通达阳气，以疗狐疝。桂枝散肝寒，制阴狐（即阴囊收缩），通筋脉。

【药理作用】 本方具有强心、改善微循环、增强机体免疫能力、调节周围神经、止痛、镇静、抗菌、抗过敏等作用。

第3节　蚘虫证的证治

一、虫证

【仲景原文】问曰：病腹痛有虫，其脉何以别之？师曰：腹中痛，其脉当沉若弦，反洪大，故有蚘虫。（第十九5）

【导读】

虫证与辨脉。①辨识虫证的基本症状表现；②辨识虫证可能夹杂脾胃病变，或夹杂阳明病变；③辨识虫证与脉象之间的可变性和不确定性。

【译文】

学生问：病人腹痛有虫，辨别脉象有哪些特征？老师说：腹中疼痛，其脉应沉或弦，脉反而洪大，这是蛔虫内扰的缘故。

【注释】

病腹痛有虫：虫邪所致腹痛。

其脉何以别之：何以，哪些；别，辨别。

其脉当沉若弦：若，或。病人脉既可能是沉弦，又可能是沉或弦。

反洪大：病有蛔虫之脉在特定的情况下，可见洪大，病变证机是虫邪内扰，气血逆扰。

二、虫证的证治

【仲景原文】蚘虫之为病，令人吐涎，心痛，发作有时，毒药不止，甘草粉蜜汤主之。（第十九6）

【导读】

A. 虫证与基本脉证。①辨识虫证的基本症状表现；②辨识虫证可能夹杂心病变，或有类似心病变；③辨治虫证必须考虑选用毒性药。

B. 甘草粉蜜汤方证。甘草粉蜜汤既是辨治虫证的重要基础方，又是辨治各科症瘕积聚证以疼痛为主的基础用方。

【译文】

蛔虫的病证表现，常常使人呕吐涎沫，心胃脘腹疼痛，时发时止，非用毒性的药则不能达到预期治疗目的，其治可选用甘草粉蜜汤。

【注释】

蚘虫之为病：蚘虫，蛔虫；病，病证表现。

令人吐涎：令，使；吐涎，呕吐痰涎。

心痛：包括脘腹疼痛。

毒药不止：治疗虫证不用毒性药，则不能达到预期治疗目的。

【方药组成】 甘草粉蜜汤

甘草二两（6 g） 粉一两（3 g） 蜜四两（12 g）

上三味，以水三升，先煮甘草，取二升，去滓。内粉、蜜，搅令和，煎如薄粥。温服一升，差即止。

【用药要点】 方中甘草缓急止痛，诱虫以食。粉即铅粉杀诸虫止痛。蜜甘缓益中，与甘草相用，使虫得甘而食。铅粉与甘草、蜜相用，甘草、蜜诱虫，铅粉杀虫。

【药理作用】 本方具有驱杀寄生虫、降压、扩张冠状动脉、降血糖、促进创伤愈合、调节中枢神经、调节周围神经、降血脂、抗动脉粥样硬化、解除胃肠及气管平滑肌痉挛、抗过敏、抗病毒、抗肿瘤、抗菌等作用。

三、蛔厥证的证治

【仲景原文】 蚘厥者，当吐蚘，今病者静而复时烦，此为脏寒。蚘上入膈，故烦，须臾复止，得食而呕，又烦者，蚘闻食臭出，其人当自吐蚘。（第十九7）

蚘厥者，乌梅丸主之。（第十九8）

导读、译文和注释详见338条。

第13章 辨五脏风寒积聚黄疸病脉证并治

概　说

五脏风寒病证，以五脏中风提示辨五脏热证，以五脏中寒提示辨五脏寒证，同时又明确指出辨脉对预测五脏危重病证的发展、变化与转归具有重要指导意义。五脏风寒病证是脏腑辨证的重要组成部分，又指出三焦辨证在临床中的具体应用，如三焦虚证、热证等。

积聚病证，是以积辨血病，以聚辨气病，血者为有形，气者为无形，辨积聚即辨气血病证。又，积病多在脏，而聚病多在腑，积病较聚病为难治，指出辨积聚还要进一步审明病变部位。

黄疸病证，是以身目小便黄为主，病变证机有湿热、寒湿以及瘀血等，辨湿热发黄证有以热为主，有以湿为主，更有以瘀血夹湿或夹热为主。又，仲景设治黄诸方药，既可治疗以发黄为主的病证，又可治疗病证没有发黄而有方药作用主治病变证机者，对此必须高度重视。

第1节 五脏风寒聚积证

一、五脏病证

（一）肺病证

1. 肺热证

【仲景原文】肺中风者，口燥而喘，身运而重，冒而肿胀。（第十一1）

【导读】

肺热证与病证表现。①辨识肺热证的基本症状表现；②辨识肺热证夹杂性的病变证机。

【译文】

肺热证的表现，口舌干燥，气喘，身体颤抖沉重，头目昏沉，肢体肿胀。

【注释】

肺中风：中，受邪；风，阳热。

口燥而喘：口燥，口舌干燥；喘，气喘。

身运而重：运，运动，引申为颤抖；身运，身体颤抖；重，沉重。病变证机是肺热侵扰肌肤筋脉，肌肤筋脉不得所主而颤抖。

冒而肿胀：冒，头目昏昏沉沉。

2. 肺寒证

【仲景原文】肺中寒，吐浊涕。（第十一2）

【导读】

肺寒证与特殊病证表现。①辨识肺寒证的基本症状表现；②辨识肺寒证可能夹杂脾胃病变。

【译文】

肺寒证的表现，口吐浊唾涎沫。

【注释】

肺中寒：中，受邪；寒，阴寒。

吐浊涕：浊，浊唾；沫，涎沫。病变证机是肺寒气虚不能固摄阴津。

3. 肺病危证

【仲景原文】肺死脏，浮之虚，按之弱如葱叶，下无根者，死。（第十一3）

【导读】

肺病危证与脉象。①辨识肺危重证的基本脉象；②辨识肺危重证诊脉对判断预后具有重要意义。

【译文】

肺病危重的脉象，脉轻取虚，按之弱犹如葱叶，重按似有似无，病情危重，预后不良。

【注释】

肺死脏：死脏，病情危重。

浮之虚：浮，轻取；虚，脉虚。

按之弱如葱叶：之，脉；葱叶，轻浮且无柔和之象。

下无根者：下，重按；无根，脉似有似无。

（二）肝病证

1. 肝热证

【仲景原文】肝中风者，头目瞤，两胁痛，行常伛，令人嗜甘。（第十一4）

【导读】

肝热证与病证表现。①辨识肝热证的基本症状表现；②辨识肝热证可能夹杂脾肾病变，或类似脾肾病变。

【译文】

肝热证的表现，头目肌肉蠕动，两胁疼痛，走路常驼背，使人嗜食偏爱甘味。

【注释】

肝中风：中，受邪；风，阳热。

头目瞤：瞤，肌肉蠕动。

行常伛：行，行走；伛，驼背。

令人嗜甘：令，使也；嗜，偏爱；甘，甘味食品。

2. 肝寒证

【仲景原文】肝中寒者，两臂不举，舌本燥，喜太息，胸中痛，不得转侧，食则吐而汗出也。（第十一5）

【导读】

肝寒证与病证表现。①辨识肝寒证的基本症状表现；②辨识肝寒证可能夹杂心肺脾胃病变，或类似心肺脾胃病变；③辨识肝寒证可能夹杂阴津损伤病变，或类似阴津损伤病变。

【译文】

肝寒证的表现，两臂筋脉挛急不能抬举，舌体干燥，常太息，胸中痛，身体拘急不能自转侧，饮食则呕吐，汗出。

【注释】

肝中寒：中，受邪；寒，阴寒。

两臂不举：两臂，两臂筋脉；不举，不能抬举。

舌本燥：舌本，舌体。

喜太息：喜，常常，经常；太息，深深地呼气、吸气。

不得转侧：身体拘急不能转侧，病变证机是肝寒而伤筋脉，筋脉不利。

食则吐而汗出也：食，饮食；吐，食寒则吐；汗出，肝寒阳虚不能固守。

3. 肝病危证

【仲景原文】肝死脏，浮之弱，按之如索不来，或曲如蛇行者，死。（第十一6）

【导读】

肝病危证与脉象。①辨识肝危重证的基本脉象特殊；②辨识肝危重证诊脉对判断预后具有重要意义。

【译文】

肝病危重的脉象，脉轻取弱，按之如转索不流利，或脉象形态如蛇爬行屈曲之皮坚硬不柔和，病情危重，预后不良。

【注释】

肝死脏：肝危重病。

浮之弱：浮，轻取；弱，脉弱。

按之如索不来：索，转索绳子；不来，不流利。

或曲如蛇行者：曲，屈曲；蛇行，蛇爬行屈曲之皮坚硬之状。

4. 肝络血瘀证的证治

【仲景原文】肝着，其人常欲蹈其胸上，先未苦时，但欲热饮，旋覆花汤主之。（第十一7）

【导读】

A. 肝络血瘀证与基本脉证。①辨识肝络血瘀证的基本症状表现；②辨识肝络血瘀证可能夹杂心胸病变，或类似心胸病变。

B. 旋覆花汤方证。旋覆花汤既是辨治络脉瘀滞证的重要用方，又是辨治气血郁瘀证的重要基础用方。

【译文】

肝络血瘀证的表现，病人常喜用手捶打胸部以缓解症状表现，尤其是病人在症状尚未发作时，常常欲饮热水，其治可选用旋覆花汤。

【注释】

肝着：着，着落，引申为瘀血留结。

其人常欲蹈其胸上：欲，喜用；蹈，踩，引申为轻轻捶打。

先未苦时：苦，症状表现，即病证发作常有先兆症状。

但欲热饮：但，且；热饮，饮热水。

【方药组成】 旋覆花汤

旋覆花三两（9g） 葱十四茎 新绛少许（6g）（注：按陶弘景释新绛为茜草。）

上三味，以水三升，煮取一升。顿服之。

【用药要点】 方中旋覆花行气通络，散郁通经。葱茎温通阳气，活血通络。新绛（茜草）通经脉，行血脉，兼制量大葱茎辛散太过。

【药理作用】 本方具有保肝利胆、改善微循环、抗血栓形成、降血脂、抗动脉硬化、抑制血小板聚集、对心肌呈双向调节、增强机体免疫功能、抑制平滑肌痉挛、调节心律、抗过敏等作用。

（三）心病证

1. 心热证

【仲景原文】心中风者，翕翕发热，不能起，心中饥，食即呕吐。（第十一8）

【导读】

心热证与基本脉证。①辨识心热证的基本症状表现；②辨识心热证可能夹杂太阳病变，或类似有太阳病变；③辨识心热证可能夹杂脾胃病变，或类似脾胃病变。

【译文】

心热证的表现，病人自觉身体轻微发热，不能站立，心中空慌或胃脘饥饿，饮食则呕吐。

【注释】

心中风：中，受邪；风，阳也。

翕翕发热：翕，和顺，和调，引申为轻微。

不能起：起，站立。

心中饥：心，此处指胃也，胃中空虚饥饿；心，心也，心中悸动即心悸，病变证机是邪热扰心伤气，气伤无所主。

食即呕吐：病在胃，饥不能食，食则吐，病变证机是胃气不降；或心中空慌而欲食，食则胃因心中悸动而不能纳，故食则吐。

2．心寒证

【仲景原文】心中寒者，其人苦病心如啖蒜状，剧者心痛彻背，背痛彻心，譬如蛊注。其脉浮者，自吐乃瘉。（第十一 9）

【导读】

心寒证与基本脉证。①辨识心寒证的基本症状表现；②辨识心寒证可能夹杂瘀血病变，或类似瘀血病变；③辨识心寒证可能夹杂脾胃病变，或类似脾胃病变；④辨识心寒证可能夹杂可吐证，其治可用吐法，但最佳治法是相互兼顾。

【译文】

心寒证的表现，病人心中嘈杂难受犹如吃蒜汁一样，重者心痛连背，背痛连心，疼痛犹如毒虫叮咬一样。病人脉浮，则是机体阴阳恢复，寒邪可从呕吐而去，病可向愈。

【注释】

心中寒者：中，受邪；寒，阴寒。

其人苦病心如啖蒜状：苦，痛苦，难受；心，心中；啖，啖，吃；蒜状，蒜汁状一样。

剧者心痛彻背：剧，病重，病甚；彻，通，连。

譬如蛊注：蛊，毒虫；注，灌入，灌注，引申为叮咬。

自吐乃瘉：自，机体；吐，寒从上出；瘉，愈，病可向愈。

3. 心气阴两虚证

【仲景原文】心伤者，其人劳倦，即头面赤而下重，心中痛而自烦，发热，当脐跳，其脉弦，此为心脏伤所致也。（第十一 10）

【导读】

心气阴两虚证与基本脉证。①辨识心气阴两虚证的基本症状表现；②辨识心气阴两虚证可能夹杂脾肾病变，或类似脾肾病变；③辨识心气阴两虚证可能夹杂气郁病变，但病变以虚为主，或类似气郁病变。

【译文】

心气阴两虚证的表现，病人疲倦乏力，头面色赤，下肢沉重，心中疼痛，烦躁，发热，可有肚脐肌肉跳动，病人脉弦，这是心气阴两虚所引起的。

【注释】

心伤者：伤，心阴受伤，即心阴虚证。

其人劳倦：劳，虚劳；倦，疲倦，气虚。

即头面赤而下重：即，有；头面赤，头面色泽红赤；下，下肢；重，沉重。

心中痛而自烦：自，内，病因源于内而非源于外；烦，烦躁。

发热：低热，或自觉发热，体温正常。

当脐跳：当，可能；脐，肚脐周围；跳，肌肉跳动，或肌肉蠕动。

此为心脏伤所致也：心脏伤，心脏之气阴受伤，即心气阴两虚；所致也，所引起的。

4. 心病危证

【仲景原文】心死脏，浮之实如丸豆，按之益躁疾者，死。（第十一 11）

【导读】

心病危证与脉象。①辨识心危重证的基本脉象；②辨识心危重证诊脉对判断预后具有重要意义。

【译文】

心病危证的表现，脉轻取坚硬犹如弹丸似豆大小一样，按之更有躁动疾快，病情危重，预后不良。

【注释】

心死脏：心病危证。

浮之实如丸豆：浮，脉轻取；之，脉也；实，脉坚硬不柔和；丸，弹丸；豆，绿豆大小。

按之益躁疾者：益，更也；躁，脉躁动不稳；疾，疾快。

5. 心气血虚证

【仲景原文】邪哭使魂魄不安者，血气少也；血气少者属于心，心气虚者，其人则畏，合目欲眠，梦远行而精神离散，魂魄妄行。阴气衰者为癫，阳气衰者为狂。（第十一 12）

【导读】

A. 心气血虚证与基本脉证。①辨识心气血虚证的基本症状表现；②辨识心气血虚证的病变证机。

B. 癫狂与病变证机。①辨识心气血虚证的特殊心神病变；②辨识癫证的病变证机及症状表现；③辨识狂证的病变证机及症状表现。

【译文】

各种致病原因诱发哭笑异常所引起的精神、思想、意识、勇气、朝气有恍惚不安，病变证机是气血虚弱不能滋养；气血虚弱属于心，心气虚者，病人则有恐惧心理，闭目就嗜睡，梦幻中逍遥游荡犹如精神欲脱散离开形体，魂魄躁动于外而不能守于内。邪气侵袭肆虐心阴则为癫，邪气侵袭扰动心阳则为狂。

【注释】

邪哭使魂魄不安者：邪哭，各种致病原因；哭，哭笑异常；魂魄不安，精神、思想、意识、勇气、朝气有恍惚不安。

血气少也：少，虚弱。

血气少者属于心：气血虚弱的病变证机属于心。

其人则畏：畏，恐惧。

合目欲眠：合目，闭目；欲，想，念；眠，睡眠。

梦远行而精神离散：梦，梦幻；远行，梦中逍遥自在；精神离散，精神欲脱散离开形体。

魂魄妄行：魂魄，精神、思想、意识、勇气、朝气；妄行，躁动于外而不能守于内。

阴气衰者为癫：阴气，心阴；衰，邪气肆虐；癫，精神抑郁。

阳气衰者为狂：阳气，心阳；衰，邪气扰动；狂，精神狂躁。

（四）脾病证

1．脾热证

【仲景原文】脾中风者，翕翕发热，形如醉人，腹中烦重，皮目瞤瞤而短气。（第十一13）

【导读】

脾热证与基本脉证。①辨识脾热证的基本症状表现；②辨识脾热证可能夹杂太阳病变，或类似太阳病变；③辨识脾热证可能夹杂肝脾病变，或类似肝脾病变。

【译文】

脾热证的表现，身体自觉轻微发热，形体犹如饮酒之人之面赤或站立不稳，腹中烦热沉重，皮肤、眼睑、肌肉颤动，短气。

【注释】

脾中风：风，阳也，热也，即脾热证。

翕翕发热：身体轻微发热。

形如醉人：醉，面赤如醉，或站立不稳。

腹中烦重：腹中烦热；腹中沉重。

皮目瞤瞤而短气：皮，皮肤；目，眼睑；瞤瞤，皮肤、眼睑颤动。

2．脾病危证

【仲景原文】脾死脏，浮之大坚，按之如覆盃洁洁，状如摇者，死。（第十一14）

【导读】

脾病危证与脉象。①辨识脾危重证的基本脉象特征；②辨识脾危重证诊脉对判断预后具有重要意义。

【译文】

脾病危证的表现，轻取脉大而坚，重按之似覆杯空空，形状如摇摇者，病情危重，预后不良。

【注释】

脾死脏：病势急，病情重，难以救治。

浮之大坚：浮，轻取；之，脉也；

按之如覆盃洁洁：覆盃，杯口倒立；洁洁，空空。

状如摇者：状，脉形体态；摇，不稳。

3．脾约证的证治

【仲景原文】 趺阳脉浮而涩，浮则胃气强，涩则小便数，浮涩相搏，大便则坚，其脾为约，麻子仁丸主之。（第十一 15）

导读、译文和注释详见247条。

（五）肾病证

1．肾著寒湿证的证治

【仲景原文】 肾著之病，其人身体重，腰中冷，如坐水中，形如水状，反不渴，小便自利，饮食如故，病属下焦，身劳汗出，衣里冷湿，久久得之，腰以下冷痛，腹重如带五千钱，甘姜苓术汤主之。（第十一 16）

【导读】

A．肾著寒湿证与基本脉证。①辨识肾著寒湿证的基本症状表现；②辨识肾著寒湿证的临床鉴别诊断要点；③辨识肾著寒湿证的病变证机；④辨识肾著寒湿证必须积极治疗，不可延误病情。

B．甘姜苓术汤方证。甘姜苓术汤是辨治各科杂病病变证机属于寒湿困着证的重要基础用方。

【译文】

肾著寒湿证的表现，病人身体沉重，腰中冰冷，犹如坐在水中，身体沉重如水浸泡之状，没有口渴，小便自利，饮食尚可，病变部位在下焦，身体活动劳累则汗出，衣内被汗浸渍似寒冷潮湿，病证日久不愈，可有腰以下冷痛，腰腹部沉重如带五千硬币，其治可选用甘姜苓术汤。

【注释】

肾著之病：著，留结；病，病证表现。

如坐水中：形容腰冷如坐在水中。

形如水状：形，身体；如，犹如；水状，犹如身体浸泡在水中。

反不渴：反，且。

饮食如故：病变尚未影响到胃，胃气尚能通降。

病属下焦：病，病变部位；属，归属；下焦，此处指肾。

身劳汗出：身，身体；劳，活动劳累。

衣里冷湿：衣，衣服；里，内；冷湿，寒冷潮湿。

久久得之：久久，日久；得，患病。

腹重如带五千钱：腹，包括腰；带，携带；五千钱，五千硬币。

甘姜苓术汤：既可辨治病变部位在肾，又可辨治病变部位在脾。

【方药组成】 甘姜术苓汤

甘草　白术各二两（各6g）　干姜　茯苓各四两（各12g）

上四味，以水五升，煮取三升。分温三服。腰中即温。

【用药要点】 方中干姜温暖中阳，散寒除湿，驱逐寒湿。白术健脾燥湿，通利关节。茯苓淡渗，使湿从小便去。甘草益气助阳。

【药理作用】 本方具有抗心肌缺血、抗心脑缺氧、抗菌、增强机体免疫功能、调节心功能、调节心律、增强心肌收缩力、改善肾功能、调节水液代谢、调节肾上腺皮质功能、调节中枢神经、抗自由基、抗缺氧等作用。

2. 肾病危证

【仲景原文】 肾死脏，浮之坚，按之乱如转丸，益下入尺中者，死。（第十一17）

【导读】

肾病危证与脉象。①辨识肾危重证的基本脉象特征；②辨识肾危重证诊脉对判断预后具有重要意义。

【译文】

肾病危证的表现，脉轻取而坚，按之则乱如转动之丸珠，更可延至尺脉之中，病情危重，预后不良。

【注释】

肾死脏：病情急，病证重，难以救治。

浮之坚：浮，轻取；坚，脉坚硬，不柔和。

按之乱如转丸：乱，脉跳无规律；转丸，转动之丸珠。

益下入尺中者：益，更；下，延伸；入，至；尺中，尺脉之中。

二、三焦病证

（一）三焦虚证

【仲景原文】 问曰：三焦竭部，上焦竭，善噫，何谓也？师曰：上焦受中焦气未和，不能消谷，故能噫耳。下焦竭，即遗溺失便，其气不和，不能自禁

制，不须治，久则愈。（第十一 18）

【导读】

A．上焦虚证与基本脉证。①辨识上焦虚证的基本概念即心肺病变；②辨识上焦病变可能夹杂中焦病变。

B．下焦虚证与基本脉证。①辨识下焦虚证的基本概念即肝肾膀胱大肠病变；②辨识下焦虚证因人不同，病变转归可有各不相同。

【译文】

学生问：三焦虚弱有各自病变部位，上焦虚弱，喜欢叹息，哪些原因所引起的？**老师说：**上焦秉受中焦脾胃之气且未能调和，并且不能消化饮食，所以有叹息。下焦虚弱，遗尿，大便失禁，下焦之气未能行使正常和谐功能，并不能自行调控制约，一般不需要治疗，机体正气渐渐恢复，病可向愈。

【注释】

上焦竭：竭，尽，引申为虚弱。

善噫：善，多；噫，叹息。

上焦受中焦气未和：受，秉受，秉承；未，未能，没有；和，调和。

故能噫耳：病变证机是脾胃不和，浊气上逆；叹息则心胸脘腹舒服。

即遗溺失便：遗溺，小便失禁；失便，大便失禁。

其气不和：其气，膀胱大肠之气；和，和调，和谐；不和，不能行使和谐固摄功能。

不能自禁制：自，自行；禁，制止，调控，控制；制，制约。

不须治：须，需要。

久则愈：久，渐渐。

（二）三焦热证寒证

【仲景原文】**师曰：**热在上焦者，因咳为肺痿；热在中焦者，则为坚；热在下焦者，则尿血，亦令淋秘不通；大肠有寒者，多鹜溏；有热者，便肠垢；小肠有寒者，其人下重，便血；有热者，必痔。（第十一 19）

【导读】

A．上焦肺痿与病机病证。①辨识肺痿热证的基本症状表现；②辨识肺痿热证的病变证机是虚实夹杂。

B．中焦热结与病机病证。①辨识中焦热证的基本症状表现；②辨识中焦心下坚的病变证机有虚有实，也有虚实夹杂。

C. 下焦膀胱与病机病证。①辨识下焦病变的基本症状表现；②辨识肾膀胱病变的基本症状表现；③辨识膀胱大肠病变的基本症状表现；④辨识大肠小肠病变有寒有热，也有虚实夹杂；⑤辨识下焦病变既有滑泄不固病变又有秘结不通病变。

【译文】

老师说：邪热蕴结在上焦肺，根据咳嗽病变证机可辨为肺痿；邪热侵袭中焦脾胃，可演变为脘腹坚硬或大便坚硬；邪热侵袭下焦膀胱，可有尿血，亦可导致淋漓闭塞不通；寒邪侵袭大肠，大便溏泄像鹜鸟大便一样；邪热侵袭大肠，大便胶结不畅；寒邪侵袭下焦小肠，病人可有肛门后重下坠，便血；邪热侵袭直肠，可有痔疮。

【注释】

热在上焦：热，邪热，或因外感，或因内生；上焦，此处指肺。

因咳为肺痿：因，根据；肺痿，以咳唾涎沫为主。

热在中焦：热，邪热蕴结；中焦，脾胃。

则为坚：坚，脘腹坚硬，或大便坚硬。

热在下焦：热，邪热搏结；下焦，膀胱。

则尿血：热伤脉络。

亦令淋秘不通：令，导致；淋，小便淋漓；秘，小便闭塞。

大肠有寒：寒邪侵袭大肠。

多鹜溏：多，常常；鹜，鸟；鹜溏，像鹜鸟大便一样溏泄。

有热者：大肠有热。

便肠垢：便，大便；肠，大肠；垢，胶结不爽。

小肠有寒者：寒邪侵袭小肠。

其人下重：重，后重下坠。

便血：病变证机是寒结伤阳，阳伤不固，血失所摄，则便血。

有热者：大肠有热，即邪热侵袭大肠。

必痔：必，可有；痔，痔疮。

三、积聚病证

【仲景原文】问曰：病有积，有聚，有罄气，何谓也？**师曰：**积者，脏病也，终不移；聚者，腑病也，发作有时，展转痛移，为可治；罄气者，胁下痛，按之则愈，复发为罄气。诸积大法，脉来细而附骨者，乃积也。寸口，积在胸中；微出寸口，积在喉中；关上，积在脐旁；上关上，积在心下；微下关，积在少腹；尺中，积在气冲。脉出左，积在左；脉出右，积在右；脉两出，积在中央，各以其部处之。（第十一20）

【导读】

A．积病与病位病证。①辨识积病的病变部位；②辨识积病的基本症状表现；③辨识积病的部位不同，基本症状表现不同，辨证论治必须因人病变证机而选用不同的治疗方法。

B．聚病与病位病证。①辨识聚病的病变部位；②辨识聚病的基本症状表现。

C．罄气病与基本脉证。①辨识罄气的病变部位；②辨识罄气的基本症状表现。

D．诊脉与积证辨证。①辨识积证虽然诊脉非常重要，但不能仅仅凭借脉象而得出诊断结论；②诊脉虽然很重要，但辨证必须是脉证结合，仅仅凭脉或仅仅凭症状就得出诊断结论都是不对的。

【译文】

学生问：有的病是积，有的病是聚，有的病是罄气，这是为什么？**老师说：**积病，病变部位在脏，固定不移；聚病，病变部位在腑，时发时止，走窜不定，较易治疗；罄气病，病变部位在脾胃，有胁下疼痛，按摩可使罄气病证得以缓解，但又易于复发。诸多积病的辨证基本法则是，诊脉细而沉，这是积的常见脉象。寸口脉沉细者，积病在胸中；脉沉细略微超出寸口，积病在喉中；关部脉沉细者，积病在脐周；寸脉至关部脉均沉细，积病在心中或胃脘；沉细脉略微接近尺部，积病病变部位在少腹；沉细脉在尺部，积病在下焦气冲穴周围；沉细脉在左手，积病以在身体左侧为主；脉沉细在右手，积病以在身体右侧为主；脉沉细在左右手，积病病变部位在中央，上述各个积病以其所在部位诊之。

【注释】

病有积：积，病变部位主要在脏在血。

有聚：聚，病变部位主要在腑在气。

有䅽气：䅽气，病变部位在脾胃，即饮食积滞。

脏病也：包括腑病病变在血。

终不移：终，始终；不移，固定不变。

腑病也：包括脏病病变在气。

发作有时：病证表现时发时止。

展转痛移：展，展开；转，转变；移，动也。

为可治：这一类的病都是可治的病。

胁下痛：胁下，部位概念，包括脘腹。

按之则愈：按，按摩；之，病变部位；愈，病证缓解。

复发为䅽气：复，又也；发，发作。

诸积大法：诸积，诸多积病；大法，辨证基本方法。

脉来细而附骨者：附骨，沉脉，即积病脉以沉细为主。

寸口：寸口之寸脉。

微出寸口：微，略微；出，超出。

关上：关部脉。

积在脐旁：旁，周围。

上关上：上，至也；上关上，即寸部脉至关部脉。

微下关：微，接近；下，延至，延到；下关，关部脉沉细略微延至尺部。

尺中：尺者，脉部脉；中者，部位。

积在气冲：气冲，穴位，引申为部位。

脉出左：左，左手寸关尺。

积在左：左，身体左侧。

脉出右：右，右手寸关尺。

积在右：右，身体右侧。

脉两出：两，两手寸关尺。

各以其部处之：各，各个积、聚、䅽气；以，按照；部，病变部位；处，诊断。

第2节 黄疸证

一、黄疸证纲要

(一)湿热黄疸证

【仲景原文】寸口脉浮而缓,浮则为风,缓则为痹;痹非中风,四肢苦烦,脾色必黄,瘀热以行。(第十五1)

【导读】

湿热黄疸证与病证表现。①辨识湿热黄疸证的基本脉象;②辨识湿热黄疸证的基本症状表现;③辨识湿热黄疸证的病变证机;④辨识湿热黄疸证可能有类似太阳病变,或夹杂太阳病变。

【译文】

寸关尺三部脉浮而缓,脉浮主阳热,脉缓主湿热痹阻;湿热痹阻类似太阳中风证,四肢烦困痛苦不堪,五色之中脾属于黄,瘀与热相互蕴结,浸淫肆虐。

【注释】

浮则为风:风,阳也,引申为阳热。

缓则为痹:痹,痹阻,引申为湿邪痹阻。

痹非中风:痹,湿热痹阻;中风,类似太阳中风证,应与之相鉴别。

四肢苦烦:苦,痛苦;烦,烦重。

脾色必黄:脾色,脾在五色中的色泽;黄,脾在五色中属于黄色。

瘀热以行:瘀,湿蕴瘀生;热,热与瘀结;行,浸淫肆虐。

(二)谷疸女劳疸酒疸证

【仲景原文】趺阳脉紧而数,数则为热,热则消谷,紧则为寒,食即为满;尺脉浮为伤肾,趺阳脉紧为伤脾;风寒相搏,食谷即眩,谷气不消,胃中苦浊,浊气下流,小便不通,阴被其寒,热流膀胱,身体尽黄,名曰谷疸。

额上黑,微汗出,手足中热,薄暮即发,膀胱急,小便自利,名曰女劳疸;腹如水状,不治。

心中懊侬而热，不能食，时欲呕，名曰酒疸。（第十五2）

【导读】

A. 谷疸证与基本脉证及病变证机。①辨识谷疸证的病变证机；②辨识谷疸证的症状有类似消渴病变；③辨识谷疸证的病变脏腑可能是脾胃肾病变；④辨识谷疸证的病变证机是寒热夹杂或寒热演变。

B. 女劳疸证与基本脉证及预后。①辨识女劳疸证的基本症状表现；②辨识女劳疸证的夹杂性病变；③辨识女劳疸证症状表现的特殊性。

C. 酒疸证与基本脉证。①辨识酒疸证的基本症状表现；②辨识酒疸证的症状表现有可能有类似心病变，或夹杂心病变。

【译文】

趺阳脉紧而数，脉数主热，热则能食，脉紧主热夹寒，食则脘腹胀满；尺脉浮主肾气损伤，趺阳脉紧主脾气损伤；寒湿相结，浊气上逆，故食则头晕目眩，不能消化食物，胃中湿浊特甚；湿浊浸淫下注，小便不通，太阴脾被寒所侵，寒郁化热下流下注膀胱，身体诸部发黄，这样的病叫作谷疸。

面额部黯黑，轻微汗出，手足心热，临近傍晚时病证发作，小腹急结不舒，小便自利，这样的病叫作女劳疸；腹满如水状，病情危重，难以救治。

心胸脘腹烦闷懊侬，发热，不能饮食，时时欲呕吐，这样的病叫作酒疸。

【注释】

数则为热：热，热证，非指发热症状。

热则消谷：脉数主热，热主动，动则消食。

紧则为寒：寒，热夹寒，非指恶寒症状。

食即为满：脉紧主寒，寒主凝，食则浊气凝滞不通。

尺脉浮为伤肾：脉浮，浮而无力；伤肾，肾气损伤。

趺阳脉紧为伤脾：伤脾，脾气损伤。

风寒相搏：风寒，寒湿；相搏，相互蕴结。

食谷即眩：病变证机是脾不运，胃不纳，食则浊气上逆，清阳被遏。

谷气不消：谷气，食物；不消，不能消化。

胃中苦浊：苦，痛苦，引申为明显；浊，湿浊。

浊气下流：浊气，湿浊之气；下流，浸淫肆虐。

小便不通：病变证机是湿浊下注，壅滞胶结，气化不利。

阴被其寒：阴，太阴脾；寒，寒湿。

热流膀胱：寒郁化热而浸淫下注膀胱。

身体尽黄：尽，全部，各个部位；黄，身体发黄。

名曰谷疸：谷疸，疾病之名，病变因饮食不当所引起。

额上黑：额，面额；黑，色泽黯黑。

微汗出：病变证机是肾虚不能固摄于上，阴津外泄。

手足中热：病变证机是肾气虚弱，阴津生成不足，虚热内生。

薄暮即发：薄，接近，临近；暮，傍晚；发，病证发作。

膀胱急：膀胱，部位概念，非专指膀胱；急，包括拘急、疼痛、胀满、挛急等。

小便自利：病变证机是肾虚尚未影响膀胱气化水液，水液运行尚可。

名曰女劳疸：女劳疸，疾病之名。

腹如水状：腹，腹满；水状，胀大似腹水状。

不治：病情较重，难以救治。

心中懊憹而热：懊，烦闷；憹，无可奈何；热，心胸脘腹烦热。

时欲呕：病变证机是湿热酒毒，扰乱胃气，浊气不降而上逆。

名曰酒疸：酒疸，疾病之名。即饮酒太过所引起的疾病。

（三）阳明虚寒谷疸证或阳明郁热谷疸证及治禁

【仲景原文】 阳明病，脉迟者，食难用饱，饱则微烦，头眩，小便必难，此欲作谷疸；虽下之，腹满如故，所以然者，脉迟故也。（第十五3）

导读、译文和注释详见195条。

（四）酒毒黄疸证及其治法

1. 酒毒黄疸证

【仲景原文】 夫病酒黄疸，必小便不利，其候心中热，足下热，是其证也。（第十五4）

【导读】

酒疸证与基本脉证。①辨识酒毒黄疸证的基本症状表现；②辨识酒毒黄疸证可能夹杂心病变，或类似心病变。

【译文】

在通常情况下，病因饮酒太过所引起的黄疸，必有小便不利，心胸胃脘烦热，足部热，这就是酒疸的基本脉证。

【注释】

夫病酒黄疸：酒，饮酒太过；黄疸，饮酒所致的黄疸病。

必小便不利：必，必有。病变证机是酒毒化热化湿，湿热胶结，导致湿不得下行。

心中热：心，心胸，或胃脘。

足下热：下，部位。病变证机是湿热浸淫于下。

2. 酒毒黄疸证的治法

【仲景原文】酒黄疸者，或无热，靖言了了，腹满欲吐，鼻燥；其脉浮者，先吐之；沉弦者，先下之。（第十五5）

酒疸，心中热，欲呕者，吐之愈。（第十五6）

【导读】

酒毒黄疸证与辨治方法。①辨识酒毒黄疸证的基本症状表现；②辨识酒毒黄疸证在特定的情况可能无症状表现；③辨识酒毒黄疸证的症状表现可能夹杂可吐证，或类似可吐证；④辨识酒毒证的症状表现可能夹杂可下证，或类似可下证；⑤辨识酒毒黄疸证可能夹杂心病变，或类似心病变；⑥辨识酒毒黄疸证可以用吐法，可以用下法，也可以既用吐法又用下法，但辨治的基本准则必须分清主次，相互兼顾。

【译文】

酒疸病的表现，或未有发热，或言语和谐如常人，脘腹胀满，时时欲吐，鼻腔干燥；病以脉浮为主，其治可先用吐法；若以脉沉弦为主，其治可先用下法。

酒病黄疸，心中烦热，时时欲呕吐，其治可选用吐法，吐之则病可向愈。

【注释】

酒黄疸者：酒，饮酒太过。

或无热：酒病黄疸，因人不同，有的有发热症状，有的无发热症状。

靖言了了：酒病黄疸，因人不同，有的是言语失常，有的是言语和谐正常。

鼻燥：病变证机是酒毒湿热上灼阴津。

其脉浮者：以脉浮代病有诸多症状可能表现在人体的上部。

先吐之：病在上者，使病邪从上而出。

沉弦者：以脉沉弦代病有诸多病证可能表现在人体的下部。

先下之：病在下者，使病邪从下而泄。

心中热：心中烦热，或胃脘烦闷郁热。

欲呕者：病变证机是酒毒湿热扰乱胃气而上逆。

吐之愈：吐者，吐法；之者，病人；愈者，向愈。

（五）酒疸与黑疸的演变关系

【仲景原文】酒疸下之，久久为黑疸，目青面黑，心中如噉蒜虀状，大便正黑，皮肤爪之不仁，其脉浮弱，虽黑微黄，故知之。（第十五7）

【导读】

酒疸与黑疸。①辨识酒毒疸证必须积极治疗，避免延误病情；②辨识黑疸证在多数情况下是因酒毒疸证演变而来；③辨识黑疸证的基本症状表现；④辨识黑疸证可能夹杂心病变，或类似心病变。

【译文】

酒疸可用下法，下后病证仍在，久而久之可演变为黑疸，两目眼睑发青，面色发黑，心胸胃脘嘈杂犹如吃蒜汁一样，大便色泽黯黑，触之皮肤麻木不仁，病人脉浮弱，虽黑可仍夹微黄，所以知道这是黑疸。

【注释】

酒疸下之：下之，酒疸可用下法，但不能局限于下法。

久久为黑疸：久久，久而久之；黑疸，以面色黯黑为主的黄疸病。

目青面黑：目，眼睑；青，青紫。

心中如噉蒜虀状：心中，心中，或胃脘。

大便正黑：病变证机是酒毒湿热内攻而下注。

皮肤爪之不仁：爪，触摸；不仁，麻木不仁。

脉浮弱：病变证机是肾虚而不能摄纳，气浮越于外。

虽黑微黄：黑疸病证表现是黑中夹有微黄。

（六）湿热黄疸证机及治法

【仲景原文】师曰：病黄疸，发热，烦喘，胸满，口燥者，以病发时火劫

其汗，两热所得。然黄家所得，从湿得之。一身尽发热而黄，肚热，热在里，当下之。（第十五8）

【导读】

湿热黄疸证与辨治方法。①辨识湿热黄疸证的基本症状表现；②辨识湿热黄疸证可能夹杂太阳病，或类似太阳病；③辨识湿热黄疸证夹杂太阳病，即使病变以太阳病为主，其治不能仅用发汗方法，用之可能导致病变发生变化；④辨识湿热黄疸证可能有类似太阳病，其治不能用发汗方法；⑤辨识湿热黄疸的致病原因是内外相互夹杂而演变，湿是发病的内在基础，热是发病的外在条件；⑥辨治湿热黄疸证可以用下法，但不能仅用下法。

【译文】

老师说：病是黄疸，发热，烦热，喘促，胸满，口舌干燥，这是因为病初用火热方法大伤阴津，湿热与火邪相互搏结。这是湿热黄疸的致病原因，因湿而演变为黄疸。全身发热色黄，脘腹发热，湿热病变蕴结在里，其治当用下法。

【注释】

病黄疸：病，疾病；黄疸，以身目发黄为主。

发热：或自觉发热，或体温升高。

烦喘：烦，心中烦热，或胃脘烦热；喘，呼吸急促。

以病发时火劫其汗：以，因为；病发时，病发之初；劫，损伤；汗，阴津。

两热所得：两热，素有湿热，又因用火热方法；所得，相互蕴藏搏结。

然黄家所得：然，这；黄家，以发黄为主的诸多疾病；所得，所患的病。

从湿得之：从，因；得之，发病。

一身尽发热而黄：一，全也；尽，都也，全也；黄，身黄，目黄，小便黄。

肚热：肚，包括胃脘腹部。

热在里：热，包括湿；即湿热蕴结在里。

当下之：当，根据病证表现。

（七）湿热发黄与寒湿发黄的鉴别

1. 湿热发黄证

【仲景原文】脉沉，渴欲饮水，小便不利者，皆发黄。（第十五9）

【导读】

湿热黄疸证与辨证要点。①辨识湿热黄疸证的基本症状表现；②辨识湿热黄疸证口渴与小便不利之间的演变关系。

【译文】

脉沉，口渴欲饮水，小便不利，这都是发黄的基本病证表现。

【注释】

脉沉：湿热黄疸证以脉沉为主，但不能局限于脉沉。

渴欲饮水：湿热黄疸证以热为主而伤津，口渴饮水较多；若以湿为主，虽口渴且饮水不多。

小便不利：湿热蕴结，湿不得下行。

2. 寒湿发黄证

【仲景原文】腹满，舌痿黄，燥不得睡，属黄家。（第十五10）

【导读】

寒湿黄疸证与基本脉证。①辨识寒湿黄疸证的基本症状表现；②辨识寒湿黄疸证的病变证机可能夹虚夹热。

【译文】

脘腹胀满，舌质萎黄，烦躁不能睡眠，这属于黄疸病。

【注释】

腹满：腹，包括胃脘；满，胀满，满闷。

舌痿黄：舌，舌质；痿，萎也，淡黄。

燥不得睡：燥，躁也，即烦躁。病变证机是寒湿内盛，肆虐心神，导致心神不得守藏而躁动。

属黄家：属，归属；黄家，发黄一类的疾病。

（八）黄疸证预后

1. 从日期论黄疸证预后

【仲景原文】黄疸之病，当以十八日为期，治之十日以上瘥，反剧为难治。（第十五11）

【导读】

A. 黄疸病与症状表现。①辨识黄疸病的基本症状表现；②辨识黄疸病病变演变的复杂性与多变性。

B. 黄疸病与转归。辨识黄疸病必须及早医治，不可延误病情，病程时间越短越易治，时间比较久则更加复杂难治。

【译文】

黄疸病的表现，其治应根据病情在 18 日以内为最佳治疗日期，治疗 10 余日以上者，病可向愈；反而病情加重，较为难治。

【注释】

黄疸病：黄疸，所有黄疸病；病，病证表现。

当以十八日为期：以，根据；十八日，正气尚在隆盛之期；期，日期。

治之十日以上瘥：瘥，疾病向愈，或疾病缓解。

反剧为难治：反，反而；剧，病情加重。

2. 从证候特征论疸证预后

【仲景原文】疸而渴者，其疸难治；疸而不渴者，其疸可治。发于阴部，其人必呕；阳部，其人振寒而发热也。（第十五 12）

【导读】

黄疸病与预后。①辨识黄疸病既有湿又有津伤，其治比较难；②辨识黄疸病可能夹杂脾胃病变；③辨识黄疸病可能夹杂太阳病；④辨识黄疸病因人不同可有不同的症状表现。

【译文】

黄疸有口渴，这类黄疸较难治；黄疸没有口渴，这类黄疸较易治。黄疸病变以胃为主，可有呕吐；黄疸病变以营卫为主，病人可有振振恶寒，蒸蒸发热。

【注释】

疸而渴者：渴，阴津被损伤。

其疸难治：辨治应兼顾阴津，还必须做到养阴不助湿，所以治疗较难。

疸而不渴者：不渴，阴津没有被损伤。

发于阴部：阴，脏腑。病变以脏腑为主。

其人必呕：必，可有；呕，呕吐。

阳部：阳，营卫。病变以营卫为主。

其人振寒而发热也：振寒，正气蓄积力量抗邪则振振恶寒；发热，蒸蒸发热，病变证机是正气奋起抗邪则蒸蒸发热。

二、黄疸证的证治

（一）脾胃湿热谷疸证的证治

【仲景原文】谷疸之为病，寒热不食，食即头眩，心胸不安，久久发黄为谷疸，茵陈蒿汤主之。（第十五 13）

【导读】

A．湿热谷疸证与基本脉证。①辨识脾胃湿热谷疸证基本症状表现；②辨识脾胃湿热谷疸证可能有类似太阳病，或可能夹杂太阳病；③辨识脾胃湿热谷疸证未能积极治疗，久而久之加重病情。

B．茵陈蒿汤方证。茵陈蒿汤既是辨治湿热黄疸证的重要用方，又是辨治脾胃湿热谷疸证的重要用方。

【译文】

谷疸病的表现，恶寒发热，不能饮食，食则头晕目眩，心胸烦热，久久身体发黄为谷疸，其治可选用茵陈蒿汤。

【注释】

谷疸之为病：谷疸，致病原因主要与饮食有关；病，病证表现。

寒热不食：寒，恶寒；热，发热；不食，不能饮食。病变证机是湿热熏蒸肌肤营卫，营卫不能和调于外，肆虐脾胃，浊气不降。

食即头眩：病变证机是湿热壅滞，肆虐脾胃，气机不利，浊气上逆。

心胸不安：不安，烦热不安。

久久发黄为谷疸：久久，久而久之；发黄，身体发黄。

茵陈蒿汤：既可辨治湿热黄疸或谷疸，又可辨治非有黄疸或谷疸之湿热蕴结者。

（二）瘀血湿热证的证治

【仲景原文】黄家，日晡所发热，而反恶寒，此为女劳得之；膀胱急，少腹满，身尽黄，额上黑，足下热，因作黑疸，其腹胀如水状，大便必黑，时溏，此女劳之病，非水也；腹胀者，难治，硝石矾石散主之。（第十五 14）

【导读】

A. 瘀血湿热证与基本脉证。①辨识女劳疸证即瘀血湿热证的基本症状表现；②辨识瘀血湿热证的症状表现可能有类似阳明病变，或夹杂阳明病变；③辨识湿热瘀血证的症状表现可能有类似阴虚病变，或夹杂阴虚病变；④辨识湿热瘀血证症状表现可能夹杂结胸病变，或类似结胸病变；⑤辨识湿热瘀血证症状表现可能夹杂风湿病变，或类似风湿病变等；⑥辨识湿热瘀血证可能夹杂水气病变，或类似水气病变；⑦湿热瘀血证未能积极治疗，常常会引起病情进一步发展变化，更加难治。

B. 硝石矾石散方证。硝石矾石散是辨治各科杂病病变证机属于湿热瘀血证的重要用方。

【译文】

病有发黄日久不愈，日晡左右应有发热，且反而恶寒，此为女子劳伤患病；小便或小腹急结不畅，少腹胀满，身体皆发黄，额部色黑，足心发热，故病由黄疸演变为黑疸，腹胀如水肿状，大便必是黑色，时有便溏，这是女子劳伤之病证，并非是水气病；若有腹胀者，治疗较难，可选用硝石矾石散。

【注释】

黄家：黄疸病久治不愈。

日晡所发热：日晡，申时即下午3点至5点；所，左右。

而反恶寒：病变证机是卫气被湿热瘀血所郁遏而不能职司于外。

此为女劳得之：女，包括男子；劳，劳伤，或虚劳；得之，患病。

膀胱急：膀胱，小便；急，急结不利。

少腹满：少腹，包括小腹。

身尽黄：尽，全，都。

额上黑：上，部位；黑，晦暗。

足下热：足下，足心。

因作黑疸：因，所以；作，演变，转变。

其腹胀如水状：如，犹如；水状，腹水状。

大便必黑：必，必是。

时溏：大便时有溏泄。

此女劳之病：女，包括男子；劳，劳伤，虚劳。

非水也：非，并非，不是；水，不是水气病而是湿热瘀血之病证。

硝石矾石散：既可辨治瘀血湿热黄疸证，又可辨治瘀血湿热非有黄疸证。

【方药组成】 硝石矾石散

硝石　矾石烧，等分

上二味，为散，以大麦粥汁和，服方寸匕，日三服。病随大小便去，小便正黄，大便正黑，是候也。

【用药要点】 方中硝石破积聚，散坚结，逐瘀血，除积热，泻邪气，利小便，推陈致新。矾石利水化痰，逐瘀散结。大麦粥调和药性，保养胃气，制约硝石、矾石伤胃。

【药理作用】 本方具有保肝利胆、降血脂、降血压、降血糖、改善微循环、解除胃肠道平滑肌痉挛、增强胃肠蠕动、增强机体免疫功能、调节内分泌、抗菌、抗病毒、抗肿瘤、抗硬化、抗过敏等作用。

（三）酒毒湿热黄疸证的证治

【仲景原文】 *酒黄疸，心中懊侬或热痛，栀子大黄汤主之。*（第十五 15）

【导读】

A．酒毒黄疸证与基本脉证。①辨识酒毒黄疸证的基本症状表现；②辨识酒毒黄疸证可能夹杂心病变，或类似心病变。

B．栀子大黄汤方证。栀子大黄汤是辨治各科杂病病变证机属于湿热郁结证的重要用方。

【译文】

饮酒太过所致黄疸的表现，心中烦闷不安，或热痛，其治可选用栀子大黄汤。

【注释】

酒黄疸：黄疸病的致病原因是饮酒太过。

心中懊侬或热痛：懊，烦闷；侬，无可奈何；热痛，疼痛伴发热。

栀子大黄汤：既可辨治酒毒湿热黄疸证，又可辨治酒毒湿热而无黄疸者。

【方药组成】 栀子大黄汤

栀子十四枚（14 g）　大黄一两（3 g）　枳实五枚（5 g）　豉一升（24 g）

上四味，以水六升，煮取三升。分温三服。

【用药要点】 方中栀子清泻湿热或酒毒之邪尽从小便而去，使邪有退路。

大黄清泄湿热或酒毒之邪从大便而去。枳实破气行滞，使湿热或酒毒之邪不得留结而溃散。淡豆豉轻清宣散，行气消满。

【药理作用】 本方具有保肝利胆、降血脂、降血糖、增强机体免疫功能、调节内分泌、抗菌、抗病毒、抗肿瘤、抗过敏等作用。

（四）寒湿发黄证与太阳中风证相兼的证治

【仲景原文】 诸病黄家，但利其小便；假令脉浮，当以汗解之，宜桂枝加黄芪汤主之。（第十五16）

【导读】

A．寒湿黄疸证与基本脉证。①辨识寒湿发黄证的基本症状表现；②辨识寒湿发黄证未必都是小便通利；③辨识寒湿发黄证可能夹杂太阳病变，即使以太阳病为主，其治虽可发汗，但最好能够兼顾在里之寒湿。

B．桂枝加黄芪汤方证。桂枝加黄芪汤既是辨治寒湿发黄证的重要用方，又是辨治营卫气血虚证的重要用方。

【译文】

诸多黄疸病日久不愈，治疗只有重视通利小便，才能取得预期治疗效果；假如脉浮，可能是黄疸病与太阳病相兼，治疗应当使用发汗方法，可选用桂枝加黄芪汤。

【注释】

诸病黄家： 诸，诸多；黄家，久治不愈之黄疸。

但利其小便： 但，只有；利，通利。

假令脉浮： 假令，假如。

当以汗解之： 黄疸病与太阳病相兼，以太阳病为主，应先使用发汗方法。

（五）燥热瘀血发黄证的证治

【仲景原文】 诸黄，猪膏发煎主之。（第十五17）

【导读】

A．燥热瘀血黄疸证与基本脉证。①辨识燥热瘀血发黄证的基本症状表现；②辨识燥湿瘀血黄疸证可能夹杂诸多病变证机；③辨治燥热瘀血发黄证。

B．猪膏发煎方证。猪膏发煎是辨治各科杂病病变证机属于燥热瘀血证的重要用方。

【译文】

湿热瘀血黄疸证有诸多症状表现，其治可选用猪膏发煎。

【注释】

诸黄：诸，诸多症状表现；黄，黄疸。

猪膏发煎：既可辨治妇人阴吹证，又可辨治燥热瘀血黄疸证。

【方药组成】 猪膏发煎

猪膏半斤（24 g） 乱发如鸡子大，三枚（10 g）

上二味，和膏中煎之，发消药成。分再服。病从小便出。

【用药要点】 方中猪膏（即猪脂油）生津润燥，清热通便，凉血育阴，利血散瘀，解毒泄邪。乱发化瘀散结，利湿退黄，通利血脉。

【药理作用】 本方具有调节肠胃蠕动、促进血小板聚集、调节代谢、利尿、抗菌、抗病毒、抗硬化等作用。

（六）肝胆湿热证湿重于热者的证治

【仲景原文】黄疸病，茵陈五苓散主之。（第十五 18）

【导读】

A. 湿热黄疸证与基本脉证。①辨识湿热黄疸证的基本症状表现；②辨识湿热黄疸证可能有夹杂性病变。

B. 茵陈五苓散方证。茵陈五苓散辨治病变并不局限于湿热黄疸，而是辨治各科杂病病变证机属于湿热夹虚证的重要用方。

【译文】

黄疸病湿重于热者，其治可选用茵陈五苓散。

【注释】

黄疸病：根据茵陈五苓散方药组成，判断黄疸病的病变证机是以湿热蕴结，以湿为主。

【方药组成】 茵陈五苓散

茵陈蒿末十分（30 g） 五苓散五分（15 g）

上二物，和，先食，饮方寸匕，日三服。

【用药要点】 方中茵陈清利湿热，使肝胆或脾胃湿热之邪尽从下去。泽泻渗湿利湿而清热。猪苓利水渗湿。茯苓健脾渗湿而利小便。白术健脾燥湿。桂枝温阳化气。

【药理作用】 本方具有保肝利胆、降血脂、降血压、降血糖、改善微循环、解除胃肠平滑肌痉挛、增强胃肠蠕动、增强机体免疫功能、调节水液代谢、调节内分泌、抗菌、抗病毒、抗肿瘤、抗过敏等作用。

（七）肝胆湿热瘀血证的证治

【仲景原文】黄疸，腹满，小便不利而赤，自汗出，此为表和里实，当下之，宜大黄硝石汤。（第十五 19）

【导读】

A. 湿热瘀血黄疸证与基本脉证。①辨识湿热瘀血证的基本症状；②辨识湿热瘀血证可能夹杂可下证，其治可以用下法，但不能仅用下法。

B. 大黄硝石汤方证。大黄硝石汤是辨治各科杂病病变证机属于湿热瘀血证的重要用方。

【译文】

黄疸病的表现，脘腹胀满，小便不利而色赤，自汗出，这是表气和调里有实邪，其治当用下法，可选用大黄硝石汤。

【注释】

黄疸：湿热瘀血黄疸。

腹满：腹，包括胃脘；满，胀满。

小便不利而赤：赤，色泽黄赤。

此为表和里实：表和，自汗出的病变证机是里热熏蒸而非太阳之气不固；里实，湿热瘀血。

【方药组成】 大黄硝石汤

大黄四两（12 g） 黄柏四两（12 g） 硝石四两（12 g） 栀子十五枚（15 g）

上四味，以水六升，煮取二升，去滓，内硝，更煮取一升，顿服。

【用药要点】 方中大黄泻肝胆湿热，使湿热之邪从大便而去。硝石泻热逐瘀，软坚散结。黄柏清热燥湿。栀子清热泻湿，使湿热之邪从小便去。

【药理作用】 本方具有保肝利胆、降血脂、降血压、解除肠胃道平滑肌痉挛、增强胃肠蠕动、增强机体免疫功能、调节内分泌、抗菌、抗病毒、抗硬化、抗肿瘤、抗过敏等作用。

（八）脾胃寒湿发黄证的证治

【仲景原文】黄疸病，小便色不变，欲自利，腹满而喘，不可除热，热除，

必哕，哕者，小半夏汤主之。（第十五 20）

【导读】

A. 寒湿黄疸证与基本脉证。①辨识脾胃寒湿发黄证的基本症状表现；②辨识脾胃寒湿发黄证可能夹杂太阳病，或类似太阳病；③辨识寒湿发黄证可能夹杂肺病变，或类似肺病变。

B. 小半夏汤方证。小半夏汤是辨治各科病变证机属于寒痰气逆证的重要基础用方。

【译文】

寒湿黄疸证的表现，小便色泽正常，常常有将要排大便的感觉，腹满，气喘，虽有发热症状但不可用清热方药，寒凉清热，必伤胃气而为哕逆，以哕逆为主者，其治可选用小半夏汤。

【注释】

黄疸病：黄疸，寒湿黄疸；病，病证表现。

小便色不变：色，色泽；不变，颜色正常。

欲自利：欲，将要；自利，排大便。

不可除热：发热是症状表现而不是病变证机，故不能使用清热方药。

热除：用寒凉药解热，虽能除暂时之热，但必伤阳明胃气。

（九）寒热夹虚发黄证的证治

【仲景原文】诸黄，腹痛而呕者，宜柴胡汤。必小柴胡汤。（第十五 21）

【导读】

A. 寒热夹虚发黄证与基本脉证。①辨识寒热夹虚发黄证的基本症状表现；②辨识寒热夹虚发黄证的夹杂性病变。

B. 小柴胡汤方证。小柴胡汤是辨治各科杂病病变证机属于寒热夹虚证的重要用方。

【译文】

黄疸有诸多症状表现，腹痛，呕吐，其治可选用柴胡汤类，尤其是小柴胡汤最为常用。

【注释】

诸黄：诸，诸多症状表现；黄，胆郁黄疸证。

腹痛而呕：腹痛，包括胃痛。

宜柴胡汤：柴胡汤，小柴胡汤或大柴胡汤等。

（十）气血虚发黄证的证治

【仲景原文】男子黄，小便自利，当与虚劳小建中汤。（第十五 22）

【导读】

A．气血虚黄疸证与基本脉证。①辨识气血虚发黄证的基本症状表现；②辨识气血虚发黄证与小便自利之间的内在演变关系。

B．小建中汤方证。小建中汤是辨治各科杂病病变证机属于气血虚夹寒的重要用方。

【译文】

男子身目发黄的表现，小便自利，其治应给予能辨治虚劳的小建中汤。

【注释】

男子黄：男子，包括女子；黄，黄疸，病变证机是气血虚弱，肌肤不得气血所养。

小便自利：气血虚弱之黄疸，未有明显湿邪蕴结，故小便自利。

当与虚劳小建中汤：当，应当；与，给予；虚劳，久治不愈之虚证。

第14章 辨妇人妊娠产后杂病脉证并治

概　说

妊娠病证，特指妇人在妊娠期间，有病一定要治病，无病一定要重视调养，指出妊娠病证往往涉及内伤杂病，尤其是病变证机有寒热虚实，以及在气在血等，提示辨治一定要审明病变部位与病变证机。

产后病证，指出产后病证是妇人特有病证之一，产后病证常常涉及诸多方面，所以确立治疗方法与方药都必须与病变证机切切相应，以冀取得最佳治疗效果。

妇人杂病，是指妇女生理特性出现异常变化所产生的病理病证，若病理病证非妇人所独有，则可从内伤杂病辨治。又研究妇科方药，重在研究方药之间相互作用关系，从方药作用特点得出方药主治病证并不局限在妇科，并可治疗诸多男科病证，这对用活方药具有重要意义。

第1节　妊娠病证治

一、妊娠恶阻证的证治

【仲景原文】师曰：妇人得平脉，阴脉小弱，其人渴，不能食，无寒热，

名妊娠，桂枝汤主之。于法六十日当有此证，设有医治逆者，却一月加吐下者，则绝之。（第二十1）

【导读】

A. 妊娠恶阻证与基本脉证。①辨识妊娠恶阻证基本症状表现；②辨识妊娠恶阻证可能夹杂太阳病变，或类似太阳病变；③辨识妊娠恶阻证因人不同、症状表现也不同；④辨识妊娠恶阻证可能夹杂可吐证，或类似可吐证；⑤辨识妊娠恶阻证可能夹杂可下证，或类似可下证；⑥辨识妊娠恶阻证必须全面兼顾，避免顾此失彼。

B. 桂枝汤方证。桂枝汤是辨治妊娠恶阻证病变证机属于脾胃气机不调者的重要用方。

【译文】

老师说：妇人妊娠脉象与正常一样，只是尺部脉略微弱，口渴，不能饮食，没有寒热症状，这叫作妊娠恶阻，其治可选用桂枝汤。根据发病规律可在60日以内出现这些病证，假如是医生用药错误，到1个月反而又加剧呕吐或下利，这时必须停止用药。

【注释】

妇人得平脉：得，出现；平脉，妊娠期间脉没有发生异常变化，如正常妊娠脉象一样，或是妊娠期间脉出现滑为正常脉。

阴脉小弱：阴，尺部脉；小，略微。即尺部脉略微弱。

其人渴：病变证机是脾胃虚弱，阴津生成不足。

无寒热：无，没有。妊娠期间有类似太阳病表现，应与太阳病相鉴别。

名妊娠：妊娠，妊娠恶阻。

桂枝汤：妊娠恶阻的病变证机符合桂枝汤方证，用之必有良好治疗效果，若病变证机不符合桂枝汤方证，用之则会加剧病证。

于法六十日当有此证：于，在；法，根据；六十日，六十日以内；此证，妊娠恶阻证。

设有医治逆者：设，假如；医，医生；治逆，用药错误。

则绝之：绝，禁用；之，桂枝汤。即用桂枝汤而加剧呕吐，又增下利，必须停止用药。

二、妇人胞宫症积证的证治

【仲景原文】 妇人宿有症病，经断未及三月，而得漏下不止，胎动在脐上者，为症痼害；妊娠六月动者，前三月经水利时，胎也；下血者，后断三月衃也，所以血不止者，其症不去故也，当下其症，桂枝茯苓丸主之。（第二十2）

【导读】

A．妊娠症积证与基本脉证。①辨识症积证的基本症状表现；②辨识症积证可能夹杂经血漏下不止；③辨识症积证可能夹杂胎动不安；④辨识症积证可以正常怀孕；⑤辨识症积证与妊娠有本质不同；⑥辨识症积证妊娠下血的治疗方法。

B．桂枝茯苓丸方证。桂枝茯苓丸是辨治各科杂病病变证机属于症积证的重要基础用方。

【译文】

女子素有症积病，月经停止还不到三个月，且淋漓漏下不尽，在脐部有胎动的感觉，这是症积日久所致的疾病；妊娠六月有胎动者，前三个月月经正常来潮，这是妇人怀孕受胎；妊娠出血，是在怀孕之后月经停止三个月的病变证机是久有瘀血，所以经血漏下不尽，究其原因是素有症积不去的缘故，其治当通下症积，可选用桂枝茯苓丸。

【注释】

妇人宿有症病：宿，素；症，血积不行。

经断未及三月：经，月经；断，停止，非断绝之断；未及，不足；三月，三个月。

而得漏下不止：而，且；得，出现；漏，月经淋漓不尽。

胎动在脐上：胎动，有类似胎动的感觉。

为症痼害：痼，原来就有症积；害，疾病。

妊娠六月动者：六月，六个月；动，胎动。

前三月经水利时：前，胎动之前；三月，三个月；经水，月经；利，月经正常来潮。

胎也：这是妇人怀孕受胎。

下血者：前阴出血。

后断三月衃也：后，怀孕之后；断，月经停止；衃，瘀血阻滞。

其症不去故也：其，这；症，症积；不去，留结。

当下其症：治当通下症积。

桂枝茯苓丸：既可辨治妇科症积证，又可辨治内科杂病症积证。

【方药组成】 桂枝茯苓丸

桂枝　茯苓　牡丹皮去心　芍药　桃仁去皮尖，熬，各等分（各12g）

上五味，末之，炼蜜和丸，如兔屎大，每日食前服一丸。不知，加至三丸。

【用药要点】 方中桂枝温通经脉，化瘀行滞，消散症块。茯苓利水消痰，渗湿降泄，消利水结。桃仁破血化瘀，消症攻坚，调畅血脉。牡丹皮散血行瘀，清退伏热。芍药养血活血，入络破血行瘀。

【药理作用】 本方具有对子宫内膜呈双向调节、抑制子宫内膜异位发生、对腺体呈双向调节、增加血流量、保护心脑血管、抑制血小板聚集、抑制血栓形成、降血压、降血脂、改善微循环、抗纤维化、抗硬化、抗增生、抗肿瘤、抗缺氧、抗缺血、镇痛、镇静、抗惊厥、解热、抗炎、抗病毒等作用。

三、妊娠宫寒证的证治

【仲景原文】 妇人怀娠六七月，脉弦，发热，其胎欲胀，腹痛，恶寒者，少腹如扇。所以然者，子脏开故也，当以附子汤温其脏。（第二十3）

【导读】

A. 妊娠宫寒证与病证病机。①辨识妊娠宫寒证的基本症状表现；②辨识妊娠宫寒证可能有类似太阳病变；③辨识妊娠宫寒证的病变证机。

B. 附子汤方证。附子汤既是辨治妊娠宫寒证的重要用方，又是辨治各科杂病病变证机属于阳虚夹湿证的重要用方。

【译文】

女子妊娠六七个月，脉弦，发热，自觉胎儿益愈胀大，腹痛，恶寒，少腹冷如扇子扇冷风一样。之所以有这样的病证，是因为子宫内脏虚弱，寒邪侵袭肆虐，其治可选用附子汤温养子宫。

【注释】

妇人怀娠六七月：怀娠，怀孕；六七月，六七个月。

脉弦：病变证机是寒气郁遏经脉，血气不利。

发热：是症状表现而不是热证，病变证机是正邪斗争。

其胎欲胀：胎，胎儿；欲，益，愈；胀，胀大。

少腹如扇：扇，扇子，亦即扇子扇冷风，病变证机是寒气不仅肆虐于内，更充斥于外。

子脏开故也：子脏，子宫；开，放开，引申为虚弱不固；故，缘由。

四、血虚证的证治

【仲景原文】师曰：妇人有漏下者，有半产后因续下血都不绝者，有妊娠下血者，假令妊娠腹中痛，为胞阻，胶艾汤主之。（第二十 4）

【导读】

A．血虚证与症状表现。①辨识女子漏下的病变证机及症状表现；②辨识女子半产下血的病变证机及症状表现；③辨识女子妊娠下血的病变证机及症状表现；④辨识妊娠腹痛的病变证机及症状表现；⑤辨识女子漏下、半产下血、妊娠下血、妊娠腹痛等病变证机未必尽是血虚，亦有血瘀、气郁等，在临床中必须全面考虑。

B．胶艾汤方证。胶艾汤是辨治各科杂病病变证机属于血虚者的重要用方，辨治血虚证一定不能局限于女子。

【译文】

老师说：女子有漏下不止者，有不完全流产后随之有持续下血不能完全自止，有妊娠出血者，假如病是妊娠腹中疼痛，这叫作妊娠胞阻，其治可选用胶艾汤。

【注释】

妇人有漏下者：漏，女子月经淋漓漏下不止。

有半产后因续下血都不绝者：半，不完全；因，随之；续，持续；都，完全；绝，停止。

有妊娠下血者：下血，出血，应与妊娠激经出血相鉴别。

假令妊娠腹中痛：假令，假如；腹中痛，病变证机是血虚不能滋养脉络，经脉不得所养而挛急。

为胞阻：胞，子宫，胞宫；阻，因血虚滞涩而干阻，病变证机是血虚而不能养胎，经气不和，脉气滞涩，胎气失养，经脉拘急。

胶艾汤：既可辨治妇科血虚出血证，又可辨治内科血虚出血证。

【方药组成】胶艾汤

川芎　阿胶　甘草各二两（6 g）　艾叶　当归各三两（9 g）　芍药四两（12 g）　干地黄六两（18 g）

上七味，以水五升，清酒三升，合煮取三升，去滓，内胶，令消尽。温服一升，日三服。不差，更作。

【用药要点】方中阿胶补血养阴，润燥止血。艾叶温经止血，调经散寒，安胎。干地黄滋阴养血。当归补血养血，调经理血。芍药养血敛阴。川芎活血行气，和畅气血，通畅经脉。甘草益气生血，摄血止血。

【药理作用】本方具有增强机体免疫功能、促进造血功能、对血小板呈双向调节、抗自由基损伤、抗衰老、抗疲劳、改善子宫内膜、促进排卵、调节中枢神经、调节内分泌、调节代谢等作用。

五、气血虚夹湿证的证治

【仲景原文】妇人怀妊，腹中㽲痛，当归芍药散主之。（第二十 5）

【导读】

A. 气血虚夹湿证与基本脉证。①辨识妊娠气血虚夹湿证的基本症状表现；②辨识妊娠气血虚夹湿证的夹杂性病变。

B. 当归芍药散方证。当归芍药散是辨治各科杂病病变证机属于气血虚夹湿证的重要用方。

【译文】

女子怀孕，腹中剧烈疼痛，痛苦不堪，其治可选用当归芍药散。

【注释】

妇人怀妊：怀，孕；妊，孕；怀妊，同义词复用。

腹中㽲痛：㽲痛，疼痛剧烈，病变证机是气血虚弱，不能滋养脉络。

当归芍药散：既是辨治妇科气血虚证的重要代表方，又是辨治内科杂病气血虚证的重要治病方。

【方药组成】 当归芍药散

当归三两（9 g） 芍药一斤（48 g） 川芎半斤（24 g） 茯苓四两（12 g） 白术四两（12 g） 泽泻半斤（24 g）

上六味，杵为散，取方寸匕，酒服。日三服。

【用药要点】 方中当归养血补肝，活血疏肝。川芎行气理血。芍药补血缓急，养肝泻肝，柔肝疏肝。白术健脾益气，使脾气不为肝气所乘。茯苓健脾益气渗湿。泽泻渗利水湿。

【药理作用】 本方具有改善微循环、促进造血功能、调节心律、调节中枢神经、调节内分泌、调节子宫内膜、促进排卵、增强机体免疫功能、解除平滑肌痉挛、抗惊厥等作用。

六、妊娠脾胃虚寒饮逆证的证治

【仲景原文】妊娠呕吐不止，干姜人参半夏丸主之。（第二十 6）

【导读】

A. 脾胃虚寒饮逆证与基本脉证。①辨识妊娠虚寒饮逆证的基本症状表现；②辨识妊娠呕吐症状必须审明病变证机。

B. 干姜人参半夏丸方证。干姜人参半夏丸是辨治各科杂病病变证机属于寒饮气逆证的重要用方。

【译文】

妊娠呕吐剧烈，且不能自止，其治可选用干姜人参半夏丸。

【注释】

妊娠呕吐不止：病变证机是脾胃虚弱，寒饮内生，侵扰胃气，浊气上逆。

干姜人参半夏丸：半夏虽为妊娠慎用药，但绝非禁用药，根据病证表现非用半夏而又不能达到治疗目的，用之常常能取得预期治疗效果。

【方药组成】 干姜人参半夏丸

干姜 人参各一两（3 g） 半夏二两（6 g）

上三味，末之，以生姜汁糊为丸，如梧桐子大，饮服十丸，日三服。

【用药要点】 方中干姜散寒温暖脾胃。人参补益脾胃。半夏醒脾胃，调气机，降浊逆，止呕呃。生姜汁温胃散寒化饮，降逆和中。

【药理作用】 本方具有调节消化酶、调节胃肠平滑肌蠕动、保护胃肠黏膜、调节呼吸中枢、改善肺肾功能、调节支气管腺体分泌、解除支气管平滑肌痉挛、促进新陈代谢、抗胃溃疡、抗氧化、抗缺血、增强机体免疫功能、降血脂等作用。

七、妊娠血虚湿热证的证治

【仲景原文】妊娠小便难，饮食如故，当归贝母苦参丸主之。（第二十7）

【导读】

A. 妊娠血虚湿热证与基本脉证。①辨识妊娠血虚湿热证的基本症状表现；②辨识妊娠小便难的病变证机是血虚湿热可能夹杂肾膀胱病变。

B. 当归贝母苦参丸方证。当归贝母苦参丸既是辨治妇科病证又可辨治肾膀胱病证，亦即是辨治各科杂病病变证机属于湿热夹血虚证的重要用方。

【译文】

妊娠小便不利而难，饮食尚未发生明显变化，其治可选用当归贝母苦参丸。

【注释】

妊娠小便难：小便少，或小便不利，或小便涩痛，病变证机是湿热蕴结，气机壅滞，气不化水，血虚滞涩。

饮食如故：妊娠小便难的病变证机是尚未影响脾胃，饮食正常。

【方药组成】 当归贝母苦参丸

当归　贝母　苦参各四两（各12 g）

上三味，末之，炼蜜丸，如小豆大，饮服三丸，加至十丸。

【用药要点】 方中当归补血养血，活血行血，润燥滋阴。贝母清热开郁散结，降泄湿热。苦参清热燥湿，逐水通小便。

【药理作用】 本方具有调节水代谢、调节内分泌、调节呼吸中枢、调节支气管腺体分泌、解除胃肠及支气管平滑肌痉挛、改善微循环、降血糖、降血脂、降尿酸、改善肾功能、增强机体免疫功能、抗缺氧、抗菌、抗病毒等作用。

八、妊娠阳郁水气证的证治

【仲景原文】妊娠有水气，身重，小便不利，洒淅恶寒，起即头眩，葵子茯苓散主之。（第二十8）

【导读】

A．妊娠阳郁水气证与基本脉证。①辨识妊娠阳郁水气证的基本症状表现；②辨识妊娠阳郁水气证的症状表现可能有类似阳虚病变；③辨识妊娠阳郁水气证的症状表现可能有类似太阳病变；④辨识妊娠小便不利病变证机是妊娠阳郁水气可能夹杂肾膀胱病变。

B．葵子茯苓丸方证。葵子茯苓丸是辨治各科杂病病变证机属于阳郁水气证的重要基础用方。

【译文】

妊娠的病变证机是水气留结，身体沉重，小便不利，怕冷较重，站立时常有头晕目眩，其治可选用葵子茯苓丸。

【注释】

妊娠有水气：水气，水气留结。

身重：病变证机是水气壅滞气机。

小便不利：小便短少，或小便不畅。

洒淅恶寒：洒淅，寒慄，犹如冷水洒到身体上一样。

起即头眩：起，站立，或浊气上逆；头眩，头晕目眩，病变证机是水气逆于上而蒙清阳。

【方药组成】 葵子茯苓散

葵子一斤（48 g） 茯苓三两（9 g）

上二味，杵为散，饮服方寸匕，日三服。小便利则愈。

【用药要点】 方中葵子走膀胱而通阳，利小便而通窍。茯苓益气而助气化，渗湿而利小便。

【药理作用】 本方具有调节水代谢、调节内分泌、改善微循环、降血脂、降尿酸、改善肾功能、增强机体免疫功能、抗缺氧、抗菌、抗病毒、抗过敏等作用。

九、妊娠血虚热证的证治

【仲景原文】妇人妊娠，宜常服当归散主之。（第二十 9）

【导读】

A．妊娠血虚热证与基本脉证。①辨识妊娠血虚热证的基本症状表现；

②辨识女子妊娠期间能够结合自身偏于虚热者酌情调养身体以保胎养胎。

B. 当归散方证。当归散是辨治各科杂病病变证机属于血虚夹热证的重要用方。

【译文】

女子怀孕的病变证机是血虚夹热，宜经常服用当归散调理保健。

【注释】

妇人妊娠：女子怀孕夙体以血虚夹郁热为主。

宜常服当归散：宜，适宜；常，经常。即妊娠期间夙体有血虚夹郁热，可经常服用当归散，既能除疾治病，又能预防胎无苦疾。再则，合理选用当归散，无论是用于妊娠保健，还是用于胎疾防治，都大有裨益。

【方药组成】 当归散

当归一斤（48 g） 黄芩一斤（48 g） 芍药一斤（48 g） 川芎一斤（48 g） 白术半斤（24 g）

上五味，杵为散，酒饮服方寸匕，日三服。妊娠常服即易产，胎无疾苦。产后百病悉主之。

【用药要点】 方中当归补血养血荣胎，通达经气，和利血脉。芍药养血敛阴和营。川芎活血行气。白术健脾益气，使气能摄纳以固胎。黄芩清热安胎，善治胎热。

【药理作用】 本方具有增强机体免疫功能、促进造血功能、对血小板呈双向调节、促进子宫内膜血运状态、调节子宫内膜、调节心律、抗自由基损伤、抗衰老、抗疲劳、改善微循环、调节中枢神经、调节腺体分泌、调节内分泌、调节代谢、抗过敏等作用。

十、妊娠寒湿证的证治

【仲景原文】妊娠养胎，白术散主之。（第二十 10）

【导读】

A. 妊娠寒湿证与基本脉证。①辨识妊娠寒湿证的基本症状表现；②辨识女子妊娠期间能够结合自身偏于寒湿酌情调养身体以保胎养胎。

B. 白术散方证。白术散是辨治各科杂病病变证机属于寒湿证的重要用方。

【译文】

女子怀孕素有脾胃寒湿证，应重视保健养胎，其治可选用白术散。

【注释】

妊娠养胎：妊娠，女子怀孕素体脾胃寒湿；养胎，调理脾胃，散寒除湿，可达到养胎保健的目的，更有利促进胎儿发育与成长。

白术散：既是治病用方，又是养胎用方。

【方药组成】 白术散

白术四分（12 g） 川芎四分（12 g） 蜀椒去汗，三分（9 g） 牡蛎二分（6 g）

上四味，杵为散，酒服一钱匕，日三服，夜一服。但苦痛，加芍药；心下毒痛，倍加川芎；心烦吐痛，不能饮食，加细辛一两，半夏大者二十枚。服之后，更以醋浆水服之。若呕，以醋浆水服之；复不解者，小麦汁服之。已后渴者，大麦粥服之。病虽愈，服之勿置。

【用药要点】 方中白术健脾益气，燥湿和胃。川芎活血行气，下达血海以荣胎。蜀椒温中散寒，通阳止痛。牡蛎收涩固脱。醋浆水开胃降逆，调畅气机。

【药理作用】 本方具有对胃肠蠕动呈双向调节、解除胃肠平滑肌痉挛、对子宫平滑肌呈双向调节、调节子宫血液运行状态、调节腺体分泌、解除胃肠平滑肌痉挛、保护胃黏膜、抗氧化、抗缺血、增强机体免疫功能、对中枢神经呈双向调节、降低胃张力、调节呼吸中枢等作用。

十一、妊娠伤胎证的证治

【仲景原文】妇人伤胎，怀身腹满，不得小便，从腰以下重如有水气状，怀身七月，太阴当养不养，此心气实，当刺泻劳宫及关元，小便微利则愈。（第二十 11）

【导读】

A．妊娠伤胎证与病机病证。①辨识妊娠伤胎证的基本症状表现；②辨识妊娠伤胎证的病变证机；③辨识妊娠伤胎证可能夹杂的病变证机；④辨识女子妊娠期间能够结合自身情况酌情调养身体以保胎养胎；⑤辨识妊娠期间必须重视调养太阴少阴之气。

B．妊娠伤胎证与辨治方法。①辨识妊娠期间可能伴有夹杂性病变；②辨识妊娠期间可能的夹杂性病变，其治可用针刺方法，也可选用方药，更可选用针刺方药合用。

【译文】

女子怀孕伤胎证的表现，怀孕腹满，小便不利，从腰以下沉重犹如水肿状，怀孕七个月，太阴脾气当养胎而未能养胎，这是心脾之气郁结阻滞，其治可选用针刺劳宫及关元穴，如果小便通利则病为向愈。

【注释】

妇人伤胎：伤胎，胎因脾气失养而伤。

怀身腹满：怀身，怀孕。

不得小便：小便不通利。

从腰以下重如有水气状：重，沉重；如，犹如；水气，水肿。

怀身七月：七月，七个月。

太阴当养不养：太阴，太阴脾；当养不养，太阴脾气应当滋养于胎且未能滋养于胎。

此心气实：心，心脾；实，郁结阻滞。

当刺泻劳宫及关元：刺，针刺；泻，针刺用泻法。

小便微利则愈：小便微利者，小便不利因用药而通利。

第2节　产后病证治

一、妇人产后津血虚三大病

【仲景原文】问曰：新产妇人有三病，一者病痉，二者病郁冒，三者大便难，何谓也？师曰：新产血虚，多汗出，喜中风，故令病痉；亡血，复汗，寒多，故令郁冒；亡津液，胃燥，故大便难。（第二十一1）

【导读】

产后三大病与病机病证。①辨识产后三大病的基本概念；②辨识产后痉病的基本症状表现；②辨识产后郁冒的基本症状表现；③辨识产后大便难的基本症状表现；④辨识产后病痉的致病原因，可能是血虚引起，或可能是汗出伤津引起，或可能是感受外邪引起；⑤辨识产后郁冒的致病原因，可能是血虚引起的，或可能是汗出多引起的，或可能是受凉引起的；⑥辨识产后大便难的致病原因，可能是津伤引起的，或可能是燥热引起的。

【译文】

学生问：女子产后15天之内有三大病，一是以筋脉挛急为主的痉病，二是以头目昏眩如裹为主的郁冒，三是以大便困难为主，这些是什么原因引起的？**老师说：**女子产后15天内有血虚病变，加上经常汗出，很容易感冒，所以有筋脉挛急；出血，又因出汗，加上受凉较重，所以有头目昏眩如裹；损伤津液，肠胃干燥，所以有大便困难。

【注释】

新产妇人有三病：新产，女子以产后15天之内为新产；三病，三种难治的病。

病痉：病，病证表现；痉，手足抽搐，颈项强直，牙关紧闭等，病变证机或是阴血虚而不能滋养筋脉，或是外邪侵袭肆虐筋脉。

病郁冒：病，病证表现；郁，不通，病以头重如裹为主，或心情抑郁；冒，头昏目眩。郁冒，头目昏眩如裹，或情绪忧郁，病变证机或是阴血虚而不能荣于头，或是外邪侵袭而困扰清阳，或所愿不遂，情绪抑郁。

大便难：难，大便干结而难下。病证表现或是大便少而难，或是大便硬而难，或是大便坚硬如弹丸，病变证机或是阴血虚不能滋润，或是外邪侵袭，与肠中糟粕相结，阻结不通。

新产血虚：血虚，因出血而致血虚。

多汗出：多，经常。气因血虚而虚，气虚不能固摄。

喜中风：喜，容易；中风，感冒。

故令病痉：故，所以；令，导致，引起；病，患病。

亡血：亡，出血损伤。

复汗：复，又也；汗，出汗。

寒多：寒，受凉；多，比较重。

亡津液：亡，损伤；津液，阴津。

胃燥：胃，包括肠。

二、产后郁冒证的证治

【仲景原文】产妇郁冒，其脉微弱，呕不能食，大便反坚，但头汗出。所以然者，血虚而厥，厥而必冒。冒家欲解，必大汗出。以血虚下厥，孤阳上出，故头汗出。所以产妇喜汗出者，亡阴血虚，阳气独盛，故当汗出，阴阳乃复。大便坚，呕不能食，小柴胡汤主之。（第二十一2）

【导读】

A. 产后郁冒证与病机病证。①辨识产妇郁冒证的基本症状表现；②辨识产后郁冒证可能夹杂产后大便难；③辨识产后郁冒证血虚的病变证机可能出现阳热；④辨识产后郁冒证血虚的病变证机可能出现阴伤；⑤辨识产后郁冒证血虚病变证机可能出现阴阳俱虚；⑥辨识产后郁冒证的病变证机可能演变以寒热夹虚为主；⑦辨识产后郁冒证必须在变化中进一步辨清病变证机，有针对性地选择治疗方药。

B. 小柴胡汤方证。小柴胡汤是辨治各科杂病病变证机属于寒热夹虚证的重要用方。

【译文】

产妇头目昏眩如裹，脉微弱，呕吐不能饮食，大便反而坚硬，仅有头汗出。之所以出现这样的病证，是因为血虚而引起的昏厥，昏厥者，必定有头昏目眩。头目昏眩渐渐恢复可向愈，头晕目眩可因大汗出而除。这是因血虚下肢厥冷，阳气独自浮越于上，故仅有头汗出。之所以产妇经常汗出，是因为阴血因损伤而虚，阳气独自偏盛而为热，所以应有汗出，阴阳之气恢复是疾病向愈的重要标志。大便干结，呕吐不能饮食，其治可选用小柴胡汤。

【注释】

产妇郁冒：产，产后，约45天以内谓之产后。

大便反坚：产后阴血亏虚而不能滋润。

但头汗出：但，仅有。

血虚而厥：厥，头目昏厥。

厥而必冒：冒，头昏目眩。

冒家欲解：家，日久不愈；欲，渐渐恢复。

必大汗出：邪郁从汗出而解，大汗之后必自止。

以血虚下厥：以，因为；下厥，下肢厥冷。

孤阳上出：阴血亏虚而不涵阳，阳气浮越于上。

所以产妇喜汗出者：喜，经常。

亡阴血虚：亡阴，阴津损伤比较重。

阳气独盛：独，阴不涵阳；盛，阳化为热。

阴阳乃复：阴阳之气恢复是疾病向愈的重要标志。

大便坚：坚，硬也，不通。

三、妇人产后阳明热结重证的证治

【仲景原文】病解能食，七八日更发热者，此为胃实，大承气汤主之。(第二十一3)

【导读】

A. 产后阳明热结重证与病变证机。①辨识产后阳明热结重证的基本症状表现；②辨识产后阳明热结重证，必须及早医治，避免延误病情；③辨识产后阳明热结重证的病变证机以实为主，但在治病选方用药时尽可能兼顾产后正气不足。

B. 大承气汤方证。大承气汤是辨治各科杂病病变证机属于热结重证的重要代表方。

【译文】

热结阳明，病解之后应当能饮食，可于七八日左右又有发热诸证，此病变证机是肠胃邪热内结，阻结不通，其治可选用大承气汤。

【注释】

病解能食：病解，症状表现解除；能食，饮食恢复正常。

七八日更发热者：七八日，约略之辞；更，又也；发热，阳明热结证有诸多阳热症状表现，并不局限于发热。

此为胃实：胃，包括肠；实，邪热内结。

大承气汤：辨治产妇大便难，病变以实证为主，其治可选用大承气汤；若非以实为主，则不能用大承气汤。

四、产后血虚寒证的证治

【仲景原文】产后，腹中㽲痛，当归生姜羊肉汤主之；并治腹中寒疝，虚劳不足。（第二十一 4）

【导读】

A. 产后血虚寒证与基本脉证。①辨识血虚寒证的基本症状表现；②辨识产后血虚寒证必须重视因人调养的重要性；③辨治久治不愈的血虚寒证的病变证机。

B. 当归生姜羊肉汤方证。当归生姜羊肉汤既是治病针对血虚寒证的重要用方，又是保健养生防病的重要用方。

【译文】

女子产后，腹中剧烈疼痛，其治可选用当归生姜羊肉汤；还能辨治腹中寒气凝结，以及虚寒劳伤病变日久不愈者。

【注释】

腹中㽲痛：㽲，疼痛剧烈。

并治腹中寒疝：并治，还能辨治；腹，包括胃脘；寒疝，寒凝疼痛。

虚劳不足：虚劳，虚寒劳伤病变日久不愈；不足，虚弱性疾病。

五、气血郁滞腹痛证的证治

【仲景原文】产后腹痛，烦满不得卧，枳实芍药散主之。（第二十一 5）

【导读】

A. 气血郁滞腹痛证与基本脉证。①辨识产后气血郁滞证的基本症状表现；②辨识产后调养气血，选用有针对性方药对促进身体恢复非常重要。

B. 枳实芍药散方证。枳实芍药散既是辨治妇科气血郁滞证的重要基础用方，又是辨治各科杂病气血郁滞证的重要基础用方。

【译文】

产后腹痛，心胸烦闷，脘腹胀满，卧则烦躁不安，或失眠，其治可选用枳实芍药散。

【注释】

产后腹痛：病变证机是气血郁滞，经气不利，气机不通。

烦满不得卧：烦，心胸烦闷；满，脘腹胀满；不得卧，卧则烦躁不安，或失眠。

【方药组成】 枳实芍药散

枳实烧令黑，勿太过　芍药等分

上二味，杵为散，服方寸匕，日三服。并主痈脓，以麦粥下之。

【用药要点】 方中枳实泻肝之逆气，散肝之气郁，清肝之郁热，理肝之血滞。芍药敛阴破血，养血柔肝缓急。大麦粥益脾气，和胃气。

【药理作用】 本方具有对心肌呈双向调节、增强机体免疫功能、抑制平滑肌痉挛、调节心律、改善微循环、调节胃肠平滑肌蠕动、保护胃肠黏膜、抗溃疡、保肝利胆、抗硬化、调节中枢神经、调节内分泌、调节代谢、抗过敏等作用。

六、产后气血郁滞腹痛证及胞中瘀血内阻腹痛证的证治

【仲景原文】师曰：产妇腹痛，法当以枳实芍药散；假令不愈者，此为腹中有干血著脐下，宜下瘀血汤主之；亦主经水不利。（第二十一6）

【导读】

A. 气血郁滞证及瘀血证与病变证机。①辨识气血郁滞证与瘀血证共同的症状表现；②辨识气血郁滞证与瘀血证不同的病变证机；③辨识气血郁滞证可能夹杂瘀血证的病变证机。

B. 枳实芍药散方证。枳实芍药散是辨治各科杂病病变证机属于气血郁滞证的重要用方。

C. 下瘀血汤方证。下瘀血汤是辨治各科杂病病变证机属于瘀热内结证的重要用方。

【译文】

老师说：产妇腹痛，其治根据病变证机可选用枳实芍药散；假如未能取得预期治疗效果，这是女子胞宫有瘀血留结在脐下部位，其治可选用下瘀血汤；下瘀血汤还能辨治月经不行，即闭经。

【注释】

产妇腹痛：腹痛，病变证机有气血郁滞，亦有瘀血内阻。

法当以枳实芍药散：法，根据病变证机；当，可也。

假令不愈者：假令，假如；不愈，没有取得预期治疗效果。

此为腹中有干血著脐下：腹中，女子胞宫；干血，瘀血；著，留结；脐下，病变部位。

亦主经水不利：主，治疗；经水不利，闭经。

枳实芍药散：是辨治气血郁滞证的重要基础方。

下瘀血汤：是辨治瘀血内阻证的重要代表方。

【方药组成】 下瘀血汤

大黄二两（6g） 桃仁二十枚（4g） 䗪虫熬，去足，二十枚（10g）

上三味，末之，炼蜜和为四丸，以酒一升，煎一丸，取八合，顿服之，新血下如豚肝。

【用药要点】 方中桃仁破血通经，下瘀血，善治胞中瘀血。大黄活血化瘀，荡涤瘀血。䗪虫破瘀通络，下瘀血，利血气。

【药理作用】 本方具有降血压、降血脂、降血糖、改善微循环、保护心血管、抑制血小板聚集、抑制血栓形成、抗纤维化、抗硬化、抗肿瘤、抗突变、抗缺氧、抗缺血、改善心肝脾肾功能、增强机体免疫功能等作用。

七、产后宿食瘀血证的证治

【仲景原文】 产后七八日，无太阳证，少腹坚痛，此恶露不尽，不大便，烦躁，发热，切脉微实，再倍发热，日晡时烦躁者，不食，食则谵语，至夜即愈，宜大承气汤主之。热在里，结在膀胱也。（第二十一7）

【导读】

A．产后宿食瘀血证与基本脉证。①辨识产后阳明宿食瘀血证的基本症状表现；②辨识产后阳明宿食瘀血证可能夹杂妇科病变；③辨识产后阳明宿食瘀血证可能夹杂心病变，或类似心病变；④辨识产后阳明宿食瘀血证症状表现及转归与昼夜变化有关。

B．大承气汤方证。大承气汤既可辨治阳明热结病变又可辨治妇科热结病变，还可辨治膀胱热结病变。

【译文】

产后七八日左右，虽有类似太阳病但不是太阳病，少腹坚硬疼痛，这是胞中瘀血留结未能完全排出，大便困难，烦躁，诊脉略微实，更有发热加重，日晡左右烦躁加剧，不能饮食，饮食助热则谵语，至夜间病证趋于缓解，其治可选用大承气汤。邪热结在里者，又可结在膀胱。

【注释】

无太阳证：发热有类似太阳病，但无太阳病审证要点，应与之相鉴别。

少腹坚痛：少腹，包括小腹；坚，坚硬。

此恶露不尽：恶露，产后胞中瘀血浊液经阴道排出体外；不尽，不能完全排出。

切脉微实：切，诊也；微，略微；实，实脉。

再倍发热：再，更也，又也；倍，加重。

食则谵语：食，饮食助热；谵语，包括心烦、急躁、烦乱，病变证机是阳明食积热结，气机不通，浊气上逆，瘀热上冲，逆乱心神。

至夜即愈：至，到也；夜，夜间；即，则也；愈，病证趋于缓解。

热在里：里，病变部位。

结在膀胱也：结，热结；膀胱，部位概念。

大承气汤：产后病变既有虚，又有实，实者，可选用大承气汤。

八、产后风寒证的证治

【仲景原文】产后风，续之数十日不解，头微痛，恶寒，时时有热，心下闷，干呕，汗出，虽久，阳旦证续在耳，可与阳旦汤。（第二十一8）

【导读】

A. 产后风寒证与基本脉证。①辨识产后风寒证的基本症状表现；②辨识产后风寒证可能夹杂脾胃病变；③辨识产后风寒证当积极治疗，不可延误病情。

B. 桂枝汤方证。桂枝汤既是辨治产后风寒证的重要用方，又是辨治产后风寒夹脾胃病变的重要基础用方。

【译文】

产后感受风寒，连续数十日病证未能解除，头微痛，怕冷，时有发热，心中痞闷，或胃脘痞闷，干呕，汗出，病程虽然较久，但桂枝汤仍在者，其治可选用桂枝汤。

【注释】

产后风：风，风寒侵袭而为病。

续之数十日不解：续，连续；数十日，病程较久；不解，病证仍在。

心下闷：心下，心中，或胃脘。

虽久：病程较久。

阳旦证续在耳：阳旦证，桂枝汤证之别名；续，仍。

可与阳旦汤：阳旦汤，桂枝汤。

九、太阳中风证与阳虚夹热证相兼的证治

【仲景原文】 产后，中风，发热，面正赤，喘而头痛，竹叶汤主之。（第二十一9）

【导读】

A. 内外夹杂性病变与基本脉证。①辨识产后内外夹杂性病变的症状表现；②辨识产后内外夹杂性病变既有寒又有热。

B. 竹叶汤方证。竹叶汤既是辨治太阳中风证与阳虚夹热证相兼的重要用方，又是辨治太阳伤寒证与阳虚夹热证相兼的重要用方，还是辨治产后寒热夹虚证的重要用方。

【译文】

产后感受风寒，发热，整个面部色泽红赤，气喘，头痛，其治可选用竹叶汤。

【注释】

中风：中，感受，侵袭；风，风寒。

面正赤：面，颜面；正，整个；赤，红赤。

喘而头痛：喘，气喘。

【方药组成】 竹叶汤

竹叶一把（10 g）　葛根三两（9 g）　防风　桔梗　桂枝　人参　甘草各一两（3 g）　附子炮，一枚（5 g）　大枣十五枚　生姜五两（15 g）

上十味，以水一斗，煮取二升半，分温三服，温覆使汗出。颈项强，用大附子一枚，破之如豆大，煎药扬去沫；呕者，加半夏半斤，洗。

【用药要点】 方中桂枝解肌散寒，调和营卫。防风祛风散寒，顾护肌表。附子温达阳气，通达经气。人参益气和中。竹叶清泻郁热。葛根疏散风邪。生姜解表散寒，温胃和中。桔梗宣肺利咽。大枣、甘草，益气助卫，益营和阳。

【药理作用】 本方具有增强机体免疫功能、改善微循环、调节汗腺分泌、

调节内分泌、抗过敏、解热、抗菌、抗病毒等作用。

十、妇人产后脾胃虚热烦逆证的证治

【仲景原文】妇人乳中虚，烦乱，呕逆，安中益气，竹皮大丸主之。（第二十一 10）

【导读】

A．脾胃虚热烦逆证与基本脉证。①辨识产后脾胃虚热证的基本症状表现；②辨识产后脾胃虚热证可能夹杂心病变；③辨识脾胃虚热证的基本治疗方法。

B．竹皮大丸方证。竹皮大丸既是辨治脾胃虚热烦逆证的重要用方，又是辨治脾胃虚热夹寒证的重要用方。

【译文】

女子产后脾胃虚弱证的表现，心烦意乱，呕吐呃逆，治当调中益气，可选用竹皮大丸。

【注释】

妇人乳中虚：乳，产后，即哺乳期；中，脾胃。

烦乱：烦，心烦；乱，意乱。

呕逆：呕，呕吐；逆，呃逆。

安中益气：安，调理；中，脾胃；益气，补益正气。

【方药组成】竹皮大丸

生竹茹二分（6 g） 石膏二分（6 g） 桂枝一分（3 g） 甘草七分（21 g） 白薇一分（3 g）

上五味，末之，枣肉和丸如弹子大，以饮服一丸，日三夜二服。有热者倍白薇，烦喘者加柏实一分。

【用药要点】方中竹茹清退阳明胃热，降胃中浊气。石膏清透胃中郁热。桂枝宣畅胃气，监制竹茹、石膏寒凉伤胃。白薇清胃热降浊。大枣益气和中。甘草补益中气。

【药理作用】本方具有调节新陈代谢、对平滑肌呈双向调节、对胃肠蠕动呈双向调节、解除支气管痉挛、调节腺体分泌、促进胆汁分泌、降低血中胆红素、促进血液中胆红素迅速排泄、抗胆碱性抑制、抗自由基、降低心肌收缩力、调节内分泌、调节神经、增强机体免疫功能等作用。

十一、产后气血虚下利热证的证治

【仲景原文】产后下利虚极，白头翁加甘草阿胶汤主之。（第二十一11）

【导读】

A. 产后气血虚下利证与基本脉证。①辨识产后热利夹血虚证的基本症状表现；②辨识产后热利夹血虚证的病变证机以热为主。

B. 白头翁加甘草阿胶汤方证。白头翁加甘草阿胶汤是辨治各科杂病病变证机属于湿热夹血虚证的重要用方。

【译文】

产后下利热证的表现，气血虚弱比较明显，其治可选用白头翁加甘草阿胶汤。

【注释】

产后下利极虚：下利，热毒血利；极，明显；极虚，虚弱比较明显。

白头翁加甘草阿胶汤：辨治气血虚下利热证，应以热毒为主，气血虚弱为次。

【方药组成】 白头翁加甘草阿胶汤

白头翁二两（6g） 甘草 阿胶各二两（6g） 柏皮（黄柏）三两（9g） 黄连三两（9g） 秦皮三两（9g）

上六味，以水七升，煮取二升半，内胶令消尽。去滓。分温三服。

【用药要点】 方中白头翁清肝热，凉肝血，止下利。阿胶养血补血。秦皮清热止利，调畅气机。黄连、黄柏，清热燥湿，厚肠胃而止利。甘草补益中气。

【药理作用】 本方具有解热、抗菌、抗霉菌、抗滴虫、抗病毒、增强机体免疫功能、调节内分泌、调节周围神经、调节胃肠平滑肌蠕动、保护胃肠黏膜、抗溃疡等作用。

第3节 妇人杂病证治

一、热入血室适断证的证治

【仲景原文】妇人中风，七八日续得寒热，发作有时，经水适断者，此为

热入血室，其血必结，故使如疟状，发作有时，小柴胡汤主之。（第二十二 1）

导读、译文和注释详见144条。

二、热入血室暮谵证的治禁

【仲景原文】 妇人伤寒，发热，经水适来，昼日明了，暮则谵语，如见鬼状者，此为热入血室，治之无犯胃气及上二焦，必自愈。（第二十二 2）

导读、译文和注释详见145条。

三、热入血室如结胸证的证治

【仲景原文】 妇人中风，发热，恶寒，经水适来，得之七八日，热除脉迟，身凉和，胸胁满，如结胸状，谵语者，此为热入血室也，当刺期门，随其实而取之。（第二十二 3）

导读、译文和注释详见143条。

四、阳明血热证的证治

【仲景原文】 阳明病，下血，谵语者，此为热入血室，但头汗出者，当刺期门，随其实而泻之，濈然汗出则愈。（第二十二 4）

导读、译文和注释详见216条。

五、痰阻气郁证的证治

【仲景原文】 妇人咽中如有炙脔，半夏厚朴汤主之。（第二十二 5）

【导读】

A. 痰阻气郁证与基本脉证。①辨识痰阻气郁证的基本症状表现；②辨识痰阻气郁证的夹杂性病变。

B. 半夏厚朴汤方证。半夏厚朴汤既是辨治咽喉痰阻气郁证的基本用方，又是辨治肺郁痰阻证的重要用方，还是调理脾胃气郁痰阻证的重要用方。

【译文】

妇人咽中似有烤炙切成小块的肉黏附在咽喉一样，其治可选用半夏厚朴汤。

【注释】

妇人咽中如有炙脔：咽中，咽中不利；如，似也；炙，烤炙；脔，切成小块的肉，病变证机是痰阻气郁，经气不利。

【方药组成】 半夏厚朴汤

半夏一升（24 g） 厚朴三两（9 g） 茯苓四两（12 g） 生姜五两（15 g） 干苏叶二两（6 g）

上五味，以水七升，煮取四升。分温四服，日三夜一服。

【用药要点】 方中半夏燥湿化痰，解郁散结，降逆顺气，醒脾和胃。厚朴下气开郁，行气化痰，芳香醒脾。茯苓健脾和胃，渗湿利痰。生姜降逆化湿，和胃化痰。干苏叶疏利气机，畅利咽喉，开郁散结。

【药理作用】 本方具有抗过敏、调节腺体分泌、抗菌、解除胃肠及气管平滑肌痉挛、促进胃肠蠕动、调节血糖、调节血运状态、抗缺氧、增强机体免疫功能、调节中枢神经、调节周围神经、调节内分泌等作用。

六、气血虚脏躁证的证治

【仲景原文】妇人脏躁，喜悲伤欲哭，象如神灵所作，数欠伸，甘麦大枣汤主之。（第二十二 6）

【导读】

A. 气血虚脏躁证与基本脉证。①辨识妇人气血虚脏躁证的基本症状表现；②辨识妇人脏躁气血虚证的病变部位复杂性与夹杂性。

B. 甘麦大枣汤方证。甘麦大枣汤是辨治各科杂病病变证机属于气血虚的重要基础用方。

【译文】

妇人脏躁证的表现，常有悲伤欲哭，犹如鬼怪异物侵扰一样，身体频繁地稍稍向上移动而伸展，其治可选用甘麦大枣汤。

【注释】

妇人脏躁：脏，心，脾；躁，躁扰不宁。

喜悲伤欲哭：喜，常常，经常；悲伤，情志受伤；哭，哭笑无常。

象如神灵所作：象，好像；如，犹如；神灵，鬼怪异物；所作，所引起。

数欠伸：数，多次，频繁；欠，呵欠；伸，身体稍稍向上移动而伸展。

【方药组成】 甘麦大枣汤

甘草三两（9g） 小麦一升（24g） 大枣十枚

上三味，以水六升，煮取三升。温分三服，亦补脾气。

【用药要点】 方中甘草清泻心中郁热，补益心脾，安和精神，缓急忧思。小麦补气安神。大枣补心益脾安神。

【药理作用】 本方具有提高心肌耗氧量、抗心肌缺血、抗过敏、抗氧化、调节中枢神经、调节心律、增强机体免疫功能、抗衰老、抗溃疡、调节内分泌、抗自由基等作用。

七、寒饮郁肺证与胃脘热痞重证相兼的证治

【仲景原文】妇人吐涎沫，医反下之，心下即痞，当先治其吐涎沫，小青龙汤主之；涎沫止，乃治痞，泻心汤主之。（第二十二7）

【导读】

A. 寒饮郁肺证与胃脘热痞证相兼的辨治思路。①辨识内伤夹杂性病变的基本症状表现；②辨识内外夹杂性病变的基本症状表现；③辨识内外夹杂性病变可能夹杂可下证，或类似可下证，即使有可下证，其治也不能仅用下法，其治必须做到相互兼顾；④辨识内伤夹杂性病变证机有主次，确立治疗方法和方药也有先后，结合临床治病需要最好是主次分明，并能相互兼顾。

B. 小青龙汤方证。小青龙汤既可辨治寒饮郁肺证之痰多清稀，又可辨治寒饮郁肺证之咯吐涎沫。

C. 辨识泻心汤方证。

【译文】

女子呕吐涎沫，医生未能审明病变证机而反用下法，下后胃脘旋即痞满，根据病证表现应先治呕吐涎沫，可选用小青龙汤；呕吐涎沫止，然后再治胃脘热痞，可选用泻心汤。

【注释】

妇人吐涎沫：妇人，包括男子；吐涎沫，或病变部位在胃，或病变部位在肺。

医反下之：胃脘热痞证虽有类似可下证，其治当清泻而不当泻下，应与之相鉴别。

心下即痞：心下，胃脘；即，立刻，旋即；痞，痞证更甚于前。

当先治其吐涎沫：当，根据病变证机。先治其吐涎沫者，病变部位在肺之吐涎沫，应当从肺治。

乃治痞：乃，然后。

八、妇人杂病错综复杂证机

【仲景原文】妇人之病，因虚，积冷，结气，为诸经水断绝，至有历年，血寒积结，胞门寒伤，经络凝坚。

在上呕吐涎唾，久成肺痈，形体损分；在中盘结，绕脐寒疝；或两胁疼痛，与脏相连；或结热中，痛在关元，脉数无疮，肌若鱼鳞，时着男子，非止女身；在下未多，经候不匀，令阴掣痛，少腹恶寒；或引腰脊，下根气街，气冲急痛，膝胫疼烦，奄忽眩冒，状如厥癫；或有忧惨，悲伤多嗔，此皆带下，非有鬼神。

久则羸瘦，脉虚多寒；三十六病，千变万端；审脉阴阳，虚实紧弦；行其针药，治危得安；其虽同病，脉各异源；子当辨记，勿谓不然。（第二十二8）

【导读】

A．月经病与致病原因。①辨识月经病的致病原因诸多，有内因、有外因、有内外夹杂原因；②辨识月经病的病变证机有寒、有瘀、有相互夹杂；③辨识月经病的基本症状表现及经久不愈的原因。

B．月经病与脏腑杂病。①辨识月经病可能夹杂脾胃病变；②辨识脾胃病变可能夹杂肺病变；③辨识肺病变可能虚实夹杂；④辨识脾胃寒结可能夹杂肝胆病变；⑤辨识寒热夹杂的病变证机；⑥辨识下焦郁滞的病变证机；⑦辨识月经病变可能夹杂皮肤营卫病变；⑧辨识妇科杂病与男科杂病既有相同又有不同；⑨辨识月经病病变证机属于阴寒；⑩辨识月经病病变证机可有诸多症状表现；⑪辨识月经病病变证机有诸多，可能夹杂心病变，或夹杂肺病变，或夹杂肝病变，或夹杂肾病变；⑫辨识月经病变与带下病或然症状表现各不相同，但其病变可能有相同的病变证机。

C．妇科疾病与辨治思路及方法。①辨识妇科病变与内伤杂病有共同特征，即久病多虚；②辨识妇科病变错综复杂，千变万化，病种繁多；③辨识妇科病变必须辨清病变证机属性，重在辨清虚实寒热；④辨治妇科病变既可用针刺，又可用方药，还可针药并用；⑤辨识妇科病变有证同脉不同，有脉同证不同，辨证必须因人因症状表现而确立；⑥辨识任何疾病都必须做到“观其脉证，知犯何逆，随证治之”。

【译文】

女子月经疾病，有因虚致病，有因寒积冷结，有气结不行，这些都是诸多月经闭止的致病原因，妇科疾病历经多年病史，寒在血而凝结，胞宫因寒而伤，经络凝结闭阻。

月经病可引起在上焦肺之咯吐唾液涎沫，久而久之可演变为肺痈，肺气被损伤；在脾胃是邪气搏结，脐周寒凝腹痛；或两胁疼痛，胁与脏腑密切关系；或邪热结在中焦，疼痛在关元穴部位，脉数，未伴疮疡，肌肤粗糙犹如鱼鳞状，此病可侵袭男子，并不局限于女子；在下焦有月经量少，经行无规律，常有阴部牵掣疼痛，少腹部怕冷；或月经病牵引腰脊疼痛，月经病证亦可连及气街穴周围，气冲穴周围拘急疼痛，下肢疼痛剧烈且烦扰不宁，突然头昏目眩，症状是厥证癫证；或有忧伤凄惨，心情悲伤多怒，这均属于带脉以下的病证，这并不是什么妖魔鬼怪异物所致。

日久不愈，身体消瘦虚弱，脉虚，病变证机大多属于虚寒；妇人三十六病，千变万化；审脉辨阴阳，诊脉有虚实紧弦；治疗有用针用药，可使危重病情得以康复；虽有诸多月经病，诊脉审明病变证机不尽相同；但医生应当牢记辨证方法，千万不能认为这些辨证知识不重要。

【注释】

因虚：虚，一切虚弱性疾病。

积冷：积，日久所积；冷，寒气凝结。

结气：结，凝结；结气，气机郁结。

为诸经水断绝：诸，诸多；经水，月经；断绝，月经闭止不行。

至有历年：至，达到；历年，多年。

血寒积结：血寒，寒邪侵袭血脉；积结，寒与血凝结。

胞门寒伤：胞门，子宫；寒伤，寒邪损伤胞宫引起的病证。

经络凝坚：凝，凝结；坚，积聚。

在上呕吐涎唾：上，上焦肺；呕吐，咯吐；涎唾，唾液涎沫。

形体损分：形体，身体，引申为肺气；损分，损伤。

在中盘结：中，中焦脾胃；盘结，邪气相互搏结。

绕脐寒疝：绕脐，脐周；寒疝，剧烈脘腹疼痛。

与脏相连：脏腑之间在生理上相互为用，在病理上相互影响。

或结热中：结，相互搏结；中，中焦脾胃。

痛在关元：关元，关元穴周围。

肌若鱼鳞：肌，肌肤；若，犹如；鱼鳞，引申为皮肤粗糙。

时着男子：时，有时；着，侵袭，侵扰。

非止女身：非，不也；止，局限；身，胞宫。

在下未多：下，下焦月经病；未多，月经量比较少。

经候不匀：经候，月经周期；不匀，月经周期无规律。

令阴掣痛：令，引起；阴，前阴；掣，牵拉样。

少腹恶寒：少腹，包括小腹；恶寒，怕冷。

或引腰脊：引，牵引；腰脊，胸椎腰椎。

下根气街：下，月经病；根，连及；气街，气街穴周围。

气冲急痛：气冲，气冲穴周围；急，拘急。

膝胫疼烦：膝胫，下肢，并非局限于膝胫；疼烦，疼痛剧烈且烦扰不宁。

奄忽眩冒：奄忽，突然；眩冒，头昏目眩。

状如厥癫：状，症状；如，犹如；厥，手足厥冷，或神志昏厥；癫，精神抑郁，情绪低落。

或有忧惨：抑郁似忧伤，或抑郁如凄惨。

悲伤多嗔：悲伤，心情悲伤；嗔，怒也。

此皆带下：皆，多数；带下，带脉以下的病证。

非有鬼神：非有，并不是；鬼神，妖魔鬼怪。

久则羸瘦：羸瘦，消瘦虚弱。

脉虚多寒：多寒，病变证机在多数情况下属于虚寒。

三十六病：女子病，有在气在血，在气者，有五劳、六极、七伤；在血者，有五劳、六极、七伤，合而言之，有36种病，临证并不能局限于36种病，还应参合其他相关妊娠、产后、妇人杂病等内容。

千变万端：千变万化，变化多端。

审脉阴阳：审脉，诊脉；阴阳，阴脉阳脉，阴证阳证。

虚实紧弦：脉虚，脉实，脉紧，脉弦。

行其针药：行，用也；针，针灸；药，方药。

治危得安：危，危重病；得，转变；安，康复。

其虽同病：同病，病证表现相同，病变证机不尽相同。

脉各异源：异，不同；源，致病原因。

子当辨记：子，医生；当，应当；辨，辨证；记，牢记。

勿谓不然：勿，不能；谓，称谓；不然，这些辨证知识不重要。

九、胞宫虚寒瘀证的证治

【仲景原文】 **问曰**：妇人年五十所，病下利数十日不止，暮即发热，少腹里急，腹满，手掌烦热，唇口干燥，何也？**师曰**：此病属带下，何以故？曾经半产，瘀血在少腹不去，何以知之？其证唇口干燥，故知之，当以温经汤主之。（第二十二9）

【导读】

A．虚寒瘀证与症状表现。①辨识妇科虚寒瘀证的症状表现可能与年龄变化有关；②辨识妇科虚寒瘀证可能夹杂脾肾病变；③辨识妇科虚寒瘀证的特殊症状表现；④辨识妇科杂病如月经病、带下病、半产病、产后病、妊娠病等病因人不同，可能出现虚瘀寒病变证机；⑤辨识虚寒瘀病变证机必须辨清病变主次矛盾方面，合理选用治疗方药。

B．温经汤方证。温经汤是辨治各科杂病病变证机属于虚寒瘀者的重要用方。

【译文】

学生问：女子五十岁左右，患下利十余日而不愈，傍晚有发热，少腹拘急，腹满，手心烦热，唇口干燥，这是为什么呢？**老师说**：这属于带脉以下的病证，为何会有这些病证？以往曾经有不完全流产，瘀血在少腹留结不去，又为何知道这些呢？因为病人唇口干燥，所以才知道这些病情，其治可选用温经汤。

【注释】

妇人年五十所：年，年龄；所，左右。

病下利数十日不止：病，患病；下，腹泻；数，多也，余也；不止，没有解除，病证仍在。

暮即发热：暮，傍晚；发热，是症状表现，不是病变证机。

少腹里急：少腹，包括小腹；急，拘急，急迫。

手掌烦热：手掌，手心；烦，不安，不宁。

唇口干燥：病变证机是寒凝于下，阳不得入而郁于上。

此病属带下：属，归属；带下，带脉以下的病证。

曾经半产：曾，以往；经，经历；半产，不完全流产。

瘀血在少腹不去：少腹，包括小腹；不去，瘀血留结不除。

【方药组成】 温经汤

吴茱萸三两（9 g） 当归二两（6 g） 川芎二两（6 g） 芍药二两（6 g） 人参二两（6 g） 桂枝二两（6 g） 阿胶二两（6 g） 生姜二两（6g） 牡丹皮去心，二两（6 g） 甘草二两（6 g） 半夏半升（12 g） 麦门冬去心，一升（24 g）

上十二味，以水一斗，煮取三升，分温三服。亦主妇人少腹寒，久不受胎；兼取崩中去血，或月水来过多，及至期不来。

【用药要点】 方中吴茱萸、桂枝温达阳气，通行血脉，温经散寒，化瘀行血。寒凝血瘀，以当归、川芎养血活血，以冀养血不留瘀血，活血不伤血。胞宫血虚，以阿胶、芍药养血敛阴。气能生血，气能帅血，以人参益气生血帅血；寒邪内盛，以生姜温里散寒，调理脾胃；浊逆不降，以半夏温阳散寒，降泄浊气；瘀阻阳郁，以牡丹皮活血祛瘀，兼清郁热；麦冬养阴清热。甘草益气帅血。

【药理作用】 本方具有促进排卵、调节下丘脑－垂体卵巢轴功能、促进造血功能、对子宫内膜呈双向调节、抑制子宫内膜异位发生、对腺体呈双向调节、增加血流量、保护心脑血管、抑制血小板聚集、抑制血栓形成、促进骨质代谢、降血压、降血脂、改善微循环、增强机体免疫功能、抗纤维化、抗肿瘤、抗缺氧、抗缺血、镇痛、镇静、抗惊厥、抗菌、抗病毒等作用。

十、妇人阳郁血瘀证的证治

【仲景原文】 带下，经水不利，少腹满痛，经一月再见者，土瓜根散主之。（第二十二 10）

【导读】

A. 阳郁血瘀证与基本脉证。①辨识阳郁血瘀证的基本症状表现；②辨识阳郁血瘀证的特殊症状表现；③辨识阳郁血瘀证与月经之间的内在演变关系。

B. 土瓜根散方证。土瓜根散既可辨治妇科阳郁瘀血引起的出血不止，又可辨治阳郁血瘀引起的血闭不行，更是辨治各科杂病病变证机属于阳郁血瘀证的重要用方。

【译文】

带脉以下的病证，有月经不畅，少腹满痛，月经一月又有两次者，其治可选用土瓜根散。

【注释】

带下：带脉以下的瘀血病证，包括月经病证、带下病证。

经水不利：经水，月经；不利，不畅。

少腹满痛：少腹，包括小腹；满痛，胀满疼痛。

经一月再见：经，月经；一月，一个月；再，又也；见，出现，即经间期出血。

【方药组成】 土瓜根散

土瓜根　芍药　桂枝　 虫各三两（各9g）

上四味，杵为散，酒服方寸匕，日三服。

【用药要点】 方中土瓜根化瘀通阳，破积结，消症瘕。桂枝通达阳气，温达经气，化瘀利血。芍药养血入络泻瘀。 虫破血祛瘀，通畅经气。

【药理作用】 本方具有降血压、降血脂、降血糖、改善微循环、保护心血管、抑制血小板聚集、抑制血栓形成、抗纤维化、抗硬化、抗肿瘤、抗突变、抗缺氧、抗缺血、改善心肝脾肾功能、增强机体免疫功能、抗菌、抗过敏等作用。

十一、妇人半产瘀血漏下证的证治

【仲景原文】寸口脉弦而大，弦则为减，大则为芤，减则为寒，芤则为虚，寒虚相搏，此名曰革，妇人则半产漏下，旋覆花汤主之。（第二十二 11）

【导读】

A. 半产漏下证与基本脉证及病变证机。①辨识脉象主虚寒的基本特征；②辨识半产漏下的病变证机属于瘀血。

B. 旋覆花汤方证。旋覆花汤是辨治妇科杂病病变证机属于血脉瘀滞证的重要用方。

译文和注释详见第六12条。

十二、妇人阳虚血少漏下证的证治

【仲景原文】妇人陷经，漏下黑不解，胶姜汤主之。（第二十二12）

【导读】

A. 阳虚血少证与基本脉证。①辨识阳虚血少漏下证的基本症状表现；②辨识阳虚血少漏下证可能夹杂瘀血病变。

B. 胶姜汤方证。胶姜汤既是辨治妇科阳虚血少证的重要用方，又是辨治各科杂病病变证机属于阳虚血虚者的重要用方。

【译文】

女子月经愆期或漏下，漏下物色黑且不能解除，其治可选用胶姜汤。

【注释】

妇人陷经：陷，坠入，沉入，引申为有来无回；经，月经；陷经，月经来潮不止。

漏下黑不解：漏下，月经漏下，即月经淋漓不断；黑，月经色泽较暗；不解，月经持续不断。

【方药组成】 胶姜汤

阿胶三两（9g） 干姜三两（9g）（方药及剂量引自《经方辨治疑难杂病技巧》。）

上二味，以水四升，煮干姜减一升，去滓，内胶烊化，微沸。温服一升，日三服。（用法引自《经方辨治疑难杂病技巧》）

【用药要点】 方中阿胶补血滋阴，润燥止血，善疗血虚出血。干姜温达阳气，使阳气能固摄脉络以止血。

【药理作用】 本方具有促进血小板聚集、改善微循环、增强机体免疫功能、抗氧化、改善心肝肺肾功能、调节周围神经、调节内分泌、调节代谢、抗疲劳、抗过敏等作用。

十三、胞中水血证的证治

【仲景原文】妇人少腹满如敦状，小便微难而不渴，生后者，此为水与血俱结在血室也，大黄甘遂汤主之。（第二十二13）

【导读】

A. 胞中水血证与症状表现。①辨识胞中水血证的基本症状表现；②辨识胞中水血证的病变证机；③辨识胞中水血证可能夹杂的病变。

B. 大黄甘遂汤方证。大黄甘遂汤是辨治各科杂病病变证机属于水血胶结的重要用方。

【译文】

女子产后少腹胀满如木墩状，小便略有不畅，口不渴，病发于产后，这是水与血相结在女子胞宫，其治可选用大黄甘遂汤。

【注释】

妇人少腹满如敦状：少腹，包括小腹；敦状，如木敦状，或如石敦状，即腹部胀大较明显。

小便微难而不渴：微，轻微，略微；难，小便困难；渴，水血胶结而壅滞气化功能。

生后者：产后。

此为水与血俱结在血室也：水与血俱结，水气与血相结而为水血搏结；血室，女子胞宫。

【方药组成】 大黄甘遂汤

大黄四两（12 g） 甘遂二两（6 g） 阿胶二两（6 g）

上三味，以水三升，煮取一升，顿服之。其血当下。

【用药要点】 方中大黄荡涤胞中瘀血。甘遂逐瘀泄水，洁净胞宫。阿胶补血，并能制约大黄、甘遂攻逐而不太过。

【药理作用】 本方具有抗早孕、终止妊娠、对子宫所处功能状态呈双向调节、抑制子宫内膜异位发生、对腺体呈双向调节、增加血流量、抑制血小板聚集、抑制血栓形成、降血压、降血脂、改善微循环、增强机体免疫功能、抗纤维化、抗肿瘤、镇痛、镇静、抗菌、抗病毒等作用。

十四、妇人胞中瘀血证的证治

【仲景原文】妇人经水不利下，抵当汤主之；亦治男子、膀胱满急有瘀血者。（第二十二 14）

【导读】

A. 胞中瘀血证与症状表现。①辨识胞中瘀血证的基本症状表现；②辨识胞中瘀血证可能夹杂膀胱病变。

B. 抵当汤方证。抵当汤是辨治各科杂病病变证机属于瘀血阻滞不通的重要用方。

【译文】

女子月经不调，甚则闭经，其治可选用抵当汤；其亦能辨治男科以及膀胱胀满拘急的病变是瘀血者。

【注释】

妇人经水不利下：经水，月经；不利下，闭经，或经血量少夹血块。

亦治男子：运用抵当汤不仅可辨治妇科病证，更可辨治男科病证，但病变证机是瘀热内结。

膀胱满急有瘀血者：膀胱，部位概念，包括下焦诸多脏腑；满，胀满；急，拘急，急结，疼痛。

十五、胞中瘀湿证的证治

【仲景原文】妇人经水闭不利，脏坚癖不止，中有干血，下白物，矾石丸主之。（第二十二15）

【导读】

A. 胞中瘀湿证与病机病证。①辨识胞中瘀湿证的基本症状表现；②辨识胞中瘀血证的病变证机；③辨识胞中瘀血证月经病变可能夹杂带下病变。

B. 矾石丸方证。矾石丸是辨治各科杂病病变证机属于瘀湿胶结的重要用方。

【译文】

女子经水闭塞不行，胞宫瘀血凝闭潜匿留结，病变证机是瘀血阻结，带下色白，其治可选用矾石丸。

【注释】

妇人经水闭不利：经水，月经；闭不利，即闭经。

脏坚癖不止：脏，子宫；坚，瘀血凝闭；癖，日久潜匿；不止，留结不去。

中有干血：中，子宫；干血，瘀血。

下白物：下，排出；白物，白带。

【方药组成】 矾石丸

矾石烧，三分（9 g） 杏仁一分（3 g）

上二味，末之，炼蜜和丸枣核大，内脏中，剧者再内之。

【用药要点】 方中矾石燥湿解毒，降泄瘀血。杏仁疏利开通，破滞泄瘀，宣降气机。

【药理作用】 本方具有收敛、止血、抗阴道滴虫、防腐、改善子宫内膜、改善微循环、增强机体免疫功能、抗菌、抗病毒等作用。

十六、妇人气血郁瘀证的证治

【仲景原文】 妇人六十二种风，及腹中血气刺痛，红蓝花酒主之。（第二十二 16）

【导读】

A. 气血郁瘀证与基本脉证。①辨识气血郁滞证的基本症状表现；②辨识气血郁滞证可能夹杂内外病变。

B. 红蓝花酒方证。红蓝花酒是辨治各科杂病病变证机属于气血郁瘀证的重要基础用方。

【译文】

女子有六十二种疾病夹有风邪，及其病变证机是气血郁瘀，病证表现是腹中刺痛，其治可选用红蓝花酒。

【注释】

妇人六十二种风：六十二种，约略之辞，辨女子病有月经病、带下病、妊娠病、产后病、女子杂病等，并不局限于六十二种；风，风邪，亦即辨治妇科病证，应重视病因辨证与病证辨证相结合。

及腹中血气刺痛：血气，血瘀气郁；刺痛，针刺样疼痛。

【方药组成】 红蓝花酒

红蓝花一两（3 g）

上一味，以酒一大碗，煎减半。顿服一半，未止再服。

【用药要点】 红蓝花活血通经，化瘀行血，调和气血，止痛。酒既能行气血，又能助红蓝花活血化瘀，通行气血。

【药理作用】本方具有对心脏功能所处状态呈双向调节、增加血流量、保护心血管、抑制血小板聚集、抑制血栓形成、降血压、抗缺氧、抗心肌缺血、抗心律失常、改善微循环、抗纤维化、抗硬化、抗肿瘤、抗突变、抗缺血等作用。

十七、妇人气血虚夹湿证的证治

【仲景原文】妇人腹中诸疾痛，当归芍药散主之。（第二十二17）

【导读】

A. 气血虚夹湿证与基本脉证。①辨识妇科气血虚夹湿证的基本症状表现；②辨识妇科气血虚夹湿证可能夹杂内伤杂病。

B. 当归芍药散方证。当归芍药散是辨治各科杂病病变证机属于气血虚夹湿证的重要用方。

【译文】

女子腹中诸多疾病及疼痛，病变证机属于气血虚弱，其治可选用当归芍药散。

【注释】

妇人腹中诸疾痛：诸，多也，女子疾病有妊娠病如妊娠腹痛、妊娠胎动不安等，以及非妊娠病如慢性盆腔炎、慢性附件炎和子宫内膜炎等；疾，疾病；痛，以疼痛为主。

当归芍药散：当归芍药散是辨治气血虚弱证的重要治病方。

十八、妇人气血虚腹痛证的证治

【仲景原文】妇人腹中痛，小建中汤主之。（第二十二18）

【导读】

A. 气血虚寒证与基本脉证。①辨识妇人气血虚证的基本症状表现；②辨识妇人气血虚证可能有夹杂性病变。

B. 小建中汤方证。小建中汤是辨治各科杂病病变证机属于气血虚夹寒证的重要用方。

【译文】

女子腹中疼痛，病变证机属于气血虚夹寒者，其治可选用小建中汤。

【注释】

妇人腹中痛：腹中痛，亦即妇科病引起腹中痛，如盆腔炎、附件炎、子宫内膜炎等，或非妇科病引起腹中痛，如慢性胃炎、慢性肠炎、慢性胰腺炎等，病变证机是气血虚弱，寒邪凝滞者。

小建中汤：既可辨治妇科病证，又可辨治心脾病证，但病变证机是气血虚夹寒者。

十九、肾阴阳俱虚转胞证的证治

【仲景原文】问曰：妇人病，饮食如故，烦热，不得卧，而反倚息者，何也？师曰：此名转胞，不得溺也，以胞系了戾，故致此病，但利小便则愈，宜肾气丸主之。(第二十二 19)

【导读】

A．阴阳俱虚证与病机病证。①辨识肾阴阳俱虚证的基本症状表现；②辨识肾阴阳俱虚证可能夹杂心病变；③辨识肾阴阳俱虚证可能夹杂膀胱病变；④辨识肾阴阳俱虚证可能夹杂水气病变，以水气为主，其治当以利小便为主。

B．肾气丸方证。肾气丸是辨治各科杂病病变证机属于阴阳俱虚夹水气证的重要用方。

【译文】

学生问：妇人病的表现，饮食尚未发生明显异常变化，心胸烦热，不能躺卧，更有异于正常而倚物呼吸，这是什么病？**老师说：**这病叫作转胞，不能小便，这是因为肾膀胱被邪气肆虐所引起的小腹急痛，故有此病，其治可使用利小便方法，病可向愈，可选用肾气丸。

【注释】

妇人病：月经病，或带下病，或妊娠病，或产后病，或妇人杂病。

饮食如故：如故，未发生明显变化。

烦热：心胸烦热。

不得卧：不能躺卧。

而反倚息：而，更有；反，异于正常；倚，倚物；息，呼吸，亦即胸中烦热满闷，倚物呼吸，则胸中舒服。

此名转胞：转，转移，妇科病转移以肾膀胱为主。

不得溺：溺，小便。

以胞系了戾：胞，肾膀胱；系，肆虐；了，严重；戾，疼痛剧烈。

肾气丸：既可辨治妇科病证，又可辨治男科病证，更可辨治内科杂病，但其病变证机务必是阴阳俱虚。

二十、妇人寒湿瘙痒证的证治

【仲景原文】蛇床子散方：温阴中坐药。（第二十二20）

【导读】

辨识蛇床子散方证。①辨识寒湿瘙痒证的基本症状表现；②辨识寒湿瘙痒证的病变部位及用药方法；③蛇床子散是辨治各科杂病病变证机属于寒湿者的重要基础用方。

【译文】

根据蛇床子散方药功用，运用时可将温热药物纳入女子阴中。

【注释】

温阴中坐药：温，温热药，病变证机是寒湿；阴中，阴道；坐，不动，引起纳入，存放。

【方药组成】 蛇床子散

蛇床子仁

上一味，末之，以白粉少许，和令相得，如枣大，棉裹内之，自然温。

【用药要点】 方中蛇床子温肾壮阳，散寒燥湿，杀虫止痒，主妇人阴中瘙痒，男子阴囊潮湿，疗皮肤恶疮及湿癣。白粉甘平，补益中气，扶正驱邪。

【药理作用】 本方具有抗滴虫、抗菌、调节心律、抗过敏、抗突变、调节中枢神经、调节支气管腺体分泌、解除支气管平滑肌痉挛、调节性激素、增强机体免疫功能等作用。

二十一、妇人阴中湿热疮证的证治

【仲景原文】少阴脉滑而数者，阴中即生疮，阴中蚀疮烂者，狼牙汤洗之。（第二十二21）

【导读】

A．湿热疮证与基本脉证。①辨识少阴湿热疮证的基本症状表现；②辨识湿热疮证可能有夹杂性病变。

B．狼牙汤方证。狼牙汤是辨治各科杂病病变证机属于湿热灼腐者的重要基础用方。

【译文】

少阴脉滑而数，前阴中生疮，并有阴中蚀疮溃烂，其治可选用狼牙汤。

【注释】

少阴脉滑而数者：少阴脉，寸口尺部脉，或少阴太溪脉，病变证机是湿热蕴结，肆虐于内，充斥于脉。

阴中即生疮：阴中，阴道；疮，疮疡。

阴中蚀疮烂者：蚀，腐蚀溃烂，病变证机是湿热浸淫，灼腐脉络，经脉溃烂，病以带下色黄为主。

【方药组成】　狼牙汤

狼牙三两（9 g）

上一味，以水四升，煮取半升，以绵缠箸如茧，浸汤沥阴中，日四遍。

【用药要点】　方中狼牙清热涤浊，驱杀诸虫，敛疮生肌，善疗妇人阴中湿热疮毒诸证。

【药理作用】　本方具有抗菌、抗寄生虫、抗病毒、抗疟原虫、抗肿瘤、降血糖、调节心律、促进血小板聚集等作用。

二十二、妇人肠胃燥热阴吹证的证治

【仲景原文】胃气下泄，阴吹而正喧，此谷气之实也，猪膏发煎导之。（第二十二22）

【导读】

A．燥热阴吹证与病机病证。①辨识燥热阴吹证的基本症状表现；②辨识燥热阴吹证可能夹杂病变以实为主。

B．猪膏发煎方证。猪膏发煎是辨治各科杂病病变证机属于燥热夹瘀证的重要基础用方。

【译文】

女子肠胃中浊气下行，从前阴排气且声音响亮，这是肠胃燥热糟粕之实邪引起的，其治可选用猪膏发煎。

【注释】

胃气下泄：胃，肠胃；气，浊气；下泄，下行。

阴吹而正喧：阴，前阴；吹，排气；正，正当，引申为响亮；喧，声音。

此谷气之实也：谷气，饮食水谷之气，引申为肠胃燥热糟粕；实，实邪。

二十三、小儿疳热生虫证的证治

【导读】

小儿疳虫蚀齿方是辨治小儿疳热生虫证的重要基础代表方。

【方药组成】 小儿疳虫蚀齿方（第二十二 23）

雄黄　葶苈

上二味，末之，取腊日猪脂熔，以槐枝绵裹头四五枚，点药烙之。

【用药要点】 方中雄黄杀虫，解毒。葶苈子解毒，散结，洁齿。猪脂凉血润燥，行水散血，解毒杀虫。槐枝凉血散邪，通达经气，通经散郁生肌。

【药理作用】 本方具有抗菌、抗病毒、抗过敏、抗氧化等作用。

第15章

辨霍乱病脉证并治

概　说

霍乱病，是以上吐下泻为主要病证表现。辨霍乱病证有寒证热证，尤其是辨霍乱证还应当与三阴病证相鉴别，提示辨证只有知此知彼，才能避免辨治失误。

一、霍乱证

【仲景原文】问曰：病有霍乱者何？答曰：呕吐而利，此名霍乱。（382）

【导读】

霍乱病与基本脉证。①辨识霍乱病的基本症状表现；②辨识霍乱病还必须进一步辨清病变属性。

【译文】

学生问：霍乱的病证表现有哪些？**老师说：**只有呕吐伴有下利，才能叫作霍乱。

【注释】

病有霍乱者何：霍乱，疾病之名；何，病证表现有哪些。

呕吐而利：呕吐伴有下利，仅有呕吐、腹痛没有下利，不是霍乱，或仅有下利、腹痛没有呕吐，也不是霍乱。

二、霍乱证与太阳病证相兼

【仲景原文】问曰：病发热，头痛，身疼，恶寒，吐利者，此属何病？答曰：此名霍乱，霍乱自吐下，又利止，复更发热也。（383）

【导读】

霍乱病与太阳病。①辨识霍乱证的基本症状表现；②辨识霍乱证可能夹杂太阳病变，或类似太阳病变；③辨识霍乱病变在其演变过程中不断发生变化；④辨识霍乱病必须在变化中因症状表现而辨治。

【译文】

学生问：病有发热，头痛，身疼，恶寒，呕吐，下利，这属于什么病？**老师说：**这病叫作霍乱，霍乱病的表现特点是上吐下利，若呕吐下利止，可能又有发热。

【注释】

病发热：病，病证表现；发热，太阳营卫与邪相争，或霍乱正邪相争于内而反映于外。

头痛：太阳经气不通，或霍乱浊气上攻于头。

身疼：太阳经气郁滞不畅，或霍乱浊气逆乱而肆虐于外。

恶寒：太阳病营卫与邪相争而不能固护于外，或霍乱浊气逆乱而浸淫肆虐营卫。

霍乱自吐下：自，内在；吐下，上吐下利。

又利止：又，若也；利止，包括呕吐止，腹痛止。

复更发热也：阳气恢复之发热，或因用药太过发热，或调养不慎而又被外邪侵入演变为太阳病之发热。

三、霍乱证与太阴少阴厥阴病证的鉴别

【仲景原文】伤寒，其脉微涩者，本是霍乱，今是伤寒，却四五日，至阴经上，转入阴必利，本呕下利者，不可治也。欲似大便，而反失气，仍不利者，此属阳明也，便必硬，十三日愈。所以然者，经尽故也。下利后，当便硬，硬则能食者愈。今反不能食，到后经中，颇能食，复过一经能食，过之一日当愈。不愈者，不属阳明也。（384）

【导读】

霍乱病与夹杂病变。①辨识内伤霍乱证的基本症状表现；②辨识外感霍乱证的基本症状表现；③辨识内伤霍乱证可能夹杂太阳病，或类似太阳病变；④辨识内伤霍乱证与外感霍乱证的基本演变特点；⑤辨识内伤霍乱证或外感霍乱证可能夹杂太阴病变，或少阴病变，或厥阴病变，或太阴少阴厥阴病变相互夹杂；⑥辨识霍乱证可能夹杂阳明病变；⑦辨识夹杂性病变可能演变为以阳明病为主及其病变转归；⑧辨识饮食变化对预测霍乱证转归具有重要指导意义；⑨辨识霍乱夹杂性病变因人不同可有不同的病变演变特点及转归。

【译文】

感受外邪而为病，脉微涩，这本来是霍乱病的主脉，可现在是外邪侵袭之主脉，病至四五日左右，病变部位在太阴或少阴或厥阴，邪气传入三阴可有下利，若病本来是霍乱（呕吐下利），其病情危重，难以救治。若病人常常有排大便之感觉，可仅是矢气排出，且没有排出大便，这病不属于三阴病而是阳明病，大便必是干结，十三日左右病可向愈。之所以有这种情况，是因为阳明正气恢复，邪气消退的缘故。如果下利后，大便当恢复正常，大便正常则能饮食，可现在反而不能饮食，其恢复尚需一周，尚能稍稍饮食，过一周饮食即能恢复正常，再过一天疾病即可痊愈。如果疾病没有痊愈，这病不属于阳明病，当另行重新辨治。

【注释】

伤寒：感受外邪而为病，即广义伤寒。

其脉微涩者：其，病人；微，脉微；涩，脉涩。

本是霍乱：本，本来。即脉微涩本来是霍乱病的常见脉。

今是伤寒：今，现在，目前；伤寒，太阴或少阴或厥阴感受外邪而为病，即狭义伤寒。

却四五日：却，到也，达也；四五日，约略之辞。

至阴经上：至，在也；阴经，三阴经；上，部位。

转入阴必利：转，传也；入，侵入；阴，三阴，或太阴，或少阴，或厥阴；必，必定；利，下利。

本呕下利者：本，原来就有；呕，呕吐。

欲似大便：欲，欲有，常常有；似，好像，引申为感觉。

而反失气：而，且也；反，仅仅；失气，矢气。

仍不利者：不，没有；利，排出大便。

便必硬：便，大便；必，必定；硬，干结。

十三日愈：十三日，约略之辞，疾病在其恢复过程中；愈，向愈。

经尽故也：经，正气恢复；尽，邪气消退；故，原因。

当便硬：当，应当；便，大便；硬，大便由溏泄转变为成形。

硬则能食者愈：硬，大便恢复正常；能食，饮食恢复正常。

今反不能食：今，现在，目前；反，反而；不能食，阳明胃气尚未恢复正常。

到后经中：到，在也；后经，一周；中，之内。

颇能食：颇，少少。

复过一经能食：复过，又过；一经，一周左右。

过之一日当愈：过之，再过；一日，一天，即疾病恢复是渐渐恢复而不是突然恢复。

不愈者：疾病没有向愈的征兆。

不属阳明也：阳明病有阳明病的转归特点；三阴病有三阴病的转归特点，疾病转变各有其特殊性，审明病变不是阳明病。

四、阳虚液竭霍乱证的证治

【仲景原文】恶寒，脉微而复利，利止，亡血也，四逆加人参汤主之。（385）

【导读】

A. 阳虚液竭证与基本脉证。①辨识阳虚液竭霍乱证的基本症状表现；②辨识阳虚液竭霍乱证可能夹杂血虚病变。

B. 四逆加人参汤方证。四逆加人参汤是辨治各科杂病病变证机属于阳虚以气虚为主的重要基础用方。

【译文】

病人怕冷，脉微，又有下利，病变证机是阳虚伤及阴血，其治可选用四逆加人参汤。

【注释】

脉微而复利：脉微，阳虚；复利，又有下利。

利止：阴津损伤无物可下而利自止。

亡血也：病变证机是既有阳虚又有阴血亏虚，以阳虚为主。

四逆加人参汤：既可辨治阳虚夹血虚以阳虚为主，又可辨治阳虚夹血虚以气虚为主。

【方药组成】 四逆加人参汤

甘草炙，二两（6 g） 干姜一两半（4.5 g） 附子生用，去皮，破八片，一枚（5 g） 人参一两（3 g）

上四味，以水三升，煮取一升二合，去滓。分温再服。

【用药要点】 方中附子温壮阳气。干姜温中化阳。人参补气而生津化阴。甘草补中益气，温阳化阳补阳。

【药理作用】 本方具有强心、增加心肌收缩力、扩张冠状动脉、保护心肌、消除自由基、增强机体免疫功能、抗休克、调节心律、改善微循环、调节中枢神经、调节周围神经、镇痛、调节体温中枢、调节垂体－肾上腺皮质功能、调节支气管平滑肌功能、抗氧化、抗肿瘤、抗缺氧、抗心脑缺血、抗风湿、调节钠钾钙、调节骨骼肌、促进骨质代谢等作用。

五、湿热霍乱轻证及寒湿霍乱证的证治

【仲景原文】 霍乱，头痛，发热，身疼痛，热多欲饮水者，五苓散主之；寒多不用水者，理中丸主之。（386）

【导读】

A. 湿热霍乱证与寒湿霍乱证。①辨识湿热霍乱证的基本症状表现；②辨识寒湿霍乱证的基本症状表现；③辨识湿热霍乱证可能夹杂寒湿霍乱证。

B. 五苓散方证。五苓散是辨治各科杂病病变证机属于湿热水气证的重要用方。

C. 理中丸方证。理中丸是辨治各科杂病病变证机属于寒湿气虚的重要用方。

【译文】

霍乱病有上吐下泻，头痛，发热，身疼痛，病变证机以热为主，口渴欲饮

水，其治可选用五苓散；病变证机以寒为主，口渴不欲饮水或口干不欲饮水，其治可选用理中丸。

【注释】

霍乱：病以腹痛、上吐、下利为主。

头痛：病变证机是经脉不利，浊气逆乱上攻冲于头。

发热：病变证机是正邪相争，浊气逆乱外攻。

身疼痛：病变证机是经脉郁滞，浊气逆乱郁滞。

热多欲饮水者：热，病变证机以热为主。

寒多不用水者：寒，病变证机以寒为主。

五苓散：既可辨治上吐下利，又可辨治上吐，还可辨治下利，更可辨治诸多内科杂病，但必须审明病变证机是水气内停。

理中丸：既可辨治上焦虚寒，又可辨治中焦虚寒，还可辨治下焦虚寒，且不能局限于中焦。

【方药组成】 理中丸（人参汤）

人参　干姜　甘草炙　白术各三两（9 g）

上四味，捣筛，蜜和为丸，如鸡子黄许大。以沸汤数合和一丸，研碎，温服之。日三四，夜二服。腹中未热，益至三四丸，然不及汤。汤法：以四两依物数切，用水八升，煮取三升，去滓。温服一升，日三服。若脐上筑者，肾气动也，去术加桂四两；吐多者，去术加生姜三两；下多者，还用术；悸者加茯苓二两；渴欲得水者，加术足前成四两半；腹中痛者，加人参足前成四两半；寒者，加干姜足前成四两半；腹满者，去术，加附子一枚。服汤后，如食顷，饮热粥一升许，微自温，勿发揭衣被。

【用药要点】 方中人参益气健脾。干姜助阳散寒，温中散寒。白术补中益气，燥湿健脾，暖脾醒阳。甘草补中益气。

【药理作用】 本方具有保护胃黏膜、调节胃肠平滑肌蠕动、抗胃肠溃疡、抗氧化、抗缺氧、增强机体免疫功能、改善肾功能、降低血中胆碱酯酶活性、改善内脏副交感神经、对中枢神经呈双向调节、降低胃张力、降血糖、调节呼吸中枢、强心、调节血小板聚集、促进排卵、促进精子生成及运动等作用。

六、营卫不和证的证治

【仲景原文】吐利止而身痛不休者，当消息和解其外，宜桂枝汤小和之。（387）

【导读】

A. 营卫不和证与基本脉证。①辨识霍乱病的基本症状表现；②辨识霍乱病可能夹杂太阳病变，或夹杂内伤营卫病变；③辨识霍乱病可能夹杂桂枝汤证为主的病变。

B. 桂枝汤方证。桂枝汤是辨治各科杂病病变证机属于营卫失调夹虚的重要基础用方。

【译文】

霍乱病上吐下利已止，身体疼痛无休止，其治应酌情调和营卫，解除病人身体疼痛，可选用桂枝汤。

【注释】

吐利止而身痛不休者：吐利止，上吐下利已消除，身痛不休者，霍乱吐下而伤营卫，外邪乘机侵袭而又演变为太阳病，或因霍乱吐下而伤阳伤阴，筋脉既不得阳气温煦，又不得阴津滋养，以此演变为身体疼痛。

当消息和解其外：当，应当；消息，酌情；和解，调和，和调；其，病人；外，身体疼痛。

宜桂枝汤小和之：小，用药减量，切勿伤正；和，和调，和解，切勿攻伐。运用桂枝汤既可辨治外邪之身体疼痛，又可辨治非有外邪而是营卫不和之身疼痛。

七、阳虚阴寒霍乱证的证治

【仲景原文】吐利，汗出，发热，恶寒，四肢拘急，手足厥冷者，四逆汤主之。（388）

【导读】

A. 阳虚阴寒霍乱证与基本脉证。①辨识阳虚阴寒霍乱证的基本症状表现；②辨识阳虚阴寒霍乱证可能夹杂太阳病变，或类似太阳病变。

B. 四逆汤方证。四逆汤是辨治各科杂病病变证机属于阳虚阴寒证或阳虚血瘀证的重要基础用方。

【译文】

霍乱有上吐下利，汗出，发热，怕冷，四肢筋脉抽搐，手足厥冷者，其治可选用四逆汤。

【注释】

吐利：上吐下利。

汗出：阳虚不能固摄阴津而外泄。

发热：虚阳浮越于外。

恶寒：阳虚不能固护于外。

四肢拘急：拘急，抽搐。

八、阳虚阴寒假热霍乱证的证治

【仲景原文】既吐且利，小便复利，而大汗出，下利清谷，内寒外热，脉微欲绝者，四逆汤主之。（389）

【导读】

阳虚阴寒假热证与症状表现。①辨识阳虚阴寒假热证的基本症状表现；②辨识阳虚阴寒夹杂郁热的基本症状表现；③辨识阳虚阴寒假热证可能夹杂太阳病变。

【译文】

病人呕吐伴有下利，小便由不利转为通利，更有大汗出，泻下夹有不消化食物，病变证机是内寒外热，脉微欲绝，其治可选用四逆汤。

【注释】

既吐且利：且，又，伴有。

小便复利：病变证机是阳虚不固，阴津从下而泄。

而大汗出：而，并有。

下利清谷：清谷，不消化食物。

内寒外热：内寒，病变证机是阳虚生寒；外热，病变证机是虚阳外越。

四逆汤：既可辨治症状表现有恶寒，又可辨治症状表现有发热，但必须审明症状表现的病变证机。

九、阳虚欲脱阴损霍乱证的证治

【仲景原文】吐已，下断，汗出而厥，四肢拘急不解，脉微欲绝者，通脉四逆加猪胆汁汤主之。(390)

【导读】

A. 阳虚欲脱阴损霍乱证与症状表现。①辨识阳虚欲脱阴损证的基本症状表现；②辨识阳虚欲脱夹热证的基本症状表现。

B. 通脉四逆加猪胆汁汤方证。通脉四逆加猪胆汁汤是辨治各科杂病属于阳虚欲脱阴损证或阳虚欲脱夹热证的重要用方。

【译文】

呕吐已止，下利已停，仍有汗出，手足厥冷，或神志昏厥，四肢抽搐挛急未能解除，脉微欲绝，其治可选用通脉四逆加猪胆汁汤。

【注释】

吐已：已，止也，即呕吐太甚，胃中阴津欲竭，无物可吐。

下断：断，绝也，即下利太甚，肠胃阴津亡失，无物可下。

汗出而厥：厥，手足厥冷，或神志昏厥。

四肢拘急不解：拘急，挛急，抽搐。

通脉四逆加猪胆汁汤：既可辨治阳虚阴寒夹阴伤证，又可辨治阳虚阴寒格阳证。

【方药组成】 通脉四逆加猪胆汁汤

甘草炙，二两（6 g） 干姜三两（9 g）［强人可四两（12 g）］ 附子生用，去皮，破八片，大者一枚（8 g） 猪胆汁半合（3 mL）

上四味，以水三升，煮取一升二合，去滓。内猪胆汁。分温再服。其脉即来，无猪胆，以羊胆代之。

【用药要点】 方中以通脉四逆汤温壮阳气，回阳救逆，加猪胆汁引阳药入阴，兼滋阴润燥。

【药理作用】 本方具有强心、增加心肌收缩力、扩张冠状动脉、保护心肌、消除自由基、增强机体免疫功能、抗休克、调节心律、改善微循环、调节中枢神经、调节周围神经、镇痛、调节体温中枢、调节呼吸中枢、调节垂体－肾上腺皮质功能、调节支气管平滑肌功能、调节支气管腺体分泌、抗菌、抗缺氧、抗心脑缺血、抗风湿、调节水电解质代谢、调节钠钾钙、调节骨骼肌、促进骨质代谢等作用。

十、霍乱证病差注意饮食调护

【仲景原文】吐利，发汗，脉平，小烦者，以新虚不胜谷气故也。（391）

【导读】

霍乱病与饮食调护。①辨识霍乱病可能夹杂可吐证，或类似可吐证；②辨识霍乱病可能夹杂可下证，或类似可下证；③辨识霍乱病可能夹杂太阳病变，或类似太阳病变；④辨识霍乱病或夹杂性病变正气恢复可能出现的症状表现；⑤辨识饮食调配对霍乱病恢复具有重要意义。

【译文】

病是内外夹杂性病变，以里证为主，治里则上吐下利得除，再使用发汗方法解表，病人脉象趋于正常，可仍有轻微心烦，这是因为霍乱刚愈而胃气尚未完全恢复且不能消化水谷所致。

【注释】

吐利：上吐下利。

发汗：使用发汗方法，亦即病是内外夹杂性病变，在里是霍乱，在表是太阳病。

脉平：平，正常，和调。

小烦者：小，轻微；烦，心烦，或胃脘烦闷。

以新虚不胜谷气故也：以，因为；新虚，疾病刚愈；不胜，不能消化；谷气，食物。

第16章 辨阴阳易差后劳复脉证并治

概　说

辨阴阳易：阴阳，即男为阳，女为阴；易，即传染，感染；辨阴阳易，即辨别阳病传阴，或阴病传阳等相关内容。主要指出疾病在其过程则会出现相互感染或传染，提示治病应当重视疾病之间相互传染或感染。

差后，劳复：差后即疾病初愈；劳复，即饮食、起居、体力、脑力、房事等因过劳或调节不慎，邪气乘机侵入而为病。指出疾病初愈，必须重视将养调息，节制饮食，避免过劳，防止疾病复发。

一、肾中浊邪阴阳易证的证治

【仲景原文】伤寒，阴阳易之为病，其人身体重，少气，少腹里急，或引阴中拘挛，热上冲胸，头重不欲举，眼中生花，膝胫拘急者，烧裩散主之。（392）

【导读】

A．肾中浊邪阴阳易证与症状表现。①辨识肾中浊邪阴阳易证的基本症状表现；②辨识肾中浊邪可能夹杂气虚的症状表现；③辨识肾中浊邪夹郁热的症状表现；④辨治肾中浊邪阴阳易证必须重视合方治疗。

B．烧裩散方证。烧裩散是辨治肾中浊邪证的重要用方。

【译文】

感受疫邪而为阴阳易的病证表现，病人身体沉重，少气不足一息，少腹拘急，可能牵引阴中拘紧挛急，浊热上冲心胸，头沉重不欲抬举，眼前冒火花，膝胫拘急抽搐，其治可选用烧裩散。

【注释】

伤寒：感受疫邪而为病。

阴阳易之为病：阴，女子；阳，男子；易，因性生活而相互传染或感染的病；病，病证表现。

少腹里急：少腹，包括小腹；里，内；急，挛急，拘急。

或引阴中拘挛：或，可能；引，牵引；阴中，阴道中，或阴茎中；拘，拘紧；挛，挛急。

热上冲胸：心胸烦热。

头重不欲举：头重，头沉重；举，抬头。

眼中生花：眼中，眼前；生花，冒火花。

膝胫拘急者：膝胫，下肢；拘急，挛急，抽搐。

【方药组成】 烧裩散

妇人中裩近隐处，剪烧作灰

上一味，以水和服方寸匕，日三服。小便即利，阴头微肿，此为愈也。妇人病，取男子裩，烧，服。

【用药要点】 方中烧裩可导邪从下窍而出，引出肾中浊邪从下而泄，然则肾邪得泄，肾气得复，病为向愈。

【药理作用】 本方具有调节代谢作用，抗病毒、抗炎、抗过敏等作用。

二、热扰气滞证的证治

【仲景原文】大病差后，劳复者，枳实栀子豉汤主之。（393）

【导读】

A．热扰气滞证与症状表现。①辨识大病愈后必须重视劳逸结合，不可劳力过度；②辨识大病初愈必须彻底治疗消除余邪。

B．枳实栀子豉汤方证。枳实栀子豉汤是辨治各科杂病病变证机属于热扰气滞证的重要用方。

【译文】

疾病较急或较重，经治疗后痊愈，又因身劳或房劳引起郁热内生而肆虐，其治可选用枳实栀子豉汤。

【注释】

大病差后：大病，疾病较急，或较重；差，痊愈。

劳复者：劳，用心过劳，或用力过劳，或房事过劳；复，又有。

枳实栀子豉汤：既可辨治以热为主，又可辨治以气滞为主，临床必须重视调整方药用量。

【方药组成】 枳实栀子豉汤

枳实炙，三枚（3 g） 栀子擘，十四个（14 g） 香豉绵裹，一升（24 g）

上三味，以清浆水七升，空煮取四升，内枳实、栀子，煮取二升，下豉，更煮五六沸，去滓。温分三服，覆令微似汗。若有宿食，内大黄，如博棋子大五六枚，服之愈。

【用药要点】 方中枳实清泻郁热，行气导滞，宣畅中焦脾胃气机。栀子清泻胸膈之热，泻胃中之火。香豉轻清宣透郁热。清浆水煮药，取其性凉善走，调中开胃助消化。若有宿食，加大黄清泻胃热，兼以导滞。

【药理作用】 本方具有调节胃肠蠕动、促进消化、保肝利胆、促进胆汁分泌、降低血中胆红素、解热、抗菌、抗病毒、抗支原体、抗过敏、抗血吸虫、镇静、镇痛、抗胆碱性抑制、抗自由基、降心肌收缩力、降血压、降血糖、增强纤维蛋白溶解活性、防止动脉粥样硬化、防止血栓形成、促进血小板聚集、调节内分泌、调节中枢神经、增强机体免疫功能等作用。

三、病者新差复感外邪证的证治

【仲景原文】伤寒差以后，更发热，小柴胡汤主之；脉浮者，以汗解之；脉沉实者，以下解之。（394）

【导读】

A. 内伤夹杂证与基本脉证。①辨识外感病夹杂少阳病变；②辨识非少阳之内伤夹杂性病变；③辨识少阳夹杂性病变；④辨识小柴胡汤方证的基本思路与方法。

B. 太阳病证与基本治法。①辨识内伤夹杂太阳病变；②辨识内外夹杂性病变可能演变为以太阳病变为主。

C. 可下证与基本治法。①辨识可下证夹杂性病变；②辨识内外夹杂性病变可能演变为以可下证为主。

【译文】

感受外邪而为病，经治疗后痊愈，又有发热，根据病证表现是少阳夹杂证，其治可选用小柴胡汤；若脉浮者，根据病证表现是太阳病，可选用汗法解表；若脉沉实者，根据其病证表现是可下证，可选用下法治之。

【注释】

伤寒差以后：伤寒，广义伤寒，泛指感受外邪而引起的病；差以后，痊愈之后。

更发热：更，又有；发热，即小柴胡汤方证。

脉浮者：以脉浮代在表有太阳病，又太阳病的基本证型有 12 个。

以汗解之：以，用；汗，发汗；解之，解除太阳病证。

脉沉实者：以脉沉实代在里有可下证，又辨可下证有寒有热有虚有实，不能一概而论。

以下解之：下，下法；解之，解除可下证。

四、膀胱湿热水气证的证治

【仲景原文】大病差后，从腰以下有水气者，牡蛎泽泻散主之。（395）

【导读】

A. 湿热水气证与基本脉证。①辨识大病初愈必须彻底清除余邪；②辨识大病初愈病证复发的基本症状表现。

B. 牡蛎泽泻散方证。牡蛎泽泻散是辨治各科杂病病变证机属于湿热水气证的重要用方。

【译文】

疾病较急或较重，经治疗后痊愈，病人又有从腰以下有水肿，其治可选用牡蛎泽泻散。

【注释】

从腰以下有水气者：水气，水肿，或沉重，或困重。

牡蛎泽泻散：既可辨治腰以下有水气，又可辨治腰以上有水气，辨治腰以上有水气者，应酌情配伍发汗药。

【方药组成】牡蛎泽泻散

牡蛎熬 泽泻 蜀漆暖水洗，去腥 葶苈子熬 商陆根熬 海藻洗去咸 栝楼根各等分

上七味，异捣，下筛为散，更于臼中治之，白饮和，服方寸匕，日三服。小便利，止后服。

【用药要点】方中牡蛎软坚散结，祛湿清热。泽泻利水气，通小便，渗利湿热。海藻咸能润下，清热利水。葶苈子破坚逐邪，通利水道，宣泄上下。蜀漆清热泄湿。商陆根通利大小便而祛水湿。栝楼根生津育阴，制约商陆根、葶苈子等利水太过伤阴。

【药理作用】本方具有抗疟原虫、抗阿米巴原虫、抗钩端螺旋体、抗病毒、抗肿瘤、调节体液平衡、调节酸碱代谢、解热、催吐、对平滑肌双向调节、利水、扩张毛细血管、解除支气管平滑肌痉挛、抗内毒素、调节水代谢、调节内分泌、改善微循环、降压、降血糖、降血脂、降尿酸、改善肾功能、增强机体免疫功能等作用。

五、胸阳虚证的证治

【仲景原文】大病差后，喜唾，久不了了，胸上有寒，当以丸药温之，宜理中丸。(396)

【导读】

A. 胸阳虚证与基本脉证。①辨识大病初愈必须重视顾护阳气；②辨识胸阳虚证的基本症状表现；③辨识心肺夹杂性阳虚病变。

B. 理中丸方证。理中丸是辨治各科杂病病变证机属于阳虚夹寒证的重要用方。

【译文】

疾病较急或较重，经治疗后痊愈，病人常有吐唾液，日久不愈，病变证机是胸中阳虚生寒，治用丸药温补，可选用理中丸。

【注释】

喜唾：喜，喜欢，引起为经常，常有；唾，唾液。

久不了了：久，日久；了了，身体舒服，疾病痊愈。

胸上有寒：胸上，胸中；有寒，阳虚生寒。

当以丸药温之：丸药，温补类丸药。

理中丸：是辨治虚寒以虚为主的重要代表方，若以寒为主，应酌情增加干姜用量或再加其他温热药。

六、胃热津伤气逆证的证治

【仲景原文】伤寒，解后，虚羸少气，气逆欲吐，竹叶石膏汤主之。（397）

【导读】

A．胃热津伤气逆证与基本脉证。①辨识内外夹杂性病变；②辨识内外夹杂性病变可能演变为以里证为主；③辨识胃热津伤气逆证的基本症状表现。

B．竹叶石膏汤方证。竹叶石膏汤是辨治各科杂病病变证机属于郁热伤津证的重要基础用方。

【译文】

感受外邪而为病，经治疗后痊愈，但病人身体虚弱消瘦，气短不足一息，气上逆欲呕吐，其治可选用竹叶石膏汤。

【注释】

伤寒：感受外邪而为病。

解后：病证解除之后。

虚羸少气：虚，虚弱；羸，消瘦。

气逆欲吐：气逆，胃中浊气上逆；欲吐，常有呕吐症状。

竹叶石膏汤：既可辨治以胃热为主，又可辨治以津伤为主，还可辨治以气逆为主，但要因病情而酌情调整方药用量比例。

【方药组成】 竹叶石膏汤

竹叶二把（20 g） 石膏一斤（48 g） 半夏洗，半升（12 g） 麦门冬去心，一升（24 g） 人参二两（6 g） 甘草炙，二两（6 g） 粳米半升（12 g）

上七味，以水一斗，煮取六升，去滓。内粳米，煮米熟，汤成，去米。温服一升，日三服。

【用药要点】 方中竹叶清热除烦，生津止渴。石膏清热泻火，除烦生津。人参益气生津。麦门冬生津养阴。半夏宣畅气机，降逆和胃，并制约寒凉滋腻药不壅滞气机。粳米补益中气，顾护脾胃。甘草益气生津。

【药理作用】本方具有调节胃肠平滑肌蠕动、调节心律、调节内分泌、调节中枢神经、解热、抗菌、降血糖、抗病毒、抗支原体、抗过敏、镇静、镇痛、抗惊厥、增强机体免疫功能等作用。

七、疾病差后必须重视饮食调节

【仲景原文】病人脉已解，而日暮微烦，以病新差，人强与谷，脾胃气尚弱，不能消谷，故令微烦，损谷则愈。(398)

【导读】

疾病初愈与饮食调节。①辨识疾病的基本演变规律及病愈转归是阴阳恢复；②辨识疾病初愈可能伴有特殊症状表现；③辨识疾病初愈调理脾胃具有重要意义；④辨识任何疾病都有可能影响脾胃，调理脾胃对治疗任何疾病都具有现实指导意义；⑤辨识任何疾病都有可能因饮食不当而诱发或加重，调配饮食结构既不可太过又不可缺乏；⑥合理饮食调配对任何疾病恢复都具有重要指导意义；⑦任何疾病初愈都不能饮食太过，饮食调配宜少不宜多，只有针对疾病完全消除，身体完全恢复，饮食才能完全恢复正常。

【译文】

病人脉证已解除，可在傍晚有轻微心烦，或胃中烦闷，这是因为疾病刚愈，又过度饮食所致，脾胃之气仍有虚弱，还不能正常饮食，所以才有心烦，或胃脘烦闷，应当酌情减少饮食，病可向愈。

【注释】

病人脉已解：脉，代表脉证，即诸多病证表现；已解，病证表现已被解除。

而日暮微烦：而，可；日暮，傍晚；微烦，轻微心烦，或胃脘烦闷。

以病新差：以，因为；新，刚刚；差，痊愈。

人强与谷：人，刚愈之人；强，过度；与谷，饮食，刚愈之人应当饮食，但饮食不能过度，太过则损伤脾胃之气消化功能，导致饮食不化而生热，热上扰于心则心烦，热郁结于胃则胃脘烦闷。

脾胃气尚弱：尚，仍有；弱，虚弱。

故令微烦：故，所以；微，轻微；烦，不舒。

损谷则愈：损，减少；谷，饮食；则，应当；愈，疾病痊愈。

附1　方剂索引

五画

六画

十二画

十三画

十四画

十六画

十八画

十九画

附 2　条文索引

《伤寒论》条文索引

《金匮要略》条文索引